"十四五"卫生高等职业教育专科校院合作"双元"规划教材

供护理、助产及相关专业用

病原生物学与免疫学

第2版

主　编

刘文辉　杜学利

副主编

张丹丹　陶　涛　宫暖燕　田小海　谢玲林

编　委（按姓名汉语拼音排序）

杜学利（洛阳职业技术学院）	陶　涛（宁波卫生职业技术学院）
郜乐乐（洛阳职业技术学院）	田小海（长春医学高等专科学校）
宫暖燕（烟台市莱阳中心医院）	王　黎（重庆三峡医药高等专科学校）
郝云芳（广东江门中医药职业学院）	谢玲林（四川护理职业学院）
刘娟娟（山东中医药高等专科学校）	杨　乐（南阳医学高等专科学校）
刘　祺（山东中医药高等专科学校）	于世荣（北京市海淀区卫生学校）
刘文辉（山东中医药高等专科学校）	张丹丹（黑龙江中医药大学佳木斯学院）
卢阿娜（北京卫生职业学院）	张海艳（漳州卫生职业学院）

秘　书　（兼）刘娟娟　山东中医药高等专科学校

北京大学医学出版社

BINGYUAN SHENGWUXUE YU MIANYIXUE

图书在版编目（CIP）数据
　　病原生物学与免疫学 / 刘文辉，杜学利主编.
2版. -- 北京：北京大学医学出版社，2025.3.
　　ISBN 978-7-5659-3285-4
　　Ⅰ. R37；R392
　　中国国家版本馆CIP数据核字第2024D00Q42号

病原生物学与免疫学（第2版）

主　　编：	刘文辉　杜学利
出版发行：	北京大学医学出版社
地　　址：	（100191）北京市海淀区学院路38号　北京大学医学部院内
电　　话：	发行部 010-82802230；图书邮购 010-82802495
网　　址：	http://www.pumpress.com.cn
E-mail：	booksale@bjmu.edu.cn
印　　刷：	北京溢漾印刷有限公司
经　　销：	新华书店
责任编辑：王孟通　　责任校对：靳新强　　责任印制：李　啸	
开　　本：	850 mm×1168 mm　1/16　　印张：19.5　　字数：553千字
版　　次：	2019年10月第1版　2025年3月第2版　2025年3月第1次印刷
书　　号：	ISBN 978-7-5659-3285-4
定　　价：	45.00元

版权所有，违者必究
（凡属质量问题请与本社发行部联系退换）

第 2 轮修订说明

党和国家高度重视职业教育发展,《国家职业教育改革实施方案》《职业院校教材管理办法》《高等学校课程思政建设指导纲要》《习近平新时代中国特色社会主义思想进课程教材指南》《关于推动现代职业教育高质量发展的意见》《全国护理事业发展规划（2021—2025年）》等重要文件陆续发布，对卫生健康职业教育、高职专科护理人才培养及教材建设提出了更高的要求。

本套高职专科护理专业教材第1轮于2018年启动，北京大学医学出版社组织全国具有代表性的骨干院校共同建设。在教育部、国家卫生健康委员会相关机构和职业教育教学指导委员会的指导下，共编写出版教材28种，其中入选教育部"十三五"职业教育国家规划教材11种（教职成厅函〔2020〕20号文）、"十四五"职业教育国家规划教材15种（教职成厅函〔2023〕19号文）。

高质量的教材是实施教育改革、提升人才培养质量的重要支撑。为全面贯彻党的教育方针，深入贯彻党的二十大精神，落实立德树人的根本任务，更好地支持新时代卫生健康职业教育事业发展、服务于我国高职专科护理专业人才培养，北京大学医学出版社启动了高职专科护理专业教材第2轮修订编写工作。本轮教材共包含27种。全套教材均为北京大学医学出版社"十四五"规划教材。

第2轮教材修订编写工作"以学生为中心"，对标教育部高职专科护理专业教学标准、护士执业资格考试大纲，以技术技能教育为根本，满足3个需要（学科需要、教学需要、行业需要），注重基本理论、基本知识和基本技能，内容以"必需、够用"为度，遵循学生认知规律，注重教学适用性，优化编写体例，深化产教融合，优化数字融合，强化思政融合，围绕"岗课赛证"综合育人机制建设，力争打造一套既满足多数院校教学实际，又适度引领教学，培根铸魂、启智增慧，适应新时代要求的精品高职专科护理专业教材。

本轮教材的修订编写得到了多方面的大力支持，参编院校教学管理部门提出了宝贵建议，职教专家精心指导、把关，临床护理学专家认真编写、审稿。他们为锤炼精品教材、服务教学改革、提高人才培养质量做出了贡献，在此一并表示感谢！

最后，希望广大师生多提宝贵意见，反馈使用信息，以使教材内容日臻完善。让我们共同为新时代高职专科护理教育发展和人才培养做出贡献！

前 言

随着职业教育改革的深入，特别是《国家职业教育改革实施方案》的落实，教学改革、教材更新迫在眉睫。北京大学医学出版社在北京召开了高职专科护理专业规划教材（第2版）建设与教学研讨会，与会专家研讨并确定根据国家教育改革的精神与要求，按照高职护理的课程体系，以国家护士执业资格考试大纲为基线，以护理专业教学积累的经验编写本套护理专业教材。

病原生物学与免疫学是医疗卫生技术人员必须掌握的专业基础课程，是高职护理专业学生的必修课，通过本课程学习可以掌握微生物学、人体寄生虫学、免疫学的基本理论、基本技能和基本技术，为临床护理的学习与实践工作奠定基础。

本教材的编写突出了以下特点：每章开篇设有思维导图，使学生在学习时对知识点一目了然，节省学习时间；加入拓展阅读等内容，通过扫描书中的二维码进行学习；配套课件资源，内容丰富，供学生复习时参考；密切联系实际，穿插知识链接与案例，使枯燥、难记忆的知识点变得生动形象、浅显易懂。

本教材适用于护理学专业高职专科层次。按照大力为基层农村、城镇社区培养德才兼备的高级技术实用型人才的目标要求，本课程的教学目标是：通过课堂理论与实验教学，使学生能够较熟练地运用本学科基本理论及基本技能，分析感染性疾病发生过程中的具体问题；利用各种有效方法控制或减少病原微生物及人体寄生虫的感染，并增强人体对它们的免疫力；同时，也为学习后期各科临床课程提供必要的相关知识。本教材包括绪论和上、中、下三篇。上篇"医学微生物学"介绍引起感染性疾病的病原微生物的生物学性状、致病性与免疫性、微生物学检查方法与防治原则。中篇"人体寄生虫学"介绍与人类疾病相关的人体寄生虫的形态、生活史及致病性，以及寄生虫病的流行因素、诊断方法、防治原则。下篇"医学免疫学"介绍人体免疫系统识别和排除非己抗原，维持自身平衡稳定；探讨某些疾病与免疫的关系及应用免疫学基本理论和基本技能进行疾病诊断和防治。本课程与临床各科联系密切，其主要任务是使学生通过学习，掌握本学科基本理论知识和实践应用技能；熟悉这些理论和技能在疾病诊断和防治中的应用；了解本学科研究新动向及本学科与护理学结合的特色。

由于编者水平有限，本教材不足之处在所难免，我们诚恳地希望读者与同仁予以批评、指正，以便再版时加以完善。

主 编

目 录

绪论 ··· 1
    一、微生物学与病原生物学 ··· 1
    二、免疫学 ·· 2

上篇　医学微生物学

第一章　医学微生物学概论 ·· 4
    一、微生物的概念与种类 ··· 5
    二、微生物的分布及与人类的关系 ·· 5
    三、医学微生物学的发展与现状 ·· 6

第二章　细菌的形态与结构 ·· 9
  第一节　细菌的大小与形态 ·· 10
    一、细菌的大小 ··· 10
    二、细菌的形态 ··· 10
  第二节　细菌的结构 ··· 12
    一、细菌的基本结构 ··· 12
    二、细菌的特殊结构 ··· 17
  第三节　细菌形态学检查法 ·· 19
    一、不染色标本检查法 ·· 19
    二、染色标本检查法 ··· 19

第三章　细菌的生长繁殖与代谢 ·· 22
  第一节　细菌的生长繁殖 ··· 23
    一、细菌的理化性质及营养类型 ·· 23
    二、细菌生长繁殖的条件、方式和速度 ······································· 24
  第二节　细菌的人工培养 ··· 26
    一、培养基的概念及分类 ·· 26
    二、细菌在培养基中的生长现象 ·· 26
    三、人工培养细菌的意义 ·· 26
  第三节　细菌的新陈代谢产物 ··· 27
    一、细菌的分解代谢产物及生化反应 ·· 27
    二、细菌的合成代谢产物及其意义 ··· 28
  第四节　细菌的分类和命名 ·· 29

一、细菌的分类原则 ………………………………………………………… 29
二、细菌命名法 …………………………………………………………… 29

第四章 细菌的分布与消毒灭菌 ……………………………………… **31**

第一节 细菌的分布 ……………………………………………………… 32
一、细菌在自然界中的分布 ………………………………………………… 32
二、细菌在正常人体的分布 ………………………………………………… 33
三、人体正常菌群及其意义 ………………………………………………… 33

第二节 消毒与灭菌 ……………………………………………………… 34
一、物理消毒灭菌法 ………………………………………………………… 35
二、化学消毒灭菌法 ………………………………………………………… 38

第五章 细菌的遗传与变异 ……………………………………………… **42**

第一节 细菌的变异现象 ………………………………………………… 43
一、形态结构变异 …………………………………………………………… 43
二、毒力变异 ………………………………………………………………… 44
三、耐药性变异 ……………………………………………………………… 44
四、菌落变异 ………………………………………………………………… 44

第二节 细菌遗传变异的物质基础 ……………………………………… 45
一、细菌的染色体 …………………………………………………………… 45
二、质粒 ……………………………………………………………………… 45
三、转座因子 ………………………………………………………………… 45
四、噬菌体基因组 …………………………………………………………… 46

第三节 噬菌体 …………………………………………………………… 46
一、概念及生物学性状 ……………………………………………………… 46
二、噬菌体与宿主菌的相互关系 …………………………………………… 47
三、噬菌体的应用 …………………………………………………………… 48

第四节 细菌遗传性变异的机制 ………………………………………… 49
一、基因突变及 DNA 损伤的修复 ………………………………………… 49
二、基因的转移与重组 ……………………………………………………… 50

第五节 细菌变异的实际应用 …………………………………………… 51
一、在诊断、治疗和预防疾病中的应用 …………………………………… 51
二、在检测致癌物质中的应用 ……………………………………………… 52
三、在基因工程方面的应用 ………………………………………………… 52

第六章 细菌的致病性与抗菌免疫 ……………………………………… **55**

第一节 细菌的致病性 …………………………………………………… 56
一、病原菌的毒力 …………………………………………………………… 56
二、病原菌侵入机体的数量及途径 ………………………………………… 59

第二节 抗菌免疫 ………………………………………………………… 59
一、固有免疫的抗菌作用 …………………………………………………… 59
二、适应性免疫的抗菌作用 ………………………………………………… 60

第三节 感染的来源与类型 ... 60
一、感染的概念、来源及感染途径 ... 60
二、感染的类型 ... 61
第四节 医院内感染 ... 62
一、医院内感染的概念 ... 62
二、医院内感染的分类 ... 62
三、医院内感染的预防与控制 ... 63
第五节 细菌感染的微生物学检查 ... 63
一、标本采集及注意事项 ... 63
二、检查方法 ... 64

第七章 病原性细菌 ... 67
第一节 病原性球菌 ... 68
一、葡萄球菌属 ... 68
二、链球菌属 ... 71
三、肺炎链球菌 ... 73
四、奈瑟菌属 ... 74
五、微生物学检查及防治原则 ... 76
第二节 肠道杆菌 ... 77
一、埃希菌属 ... 78
二、志贺菌属 ... 79
三、沙门菌属 ... 80
四、变形杆菌属 ... 82
五、克雷伯菌属 ... 82
六、微生物学检查与防治原则 ... 83
第三节 弧菌属 ... 84
一、霍乱弧菌 ... 84
二、副溶血性弧菌 ... 87
第四节 厌氧菌 ... 87
一、厌氧芽孢梭菌 ... 87
二、无芽孢厌氧菌 ... 92
第五节 分枝杆菌属 ... 94
一、结核分枝杆菌 ... 94
二、麻风分枝杆菌 ... 98
第六节 其他致病菌 ... 99

第八章 其他原核型微生物 ... 105
第一节 衣原体 ... 106
一、生物学性状 ... 106
二、主要致病性衣原体 ... 107
三、微生物学检查 ... 108
四、防治原则 ... 108

第二节　立克次体 … 108
一、生物学性状 … 108
二、主要致病性立克次体 … 109
三、微生物学检查 … 109
四、防治原则 … 109

第三节　支原体 … 109
一、生物学性状 … 109
二、主要致病性支原体 … 110
三、微生物学检查 … 110
四、防治原则 … 110

第四节　螺旋体 … 110
一、钩端螺旋体 … 111
二、梅毒螺旋体 … 112

第五节　放线菌 … 113
一、生物学性状 … 113
二、主要致病性放线菌 … 113
三、微生物学检查 … 114
四、防治原则 … 114

第九章　真菌 … 116

第一节　概述 … 117
一、真菌的生物学性状 … 117
二、真菌的致病性与免疫性 … 119
三、真菌的微生物学检查与防治原则 … 120

第二节　主要致病性真菌 … 120
一、浅部感染真菌 … 120
二、深部感染真菌 … 121

第十章　病毒学概述 … 124

第一节　病毒的基本性状 … 125
一、病毒的形态结构与化学组成 … 125
二、病毒的增殖 … 127
三、理化因素对病毒的影响 … 129

第二节　病毒的感染与抗病毒免疫 … 129
一、病毒的传播方式 … 129
二、病毒的感染类型 … 130
三、病毒的致病机制 … 131
四、抗病毒免疫 … 132

第三节　病毒感染的检查方法与防治原则 … 132
一、病毒感染的检查方法 … 132
二、病毒感染的防治原则 … 133

第十一章　常见侵犯人类的病毒 ········· 136

第一节　呼吸道病毒 ········· 136
一、流行性感冒病毒 ········· 137
二、麻疹病毒 ········· 139
三、腮腺炎病毒 ········· 139
四、风疹病毒 ········· 140
五、冠状病毒 ········· 140
六、其他呼吸道病毒 ········· 142

第二节　肠道病毒 ········· 142
一、脊髓灰质炎病毒 ········· 143
二、柯萨奇病毒 ········· 143
三、埃可病毒 ········· 144
四、轮状病毒 ········· 144

第三节　肝炎病毒 ········· 145
一、甲型肝炎病毒 ········· 145
二、乙型肝炎病毒 ········· 146
三、丙型肝炎病毒 ········· 150
四、丁型肝炎病毒 ········· 151
五、戊型肝炎病毒 ········· 151
六、TT病毒 ········· 152

第四节　逆转录病毒 ········· 152
一、人类免疫缺陷病毒 ········· 153
二、人类嗜T细胞病毒 ········· 155

第五节　其他病毒 ········· 156

中篇　人体寄生虫学

第十二章　人体寄生虫学概论 ········· 162

第一节　寄生虫与宿主的概念 ········· 163
一、寄生生活 ········· 163
二、寄生虫的概念及分类 ········· 163
三、宿主的概念及分类 ········· 164
四、寄生虫的生活史与感染阶段 ········· 164

第二节　寄生虫与宿主的相互关系 ········· 165
一、寄生虫对宿主的损害 ········· 165
二、宿主对寄生虫的免疫作用 ········· 165

第三节　寄生虫病流行的基本环节、影响因素与特点 ········· 166
一、寄生虫病流行的基本环节 ········· 166
二、寄生虫病流行的影响因素 ········· 167
三、寄生虫病流行的特点 ········· 167

第四节　寄生虫病的流行状况与防治措施　167
　　一、寄生虫病的流行状况　167
　　二、寄生虫病的防治措施　168

第十三章　医学蠕虫　171
第一节　线虫纲　172
　　一、似蚓蛔线虫　172
　　二、毛首鞭形线虫　175
　　三、蠕形住肠线虫　176
　　四、钩虫　177
第二节　吸虫纲　179
　　一、华支睾吸虫　179
　　二、布氏姜片吸虫　181
　　三、卫氏并殖吸虫　182
　　四、血吸虫　183
第三节　绦虫纲　185
　　一、链状带绦虫　185
　　二、肥胖带绦虫　188
　　三、细粒棘球绦虫　189

第十四章　医学原虫　193
第一节　概述　194
　　一、医学原虫的形态　194
　　二、医学原虫的生理　194
　　三、医学原虫的生活史类型　194
　　四、医学原虫的致病特点　195
　　五、医学原虫的分类　195
第二节　根足虫纲　195
　　一、溶组织内阿米巴　195
　　二、其他消化道阿米巴　199
第三节　鞭毛虫纲　199
　　一、蓝氏贾第鞭毛虫　199
　　二、阴道毛滴虫　200
　　三、杜氏利什曼原虫　201
第四节　孢子虫纲　204
　　一、疟原虫　204
　　二、刚地弓形虫　207

第十五章　医学节肢动物　212
第一节　概述　213
　　一、医学节肢动物的主要形态特征及常见种类　213
　　二、医学节肢动物的发育　213

三、医学节肢动物对人体的危害 ········ 213
四、医学节肢动物及其相关疾病 ········ 215
五、医学节肢动物的防制原则 ········ 215

第二节 昆虫纲 ········ 216
一、蚊 ········ 217
二、蝇 ········ 217
三、其他昆虫 ········ 217

第三节 蛛形纲 ········ 218
一、蜱 ········ 219
二、人疥螨 ········ 219
三、蠕形螨 ········ 220
四、恙螨与尘螨 ········ 220

下篇 医学免疫学

第十六章 医学免疫学概论 ········ 224

第一节 免疫的基本概念和免疫系统的组成与功能 ········ 226
一、免疫的基本概念 ········ 226
二、免疫系统的组成与功能 ········ 227

第二节 免疫器官 ········ 228
一、中枢免疫器官 ········ 228
二、外周免疫器官 ········ 228

第三节 免疫细胞 ········ 229
一、淋巴细胞 ········ 229
二、抗原提呈细胞 ········ 230
三、其他免疫细胞 ········ 231

第四节 补体系统 ········ 231
一、概述 ········ 231
二、补体的激活 ········ 232
三、补体激活过程的调节 ········ 234
四、补体系统生物学作用 ········ 235

第五节 免疫分子 ········ 235
一、细胞因子 ········ 235
二、白细胞分化抗原及细胞黏附分子 ········ 236

第六节 免疫应答的概念及分类 ········ 237
一、免疫应答的概念 ········ 237
二、免疫应答的类型 ········ 238

第七节 免疫学的发展简史与展望 ········ 238
一、经验免疫时期 ········ 238
二、实验免疫学时期 ········ 239
三、现代免疫学时期 ········ 239

第十七章 固有免疫应答 · 243

第一节 参与固有免疫应答的成分 · 244
一、组织屏障 · 244
二、固有免疫细胞 · 245
三、固有免疫分子 · 246

第二节 固有免疫应答的作用时相 · 248
一、瞬时固有免疫应答阶段 · 248
二、早期固有免疫应答阶段 · 248
三、适应性免疫应答的诱导阶段 · 249

第三节 固有免疫应答与适应性免疫应答的关系 · 249
一、启动适应性免疫应答 · 249
二、影响适应性免疫应答类型 · 249
三、协助适应性免疫应答产物发挥免疫效应 · 249

第十八章 适应性免疫应答 · 252

第一节 抗原 · 254
一、抗原的性质 · 254
二、影响抗原免疫原性的因素 · 255
三、抗原的分类 · 255
四、医学上重要的抗原物质 · 255

第二节 抗原提呈 · 256
一、抗原提呈细胞 · 256
二、抗原提呈途径 · 257
三、主要组织相容性复合体及其编码产物 · 257

第三节 T淋巴细胞 · 258
一、T淋巴细胞的发育 · 258
二、T淋巴细胞的表面标记 · 259
三、T淋巴细胞亚群及功能 · 259

第四节 T淋巴细胞介导的细胞免疫应答 · 260
一、抗原的提呈与识别 · 260
二、T淋巴细胞的活化、增殖和分化 · 260
三、效应阶段 · 261
四、细胞免疫应答的生物学效应 · 261

第五节 B淋巴细胞 · 262
一、B淋巴细胞的发育 · 262
二、B淋巴细胞的表面标记 · 262
三、B淋巴细胞亚群与功能 · 262

第六节 B淋巴细胞介导的体液免疫应答 · 263
一、对TD抗原的体液免疫应答 · 263
二、对TI抗原的体液免疫应答 · 263
三、抗体产生的一般规律 · 263

四、免疫球蛋白的结构与功能 ……………………………………………………………… 264
第七节　免疫耐受与免疫调节 ……………………………………………………………… 268
　　一、免疫耐受 ………………………………………………………………………………… 268
　　二、免疫调节 ………………………………………………………………………………… 270

第十九章　病理性免疫应答 …………………………………………………………… 273

第一节　超敏反应 …………………………………………………………………………… 274
　　一、Ⅰ型超敏反应 …………………………………………………………………………… 274
　　二、Ⅱ型超敏反应 …………………………………………………………………………… 277
　　三、Ⅲ型超敏反应 …………………………………………………………………………… 279
　　四、Ⅳ型超敏反应 …………………………………………………………………………… 280
第二节　其他病理性免疫应答 ……………………………………………………………… 281
　　一、自身免疫病 ……………………………………………………………………………… 281
　　二、免疫缺陷病 ……………………………………………………………………………… 282
　　三、肿瘤免疫 ………………………………………………………………………………… 283
　　四、移植免疫 ………………………………………………………………………………… 283

第二十章　免疫学检验与免疫学防治 ………………………………………………… 285

第一节　免疫学检验 ………………………………………………………………………… 286
　　一、抗原或抗体的检测 ……………………………………………………………………… 286
　　二、免疫细胞功能的检测 …………………………………………………………………… 288
第二节　免疫学防治 ………………………………………………………………………… 289
　　一、免疫预防 ………………………………………………………………………………… 289
　　二、免疫治疗 ………………………………………………………………………………… 292

主要参考文献 ……………………………………………………………………………… 295

绪 论

绪论数字资源

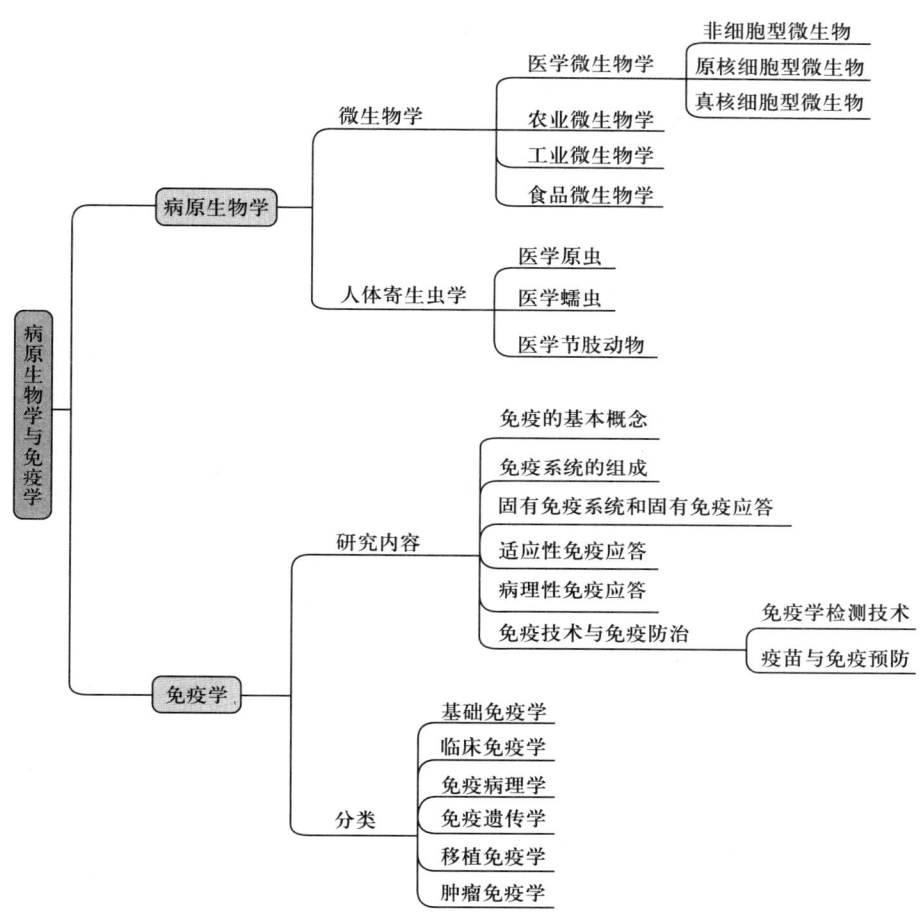

学习目标

1. 熟悉微生物学、医学微生物学、病原生物学、免疫学的内容。
2. 了解微生物学、医学微生物学、病原生物学、免疫学的分支及学习的目的。

一、微生物学与病原生物学

微生物学（microbiology）是研究微生物的种类、分布、结构、生长繁殖与代谢、遗传变异以及与人类、动植物、自然界等相互关系的一门学科，为生命科学中十分重要的学科。微生物是存在于自然界中的体积微小、结构简单、肉眼见不到的微小生物的总称，只能借助普通光学显微镜和电子显微镜观察到。随着研究的深入，微生物学又形成了许多分支，如微生物生理学、微生物生态学、微生物遗传学、微生物基因组学；按研究对象不同，微生物学分为细菌学、病毒学、真菌学；按研究领域不同，微生物学分为农业微生物学、工业微生物学、食品微生物学、医学微生物学等。

医学微生物学（medical microbiology）是微生物学的分支，它是研究病原微生物的生物学性状、致病性与免疫性、微生物学检查、防治原则等的一门学科，是一门重要的医学基础学科。学习医学微生物学的目的在于掌握和运用微生物学的基本知识、基本理论和基本技能，为学习其他基础医学、临床医学及预防医学打下坚实基础，并有助于控制和消灭传染性疾病和与之有关的免疫性疾病，达到保障和提高人类健康水平的目的。

病原生物学是生命科学的一个分支，主要研究病原生物的形态、结构，生命活动规律及与机体和环境相互作用，主要包括医学微生物学和人体寄生虫学。病原生物是自然界中能对人、动植物造成危害的生物的总称，又称病原体，主要包括病毒、细菌、放线菌、衣原体、立克次体、支原体、螺旋体、真菌、寄生虫（医学蠕虫、医学原虫、医学节肢动物）。

二、免疫学

"免疫（immune）"由拉丁语"immunis"而来，原意为"免除税收""免除兵役"，也包含"免于疫患"之意。免疫学是研究生物体对抗原物质发生免疫应答及其发生机制的生命医学学科，是一门既古老又新兴的学科。

免疫学（immunology）的发展是人们在生活和实践中不断探索、不断总结、不断创新的结果。免疫应答是机体对抗原刺激的反应，也是对抗原物质进行识别和排除的一种生物学过程，是机体识别"自己"与"非己"抗原，对自身抗原形成天然免疫耐受，排除"非己"抗原的一种生理功能。医学免疫学是主要研究机体免疫系统组成、结构及功能，免疫应答发生机制以及在疾病诊断、预防和治疗中的应用的一门学科。随着医学免疫学的迅猛发展，已经形成基础免疫学、临床免疫学、免疫病理学、免疫遗传学、移植免疫学、肿瘤免疫学和分子免疫学等分支学科。它既是一门医学基础学科，又是一门应用学科，是医药学工作者必修的重要学科。

（刘文辉）

自 测 题

1. 解释免疫、微生物、病原生物的概念。
2. 简述病原生物的类型。

上篇

医学微生物学

第一章　医学微生物学概论

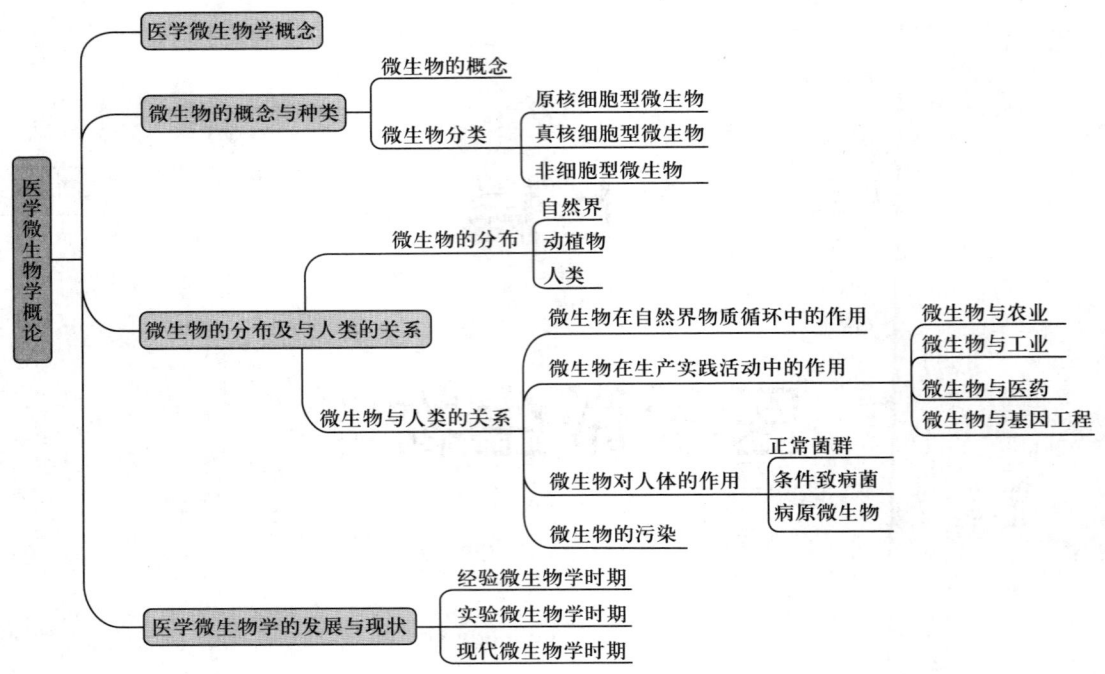

学习目标

1. 列举微生物的分类。
2. 阐述微生物的分布及与人类的关系，能大致说出医学微生物的发展与现状。
3. 通过认识医学微生物学的发展，形成科学严谨、踏实肯干、认真细致、为患者负责的职业素养。

案例 1-1

患者，男性，30 岁，以慢性咳嗽、咳痰 2 个月余、低热、盗汗 15 天入院。患者 2 个月前出现咳嗽，最初 2 周为刺激性干咳、痰少，随后咳痰量增多，为白色黏液痰，口服"头孢拉定" 5 天未见明显减轻。15 天前出现发热，体温约 38 ℃，盗汗，未用药。查体：体温 38.1 ℃、心率 90 次 / 分、呼吸 21 次 / 分，咽部未见充血，右上肺尖部呼吸音粗糙。

问题与思考：
1. 该患者的疾病可能是什么病原体引起的？
2. 该病原体属于哪种类型微生物？

医学微生物学（medical microbiology）是研究病原微生物的生物学特性、致病性与免疫性及其所致相关疾病的微生物学诊断与防治原则的一门重要的医学基础学科。

第一章　医学微生物学概论

一、微生物的概念与种类

1. 微生物的概念　微生物是指存在于自然界中的一大群个体微小、结构简单，肉眼不能直接见到，必须借助光学或电子显微镜放大几百倍、几千倍甚至几万倍才能看到的微小生物。

微生物具有种类繁多、体积微小、结构简单、分布广泛、容易变异、适应力强、繁殖迅速等特点，与人类关系密切。

 考点提示

微生物的概念和特点。

2. 微生物的分类　微生物根据其分化程度、化学组成及结构的差异，可分为三大类型。

（1）原核细胞型微生物：细胞的分化程度较低，仅有原始核质，无核仁和核膜，细胞质内细胞器不完整，包括细菌、支原体、衣原体、放线菌、立克次体和螺旋体。

（2）真核细胞型微生物：细胞核分化程度高，有核膜、核仁和染色体，细胞质内有完整的细胞器。真菌属此类微生物。

（3）非细胞型微生物：无细胞结构，可由一种核酸和蛋白质衣壳组成，有的仅为一种核酸或仅有蛋白质而没有核酸，他们必须寄生于活的易感细胞中生长繁殖。此类微生物是最小的一类微生物，能通过滤菌器，如病毒、亚病毒和朊病毒（又称朊粒）。

 考点提示

微生物的分类。

二、微生物的分布及与人类的关系

（一）微生物的分布

在自然界里，除了明火、火山喷发中心区和人为的无菌环境外，微生物无处不在。上至85 km外的高空、下至地表下2 km的深处、海洋、万米以上深的水底层、矿层、动植物和人体内外，都分布有各种不同的微生物。即使是同一地点、同一环境，在不同的季节，微生物的数量、种类、活性、生物链成员的组成等都有明显的不同。

（二）微生物与人类的关系

从远古时期起人类就和微生物相互依存。绝大多数微生物对人类和动植物的生存是有益且必需的，并被用于人类生活和生产实践，但人类在适应微生物的同时，也不断遭遇微生物所引起的各种疾病。因此，微生物对人类既有有利的作用，也有有害的一面。

1. 微生物在物质循环中的作用　微生物在有机物的矿化、死亡生物体的不断分解、成活生物体生长获得营养物质等过程中有着不可替代的作用，它与生产者一起共同推动着生物圈内的物质循环，使生态系统保持平衡。自然界中氮、碳、硫等多种元素循环依靠微生物的代谢活动来进行。如土壤中的微生物能将动植物的尸体、排泄物中的有机化合物转化为无机物，以供植物的生长所需，而植物又为人类和动物所利用。因此，没有微生物，植物就不能新陈代谢，而人类和动物也将无法生存。

2. 微生物在生产实践活动中的应用　在农业方面，利用微生物制造菌肥、植物生长激素、生物杀虫剂等；在工业方面，微生物用于食品、酿造、化工和工业废物处理等；在医药方面，利用微生物来生产抗生素、维生素、辅酶、腺苷三磷酸等。此外，微生物也广泛应用于基因工程技术，生产基因工程疫苗和药物，用于预防和治疗某些疾病。

> **知识链接**
>
> **酒曲的历史和传说**
>
> 在中国的酿酒历史上，酒曲的利用可以说是酿酒史上最伟大的创造。最早发明制曲酿酒技术应该追溯到商代，可考证。《尚书》曰："若作酒醴，尔惟曲糵（niè）"，这说明，至迟在商代，中国人就已经发明了制曲酿酒技术。酒曲之所以能够大大提高酿酒效率，主要是因为酒曲上有大量微生物以及微生物所分泌的酶（淀粉酶、糖化酶和蛋白酶等）。酶具有生物催化作用，可大大加快谷物中淀粉、蛋白质等转化为糖、氨基酸的速度。糖分在酵母菌作用下，再氧化成为酒精。中国古人其实并不知道酒曲起作用的真正原因，但他们却从长期实践中认识到了酒曲的重要性，从此口口相传，代代延用。酒曲一般以稻米、大小麦、高粱等谷物为原料，通过蒸煮使谷物淀粉糊化，再利用曲霉、酵母的代谢作用制曲。总之就是利用微生物发酵酿酒。也说明古老的这个人很早就利用微生物造福人民。

3. **微生物对人体的作用** 在人和动物的体表和腔道中有许多微生物，这些和我们紧密生活在一起的微生物在正常情况下对人体是无害的，称为正常菌群，可以帮助我们消化食物和提供人类必需的营养物质。这些微生物可被称为对人类有益的微生物。但有些微生物可引起人类、动植物的疾病，这些具有致病性的微生物称为病原微生物（pathogenic microorganism）或致病性微生物，如引起人类伤寒、痢疾的细菌，引起人类肝炎、艾滋病的病毒等，引起禽类的禽流感及牛炭疽、植物的小麦赤霉病、大豆病毒病等。有些微生物在正常情况下不致病，而在特定条件下可引起疾病，称为条件致病性微生物。

 考点提示

病原微生物的概念。

4. **微生物的污染** 由于微生物无处不在，可使药物、食品、生活用物品被污染而导致其变质，甚至引起人体中毒、染病、致癌或死亡。因此，我们应根据工作要求，建立无菌环境，进行无菌操作，杜绝微生物污染带来的危害。

三、医学微生物学的发展与现状

医学微生物学的发展过程可概括为 3 个时期。

1. **经验微生物学时期** 早在远古文明时期，虽然人类不能观察到微生物的存在，但是由微生物所引起的现象却早已在生活中被发现和应用。如人们发现食物的腐败现象；而用盐来腌制食物可以抑制微生物的生长，防止食物的腐败，这是早期的防腐方法。北魏贾思勰的《齐民要术》中，列有谷物制曲，酿酒、制酱、造醋和腌菜等方法。此外，在《左传》中，有公元前 6 世纪用麦曲治腹泻病的记载；在公元 2 世纪的《神农本草经》中，有白僵蚕治病的记载；在《医宗金鉴》中，有关于公元 10 世纪采用人痘接种预防天花的记载。

2. **实验微生物学时期**

（1）显微镜的发明：1676 年荷兰人列文虎克（Leeuwenhoek，1632—1723）手工制造了一台放大倍数为 266 的最早期的显微镜，他用这台最原始的显微镜在自然界中发现了人们肉眼所看不到的微小生物，并对这些微小生物进行了描述，为微生物的客观存在提供了直接依据，为微生物学发展奠定了基础。

（2）病原微生物的确立：19世纪60年代，法国科学家巴斯德（Pasteur，1822—1895）首先证实了发酵和腐败是由微生物引起的，并于1865年发明了通过加热杀死微生物防止腐败的巴氏消毒法，该法一直应用至今。巴斯德在微生物的研究方面做出了巨大贡献，他开创了微生物的生理学时代，使微生物学成为一门独立的学科。

英国外科医生李斯特（Lister，1827—1912）用苯酚喷洒手术室，通过煮沸方法来消毒手术器械，创立了无菌外科手术，并首先把微生物应用于医学实践。

德国医生科赫（Koch，1843—1910）首先论证了炭疽病、结核病和霍乱是由细菌引起的，并提倡采用消毒和杀菌方法防止这些疾病的传播；他首创了细菌的染色、分离纯培养的方法；他第一次用科学方法证明某种特定的微生物是某种特定疾病的病原，规定了鉴定病原细菌的方法和步骤，即著名的确定特定疾病与特定微生物相互关联的科赫法则：①在同样的疾病中可发现同一种病原菌；②这种病原菌可在体外获得纯培养；③将纯培养病原菌接种易感动物可发生相同疾病；④从人工感染的实验动物体内可重新分离到该菌的纯培养品。在这一法则的指导下，人们相继分离出了许多细菌性疾病的病原体。

1892年，俄国科学家伊凡诺夫斯基（Ivanovsky，1864—1920）使用滤菌器首次发现了更小的微生物并将其命名为病毒，即烟草花叶病毒。1898年，荷兰科学家拜耶林克（Beijerinck，1851—1931）再次证实了伊凡诺夫斯基的发现。1901年美国科学家瓦尔特·里德（Walter Reed，1851—1902）分离出黄热病毒；1915年英国微生物学家弗德里克·特沃特（Frederick W.Twort）发现了细菌病毒，即噬菌体。电子显微镜的问世，使病毒的研究有了重大突破。随后人们相继发现了许多可对人及动物致病的病毒，如流行性感冒病毒、麻疹病毒、乙型脑炎病毒、肝炎病毒、脊髓灰质炎病毒、人类免疫缺陷病毒。据现有资料证实，人类的传染病绝大多数是由病毒所致。病毒是对人类危害最大、个头最小的"杀手"。

1928年，英国科学家弗莱明（Fleming，1881—1955）发现了青霉素，为感染性疾病的治疗带来了一次大革命。青霉素的发现，激发了微生物研究者们寻找抗生素的热潮，之后各类抗生素陆续被发现，如链霉素、氯霉素、金霉素、红霉素及卡那霉素。1935年一系列磺胺类药物相继问世，并在传染性疾病的治疗中得到广泛应用。

3. 现代微生物学时期　随着医学科学技术的发展，聚合酶链反应技术、组织化学技术、细胞培养技术、免疫荧光技术等大量新技术的发明和新设备的应用，使微生物学得以迅速发展，主要表现在：①新的病原微生物不断被发现，已达30余种。如分离出人类免疫缺陷病毒、类病毒、拟病毒、朊病毒和SARS冠状病毒等。②已完成与人类有关的76株病毒全部基因序列测定，完成16种致病微生物的基因测序和注释工作。③疫苗的研究从全菌体死菌苗，经历减毒活疫苗、亚单位疫苗、基因工程疫苗，发展到核酸疫苗等。④微生物学诊断方法由形态染色、生化反应、血清学鉴定，快速发展到免疫标记、核酸杂交、蛋白印迹等技术。⑤新型有效的抗菌和抗病毒药物研究取得突破。

尤其是近10年来，应用现代分子生物技术手段，将具有某种特殊功能的微生物绘制完成基因组序列图谱，以大肠埃希菌等细菌细胞为工具和对象进行基因转移、克隆等开拓性研究，在基因工程药物、基因治疗、诊断试剂用于恶性肿瘤、心脑血管疾病、遗传病、糖尿病等疾病的预防和治疗方面取得新的飞跃。

纵观微生物学发展史，人类在医学微生物学领域虽然已取得了巨大成绩，但仍与控制和消灭传染病的目标相距甚远。此外，新的传染病又不断出现。如严重急性呼吸综合征（SARS）、高致病性禽流感、变异或多重耐药病原体流行引起的疾病等，严重威胁人类的健康。据世界卫生组织（World Health Organization，WHO）报道，目前全球平均每年仍有1700多万人死于传染病。人类与微生物的斗争永远不会停止。随着21世纪生命科学的飞速发展，医学微生物学的研究仍然任重道远，人类将继续为之不懈努力。

 考点提示

医学微生物学的发展中，发挥重大作用的人物和事件。

自 测 题

单项选择题

1. 下列病原体中属于真核细胞型微生物的是
   A. 支原体　　B. 放线菌　　C. 白假丝酵母菌　　D. 细菌　　E. 病毒
2. 下列病原体中属于非细胞型微生物的是
   A. 立克次体　B. 衣原体　　C. 噬菌体　　　　　D. 螺旋体　E. 支原体
3. 下列病原体中属于原核细胞型微生物的是
   A. 噬菌体　　B. 酵母菌　　C. 流感病毒　　　　D. 细菌　　E. 真菌
4. 最早用人痘苗预防天花的国家是
   A. 法国　　　B. 中国　　　C. 英国　　　　　　D. 美国　　E. 印度
5. 用自制显微镜发现了微生物，为微生物学的发展奠定基础的科学家是
   A. 列文虎克　B. 李斯特　　C. 伊万诺夫斯基　　D. 巴斯德　E. 弗莱明

（杜学利）

第二章 细菌的形态与结构

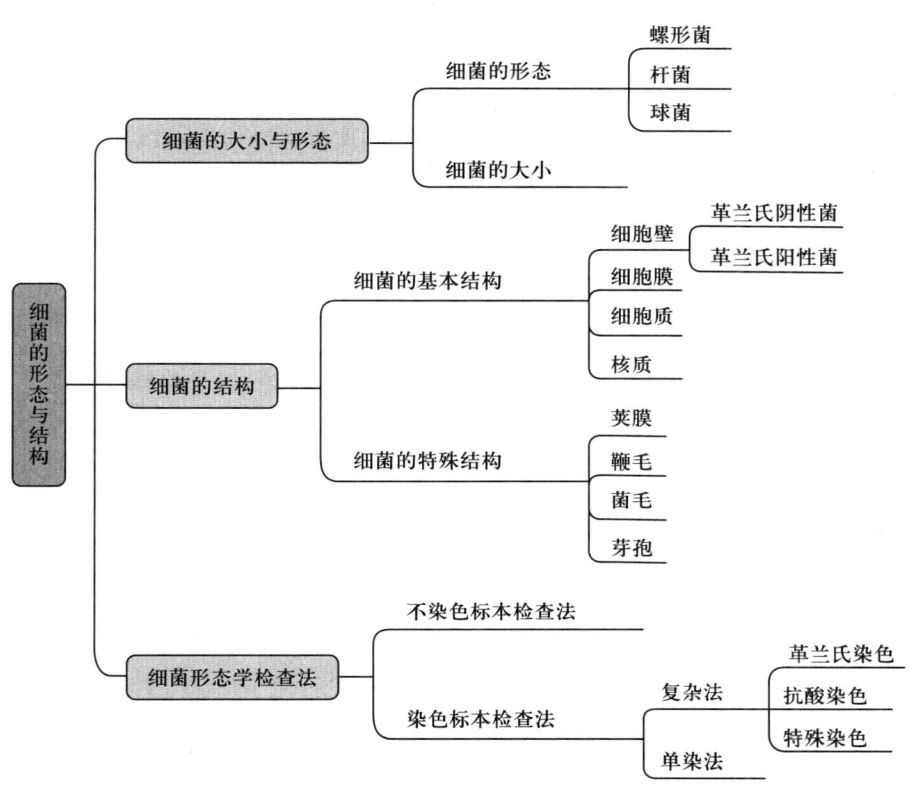

学习目标

1. 说出细菌大小的测量单位，列举细菌的 3 种形态，总结细菌细胞由外到内的基本结构，解释细胞壁的基本功能。
2. 比较革兰氏阳性细菌与革兰氏阴性细菌细胞壁的结构差别及其与医学的关系。
3. 明确表述细菌各种特殊结构的定义及其与医学的关系。
4. 熟悉细菌涂片的制作，能运用革兰氏染色的知识进行细菌的分类并指导临床选择用药。
5. 通过革兰氏染色与临床诊断之间的关系，培养理论联系实践的能力，并养成科学研究的精神。

案例 2-1

患者，女性，30 岁，已婚。由于外阴瘙痒并伴有疼痛，持续 5 天，到医院妇科门诊就医，门诊医生根据患者症状描述并结合阴道观察，初步诊断为阴道炎，并开具了阴道分泌物微生物学检查。检查中发现患者阴道分泌物中白细胞增多，染色镜检结果发现存在疑似致病菌的双球菌。

问题与思考：
1. 该患者阴道分泌物微生物学检查最可能采用哪种染色方法？
2. 这种染色方法的结果是什么？有何意义？

第一节　细菌的大小与形态

细菌（bacterium）是一类具有简单的细胞结构，以二分裂方式进行繁殖的原核细胞型微生物。

一、细菌的大小

细菌个体微小，以微米（micrometer，μm）作为测量单位，需要通过光学显微镜放大数百倍甚至上千倍才能观察到。细菌的大小随着细菌种类的不同而有所差别。同一种类的细菌其大小也会因为细菌的菌龄和生长环境的差异而受到影响。一般球菌的直径约为 1 μm，中等大小的杆菌约为（2.0～3.0）μm×（0.5～1.0）μm。

二、细菌的形态

在营养丰富的培养基中，细菌会呈现自由悬浮的状态，此时观察细菌的形态不同，可以将细菌按照其形态的差别分为三类，即球菌、杆菌和螺形菌（图 2-1）。

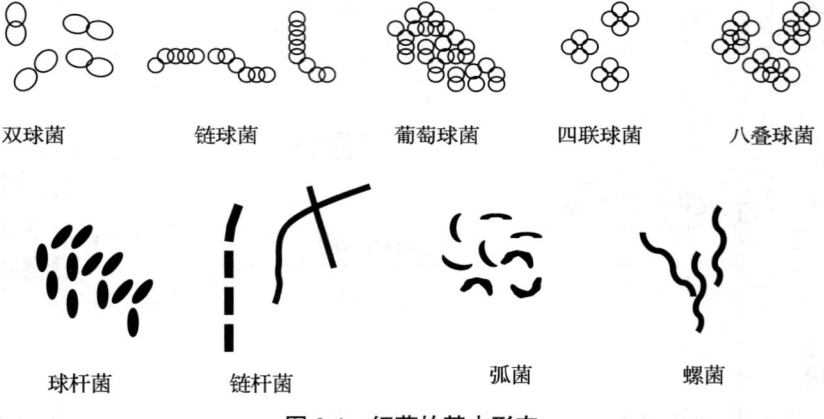

图 2-1　细菌的基本形态

（一）球菌

球菌因外形呈球形或近似球形（肾形、豆形、矛头形等）而得名。直径约 1 μm，有的球菌可单个分散排列，有的球菌因细菌分裂平面不同或分裂后菌体之间黏附可形成不同的排列形式，常用于球菌的鉴别和分类。

1. **单球菌**　球菌在一个平面上分裂，分裂后的细胞往往分散而单独存在，如尿素微球菌（*Micrococcus ureae*）。

2. **双球菌**　球菌在一个平面上分裂，分裂后形成的两个菌体成对排列，如脑膜炎奈瑟菌（*Neisseria meningitides*）、淋病奈瑟菌（*Neisseria gonorrhoeae*）。

3. **四联球菌**　球菌在两个相互垂直的平面上分裂，分裂后子代细胞黏附呈田字形排列，如四联微球菌（*Micrococcus tetragenus*）。

4. **八叠球菌**　球菌在 3 个相互垂直的平面上分裂，分裂后 8 个菌体黏附呈包裹状的立方体，如藤黄八叠球菌（*Sarcina leteus*）。

5. 链球菌　球菌在一个平面上分裂，分裂后的菌体排列呈链状，如溶血性链球菌（*Streptococcus hemolyticus*）。

6. 葡萄球菌　球菌在多个不规则平面上分裂，分裂后的菌体无规则地黏附在一起呈葡萄串状，如金黄色葡萄球菌（*Staphylococcus aureus*）。

（二）杆菌

菌体呈杆状、球杆状、梭杆状等，菌体的大小、长短、粗细因菌种不同而有所差异。粗大杆菌长度可达 3～10 μm，如炭疽芽孢杆菌（*Bacillus anthrax*）；中等大小杆菌长度 2～3 μm，如大肠埃希菌（*Escherichia coli*）；小杆菌则长度仅有 0.6～1.5 μm，如布鲁氏菌（*Brucella species*）。根据杆菌形态差异可分类如下：

1. 棒状杆菌　杆菌末端膨大呈棒状，如白喉棒状杆菌（*Corynebacterium diphtheriae*）。
2. 球杆菌　杆菌很短，近于椭圆形，如布鲁氏菌。
3. 链杆菌　杆菌连接在一起呈链状排列，如念珠状链杆菌（*Streptobacillus moniliformis*）。
4. 分枝杆菌　杆菌菌体呈分枝生长，如结核分枝杆菌（*Mycobacterium tuberculosis*）。
5. 特殊类型杆菌　末端呈分叉状，如双歧杆菌（*Bifidobacterium bifidum*）；菌体两端尖细，如肉毒梭菌（*Clostridium botulinum*）。

（三）螺形菌

螺形菌菌体弯曲，根据弯曲程度的不同可以分为 3 类。

1. 弧菌　菌体只有一个弯曲，呈弧形或逗点状，菌体长 2～3 μm，如霍乱弧菌（*Vibrio cholerae*）。
2. 螺菌　菌体长 3～6 μm，有数个弯曲，如鼠咬热螺菌（*Spirillum muris*）。
3. 螺杆菌　菌体细长弯曲，呈弧形或螺旋形，如幽门螺杆菌（*Helicobacter pylori*），因幽门螺杆菌与胃癌发生的相关性而得到了较多的关注，也是目前医院或体检中心健康体检的重要检测项目。

知识链接

幽门螺杆菌的检测

幽门螺杆菌感染的检测有许多方法，如活体组织镜检、幽门螺杆菌的分离培养、快速尿素酶试验、尿素呼气试验、尿氨排出试验、血清学试验以及聚合酶链反应等。不同医院采用的方法不同，但大多数医院或体检中心都会尽量采用特异性强、快速、创伤小的方法。目前，医院或体检中心更多采用无创检查的方式检测幽门螺杆菌，而 ^{14}C-尿素呼气试验是无创检查中最经典的方法。

受检者服下含有尿素的片剂或胶囊，15 min 后受检者将肺内的气体呼入收集袋中，检验人员将气体收集袋置于检测机进行检测。如果发现呼出的气体中 ^{14}C 的含量高于正常水平，则可确诊为幽门螺杆菌感染。但检测结果容易受口服抗生素和抗酸药物等影响，需要在检查前关注受检者近期是否服用了相关药物。

细菌的形态受环境因素的影响，如温度、pH 值、培养基中的营养成分和培养时间。在适宜的生长条件下培养时，细菌在对数生长期的形态最为典型；幼龄菌形体较长；细菌衰老或在陈旧培养物中，或培养基中存在一些不利于细菌生长的物质（抗生素、抗体、高盐等）时，细菌的形态常呈现不规则形、多形性（梨形、丝状或气球状等）或细胞壁缺陷型（L 型细菌）。观察细菌的大小、形态及结构时，应注意机体或环境中各种因素对细菌的影响。

> **考点提示**
> 1. 细菌大小的测量单位。
> 2. 根据细菌形态的不同对细菌进行分类。

第二节 细菌的结构

细菌的结构包括细菌的基本结构和特殊结构（图2-2）。细菌的基本结构由外向内依次是细胞壁、细胞膜、细胞质和核质。细菌的特殊结构包括荚膜、鞭毛、菌毛和芽孢。

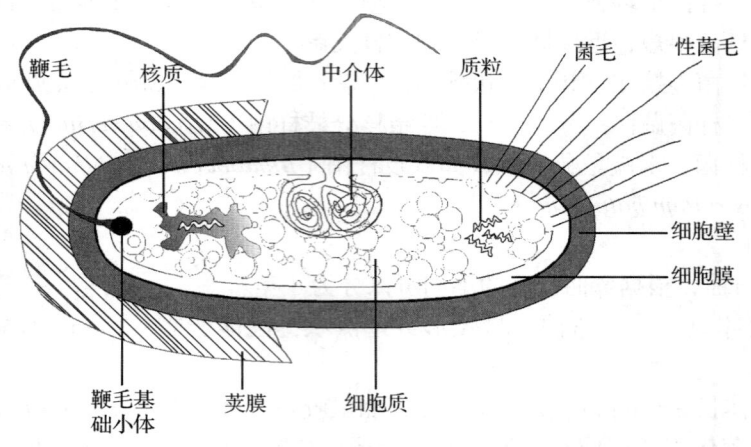

图2-2 细菌细胞结构模式图

一、细菌的基本结构

细菌的基本结构是一般细菌都具有的结构。

（一）细胞壁

细胞壁位于细菌细胞的最外层，是一种坚韧而富有弹性的膜状结构。细胞壁的厚度随菌种的不同而有所差异，一般在5～80 nm。细胞壁有重要的生理功能，主要体现在：①维持细菌固有的形态；②保护细胞，使细菌在高渗环境下保持水分，低渗环境下防止细胞破裂；③细胞壁上有许多微细小孔，分子量小于10 kD且直径小于1 nm的可溶性分子可自由穿过，与细胞膜共同完成菌体内外的物质交换；④细菌细胞壁表面带有多种抗原决定簇，决定菌体的抗原性、致病性及噬菌体的敏感性；⑤细菌细胞壁上存在着多种抗生素的作用位点，决定了其对某些抗生素的敏感性。

通过革兰氏染色的方法可以将细菌分为革兰氏阳性菌（G^+菌）和革兰氏阴性菌（G^-菌），两类细菌细胞壁有相同的化学组成，也有各自特殊的成分。

> **知识链接**
>
> **显微镜的发明**
>
> 显微镜是由一个透镜或几个透镜的组合构成的一种光学仪器，是人类进入微观时代的标志。显微镜是主要用于放大微小物体，从而使其能够被人的肉眼观察到的仪器，显

微镜分光学显微镜和电子显微镜。

最早的显微镜是16世纪末期在荷兰制造出来的。发明者是荷兰眼镜商亚斯·詹森（Arthur Jensen）和另一位荷兰科学家汉斯·利珀希（Hans Lippershey），他们用两片透镜制作了简易的显微镜，但并没有用这些仪器做过任何重要的观察。而在微生物学和显微镜的研制中起到重要作用的荷兰科学家列文虎克则被认为是显微镜发明和研制第一人，列文虎克利用其所磨制的透镜去观察植物和动物的细微组织，使得显微镜的放大倍数达到了200倍以上，对微生物学的发展做出了巨大的贡献，被称为"显微镜之父"！

恩斯特·鲁斯卡（Ernst August Friedrich Ruska）通过研制电子显微镜，使生物学研究发生巨变。科学家能因此观察到百万分之一毫米小的物体，1986年他被授予诺贝尔物理学奖。

1. 肽聚糖　是原核细胞型微生物所特有的结构，也称为糖肽或胞壁质。肽聚糖是革兰氏阳性菌和革兰氏阴性菌共有的结构，但两种细菌的肽聚糖在构成上有一定的差别。革兰氏阳性菌细胞壁的肽聚糖是由聚糖骨架、四肽侧链和五肽交联桥构成的三维空间网状结构，肽聚糖层数高达15～50层，细胞壁也因此厚度达到了20～80 nm，较为坚韧。革兰氏阴性菌细胞壁的肽聚糖是由聚糖骨架和四肽侧链构成的二维平面网状结构，肽聚糖层数仅有1～3层，细胞壁因此较薄为10～15 nm。

（1）聚糖骨架：由 N-乙酰胞壁酸和 N-乙酰葡糖胺通过 β-1,4 糖苷键连接形成，各种细菌细胞壁的聚糖骨架结构均相同。

（2）四肽侧链：四肽侧链连接于 N-乙酰胞壁酸，其组成和连接方式随着菌种的不同而有所差异。如金黄色葡萄球菌的四肽侧链的氨基酸依次为：L-丙氨酸、D-谷氨酸、L-赖氨酸、D-丙氨酸，通过 L-赖氨酸或 D-丙氨酸连接五肽交联桥；大肠埃希菌的四肽侧链的氨基酸依次为：L-丙氨酸、D-谷氨酸、二氨基庚二酸（diaminopimelicacid，DAP）、D-丙氨酸，通过 DAP 连接于相邻聚糖骨架四肽侧链末端的 D-丙氨酸（图 2-3）。

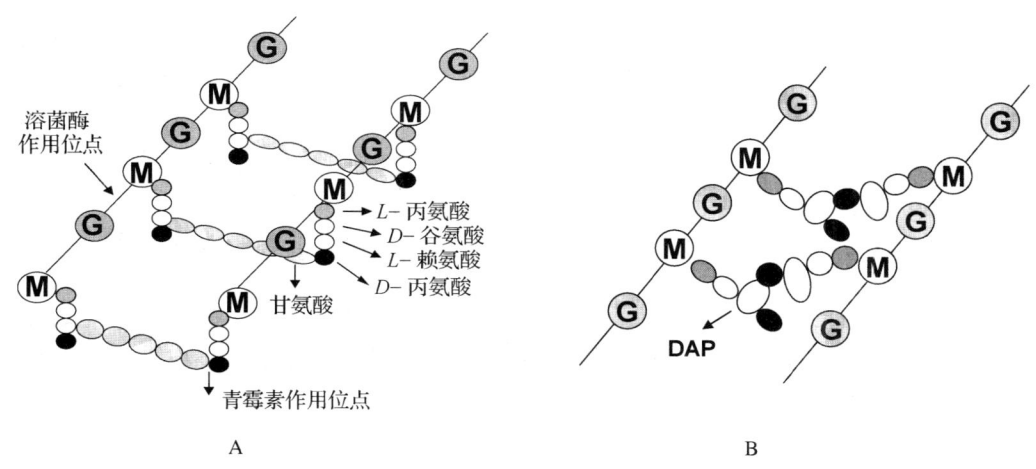

图 2-3　金黄色葡萄球菌（A）与大肠埃希菌（B）细胞壁肽聚糖结构示意图

（3）五肽交联桥：五肽交联桥的氨基酸组成因菌种不同而有所差异。金黄色葡萄球菌的五肽交联桥由5个甘氨酸构成，交联桥的一端连接在四肽侧链的第3个氨基酸 L-赖氨酸上，另一端连接于相邻聚糖骨架四肽侧链末端的 D-丙氨酸上，形成三维立体结构。

2. 磷壁酸　是革兰氏阳性菌细胞壁特有的成分，是由核糖醇或甘油残基经磷酸二酯键互相连接形成的多聚物，多个磷壁酸分子组成长链穿插于肽聚糖层中。按磷壁酸末端结合部位的不同，可将其分为壁磷壁酸和膜磷壁酸两种。壁磷壁酸借磷脂与细胞壁肽聚糖骨架上的 *N*-乙酰胞壁酸连接。膜磷壁酸也称为脂磷壁酸，末端与细胞膜的糖脂共价结合。磷壁酸的主要功能在于：①是革兰氏阳性菌重要的表面抗原；②可以介导黏附作用，介导细菌与宿主细胞的黏附，与细菌的致病性有关；③作为噬菌体结合的特异性受体。

某些革兰氏阳性菌细胞壁表面还有一些特殊的表面蛋白，与细菌的致病性有关。如葡萄球菌蛋白质 A（staphylococcal proteinA，SPA）具有抵抗吞噬细胞吞噬的作用，同时也可与 IgG 的 Fc 段相结合；溶血性链球菌的 M 蛋白可以作为分型的特异性抗原，不仅具有抵抗吞噬细胞吞噬的功能，还能参与Ⅲ型超敏反应。

3. 外膜　也称为外壁层，是革兰氏阴性菌细胞壁特有的成分，位于细胞壁肽聚糖的外侧。其结构由三部分组成，由内向外依次为脂蛋白、脂质双层和脂多糖。

（1）脂蛋白：位于肽聚糖和脂质双层之间，由蛋白质和脂质构成，内侧蛋白质部分与肽聚糖的四肽侧链相连，外侧脂质部分与脂质双层通过非共价键结合于磷脂上。脂蛋白使外膜和肽聚糖形成一个整体。

（2）脂质双层：是革兰氏阴性菌细胞壁的主要结构，属于典型的磷脂双层，其结构与细胞膜的结构相似，其磷脂基质中镶嵌有一些特殊功能的蛋白质，也称为外膜蛋白。这些蛋白质使物质交换有了基础，同时也具有屏障保护作用，能阻止青霉素、溶菌酶和多种生物大分子物质的进入，因此，革兰氏阴性菌对青霉素和溶菌酶不敏感。在磷脂双层与细胞膜之间有一个空间，称为周质间隙，含有某些破坏抗生素的酶（如 β-内酰胺酶）、蛋白酶、解毒酶等，与细菌耐药性、获得营养、解除毒物等有关。

（3）脂多糖：是位于革兰氏阴性菌细胞壁最外层的结构，由三部分构成，从内到外依次为脂质 A、核心多糖和特异性多糖。①脂质 A：化学本质为糖磷脂，不同种属细菌的脂质 A 骨架一致，主要差别在于能携带不同的脂肪酸以及磷酸基团在脂肪酸的取代不相同。脂质 A 是革兰氏阴性菌内毒素发挥毒性和生物学作用的主要组成部分，无种属特异性，因此，不同革兰氏阴性菌的毒性作用相似。②核心多糖：位于脂质 A 的外层，有属特异性，同一属细菌核心多糖相同。③特异性多糖：位于脂多糖最外层，是革兰氏阴性菌的菌体抗原（O 抗原），因菌种不同，其结构、排列、位置不同而具有种特异性。特异性多糖可缺失或丢失，导致细菌菌落从光滑型（smooth，S）转变为粗糙型（rough，R）。

革兰氏阳性菌（图 2-4）和革兰氏阴性菌（图 2-5）的细胞壁结构显著不同，导致这两类细菌在染色性、抗原性、毒性、对某些药物的敏感性等方面有很大差异（表 2-1）。青霉素可抑制五肽交联桥的甘氨酸与四肽侧链上的 *D*-丙氨酸的连接，溶菌酶能切断 *N*-乙酰胞壁酸和 *N*-乙

表 2-1　革兰氏阳性菌与革兰氏阴性菌细胞壁结构比较

细胞壁特征	革兰氏阳性菌	革兰氏阴性菌
强度	较坚韧	较疏松
厚度	厚，20~80 nm	薄，5~10 nm
肽聚糖层数	多，可达 50 层	少，1~2 层
结构	三维立体结构	二维平面结构
磷壁酸	有	无
外膜	无	有
革兰氏染色	紫色	红色
青霉素、溶菌酶	敏感	不敏感

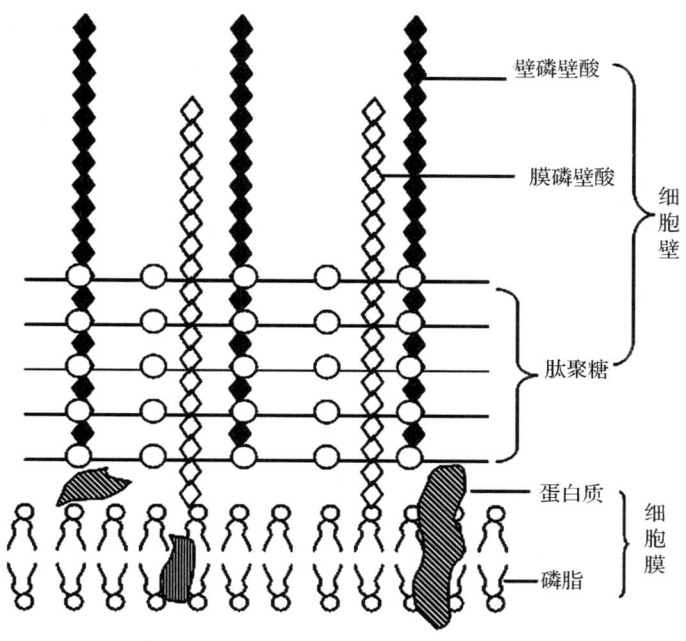

图 2-4　革兰氏阳性菌细胞壁结构示意图

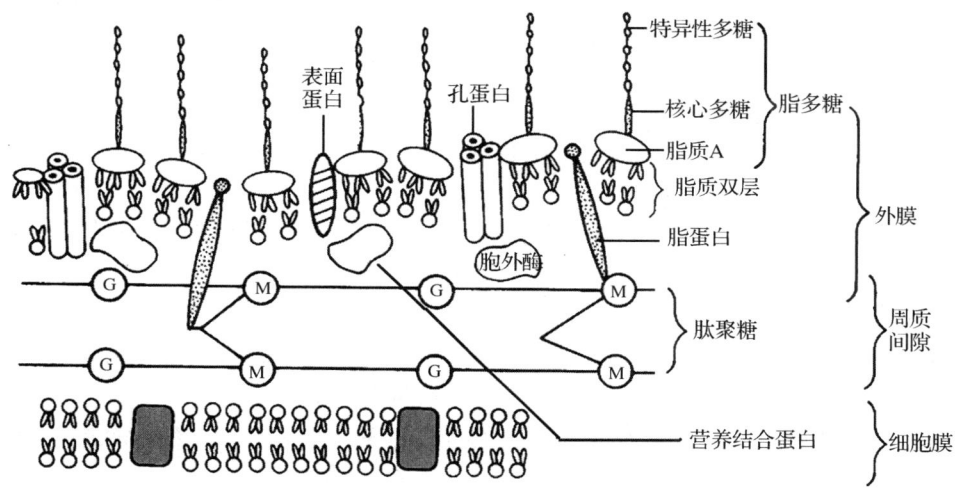

图 2-5　革兰氏阴性菌细胞壁结构示意图

酰葡糖胺连接的 β-1,4 糖苷键，破坏肽聚糖的结构，引起细菌裂解。但人和动物的细胞无细胞壁，也不存在肽聚糖的结构，因此，青霉素和溶菌酶对人体细胞不产生毒性作用。

考点提示

1. 革兰氏阳性菌与革兰氏阴性菌细胞壁结构比较。
2. 青霉素和溶菌酶的作用位点。

4. L 型细菌　细菌在人工诱导（如少量青霉素、头孢菌素等）或自然情况（如紫外线）下，其细胞壁受损，但细菌并没有死亡而是成为细胞壁缺陷的细菌，其中重要的类型称为 L 型细菌。L 型细菌在体内或体外培养时均能形成。由于缺失细胞壁，使得细胞壁维持细菌菌体固有形态的功能丧失，因此，L型细菌的形态呈多形性，大多数革兰氏染色呈阴性且着色不匀。L型细菌可在高渗、低琼脂、含血清的培养基中缓慢生长，一般培养2～7天后形成中间较厚、四周较薄的"油煎蛋"样细小菌落；此外，L型细菌菌落有颗粒型和丝状型两种类型。L型细菌在液体培养基中生长后呈较疏松的絮状颗粒沉于管底，培养液则保持澄清。L型细菌在临床上常引起尿路感染、骨髓炎、心内膜炎等疾病。细菌变为L型细菌致病性有所减弱，但在一定条件下L型细菌又可恢复为细菌型，引起病情加重。临床遇有症状明显而标本常规细菌培养阴性者，应考虑L型细菌感染的可能性。

 考点提示

L型细菌的生长条件和菌落特点。

（二）细胞膜

细胞膜又称为细胞质膜，是紧贴在细胞壁内侧，包绕在细胞质外的具有弹性的半渗透性脂质双层生物膜，厚度为5～10 nm，主要由磷脂及蛋白质构成，占细菌干重的10%～30%。细菌的细胞膜不含有胆固醇，具有重要的功能。①物质转运：细菌细胞膜可选择性控制细胞内外营养物质及代谢产物的运输。②呼吸作用：细胞膜上有多种呼吸酶，可进行转运电子及氧化磷酸化作用，参与细胞的呼吸过程，与能量的产生、储存和利用有关。③生物合成：细胞膜是合成细菌细胞壁及壁外各种附属结构的场所。④维持渗透压平衡：细胞膜与细胞壁都是半渗透膜，作为渗透屏障，维持细胞内正常的渗透压。⑤其他：细胞膜内陷折叠形成囊状物，即中介体，需通过电子显微镜才能观察到，多见于革兰氏阳性菌细胞内，中介体扩大了细菌细胞膜的表面积，相应地增加呼吸酶的含量，可为细菌提供大量能量，故有拟线粒体之称；中介体还与细菌的分裂、DNA复制、细胞壁合成及芽孢形成有关。

（三）细胞质

细胞质是由细胞膜包绕的除了核质以外的全部物质，是一种无色透明的胶状物，内含多种成分，水分占80%，含有丰富的酶类，还包括无机盐、蛋白质、脂质、核酸及少量糖类物质。细胞质是细菌进行新陈代谢的主要场所。

1. **核糖体** 是游离于细胞质内的颗粒，由蛋白质和核酸构成，每个细菌菌体内可含有上万个核糖体。细菌核糖体的沉降系数为70S，由50S和30S两个亚基构成。细菌核糖体常常是抗菌药物选择性作用的靶点，如链霉素能与细菌核糖体的30S亚基结合，红霉素能与50S亚基结合，干扰细菌蛋白质合成而导致细菌死亡；真核细胞核糖体的沉降系数为80S，由60S和40S两个亚基组成，因此这些药物对人体核糖体无影响。

2. **质粒** 是细菌染色体外的遗传物质，为闭合环状的双股DNA，与细菌的遗传变异有关。质粒能进行自我复制，可通过接合或转导的方式将其部分遗传性状从供体菌传递给受体菌，并可随着细菌的分裂转移到子代菌中。质粒并非细菌生命活动所必需，失去质粒的细菌仍然能够存活。医学上重要的质粒包括：决定细菌耐药性的R质粒、编码细菌性菌毛的F质粒、决定大肠埃希菌产生大肠菌素的Col质粒等。

3. **胞质颗粒** 为某些细菌内形成的一些颗粒状的内含物，多呈圆形。胞质颗粒并非细菌细胞内的必需组成成分和恒定的结构，大多数是细菌生长过程中储存的营养物质，如多糖、淀粉、脂质、磷酸盐，可随菌种、菌龄及环境而不同。胞质颗粒用甲苯胺或亚甲蓝染色着色较深，呈紫色，而细胞质则被染成蓝色，故称为异染颗粒，在白喉棒状杆菌中常排列在菌体两端，有助于鉴别白喉棒状杆菌；在鼠疫耶尔森菌和结核分枝杆菌细胞中都有比较典型的异染颗粒，可用于菌种鉴定。

（四）核质

核质也称为原核或拟核，原核生物与真核生物最主要的区别在于遗传物质的包裹方式。细菌是原核生物的典型代表，没有核膜、核仁的分化，即无固定形态的原始细胞核。电镜下细菌的拟核为裸露的纤维状双股DNA，不规则。除了DNA外，还含有少量RNA、RNA聚合酶和蛋白质。拟核具有染色体的功能，控制细菌的主要遗传性状，也称为细菌染色体。

 考点提示

质粒和异染颗粒的概念。

二、细菌的特殊结构

某些细菌除了基本结构外还具有一些特殊的结构，包括荚膜、鞭毛、菌毛和芽孢。

（一）荚膜（capsule）

某些细菌细胞壁外包绕的一层黏液性的聚合物称为荚膜。普通显微镜下观察荚膜与四周有明显的界限。当荚膜厚度在0.2 μm以下时不能通过光学显微镜观察，必须通过电镜或免疫学方法才能证实，为微荚膜，作用与荚膜相似，如乙型溶血性链球菌的M蛋白、伤寒沙门菌的Vi抗原及大肠埃希菌的K抗原。疏松附着在菌体表面、边界不明显且易洗脱的黏液称黏液层。

1. 化学组成　多数细菌荚膜的化学本质为多糖，少数细菌的荚膜为多肽，如炭疽芽孢杆菌、鼠疫耶尔森菌的荚膜。个别细菌如溶血性链球菌的荚膜为透明质酸。荚膜的成分随菌种甚至菌株而有所差异，据此可对细菌进行分型。

2. 形成条件　荚膜形成与环境条件密切相关。细菌一般在机体内和营养丰富的培养基中才能形成荚膜。有荚膜的细菌在固体培养基上往往形成光滑（S）型或黏液型（M）型菌落，而失去荚膜后菌落易变为粗糙（R）型。荚膜并非细菌生存所必需，如荚膜丢失，细菌仍可存活，但往往导致致病性改变。

3. 显微镜观察　荚膜用普通碱性染料染色仅可见菌体周围未着色透明圈，墨汁负染显示较为清楚，特殊染色法可使荚膜与菌体呈现不同颜色。

4. 意义　①保护细菌抵抗吞噬细胞的吞噬和消化作用。②使细菌免受各种抗菌因素（抗生素、抗体、补体和溶菌酶等）对细胞壁的侵袭，使病菌侵入人体后不被杀灭，大量繁殖而引起病理损害。③具有黏附、抗干燥、防止噬菌体吸附细菌的作用。④荚膜具有抗原性，可用于鉴别细菌以及作为分型的依据。

（二）鞭毛（flagellum）

鞭毛是某些细菌附着于菌体上的细长呈波状弯曲的丝状物，鞭毛直径为12～30 nm，长度为5～20 μm，为菌体大小的数倍，经特殊染色后可在光学显微镜下观察到。鞭毛是细菌的运动器官，一般采用半固体培养基进行穿刺培养后观察是否具有动力学现象，从而确定其是否具有鞭毛。

1. 化学组成　鞭毛的化学本质是一种纤维蛋白，由数千个蛋白亚基聚集形成，是一种中空的螺旋结构，其氨基酸组成与骨骼肌动蛋白相似。

2. 分类　不同的细菌鞭毛数目、位置和排列不同（图2-6），可分为四类。①单毛菌：只在菌体的一端有一根鞭毛，如霍乱弧菌（*Vibrio cholerae*）。②双毛菌：在菌体的两端各有一根鞭毛，如空肠弯曲菌（*Campylobacter jejuni*）。③丛毛菌：菌体的一端或两端有一丛鞭毛，如铜绿假单胞菌（*Pseudomonas aeruginosa*）。④周毛菌：菌体周身遍布鞭毛，如伤寒沙门菌（*salmonella typhi*）。

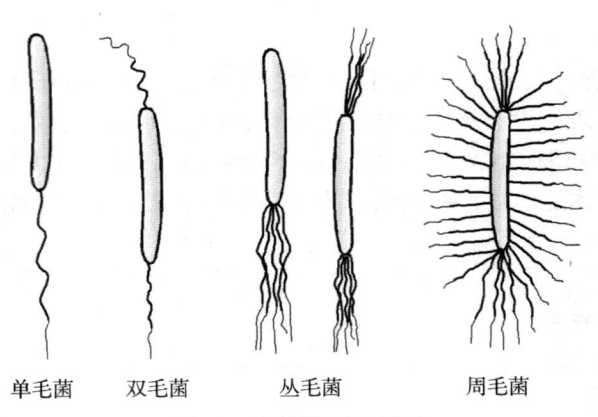

图 2-6 细菌鞭毛类型图

3. 意义 ①鞭毛与细菌的致病性相关。如霍乱弧菌、空肠弯曲菌可以通过其鞭毛的运动穿过小肠黏液层，到达细胞表面生长繁殖，产生毒素而致病。②鞭毛还具有化学趋向性，可向有高浓度营养物质的方向移动，而避开对其有害的环境。③鞭毛蛋白具有较强的抗原性，称为 H 抗原，可用于某些细菌的鉴定、分型及分类。

（三）菌毛

菌毛是附着于多数革兰氏阴性菌及少数革兰氏阳性菌菌体表面的比鞭毛更细、更短、更直的丝状物，其数量可由数根到数百根不等，在光学显微镜下不可见，只有在电子显微镜下才能观察到。

1. 化学组成 菌毛的化学本质是蛋白质。

2. 分类及意义 菌毛可分为普通菌毛和性菌毛两种。①普通菌毛：数量可达数百根，遍布菌体表面。具有黏附细胞（红细胞、上皮细胞等）和定居各种细胞表面的能力，它是细菌的黏附结构，与细菌的致病性有关。细菌失去菌毛，则致病力降低或丧失。②性菌毛：见于少数革兰氏阴性菌，数量较普通菌毛少，只有 1～4 根，比普通菌毛长且粗，中空呈管状。性菌毛由质粒携带的致育因子（F 因子）基因编码，可通过接合传递细菌的毒力及耐药性等性状。此外，性菌毛还是某些噬菌体的受体。

> **考点提示**
>
> 荚膜、鞭毛及菌毛的概念、化学成分。

（四）芽孢

芽孢是某些细菌（主要为革兰氏阳性菌）在一定条件下，细胞质脱水浓缩形成的折光性很强，具有多层膜包裹的，通透性很低的圆形或卵圆形的小体。普通染色法不易着色，需要经过特殊染色后，才能在光学显微镜下观察到。

1. 芽孢的形成与萌发 芽孢的形成受遗传因素的控制和环境因素的影响，不同细菌形成芽孢需要不同的条件，如炭疽芽孢杆菌需在有氧条件下才能形成芽孢，而破伤风梭菌则需在无氧条件下才能形成。芽孢并非细菌的繁殖体，而是处于代谢相对静止的休眠体，当遇到适宜的条件，芽孢可发芽而形成具有繁殖能力的细菌繁殖体。因此，一个细菌只能形成一个芽孢，而一个芽孢也只能发芽形成一个菌体。

2. 芽孢的结构 芽孢具有多层厚而致密的胞膜，由内向外依次为核心、内膜、芽孢壁、皮质层、外膜、芽孢壳和芽孢外壁（图 2-7）。芽孢核心和皮质层中含有大量吡啶二羧酸

（dipicolinic，DPA），是芽孢特有的成分，具有很强的耐热性。

3. 芽孢的意义　①鉴别细菌：芽孢可位于菌体中心、末端或次极端，直径可小于、等于或大于菌体横径。由于其大小及在菌体内的位置因菌种不同而异，因此，可用于鉴别细菌。②芽孢抵抗力强：芽孢含水量较少，胞膜厚而致密，特别是芽孢壳无通透性，使芽孢对热力、干燥、辐射、化学消毒剂等理化因素均有强大的抵抗力，有的芽孢可耐100℃沸水煮沸数小时。芽孢在自然环境中可存活几年甚至几十年，用一般的方法不易将其杀死。③灭菌效果的依据：杀灭芽孢最可靠的方法是高压蒸汽灭菌法。当进行消毒灭菌时往往以芽孢是否被杀死作为判断灭菌效果的指标。

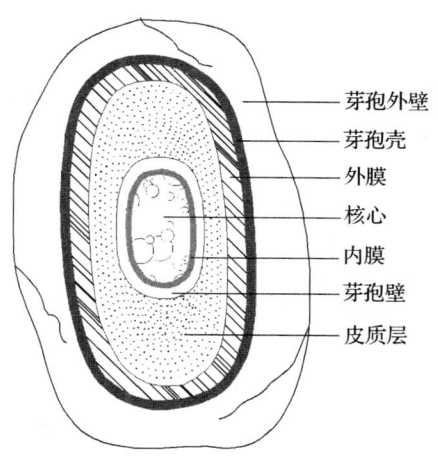

图 2-7　芽孢结构示意图

> 考点提示
> 1. 细菌的特殊结构类型。
> 2. 灭菌彻底的依据。

第三节　细菌形态学检查法

细菌形态学检查是利用光学显微镜对细菌的大小、形态、排列、结构、动力和染色性等特点进行观察分析的方法，可分为不染色标本检查法和染色标本检查法。细菌的菌毛以及细菌的超微结构必须在电子显微镜下才能观察到。

一、不染色标本检查法

此法主要用于活菌的直接观察，可观察细菌的动力或运动状态。常用悬滴法或压滴法，在普通显微镜或暗视野显微镜下观察。相差显微镜的效果更好，可相对清晰地看到细菌的运动，如霍乱弧菌的检测。

二、染色标本检查法

细菌经染色后，可以清楚地观察其形态特征，并可根据细菌染色特性的不同，对细菌进行鉴别和分类，是常规的检测方法。细菌的染色方法主要有两种：单染色法和复染色法。

（一）单染色法

仅用一种染料染色，可以观察细菌的形态、大小和排列方式，但不能用来鉴别细菌。

（二）复染色法

用两种或两种以上的染料染色，可根据细菌的结构将细菌染成不同的颜色，不仅可以观察细菌的形态，还可对细菌进行鉴别，故又称鉴别染色法。最常用的细菌染色方法有3种。

1. 革兰氏染色法　由丹麦细菌学家 Christian Gram 于1884年发明，是目前鉴定细菌最基本的染色法，绝大多数细菌用此方法染色。细菌经革兰氏染色后，用普通光镜观察，被染成紫色的为革兰氏阳性菌（G^+菌），如葡萄球菌；被染成红色的为革兰氏阴性菌（G^-菌），如大肠埃希菌。

2. 抗酸染色法　主要用于鉴别结核分枝杆菌、麻风分枝杆菌等抗酸菌。

3. 特殊染色法　包括针对鞭毛的镀银染色法，以及针对异染颗粒的奈瑟氏染色法等。

 考点提示

1. 革兰氏染色法的结果。
2. 抗酸染色可用于哪类细菌染色观察。

知识链接

幽门螺杆菌的发现

幽门螺杆菌利用它的螺旋状结构，钻透胃黏膜表面的黏液，寄生在黏液中靠近胃黏膜上皮的相对中性的环境中。早期医学界普遍认为胃酸的强酸环境决定胃部不能存在细菌。因此，从1875年开始世界各国的学者虽然发现了胃黏膜中存在一种螺旋形细菌，但由于未能成功体外培养而被遗忘，直到1979年在沉寂了1个世纪后巴里·马歇尔（Marshall）又开始了关于幽门螺杆菌的研究。

1982年巴里·马歇尔和助手们通过不断的尝试终于培养出了这种螺形菌，但是他们的发现遭到了大多数医生和学者的漠视，因为他们普遍认为胃病是由于压力和进食辛辣食物等因素引起的。澳大利亚的医师学会和著名的柳叶刀杂志对他们的发现都视而不见。但他们的发现还是得到了一家公司的支持，通过实验发现了抗生素治疗的效果。在他们坚持不懈的努力下，柳叶刀杂志直到1984年才发表了他们的研究成果。1989年终于得到了世界的认可，并将这种细菌正式命名为幽门螺杆菌。在2005年他们的研究获得了迟来的诺贝尔奖。

自　测　题

一、单项选择题

1. 细菌大小的测量单位是
   A. 微米　　　　　　　B. 毫米　　　　　　　C. 纳米
   D. 厘米　　　　　　　E. 以上都不正确
2. 革兰氏阳性菌特有的结构是
   A. 外膜　　　　　　　B. 脂多糖　　　　　　C. 磷壁酸
   D. 类脂A　　　　　　E. 脂寡糖
3. 革兰氏阴性菌特有的结构是
   A. 外膜　　　　　　　B. 脂多糖　　　　　　C. 磷壁酸
   D. 类脂A　　　　　　E. 脂寡糖
4. 具有抗吞噬作用的细菌结构是
   A. 细胞壁　　　　　　B. 荚膜　　　　　　　C. 芽孢
   D. 鞭毛　　　　　　　E. 菌毛
5. 普通菌毛是细菌的一种
   A. 细长波状的丝状物　B. 运动器官　　　　　C. 可传递遗传物质的器官
   D. 多糖质　　　　　　E. 黏附结构

6. 细菌核质以外的遗传物质是
   A. mRNA   B. 核蛋白体   C. 质粒
   D. 性菌毛   E. 异染颗粒
7. 抵抗力最强的细菌结构是
   A. 芽孢   B. 外膜   C. 鞭毛
   D. 核糖体   E. 细胞壁
8. 细菌鞭毛的主要作用是
   A. 与运动有关   B. 与致病力有关   C. 与抵抗力有关
   D. 与分裂繁殖有关   E. 与结合有关
9. 溶菌酶的灭菌机制是
   A. 竞争肽聚糖合成中所需的转肽酶   B. 与核蛋白体的小亚基结合
   C. 裂解肽聚糖骨架的 β-1,4 糖苷键   D. 竞争性抑制叶酸的合成代谢
   E. 破坏细胞膜
10. 青霉素抗菌的作用机制是
    A. 干扰细菌蛋白质的合成   B. 破坏细胞壁中的肽聚糖结构
    C. 破坏细胞膜   D. 抑制细菌的酶活性
    E. 抑制细菌的核酸代谢

二、简答题

1. 简述按形态不同对细菌进行分类。
2. 简述细菌细胞壁的功能。
3. 简述细菌细胞特殊结构类型。

三、案例分析题

某施工队30余人，中午在食堂就餐2小时后全部出现腹痛、腹泻、呕吐等症状，并伴有恶心，呕吐物为食用的食物，送至急诊就诊，对可疑食物、患者呕吐物和粪便进行培养。

请回答：
1. 该症状可能是哪一类病原体感染引起的？
2. 按照诊断的程序在样品收集后应首先做什么检查？

（田小海）

第三章　细菌的生长繁殖与代谢

第三章数字资源

```
细菌的生长繁殖与代谢
├── 细菌的生长繁殖
│   ├── 细菌营养类型
│   │   ├── 自养菌
│   │   │   ├── 化能营养型
│   │   │   └── 光能营养型
│   │   └── 异养菌
│   │       ├── 化能营养型
│   │       └── 光能营养型
│   ├── 细菌生长繁殖的条件、方式和速度
│   │   ├── 条件
│   │   │   ├── 充足的营养物质
│   │   │   ├── 适宜的酸碱度
│   │   │   ├── 合适的温度
│   │   │   └── 一定气体
│   │   ├── 方式——无性二分裂法
│   │   └── 速度
│   │       ├── 大多20~30分/代
│   │       └── 例外，结核分枝杆菌18~24小时/代
│   └── 细菌的生长曲线
│       ├── 迟缓期
│       ├── 对数期
│       ├── 稳定期
│       └── 衰亡期
├── 细菌的人工培养
│   ├── 培养基
│   │   ├── 概念
│   │   └── 分类
│   ├── 细菌在培养基中的生长现象
│   │   ├── 液体培养基
│   │   │   ├── 浑浊
│   │   │   ├── 菌膜
│   │   │   └── 沉淀
│   │   ├── 半固体培养基
│   │   │   ├── 扩散生长
│   │   │   └── 沿穿刺线生长
│   │   └── 固体培养基
│   │       ├── 菌落
│   │       └── 菌苔
│   └── 人工培养细菌的意义
│       ├── 细菌的鉴定与研究
│       ├── 感染性疾病的病原学诊断和治疗
│       └── 生物制品的制备
├── 细菌的新陈代谢产物
│   ├── 分解代谢产物
│   │   ├── 糖的分解代谢产物
│   │   ├── 蛋白质的代谢产物
│   │   └── 其他分解代谢产物
│   └── 合唱代谢产物
│       ├── 致热原
│       ├── 毒素
│       ├── 色素
│       ├── 细菌素
│       ├── 抗生素
│       └── 维生素
└── 细菌的分类和命名
    ├── 细菌分类原则
    └── 细菌命名法
```

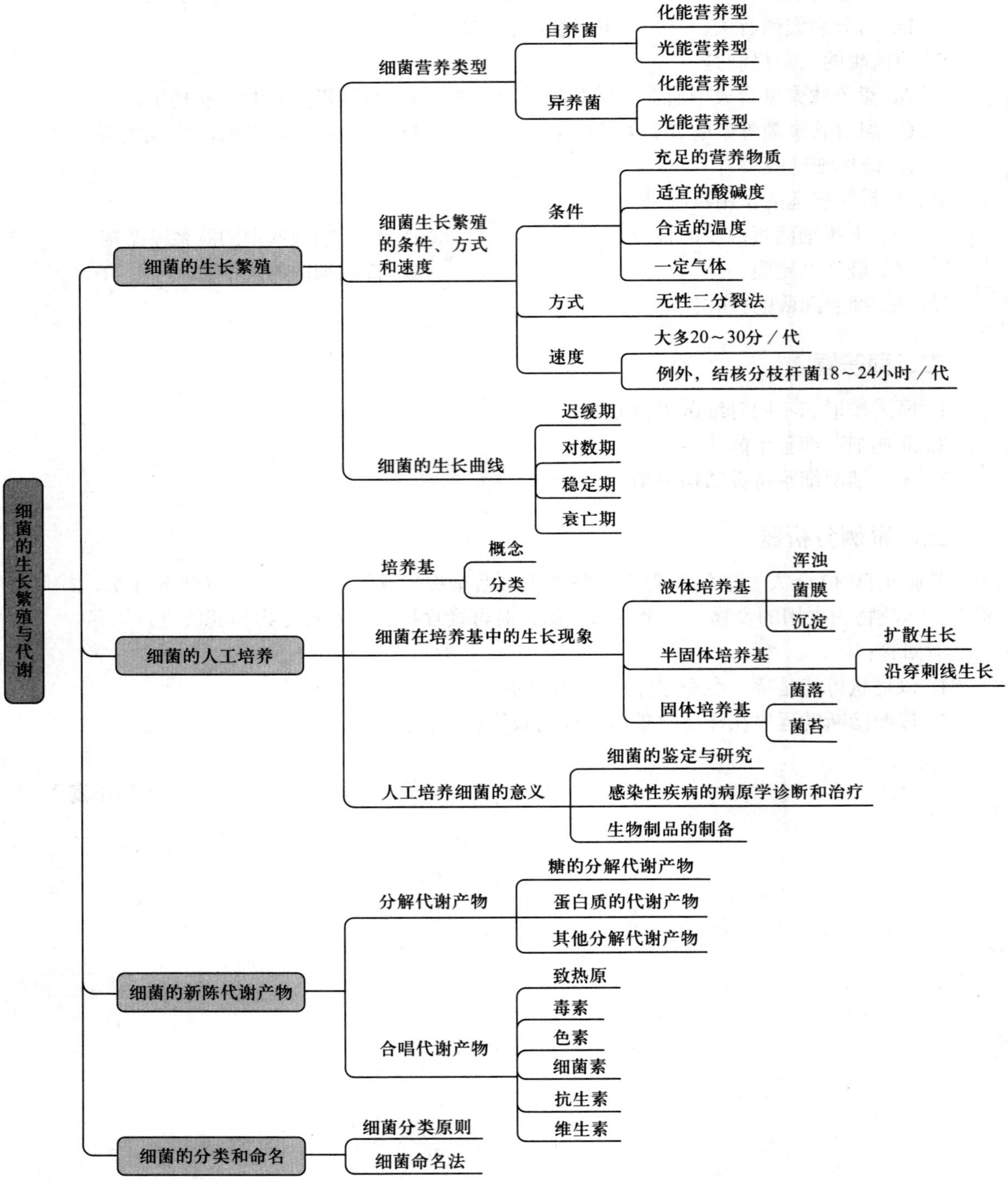

第三章 细菌的生长繁殖与代谢

学习目标

1. 说出细菌生长繁殖的条件、繁殖方式、细菌在培养基中的生长现象。
2. 理解细菌生长曲线，解释生长曲线对于指导细菌培养和获得代谢产物的意义。
3. 列举细菌生长所需营养物质、营养类型、常用的细菌培养基。
4. 能运用细菌代谢产物进行细菌的鉴定和医学上的应用。
5. 通过肉毒杆菌毒素在医学上的运用引出逆向思维——变毒为药。

案例 3-1

患儿，男性，8 岁，因连续 3 日发烧引起咽痛就诊。体格检查：T 38.9 ℃，咽红，双扁桃体Ⅱ度肿大，黏膜充血，体重 30 kg。血常规检查：白细胞数和中性粒细胞数增高，C 反应蛋白异常。初步判定链球菌感染。进一步行抗链球菌溶血素 O（anti-streptolysin O，ASO）测试：大于 200 个单位。行咽拭子细菌培养：溶血性链球菌检出。予以患者青霉素 V 口服治疗，每次 500 mg，每日 2～3 次，用药 10 天。

问题与思考：
为何要对患者进行 ASO 测试以及咽拭子细菌培养？

第一节　细菌的生长繁殖

一、细菌的理化性质及营养类型

（一）细菌的化学组成

细菌与其他生物细胞相似，主要含有水、无机盐、蛋白质、糖类、脂质和核酸等。水约占菌体重量的 80%～90%。除上述物质外，细菌还含有一些特殊成分，如细胞壁上的肽聚糖、磷壁酸、二氨基庚二酸和芽孢中的吡啶二羧酸等。细菌的组成成分中除核酸含量相对稳定外，其他化学成分常因菌种、菌龄的不同以及环境条件的改变而有所差别。

（二）细菌的物理性状

1. **带电现象**　细菌含有大量蛋白质，蛋白质是由具有两性电离性质的氨基酸组成的，在溶液中氨基酸可解离为带正电的氨基和带负电的羧基。革兰氏阳性（G^+）菌等电点低，pH 值为 2～3。革兰氏阴性（G^-）菌的等电点稍高，pH 值为 4～5。在中性、弱酸或弱碱性环境中，pH 值均高于细菌等电点，细菌带负电荷，并且 G^+ 菌所带负电荷多于 G^- 菌。细菌的这种带电现象与细菌的染色反应、凝集反应、抑菌和杀菌作用有密切关系。

2. **表面积**　细菌体积小，相对体积的表面积大，有利于菌体同外界进行物质交换，故细菌代时短，生长繁殖迅速。

3. **光学性质**　细菌细胞为半透明体，当光线照射在菌体上时，一部分被吸收，另一部分被折射，故细菌悬液呈混浊状态。菌体数越多，混浊度越大，故可用比浊法估测液体中细菌的数量。

4. **半透性与渗透压**　细菌的细胞壁和细胞膜都具有半透膜性质，允许水分子自由通过，而对其他物质具有选择透过作用，细菌吸取营养和排出代谢产物的过程均依赖于这种透过作用。由于选择透过性的存在，细菌细胞内营养物质和无机盐浓度大大高于细胞外，因此，在细胞内形成较高的渗透压。得益于坚韧的细胞壁，细菌既能耐受菌体内的高渗透压，在低渗透压环境中也不会膨胀破裂。

（三）细菌的营养物质

细菌的营养物质主要有水、碳源、氮源、无机盐和生长因子5类。

1. 水　水是细菌菌体的重要成分，其生理功能是：①作为细胞的组成成分，如结合水；②为细胞代谢提供液体介质，如化学反应、营养物质的运输、代谢废物的排泄；③维持细胞内适宜温度，为细胞内各种氧化还原反应提供适宜的温度，使酶的活性得到正常发挥。

2. 碳源　各种含碳的化学物质，如CO_2、碳酸盐、糖、脂肪，都能被细菌吸收和利用，用于合成菌体组分和提供能量。致病菌主要从糖类物质中获得碳源。

3. 氮源　用于合成菌体的结构蛋白、功能蛋白、核酸及代谢产物等。致病菌主要从氨基酸、蛋白胨、牛肉膏等有机氮化物中获得氮。

4. 无机盐　细菌所需要的无机盐主要是钾、钠、钙、镁、硫、磷、铁、锌、铜、钼等。除钾、钠、磷、硫、钙、镁、铁需求量较多外，细菌对其他无机盐只需微量。各类无机盐的作用如下：①构成菌体的组分；②促进酶的活性，作为辅酶维持酶的活性；③参与能量的储存和转化；④调节菌体内外渗透压和氧化还原电位；⑤某些元素与细菌致病性密切相关，如产白喉杆菌毒素菌株的毒素产量受培养基中铁含量的影响。

5. 生长因子　生长因子是指某些细菌在生长过程中所必需而自身不能合成，需由外界提供的一类物质。通常为有机化合物，包括维生素、嘌呤、嘧啶、某些氨基酸等。不同细菌对生长因子的要求不同。少数细菌还需特殊的生长因子，如流感嗜血杆菌需要V、X两种。

（四）细菌的营养类型

根据细菌生长所需要的碳源的性质，可将微生物分成自养型与异养型两大类，而病原菌都是异养型；又可以根据细菌生长所需能量来源的不同分为化能营养型与光能营养型；还可根据细菌能量代谢过程中供氢体性质的不同分为有机营养型和无机营养型。综上所述，可将微生物营养类型划分为4种基本类型，即化能营养自养型、化能营养异养型、光能营养自养型、光能营养异养型。

二、细菌生长繁殖的条件、方式和速度

（一）细菌生长繁殖的条件

1. 营养物质　主要包括水、碳源、氮源、无机盐和生长因子。在一定条件下，菌体生长繁殖速度与其营养物质浓度呈正比。

2. 酸碱度　多数病原菌最适pH值为7.2～7.6，如人类血液、组织液pH值为7.4，细菌极易生存。但也有例外，如霍乱弧菌最适pH值为8.4～9.2；而结核分枝杆菌最适pH值为6.5～6.8。

3. 温度　不同细菌对温度的要求不一，多数病原菌最适生长温度与人体体温一致，即37℃左右，如大肠埃希菌、伤寒沙门菌。少数病原菌的最适生长温度低于人体，如霍乱弧菌最适生长温度在25～30℃之间，引起肺炎的肺炎支原体最适生长温度在30～35℃之间。

4. 气体　与细菌生长密切相关的气体是O_2和CO_2。根据细菌对O_2的需要可将细菌分为：①专性需氧菌：具有完善的呼吸酶系统，仅能在有氧环境下生长，如结核分枝杆菌、霍乱弧菌。②微需氧菌：在低氧压（5%～6%）下生长最好，氧浓度大于10%对其有抑制作用，如空肠弯曲菌、幽门螺杆菌。③兼性厌氧菌：大多数病原菌属于兼性厌氧菌，在有氧及无氧的条件下均能生存；④专性厌氧菌：缺乏完善的呼吸酶系统，氧对其生长有毒害作用，只能在无氧环境下生长，如破伤风梭菌、肉毒梭菌、产气荚膜梭菌。

细菌培养中，CO_2溶于水生成碳酸可调节培养基pH值。某些细菌，如肺炎链球菌、淋病奈瑟菌、脑膜炎奈瑟菌、布鲁氏菌和流感嗜血杆菌等的培养，特别是初次分离时，须在

5%～10%二氧化碳环境中培养才能生长。

（二）细菌生长繁殖的方式与速度

细菌的生长繁殖包括个体生长繁殖和群体生长繁殖。个体生长繁殖是指菌体各组分有规律的增长，群体生长繁殖表现为菌体数量的增加。

1. 个体生长繁殖　在适宜的条件下，细菌以无性二分裂方式繁殖。细菌分裂时，菌体细胞首先增大，染色体复制。细菌每分裂一次称为一代，所用的时间称为代时。细菌代时与菌体种类和环境因素有关，多数细菌代时为 20～30 min，个别菌分裂较慢，如结核分枝杆菌代时为 18～20 h。

2. 群体生长繁殖　细菌繁殖速度快，按代时 20 min 推算，培养 10 h 后 1 个细菌可繁殖出 10^{10} 个以上的子代细胞。但实际上，由于营养物质的消耗、有害产物的堆积、环境 pH 值的改变，细菌的繁殖速度会受到限制。将一定数量的细菌接种于适宜的液体培养基中，连续定时取样计数活菌数，以培养时间为横坐标，活菌数的对数值为纵坐标，可绘出一条细菌生长曲线（图 3-1）。根据细菌繁殖速度的变化，将生长曲线分为 4 个时期：延滞期、对数期、稳定期和衰亡期（或称衰退期）。①延滞期（lag phase）：细菌进入新环境的短暂适应期，细菌开始培养的 1～4 h，该时期细菌体积增大，细胞内各种酶等内容物增多，细胞分裂缓慢，细菌数几乎不增加。②对数期（log phase）：细菌繁殖速度最快，菌体以几何级数迅速增加，该时期细菌对外界环境因素的作用敏感，因此，常采用对数期菌体进行形态染色、生化反应、药物敏感试验等。③稳定期（stationary phase）：细菌数目达到最高，随着营养物质的消耗，代谢产物的积累，繁殖速度下降，死菌数与活菌数处于平衡状态，细菌的芽孢，代谢产物如外毒素、内毒素、抗生素一般在稳定期产生。④衰亡期（decline phase）：细菌的繁殖变慢，由于营养物耗竭，有害代谢产物聚集，细菌死亡数增多并超过活菌数，个别细菌形态发生改变，出现衰退型，如丝状、气球状，有的细菌甚至出现自溶。

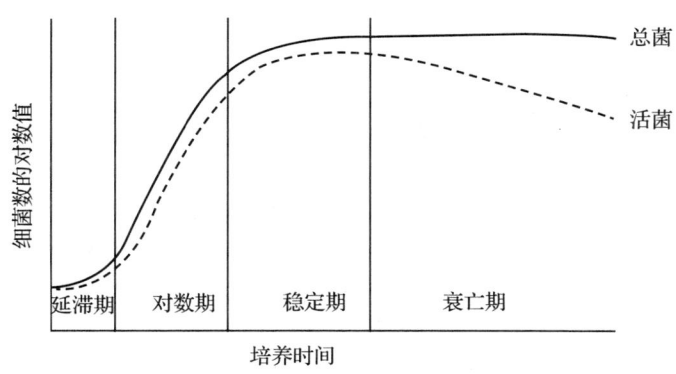

图 3-1　细菌生长曲线

细菌的生长曲线只适用于细菌体外人工培养条件。在自然界或人类、动物体内，受多种环境因素和机体免疫因素的影响，不会出现培养基中那样的有规律的生长曲线。

 考点提示

细菌培养所需营养物质、细菌生长曲线及各时期特点。

第二节　细菌的人工培养

根据细菌的生理需要和繁殖规律，用人工方法为细菌提供适宜的环境条件和充足的营养物质，使细菌在短时间内大量增殖的过程，称为细菌的人工培养。

一、培养基的概念及分类

培养基（culture medium）是人工配制的适合细菌生长繁殖的营养基质。制成后须灭菌处理方可使用。培养基按物理性状，可分为液体、半固体及固体培养基3种。培养基按用途可分为以下几类。

1. 基础培养基　含有一般细菌生长繁殖所需的基本营养成分，是配制特殊培养基的基础，也可作为一般培养基用，如牛肉膏蛋白胨培养基等。

2. 营养培养基　在基础培养基内加入血液、血清、生长因子等特殊的营养物质，以满足对营养需求较苛刻的细菌的生长、分离和检测等。如血琼脂培养基（血平板）、巧克力平板。

3. 鉴别培养基　通过在培养基中加入能与细菌代谢产物发生特定化学反应并有明显特征变化的化学物质，从而将该细菌与其他细菌区分鉴别开来。如大肠埃希菌在伊红美蓝培养基上生成带有金属光泽的深紫色菌落。

4. 选择培养基　在培养基中加入能促进目的细菌生长繁殖，同时抑制其他细菌生长的化学物质，从而在混杂标本中分离出目的菌株。如溴棕三甲铵琼脂培养基可用于分离样本中的铜绿假单胞菌。

5. 特殊培养基　包括厌氧培养基、L型细菌培养基、无血清培养基等。厌氧培养基用于专性厌氧菌的分离、培养和鉴别，常在培养基中加入还原剂，并封口隔绝空气，如疱肉培养基。L型细菌培养基用于因细胞壁缺陷不能耐受菌体内高渗透压的L型细菌培养。

二、细菌在培养基中的生长现象

细菌在培养基中的生长现象，因细菌种类和培养基性质不同而异，故细菌在培养基中的生长特征可用于鉴定细菌。

1. 细菌在液体培养基中的生长现象　将细菌接种在液体培养基中，经37 ℃培养18～24 h，在液体中可出现：①均匀混浊生长：多数细菌呈此现象，例如葡萄球菌、大肠埃希菌。②菌膜生长：专性需氧菌在液体表面形成菌膜，如结核分枝杆菌、枯草芽孢杆菌。③沉淀生长：菌体沉积于管底，底层以上培养液澄清，如链球菌、炭疽芽孢杆菌。

2. 细菌在半固体培养基中的生长现象　用穿刺接种法将细菌接种在半固体培养基中，因其琼脂含量少，硬度低，有鞭毛的细菌可由穿刺线向四周扩散呈放射状或云雾状运动生长；无鞭毛的细菌仅沿穿刺线生长。因此，半固体培养基可用作检查细菌有无鞭毛或动力学检测。

3. 细菌在固体培养基上的生长现象　细菌划线接种在固体培养基表面，经37 ℃培养18～24 h，由单个细菌繁殖而成的肉眼可见的聚集体称为菌落（colony）。多个菌落融合成片称为菌苔。菌落的大小、形状、颜色、气味、透明度、表面光滑或粗糙、湿润或干燥、边缘整齐与否，以及在血平板上的溶血情况因菌种不同而不同，有助于鉴别细菌。将单菌落移种到另一培养基中，生长出来的细菌均为纯种，称为细菌的纯培养。

三、人工培养细菌的意义

细菌人工培养对疾病的诊断、预防、治疗和科学研究等多方面都具有重要的作用。

1. 细菌的鉴定与研究 对细菌进行分类、鉴定，研究其形态、生理、抗原结构、致病性等生物学性状，均需人工培养细菌才能完成。

2. 细菌性疾病的诊断和治疗 对由细菌感染引起的疾病，一般需从患者体内分离检测出病原菌才能进行诊疗。同时对分离到的病原菌进行药物敏感试验，有利于临床选择合适的药物进行治疗。

3. 生物制品的制备 利用人工分离培养所得的纯种菌株及其代谢产物，可制备疫苗、类毒素用于预防传染病。还可将制备的疫苗或类毒素注入动物体内制备免疫血清或抗毒素，用于传染病治疗。

考点提示

培养基的类型及作用。

知识链接

mRNA 疫苗

mRNA 疫苗的基本原理是通过特定的递送系统将表达抗原靶标的 mRNA 导入体内，在体内直接翻译形成蛋白质并刺激机体产生特异性免疫学反应，从而使机体获得免疫保护以对抗病原体。mRNA 疫苗利用的是病毒的部分基因序列而不是病毒本身，因此，mRNA 疫苗不带有病毒成分，没有感染风险。同时，mRNA 疫苗还具有研发周期短，能够快速开发新型候选疫苗应对病毒变异等优点。

mRNA 疫苗是继灭活疫苗、减毒活疫苗、亚单位疫苗和病毒载体疫苗后的第三代疫苗，mRNA 疫苗的作用机制和亚单位疫苗类似，但是实现方法完全不一样。亚单位疫苗是在工厂组装好后再注射到人体的传统办法，而 mRNA 疫苗相当于给人体发了一张图纸，让人体自己把能够刺激抗体生成的蛋白质组装打印了出来。

第三节　细菌的新陈代谢产物

新陈代谢（metabolism）简称代谢，是一切生物生命活动的原动力，常指发生在活细胞内的各种分解代谢和合成代谢的总和。细菌的新陈代谢是细菌生理活动的中心环节，是一系列复杂的生化反应过程，包括分解代谢和合成代谢。分解代谢是将复杂的营养物质降解为简单的化合物；合成代谢则是将简单的小分子合成复杂的菌体成分，以保证细菌的生长繁殖。在代谢过程中可生成多种代谢产物，在医学上具有重要意义。

一、细菌的分解代谢产物及生化反应

由于不同细菌细胞内的酶系统有差异，故对同一物质的代谢途径和产生的代谢产物不尽相同。利用生物化学方法检测细菌代谢产物的试验，称为细菌的生化反应。医学上常利用生化反应试验对细菌进行鉴定。

1. 糖类的分解代谢产物 糖类经细菌分解可产生各种酸类、醇类、酮类和气体等。糖类经不同的细菌分解产生的代谢物不同。如大肠埃希菌能分解葡萄糖和乳糖产酸产气，而伤寒沙门菌只能分解葡萄糖，且只产酸不产气。这类通过检测糖代谢产物来鉴别细菌的方法称为糖发酵试验。肠杆菌科各种属菌都能分解葡萄糖产生丙酮酸，丙酮酸再经不同的肠杆菌分解得到的产

物就有差异了。大肠埃希菌代谢丙酮酸后主要生成乳酸、乙酸、甲酸等有机酸使培养基的pH值降低。丙酮酸经产气肠杆菌代谢后主要生成醇类及少量有机酸，因此培养基pH值降低不明显。甲基红的变色反色范围为pH 4.4（红）～6.2（黄），在大肠埃希菌培养液（pH 4.2）中加入甲基红后培养液呈红色，此反应称为甲基红试验，此现象称为甲基红试验阳性。在产气肠杆菌培养液（pH 6.5）中甲基红显黄色，称为甲基红试验阴性。

2. 蛋白质的分解代谢产物　不同细菌分解蛋白质和氨基酸的能力不同。如大肠埃希菌含有色氨酸酶，能分解色氨酸生成吲哚（又称靛基质），可与加入的吲哚试剂（对二甲基氨基苯甲醛）形成玫瑰红色，为吲哚试验阳性；而伤寒沙门菌则无色氨酸酶，吲哚试验阴性。吲哚试验主要用于肠杆菌科细菌的检验。乙型副伤寒沙门菌、变形杆菌等能分解含硫氨基酸（胱氨酸、半胱氨酸）产生硫化氢，硫化氢与培养基中的乙酸铅或硫酸亚铁等化合物作用，可形成黑色的硫化铅或硫化铁沉淀，为硫化氢试验阳性；而志贺菌则硫化氢试验阴性。

3. 其他分解代谢产物　产气肠杆菌培养液中生成的乙酰甲基甲醇，在碱性溶液中可被空气中的氧气氧化生成二乙酰。二乙酰与培养基中含胍基的化合物发生反应，可生成红色化合物，为伏-波试验（Voges-Proskauer test，VP test）阳性。产气肠杆菌能利用柠檬酸盐（又称枸橼酸盐）作为唯一碳源并生成CO_2，CO_2与培养基中Na^+形成Na_2CO_3致使培养基碱性增加，培养基中的溴酚蓝由绿色（pH 6.0～7.0）变为蓝色（pH>7.6），此为柠檬酸盐试验阳性。幽门螺杆菌的尿素酶能分解尿素产生氨使培养基呈碱性，加酚红指示剂后呈红色，为尿素酶试验阳性。

以上吲哚试验（I）、甲基红试验（M）、VP试验（V）、柠檬酸盐试验（C）4种生化反应试验常用于鉴定肠道杆菌，合称为IMViC试验。例如，大肠埃希菌与产气肠杆菌在形态上和糖发酵试验无法鉴别，但可通过IMViC试验鉴别：前者结果为"++--"，后者为"--++"。

在现代的临床细菌学检验中，根据鉴定的细菌不同，选择不同系列的生化指标，依照试验结果的阳性或阴性选取数值，组成鉴定码，形成了以细菌生化反应为基础的各种数值编码鉴定系统（如API系统等）。当今，许多临床医学检验室也较为普遍地使用全自动或半自动的细菌鉴定与药物敏感试验分析系统，实现对临床标本的病原学快速诊断。

二、细菌的合成代谢产物及其意义

细菌在合成代谢中除了合成菌体自身成分，还可合成一些与医学密切相关的特殊产物，这些产物有的与细菌致病性有关，有的可用于鉴别细菌或防治疾病，还有的在制药工业上有重要价值，如抗生素、色素、毒素、有机酸。

1. 致热原（pyrogen）　是细菌代谢过程中合成的，极少量即可引起人或动物发热的物质。产生致热原的细菌大多是G^-菌，其主要成分为细胞壁的脂多糖。致热原耐高温，高压蒸汽灭菌（121.3 ℃，20 min）不被破坏，必须以250 ℃高温干烤处理，或用强酸、强碱、强氧化剂煮沸0.5 h才可破坏。致热原是产生输液反应的主要因素，是制药和制备生物制品时必须严格预防的问题，因此在制备和使用生物制品、注射液、抗生素等过程中应严格无菌操作，防止细菌污染，保证无致热原存在。

2. 毒素（toxin）和侵袭性酶　毒素是病原菌合成的对机体有毒害作用的物质，分为内毒素（endotoxin）和外毒素（exotoxin）。内毒素的本质是G^-菌细胞壁的脂多糖，其在细菌裂解后才会释放出来。外毒素是由G^+菌和极少数G^-菌在生长代谢过程中释放至体外的蛋白质，具有免疫原性强、毒性强、特异性强的特征。侵袭性酶是某些细菌合成并分泌的，能损伤机体组织，帮助细菌侵袭和扩散的酶类，如链球菌的透明质酸酶、金黄色葡萄球菌的血浆凝固酶、产气荚膜梭菌的卵磷脂酶。毒素和侵袭性酶是细菌重要的致病物质。

3. 色素（pigment）　某些细菌在一定条件下可产生不同的色素，有助于鉴别细菌。细菌的色素分为两类，一类为水溶性的，能弥散至培养基或周围组织，如铜绿假单胞菌产生的绿色色素；另一类为脂溶性的，不溶于水只留存于菌体中使菌落显色而培养基颜色不变，如金黄色葡萄球菌的金黄色色素。

4. 细菌素（bacteriocin） 某些细菌产生的仅作用于有近缘关系的细菌的蛋白质，称为细菌素，其抗菌范围很窄，主要用于细菌分型和流行病学调查。细菌素以产生菌命名，如大肠埃希菌产生的称大肠杆菌素、霍乱弧菌产生的称弧菌素、乳酸菌产生的称乳酸链球菌素。

5. 抗生素（antibiotic） 某些微生物代谢过程中产生的一种能抑制或杀死某些其他微生物的物质，称抗生素。抗生素大多由放线菌和真菌产生，细菌主要以枯草杆菌属和假单胞菌产抗生素，如杆菌肽和多黏菌素。

6. 维生素（vitamin） 肠道细菌不仅能帮助消化食物，还能合成自身和人体所需的维生素。如大肠埃希菌合成的 B 族维生素和维生素 K。

考点提示

甲基红试验、吲哚试验、柠檬酸试验及细菌合成代谢产物。

第四节　细菌的分类和命名

一、细菌的分类原则

细菌分类是指对细菌进行分类、命名和鉴定。细菌的分类层次与其他生物相同，按界（kingdom）、门（division）、纲（class）、目（order）、科（family）、属（genus）、种（species）的分类体系，细菌属于原核生物界（procaryotae）。国际原核生物系统学委员会将原核生物界生物分成 42 个门，包括细菌、古细菌、放线菌、支原体、衣原体、立克次体和螺旋体。对细菌进行分类是建立在全面了解细菌生物学特征基础上的，便于探索细菌起源及种群之间的亲缘关系。种是细菌分类的基本单位，同一菌种的各个细菌在某些性状上有一定差异，可再分为亚种，亚种以下再分为型，如肺炎球菌产荚膜和不产荚膜型菌株。

二、细菌命名法

国际公认的细菌命名法则是根据《国际细菌命名法典》确定的生物双名法（又称拉丁文双命名法），由一个属名和一个种名构成。它的命名法则是：属名在前，首字母大写，名词；种名在后，用小写，形容词；两者均用斜体表示。细菌中文译名则是种名在前，属名在后，如 *Staphylococcus aureus* 金黄色葡萄球菌，*Mycobacterium tuberculosis* 结核分枝杆菌。

考点提示

细菌命名的原则和方法。

知识链接

肉毒毒素

肉毒毒素（Botulinum toxins）是由革兰氏阳性菌肉毒梭菌（*Clostridium botulinum*）在代谢过程中分泌的细菌外毒素，有剧烈的神经毒性，是迄今发现的毒性最强的一种生物毒素。它还有一个耳熟能详的名字 BOTOX（保妥适），除皱瘦脸神药。

肉毒毒素抑制胆碱能神经末梢释放乙酰胆碱，导致肌肉松弛型麻痹。人们食入和吸收这种毒素后，神经系统将遭到破坏，出现眼睑下垂、复视、斜视、吞咽困难、头晕、呼吸困难和肌肉乏力等症状，严重者可因呼吸麻痹而死亡。医学界原将该毒素用于治疗面部痉挛和其他肌肉运动紊乱症，用它来麻痹肌肉神经，以此达到停止肌肉痉挛的目的。但在治疗过程中，医生们发现它在消除皱纹方面有着异乎寻常的功能，其效果远远超过其他任何一种化妆品或整容术。

自 测 题

一、单项选择题

1. 多数细菌生长繁殖的最适 pH 为
   A. 6.0～6.4　　　　　　B. 7.9～8.6　　　　　　C. 4.2～4.8
   D. 7.6～8.0　　　　　　E. 7.2～7.6
2. 细菌的代谢产物一般在（　　）积累。
   A. 稳定期　　　　　　　B. 衰亡期　　　　　　　C. 对数期
   D. 延滞期　　　　　　　E. 休眠期
3. 大肠杆菌能分解葡萄糖产（　　）因此可使甲基橙变（　　）
   A. 醇黄　　　　　　　　B. 酸红　　　　　　　　C. 酸黄
   D. 醇红　　　　　　　　E. 酮蓝
4. 细菌因（　　）使其代谢旺盛
   A. 透光性强　　　　　　B. 细胞壁厚　　　　　　C. 表面积大
   D. 细胞壁厚　　　　　　E. 脂肪堆积
5. 内毒素是（　　）的（　　）
   A. G^+菌　脂肪酸　　　B. G^+菌　蛋白质　　　C. G^-菌　磷壁酸
   D. G^-菌　脂多糖　　　E. G^+菌　肽聚糖
6. 要观察细菌是否有鞭毛可使用
   A. 基础培养基　　　　　B. 选择培养基　　　　　C. 液体培养基
   D. 富集培养基　　　　　E. 半固体培养基

二、简答题

1. 简述细菌生长繁殖的条件。
2. 试述细菌生长繁殖的规律。
3. 简述细菌合成代谢产物的种类及其在医学上的意义。

（王　黎）

第四章　细菌的分布与消毒灭菌

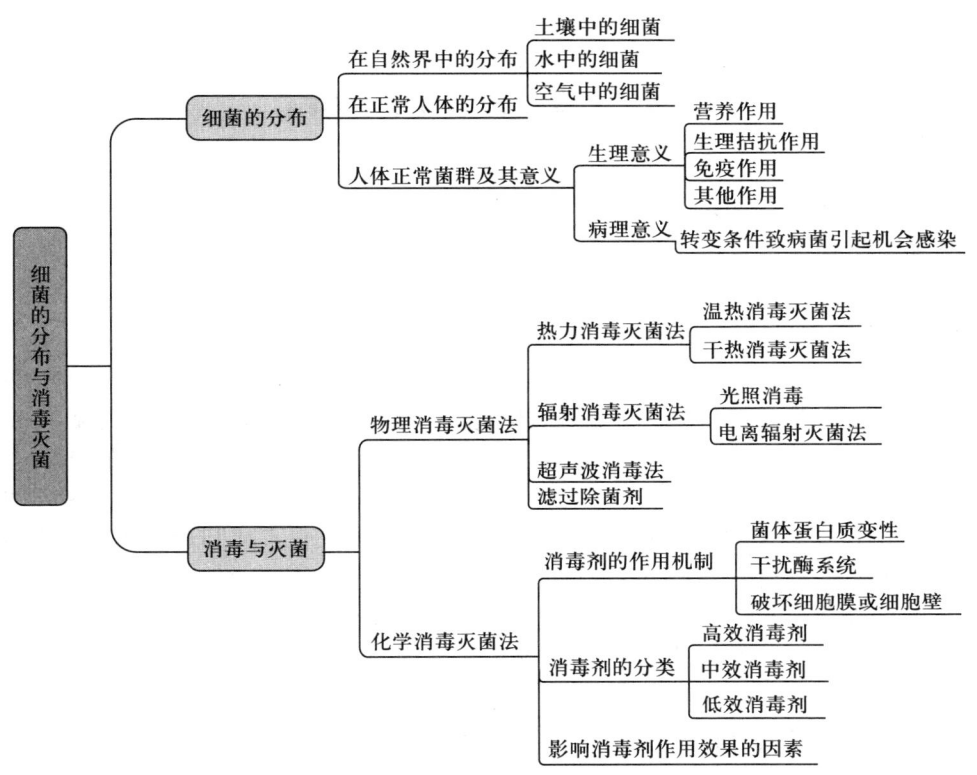

学习目标

1. 说出正常菌群、条件致病菌、菌群失调、二次感染、消毒、灭菌、无菌和无菌操作的概念；人体正常菌群的生理意义及致病的特定条件。
2. 简述细菌在自然界和人体的分布。
3. 归纳常见的物理消毒灭菌的方法及其适用范围、常见的化学消毒剂的使用浓度及适用范围；比较湿热消毒灭菌法与干热消毒灭菌法。
4. 能使用常见消毒灭菌的方法进行无菌操作。
5. 树立无菌意识，建立无菌观念；具有生物安全意识。
6. 具备严谨的工作态度，实事求是的科学精神及人文关怀的素养。

案例 4-1

患儿，男性，3岁，因发热、咳嗽咳痰就诊，临床诊断为支气管肺炎。经头孢曲松静脉滴注治疗症状明显好转，但用药第4天，患儿开始出现腹痛、腹泻，粪便黄色或黄绿色，以水样便为主。粪便涂片镜检，有大量革兰氏阳性芽孢杆菌；经细菌培养鉴定为艰难梭菌。

问题与思考：
1. 该患儿用药第 4 天出现了什么疾病？
2. 该疾病是如何发生的？

细菌广泛分布于自然界、动物和人体体表以及与外界相通的各种腔道中，它们与外界环境及宿主一起构成相对平衡的微生态体系。细菌的生命活动与环境因素密切相关，极易受外界环境因素的影响。适宜的环境，可以促进细菌的生长繁殖，若环境发生改变，超过细菌承受的范围，细菌可发生代谢障碍，甚至死亡。

第一节　细菌的分布

一、细菌在自然界中的分布

细菌种类多，繁殖快，适应力强，广泛分布于土壤、水、空气等介质中，可以说"无孔不入""无处不有"。

（一）土壤中的细菌

土壤具备细菌生长繁殖所需要的水分、无机盐、有机物等营养物质，以及适宜的酸碱度与气体等条件，是细菌生长繁殖的良好环境，因此土壤中存在着数量众多、种类庞杂的细菌群。土壤是细菌生存的天然场所，素有"天然培养基"之称。大部分的细菌在离地面 10～20 cm 深的土壤中分布，土壤越深，菌数越少。土壤中的细菌多数为非病原菌，它们在自然界的物质循环中起着重要的作用。土壤中仅有少数病原菌，它们主要来自人体和动物体的排泄物，如粪便、尿液、痰液，以及动植物死亡后的尸体等。多数致病菌抵抗力弱，在土壤中易死亡，但一些能形成芽孢的细菌，如破伤风梭菌、产气荚膜梭菌、炭疽芽孢杆菌，可在土壤中存活几年甚至几十年，并可通过感染伤口等途径引起疾病。

（二）水中的细菌

各类水体也是细菌存在的天然环境，不流动或离居民区较近的水体，细菌的数量通常较多，一般地面水比地下水含菌数量多，并易被病原菌污染。水中细菌的种类和数量因水源不同而有所差异。水中的细菌主要来自土壤、空气中的尘埃以及人和动物的粪便及污染物。水中的病原菌主要引起消化道感染，常见的病原菌有伤寒沙门菌、痢疾志贺菌、霍乱弧菌等。卫生学中，一般以水体中细菌总数和大肠菌群数量来代表水体的生物学质量。我国规定生活饮用水的标准为 1 ml 水中细菌总数不超过 100 CFU；每 100 ml 水中不得检出大肠菌群。

（三）空气中的细菌

空气中由于缺少细菌生长所需的营养和水分，再加上阳光的照射，不适宜细菌的生长繁殖，所以空气中的细菌比较少。只有抵抗力较强的细菌才能存留较长时间。

空气中的细菌主要来自土壤、尘埃和高声说话、打喷嚏及咳嗽产生的飞沫，可引起呼吸道感染。在人口密集的公共场所或医院，空气中细菌种类和数量显著增多。常见的病原菌有金黄色葡萄球菌、乙型溶血性链球菌、结核分枝杆菌、肺炎链球菌、白喉棒状杆菌等。空气中非病原菌常常污染药物制剂、培养基、生物制剂（品）以及造成手术感染。因此，在外科手术、细菌接种、制备生物药剂及生物制品等工作中，应严格按要求进行消毒隔离和无菌操作，以免造成物品或工作环境的污染及疾病的传播。

二、细菌在正常人体的分布

在正常人体的体表及与外界相通的各种腔道中,寄居着一定种类和数量的微生物群,一般情况下对人体有益或无害,称为正常微生物群。正常微生物群中不仅有细菌,还包括真菌和病毒等,其中细菌居多,故又称正常菌群。正常菌群中的微生物与人体保持平衡关系,寄居的各种微生物之间也相互依存、相互作用,构成机体的微生态平衡,其种类和数量也处于不断变化的动态平衡之中。人体各部位分布的正常菌群见表4-1。

表 4-1 人体各部位分布的正常菌群

部位	主要微生物种类
皮肤	葡萄球菌、链球菌、类白喉杆菌、铜绿假单胞菌、丙酸杆菌、白假丝酵母菌等
口腔	葡萄球菌、甲型溶血性链球菌、丙型链球菌、肺炎链球菌、类白喉杆菌、白假丝酵母菌、放线菌、螺旋体等
鼻咽腔	葡萄球菌、链球菌、肺炎链球菌、奈瑟菌、乳杆菌、类白喉杆菌、放线菌等
外耳道	葡萄球菌、类白喉杆菌、铜绿假单胞菌、非致病性分枝杆菌等
眼结膜	葡萄球菌、链球菌、干燥棒状杆菌、非致病性奈瑟菌等
肠道	大肠埃希菌、双歧杆菌、乳杆菌、变形杆菌、产气肠杆菌、铜绿假单胞菌、葡萄球菌、肠球菌等
尿道	葡萄球菌、类白喉杆菌、非致病性分枝杆菌等
阴道	乳杆菌、类白喉杆菌、非致病性奈瑟菌、白假丝酵母菌等

三、人体正常菌群及其意义

(一)正常菌群的生理意义

当正常菌群与人体处于生态平衡时,菌群在它们寄居的人体部位获取营养进行生长繁殖,而人体也能从这些菌群中受益。

1. **营养作用** 正常菌群的存在影响着生物体的物质代谢与转化。蛋白质、糖类、脂肪及维生素的合成,胆汁、胆固醇的代谢及激素转化都有正常菌群的参与。菌群的代谢产物除供给细菌自身利用外,一部分也可以被宿主吸收利用。例如,大肠埃希菌能合成维生素 B、维生素 K 等,经肠道吸收,供人体利用。

> **知识链接**
>
> **肠道菌群**
>
> 肠道菌群作为一个庞大复杂的生态系统,种类繁多,数量极大,与宿主之间保持着复杂的动态平衡,也与机体的健康状态密切相关。肠道菌群在机体的新陈代谢中发挥着不同的生理功能,并与肠道内环境保持动态平衡,一旦这种平衡被打破,则会导致相应的疾病。
>
> 肠道菌群自新生儿出生时开始形成,并随着生长发育而不断完善。在长期的进化过程中,肠道菌群逐渐与机体发展成为互利共生的关系。人体肠道细菌的数量约为体细胞的 10 倍,大致分为正常菌群、条件致病菌及病原菌三种。正常菌群与宿主共生,是肠道优势菌群,有免疫调节、营养等作用;条件致病菌在正常情况下无害,但在机体免疫力降低时具有侵袭性;病原菌多为过路菌,在优势菌群失调时,可大量增殖而致病。

考点提示

正常菌群的概念、人体正常菌群的意义。

2. 生物拮抗作用　正常菌群通过黏附能形成一层非特异性的自然菌膜，构成一个生物屏障，抵抗致病性微生物的侵袭及定植，从而对宿主起到一定程度的保护作用。另外，正常菌群也可通过争夺营养、产生脂肪酸、细菌素等物质来拮抗致病菌的定居或生长。例如：乳杆菌、大肠埃希菌等能产生细菌素，可以抑制一些肠道致病菌的生长；口腔中的血链球菌、阴道的乳杆菌能产生对致病菌具有杀伤作用的过氧化氢；在肠道正常菌群中，99%以上是厌氧菌，它们依靠其数量上的绝对优势，在营养竞争方面优于需氧性病原菌。

3. 免疫作用　正常菌群可刺激机体免疫系统的发育和成熟，并能促进免疫细胞分裂以产生抗体，使机体对具有相同抗原的病原微生物保持一定程度的免疫力，从而增强机体的免疫防御功能。正常菌群释放的内毒素等物质可刺激机体免疫系统使其保持活跃状态，是机体固有免疫的重要组成部分。

4. 其他作用　正常菌群还有抗衰老、抗肿瘤等作用。双歧杆菌、乳杆菌、肠球菌等肠道正常菌群产生的超氧化物歧化酶，可催化宿主体内自由基的歧化反应，消除自由基毒性，保护细胞免受活性氧的损伤，因此具有一定的抗衰老作用。肠道正常菌群也有一定的抗肿瘤作用，其原因是这些正常菌群能产生多种酶，降解肠道内致癌物，使其成为无害物质。

（二）正常菌群的病理意义

正常菌群在一般情况下具有相对稳定性，但在特定条件下，正常菌群与机体之间的生态平衡可被破坏而引起疾病。这些在正常情况下不致病，而在特定条件下能致病的细菌称为条件致病菌或机会致病菌。由条件致病菌引起的感染称为机会感染。

条件致病菌致病的特定条件主要有：①正常菌群寄居部位改变。正常菌群如果从原来的寄居部位转移到宿主的其他部位，就有可能引起疾病。例如肠道中的大肠埃希菌若进入泌尿道，可引起肾盂肾炎、膀胱炎等；若因外伤或手术伤口进入腹腔、血流，可导致腹膜炎、败血症等。②宿主免疫功能降低。在自身免疫病、器官移植、肿瘤等患者的治疗过程中，常需使用大剂量的皮质激素、抗肿瘤药物或放射治疗等，这些医疗措施会造成机体全身性免疫功能降低，导致机会感染发生，如糖尿病、艾滋病、严重烧伤患者常伴有白假丝酵母菌、铜绿假单胞菌的感染。③菌群失调。由于某些因素如长期大量使用广谱抗生素，大多数正常菌群被杀死或抑制，原来处于劣势的少数菌群或不能被抗菌药物杀死的耐药菌株趁机大量繁殖，使原来的菌群种类和数量比例发生较大幅度的改变，称为菌群失调。因严重的菌群失调导致的感染称为二重感染，又称菌群失调症。能引起二重感染的常见微生物有金黄色葡萄球菌、白假丝酵母菌、艰难梭菌和一些革兰氏阴性杆菌等。临床表现为假膜性肠炎、真菌性肠炎、鹅口疮等。

考点提示

机会致病菌、菌群失调、二重感染概念；正常菌群致病的特定条件。

第二节　消毒与灭菌

微生物的生命活动与环境密切相关。只要环境适宜，微生物能快速地生长和繁殖；反之，其生长繁殖会受到抑制甚至被杀死。影响微生物生长繁殖的因素大致可分为物理因素、化学因素和生物因素 3 个方面。临床上常用物理和化学方法来抑制或杀死微生物，以达到消毒灭菌的目的。

 考点提示

消毒、灭菌、无菌、无菌操作的概念。

消毒与灭菌是预防和控制医院感染的一个重要环节。在医学中，消毒是对传播媒介上的微生物，特别是病原微生物进行杀灭或清除，使其达到无害化处理的总称。达到无菌程度的消毒又称灭菌。根据物理或化学方法对微生物的杀灭程度的不同，常用到以下一些术语。

消毒：指杀死物体上病原微生物的方法，但并不一定能杀死细菌的芽孢或非病原微生物。消毒后的物品或环境，仍可含有一些非致病菌和芽孢。用以消毒的试剂称为消毒剂，一般消毒剂在常用浓度下，只对细菌的繁殖体有效。

灭菌：指杀灭物体上一切微生物的方法，包括病原微生物和非病原微生物，以及细菌的芽孢。经灭菌的物品称为无菌物品。手术器械、注射用具、一切置入体腔的引流管等，要求绝对无菌。灭菌可包括消毒，而消毒却不能代替灭菌。消毒多用于卫生防疫方面，灭菌则主要用于医疗、护理。

无菌：物体上无活的微生物存在，称为无菌。无菌多是灭菌的结果。防止微生物进入人体或其他物品的操作技术，称为无菌操作。在进行微生物学实验和医疗实践时，需严格无菌操作，防止微生物污染和感染的发生。

清洁：指通过除去尘埃和一切污秽以减少微生物数量的过程。除广泛应用于医院环境外，也是物品消毒、灭菌前必须经过的处理过程，有利于提高消毒、灭菌的效果。

防腐：指防止或抑制微生物生长繁殖的方法。用于防腐的化学药品称为防腐剂，一般同一种化学药品在高浓度时为消毒剂，低浓度时则为防腐剂。

一、物理消毒灭菌法

物理消毒灭菌法指利用物理因素杀灭微生物的方法，包括热力消毒灭菌法、辐射消毒灭菌法、超声波消毒法等。

 考点提示

常见的物理消毒灭菌法的种类、适用范围。

（一）热力消毒灭菌法

高温能使微生物的蛋白质和酶发生凝固变性，使得菌体新陈代谢出现障碍从而导致微生物死亡，是最常用的消毒和灭菌方法。热力消毒灭菌法可分为湿热法与干热法两大类。

1. 湿热消毒灭菌法　是以高温的水或水蒸气为导热介质，提高物品温度，以达到灭菌目的。常用的湿热消毒灭菌法有以下几种。

（1）煮沸消毒法：将水煮沸至 100 ℃，保持 5～10 min 可杀灭细菌繁殖体，保持 1～3 h 可杀灭芽孢。在水中加入碳酸氢钠至 1%～2% 浓度时，沸点可达 105 ℃，能杀灭芽孢，又能防止金属器皿生锈。在高原地区气压低、沸点低的情况下，要延长消毒时间（海拔每增高 300 m，需延长消毒时间 2 min）。此法适用于耐潮湿、耐高温的搪瓷、金属、玻璃、橡胶类物品。消毒时间均从水沸后开始计时。若中途再加入物品，则重新计时，消毒后及时取出物品，保持其无菌状态。经煮沸灭菌的物品"无菌"有效期不超过 6 h。

（2）流通蒸汽消毒法：用阿诺蒸锅或蒸笼经 80～100 ℃蒸汽加热 15～30 min，可杀死细菌繁殖体，但不能杀灭芽孢。若将流通蒸汽消毒后的物品置于37℃温箱过夜，使芽孢发育成繁殖体，次日同法再蒸一次，如此重复3次以上，可达灭菌的目的，此为间歇蒸汽灭菌法。常用于医疗器械、器具和物品手工清洗后的初步消毒，以及不耐高温的含糖、牛奶、血清等培养基的灭菌。

（3）巴氏消毒法：因巴斯德创用而得名，常用于牛奶和酒类的消毒，方法是61.1～62.8℃持续加热30 min，或71.7℃持续加热15～30 s，既可杀死牛奶和酒类中的病原菌，又能保持其营养成分和风味不变。

（4）高压蒸汽灭菌法：利用高压和高热释放的潜热进行灭菌，是目前应用最广、灭菌效果最好的方法。使用高压蒸汽灭菌器（图4-1），在103.4 kPa（1.05 kg/cm²）压力下，温度达到121.3℃，维持15～30 min，可杀灭包括细菌芽孢在内的所有微生物。常用于耐高温、耐高压、耐潮湿的物品，如敷料、手术器械、药品、普通培养基等的灭菌。

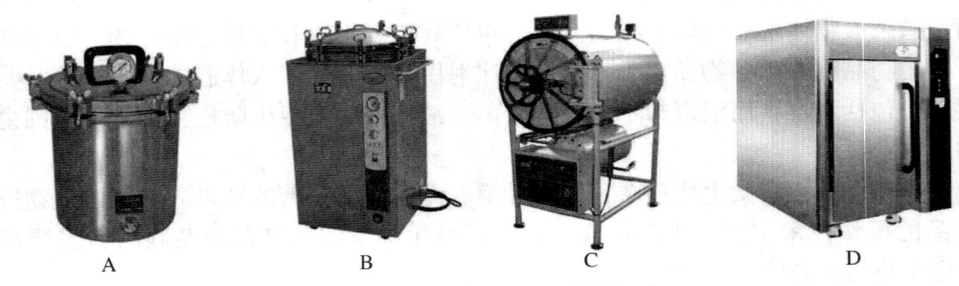

图4-1 高压蒸汽灭菌器
A. 手提式；B. 竖式；C. 卧式；D. 预真空式

2. 干热消毒灭菌法 干热是指相对湿度在20%以下的高热。干热消毒灭菌是由空气导热，传热效果较慢。一般繁殖体在干热80～100℃中经1 h可以杀死，芽孢需在160～170℃经2 h方可杀死。干热的杀菌作用是通过脱水干燥和大分子变性而实现的。

（1）燃烧法：该法是一种简单、迅速、彻底的灭菌方法，包括烧灼和焚烧。①烧灼：适用于接种环（针）、试管口等的灭菌。一些耐高温的器械（金属、搪瓷类），在急用或无条件用其他方法消毒时也可采用此法。②焚烧：某些特殊感染（破伤风、气性坏疽、铜绿假单胞菌感染等）所用的敷料，以及其他已污染且无保留价值的物品，如污纸、垃圾，应放入焚烧炉内焚烧，使之炭化。焚烧是一种彻底的灭菌方法，仅适用于废弃物品和有传染性的人或动物尸体。

（2）干烤法：主要是利用烤箱的热空气进行消毒灭菌。干烤法适用于玻璃器皿、瓷器以及明胶海绵、液状石蜡、各种粉剂、软膏等。灭菌后需待箱内温度降至40℃以下才能开启柜门，以防玻璃器皿等炸裂。

（3）微波消毒灭菌法：微波是一种高频电磁波，微波所及之处产生分子内部剧烈运动，使物体内外温度迅速升高。目前已应用于食品、药品、手术器械包等的消毒。若物品先经1%过氧乙酸或0.5%苯扎溴铵处理后，经微波照射2 min，可使杀芽孢率提高。微波对人体有一定危害，其热效应可损伤睾丸、晶状体等，长时间照射还可致神经功能紊乱，因此使用时可设置不透微波的金属屏障或戴特制防护眼镜等。

湿热与干热消毒灭菌法虽然都是利用热力作用杀菌，但由于自身性质与传导介质不同，所以其灭菌特点亦不一样，两者的区别见表4-2。

湿热消毒灭菌法与干热消毒灭菌法各有特点，但总体上，湿热消毒灭菌法的消毒灭菌效果较干热消毒灭菌法好，使用也更普遍。其原因在于：①湿热时细菌吸收水分，菌体蛋白较易凝固变性；②湿热的水蒸气具有潜热，水由气态变为液态时可释放潜热，迅速提高被灭菌物体的温度，加强灭菌效果；③湿热的穿透力强，传导快。

表 4-2　湿热消毒灭菌法和干热消毒灭菌法的比较

比较项目	湿热消毒灭菌法	干热消毒灭菌法
作用介质	水和蒸汽	空气
适用对象	耐湿热物品	耐高温物品
作用温度	低	高
作用时间	短	长
杀菌能力	较强	较差

（二）辐射消毒灭菌法

辐射消毒灭菌法包括光照消毒和电离辐射灭菌。

1. 光照消毒（日光与紫外线）　波长在 200～300 nm 的紫外线具有杀菌作用，其中以 265～266 nm 波长的杀菌力最强。紫外线的杀菌机制主要是破坏细菌 DNA 的分子构型，干扰 DNA 的复制和转录从而导致细菌变异或死亡。紫外线通过空气时，可使空气中的氧气电离产生臭氧，加强消毒作用。但紫外线穿透性差，不能透过玻璃、尘埃、纸张及固体物质；透过空气能力较强，透过液体能力弱。故紫外线仅适用于手术室、传染病房和无菌室等的空气消毒，或用于不耐热物品的表面消毒。

考点提示

紫外线杀菌的机制、特点及适用范围。

光照消毒因地区、季节、环境的不同，效果有所差异，当温度低于 4 ℃、湿度超过 50% 时，杀菌能力减弱。因此，消毒时必须提高温度、延长消毒作用时间，一般室温保持在 10～25 ℃ 为宜。减少空气中的尘埃，直接照射物品，可提高消毒的效果。用紫外线进行消毒时，应注意保护眼睛和皮肤，以免引起眼炎或皮肤红斑。

2. 电离辐射灭菌法　应用放射性同位素 γ 源或直线加速器发生的高能量电子束进行灭菌。其作用机制在于产生游离基破坏 DNA 致细菌死亡，在足够剂量时，具有较高的能量和穿透力，可杀灭各种微生物。适用于不耐热物品的常温灭菌方法，又称"冷灭菌"，尤其适用于一次性应用的医疗器材、密封包装后需长期储存的器材、精密医疗器材和仪器，移植和埋植的组织和人工器官，以及节育用品的消毒和灭菌。

（三）滤过除菌法

滤过除菌法是利用具有微细小孔的滤菌器的筛滤和吸附作用，除去液体或空气中的细菌等微生物。所用的滤菌器含有微细小孔，只允许小于孔径的物质通过，而大于孔径的细菌等颗粒物质不能通过。该法适用于不耐高温的血清、抗毒素、抗生素等液体的除菌，但不能除去病毒、支原体、衣原体及 L 型细菌等微生物。

知识链接

消毒灭菌效果监测

1. 使用中的消毒剂、灭菌剂　应进行生物和化学监测。生物监测：消毒剂 1 次 / 季度，其细菌含量必须 < 100 CFU/ml，不得检出致病性微生物；灭菌剂 1 次 / 月，不得检出任何微生物。化学监测：应根据消毒、灭菌剂的性能定期监测，含氯消毒剂、过氧乙酸等每日监测，对戊二醛的监测应不少于 1 次 / 周。

2. **压力蒸汽灭菌** 必须进行工艺监测、化学监测和生物监测。工艺监测应每锅进行并详细记录。化学监测应每包进行,手术包需进行中心部位的化学监测。预真空压力蒸汽灭菌器每天灭菌前进行 Bowie-Dic 试验。生物监测应每月进行,新灭菌器使用前必须先进行生物监测,合格后才能使用;对拟采用的新包装容器、摆放方式、排气方式及特殊灭菌工艺,也必须先进行生物监测,合格后才能采用。

3. **紫外线消毒** 应进行日常监测、紫外灯管照射强度监测和生物监测。日常监测包括灯管应用时间、累计照射时间和使用人签名。对新的和使用中的紫外灯管应进行照射强度监测,新灯管的照射强度不得低于 100 μW/cm^2,使用中灯管不得低于 70 μW/cm^2,照射强度监测应 1 次 / 半年。生物监测必要时进行,经消毒后的物品或空气中的自然菌应减少 90.00% 以上,人工染菌杀灭率应达到 99.90%。

(四)超声波消毒法

超声波消毒法是利用频率在 20 ~ 200 kHz 而不被人耳感受的声波,使细菌细胞机械破裂,达到消毒目的。如超声洗手器用于手的消毒、超声洗涤机用于注射器的清洁和初步的消毒处理。

除此之外,还有干燥与低温抑菌法、臭氧灭菌法等物理消毒灭菌的方法。

二、化学消毒灭菌法

化学消毒灭菌法是利用化学药物影响微生物的理化特性及生理活动,进而达到防腐、消毒甚至灭菌的目的。凡不适于物理消毒灭菌而耐潮湿的物品,如锐利的金属、刀、剪、缝针和光学仪器(胃镜、膀胱镜等),皮肤、黏膜,患者的分泌物、排泄物、病室空气等均可采用此法。

考点提示

化学消毒剂的作用机制、种类;常用化学消毒剂的浓度与用途。

用于化学消毒灭菌的化学药物,称为化学消毒剂。有的药物杀灭微生物的能力较强,可以达到灭菌的效果,又称为灭菌剂。化学消毒剂可通过浸泡、擦拭、熏蒸、喷雾等方式使用。

(一)消毒剂的作用机制

化学消毒剂的作用机制包括:①使菌体蛋白质变性或凝固(如酚类、醇类、重金属盐类等消毒剂);②干扰或破坏细菌的酶系统和代谢(如氧化剂类、重金属盐类等消毒剂);③改变细菌细胞膜或细胞壁的通透性(如酚类消毒剂、脂溶剂)。

化学消毒剂没有生物选择性,在杀灭微生物的同时,对人体的组织细胞也有损伤,因此主要用于体表、器具、周围环境等的消毒灭菌。

(二)消毒剂的分类

根据消毒灭菌效力的不同,化学消毒剂可以分为高效消毒剂、中效消毒剂和低效消毒剂 3 大类(表 4-3)。高效消毒剂可杀灭包括细菌芽孢在内的一切微生物,高效消毒剂性质不稳定,需现用现配,如过氧乙酸、甲醛、戊二醛。中效消毒剂可杀灭细菌繁殖体、结核分枝杆菌、真菌和大多数病毒,但不能杀灭芽孢,如聚维酮碘(碘伏)、碘酊、乙醇等。低效消毒剂仅能杀灭多数细菌的繁殖体,不能杀灭芽孢、结核分枝杆菌和某些抵抗力较强的真菌、病毒等,如苯扎溴铵(新洁尔灭)、氯己定(洗必泰)、硝酸银、红汞等。

表 4-3　常用化学消毒剂种类、浓度与用途

类别	名称	杀菌效力	浓度	用途
烷化剂	戊二醛	高效	2%	浸泡精密器械、内窥镜等
	甲醛	高效	4%～10%	浸泡医疗器械、内窥镜等
			40%	熏蒸消毒空气和某些物品等
氧化剂	过氧乙酸	高效	0.2%～0.5%	皮肤、黏膜、塑料、玻璃等浸泡
	过氧化氢	高效	3%	皮肤、黏膜、医疗器械、空气
	高锰酸钾	高效	0.01%～0.1%	皮肤、尿道及水果等冲洗消毒
卤素类	碘酊	中效	2%	皮肤、黏膜、物体表面
	聚维酮碘（碘伏）	中效	0.5%～1%	皮肤、黏膜、物体表面
醇类	乙醇	中效	70%～75%	皮肤、体温计等
酚类	苯酚	中效	3%～5%	地面、器具表面及排泄物等
	氯己定（洗必泰）	低效	0.02%～0.05%	皮肤、黏膜、物体表面等
			0.1%	医疗器械浸泡等
表面活性剂	苯扎溴胺（新洁尔灭）	低效	0.05%～0.1%	用于外科洗手、皮肤黏膜消毒、手术器械浸泡等
	度米芬	低效	0.05%～0.1%	皮肤创伤冲洗、金属器械、塑料橡胶类消毒
重金属盐类	硝酸银	低效	1%	新生儿滴眼，预防淋球菌感染
	红汞	低效	2%	皮肤、黏膜

（三）影响消毒剂作用效果的因素

消毒剂消毒灭菌的效果受环境、微生物种类及消毒剂本身等多种因素的影响，使用得当可提高消毒灭菌效果，否则会减弱消毒灭菌效果。

考点提示

影响消毒剂作用效果的因素。

1. 消毒剂的性质　各种消毒剂的理化性质不同，对微生物的作用效果也有差异。例如表面活性剂对 G^+ 菌的杀灭效果比对 G^- 菌好；甲紫对葡萄球菌作用较强。

2. 消毒剂的浓度与作用时间　同一种消毒剂的浓度不同，其消毒效果也不同。一般来说，消毒剂浓度越高，作用时间越长，杀菌效果越好。绝大多数消毒剂在高浓度时杀菌作用大，当降至一定浓度时则只有抑菌作用或完全失去对细菌的抑制作用；但乙醇例外，70%～75% 乙醇的消毒效果最好，原因是乙醇浓度过高会使菌体表面蛋白质迅速凝固，导致乙醇无法渗入菌体内部发挥作用。

3. 微生物的种类与数量　同一消毒剂对不同微生物的杀菌效果不同。例如，一般消毒剂对结核分枝杆菌的作用要比对其他细菌繁殖体的作用效果差，70% 乙醇可杀死一般细菌繁殖体，但不能杀死细菌的芽孢。因此，必须根据消毒对象选择合适的消毒剂。此外，微生物的数量越大，所需消毒剂的浓度越高，作用时间也越长。

4. 环境因素　环境中的温度、湿度、pH 值、有机物等均可影响消毒灭菌的效果。消毒速度一般随温度的升高而加快，温度越高，消毒效果越好；湿度对许多气体消毒剂的杀菌效果有影响；酸碱度的变化可影响消毒剂杀灭微生物的作用，例如苯扎溴铵的杀菌作用是 pH 值愈低

所需杀菌浓度愈高，酚类在酸性溶液中消毒效果最好。消毒环境中如果有有机物存在，如血清、脓汁、痰液、粪便，其可与消毒剂结合而影响杀菌效果。故在消毒皮肤及器械前应先清洁再消毒，对痰液、粪便、呕吐物消毒则应选择受有机物影响较小的消毒剂，如生石灰。

思政园地

外科消毒之父——约瑟夫·李斯特

约瑟夫·李斯特（Joseph Lister，1827—1912）是英国维多利亚时代的外科医生。1865年，在法国科学家巴斯德的影响下，李斯特认识到外科伤口感染是由细菌引起，若要控制伤口感染，必须杀灭侵入伤口的细菌。在多次重复巴斯德发表的所有实验后，他发现高温杀菌法和巴氏消毒法在外科手术中应用不现实，于是他开始致力于化学消毒剂的研究。

1867年，李斯特用石炭酸在整个手术过程中不断对手术室和手术台进行喷雾消毒，结果术后死亡的人数和死前产生的坏疽症状明显减少。同年，他发表论文公布了这一成果，随后李斯特外科消毒法在实践中不断被完善。不到10年就使手术后死亡率从45%降到15%，挽救了亿万人的生命。后来人们发现，李斯特使用的石炭酸对人体有刺激性，而且毒性较大，并不是最理想的消毒剂，因此逐渐用75%乙醇、苯扎溴铵等消毒剂取代石炭酸，最终形成现代消毒法。

1895年之后，消毒剂在医院及战伤手术中被普遍使用，开启了无菌外科手术的时代，因约瑟夫·李斯特是把细菌学理论应用于外科手术第一人，他也被称为"外科消毒之父"。

自 测 题

一、单项选择题

1. 关于煮沸消毒法，正确的是
   A. 煮沸 10 min 可杀灭多数细菌芽孢
   B. 水中加入亚硝酸钠可提高杀菌效果
   C. 橡胶类物品在冷水中或温水中加入
   D. 物品需全部浸入水中，相同的容器应重叠放在一起
   E. 中途加入其他物品，需等再次水沸后再开始计时
2. 正常情况下无菌的部位是
   A. 鼻咽腔　　　　　　B. 淋巴液　　　　　　C. 泌尿生殖道
   D. 口腔　　　　　　　E. 肠道
3. 机会致病菌是
   A. 正常时不存在于机体内的非致病菌
   B. 正常时存在于机体内而不引起疾病的细菌
   C. 从外部侵入，但尚未引起疾病的病原菌
   D. 恢复期患者排泄的病原菌
   E. 正常时存在于机体不致病，但在一定条件下才能引起疾病的细菌
4. 紫外线杀菌的机制是
   A. 破坏细菌的细胞壁　　B. 损伤细菌的细胞膜　　C. 干扰细菌 DNA 复制
   D. 破坏细菌的核糖体　　E. 破坏细菌的酶系统

5. 玻璃器皿、瓷器进行干烤灭菌常用的时间和温度为（   ）
   A. 100～150 ℃，2 h   B. 160～170 ℃，2 h   C. 170～180 ℃，2 h
   D. 180～200 ℃，1 h   E. 200～250 ℃，1 h

（6～7题共用题干）

患者，男性，30岁。诊断为"肺结核"。

6. 护士对其病室空气消毒时，正确的方法是
   A. 2% 过氧乙酸喷洒   B. 乙酸熏蒸   C. 臭氧灭菌灯消毒
   D. 开窗通风   E. 甲醛熏蒸

7. 患者使用的体温计应每日消毒，正确的方法是
   A. 煮沸消毒   B. 2% 碘酊擦拭   C. 70% 乙醇浸泡
   D. 0.1% 氯己定浸泡   E. 微波消毒

二、简答题

1. 列表总结常见的湿热消毒灭菌法分类及适用范围。
2. 说出人体正常菌群的生理意义。
3. 简述正常菌群转变为条件致病菌的特定条件。

三、案例分析题

患者，女性，75岁，因发热、腹痛、腹泻，伴里急后重、黏液脓血便、精神萎靡不振数日而入院。粪便培养出痢疾志贺菌，诊断为"细菌性痢疾"。

请回答：

1. 该患者的便器适用哪种消毒灭菌法？
2. 影响消毒剂消毒灭菌效果的因素有哪些？

（谢玲林）

第五章　细菌的遗传与变异

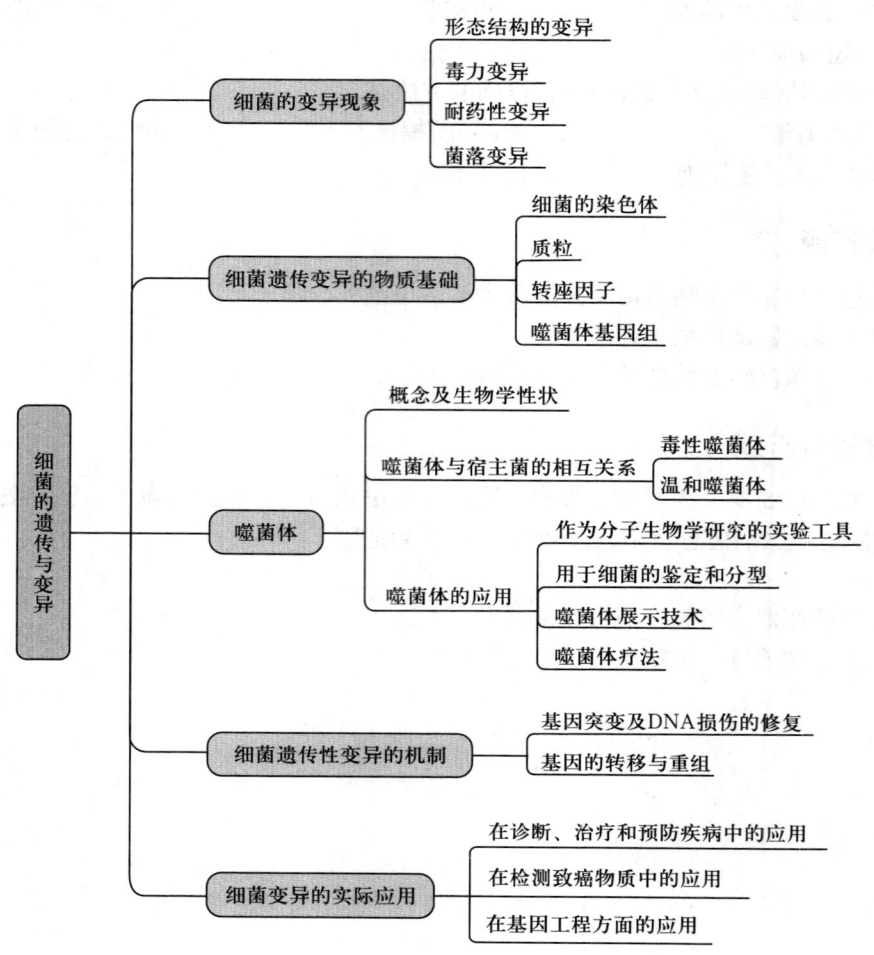

学习目标

1. 简述细菌变异的现象、噬菌体与宿主菌相互关系及其应用。
2. 说出细菌遗传变异的物质基础。
3. 说出细菌变异的机制及在实际中的应用。
4. 能运用细菌变异的机制解释医学中常见的变异现象。
5. 通过解析细菌的遗传与变异，形成辩证思维、实事求是的职业素养。

案例 5-1

患者，女性，30 岁，因反复发热 2 个月入院。体检：体温 39 ℃，皮肤有出血点，心率 108 次 / 分。常规检查：白细胞计数 14×10^9/L，中性粒细胞 80%。初步诊断为败血症。血常规细菌培养多次，均为阴性，抗生素治疗效果不佳。后疑为 L 型细菌感染所致，转用高渗、低琼脂、含血清的培养基进行培养，分离出金黄色葡萄球菌。根据药敏试验选用敏感药物头孢三嗪治疗，7 天后降至正常，住院 5 周痊愈出院。

问题与思考：

1. 什么是 L 型细菌？该菌发生了什么变异？
2. L 型细菌是如何形成的？
3. 细菌遗传性变异的机制是什么？

细菌与其他生物一样，具有遗传和变异的生命特征。遗传使细菌的性状保持相对稳定，使得子代与亲代的生物学性状基本相同，并能够代代相传。在一定条件下，子代与亲代之间以及子代与子代之间的生物学性状出现差异，称为变异。变异可使细菌产生变种或新种，变种的新特性又靠遗传得以巩固，从而使细菌得以发展和进化。

细菌的遗传保证了物种的稳定性，变异则产生了变种或新种，有利于物种的进化。细菌的变异分为遗传性变异和非遗传性变异。

遗传性变异是细菌的基因结构发生了改变，又称基因型变异。基因型变异多发生于少数个体细菌，变异发生后是不可逆的，产生的新性状可稳定地遗传给后代。非遗传性变异是在一定环境影响下产生的变异，其基因结构未发生改变，又称表型变异。发生表型变异的原因主要是受到环境因素的影响，凡在此环境因素作用下的所有微生物都出现变异，当环境中的影响因素去除后，变异的性状又可复原。表型变异不能遗传给子代。遗传性变异和非遗传性变异的区别见表 5-1。

表 5-1 遗传性变异和非遗传性变异的区别

比较项目	遗传性变异	非遗传性变异
基因结构	改变	未改变
可逆性	几乎不可逆	可逆
遗传稳定性	稳定	不稳定
受环境影响	几乎无影响	影响大
变异范围	个别细菌	全体细菌

第一节　细菌的变异现象

细菌的变异现象主要表现在形态结构、毒力强弱、耐药性和菌落特征等方面。

考点提示

细菌常见的变异现象。

一、形态结构变异

细菌受外界环境影响后，其形态与结构可发生变异。如某些细菌在受到青霉素、溶菌酶等杀菌物质的作用后，菌体不死亡，但其细胞壁缺失或受损，成为 L 型细菌。L 型细菌因无细胞壁而呈多种形态，染色结果也发生改变。鼠疫耶尔森菌在陈旧的培养基或含有 3%～6%NaCl

的高盐琼脂培养基上，可由杆状变为球形、棒状、哑铃状等多种形态。

有荚膜的细菌（如肺炎链球菌）在易感机体内或在含有血清的培养基中，能形成荚膜，但在普通培养基上传代后则会失去荚膜，毒力也会减弱。有鞭毛的变形杆菌在含1%苯酚的培养基上培养可失去鞭毛；如果再将其接种至不含苯酚的半固体培养基，鞭毛又可恢复。鞭毛从有到无的变异称H-O变异。

二、毒力变异

细菌的毒力变异表现为毒力增强或减弱。如白喉棒状杆菌只有被β棒状杆菌噬菌体感染处于溶原状态时，才能产生白喉外毒素，此为毒力增强的变异。卡介苗（Bacille Calmette-Guérin，BCG）是将毒力很强的牛型结核分枝杆菌接种于含有甘油、胆汁、马铃薯的培养基中经13年传种230代，获得的减毒活菌苗，现已广泛用于婴幼儿结核病的预防接种。

三、耐药性变异

耐药性亦称抗药性，是指细菌对某抗菌药物（抗生素或消毒剂）的相对抵抗性。细菌对某种抗菌药物由敏感变成耐药的变异称为耐药性变异。

随着抗菌药物的广泛应用，细菌耐药性日趋严重，而且还出现了对多种抗生素耐受的"超级细菌"，有的甚至变成抗生素依赖菌株，如痢疾志贺菌链霉素依赖株，离开链霉素不能生长。这都给临床感染性疾病的治疗带来了极大的困难。细菌耐药性变异产生的主要原因有：①基因突变；②耐药性质粒的转移；③细菌产生灭活酶。为减少耐药菌株的出现，用药前应先进行药敏试验，避免盲目用药。

四、菌落变异

细菌的菌落主要有光滑（S）型和粗糙（R）型两种。光滑型菌落表面光滑、湿润、边缘整齐，粗糙型菌落表面粗糙、干皱、边缘不整齐。细菌经人工培养基多次传代后菌落可逐渐由S型变为R型，这种变异称为S-R型变异。发生变异的同时，细菌的免疫原性、毒力等性状也会发生改变。

知识链接

超级细菌

超级细菌泛指那些对多种抗生素具有耐药性的细菌，它的准确名称是"多重耐药性细菌"。这类细菌对抗生素抵抗力强，能逃避被杀灭的危险。目前引起特别关注的超级细菌主要有：耐甲氧西林金黄色葡萄球菌、多重耐药肺炎链球菌、耐万古霉素肠球菌、多重耐药结核分枝杆菌、多重耐药鲍曼不动杆菌以及最新发现的携带*NDM-1*基因的大肠埃希菌和肺炎克雷伯菌等。由于大部分抗生素对其不起作用，超级细菌对人类健康已构成极大的威胁。

超级细菌产生的根本原因是基因突变。细菌耐药性的产生是临床上广泛应用抗生素的结果，而抗生素的滥用则加速了这一过程。抗生素的滥用使得处于平衡状态的抗菌药物和细菌耐药之间的矛盾被破坏，具有耐药能力的细菌也通过不断的进化与变异，获得针对不同抗菌药物的耐药能力，这种能力在矛盾斗争中不断强化，细菌逐步从单一耐药到多重耐药甚至泛耐药，最终成为耐药超级细菌。

针对超级细菌的流行趋势，研发新型抗生素或新的治疗手段迫在眉睫。

第二节　细菌遗传变异的物质基础

细菌遗传变异的物质基础主要包括细菌的染色体、质粒、存在于细菌染色体或质粒DNA分子上的转座因子、噬菌体基因组等。

 考点提示

细菌遗传变异的物质基础。

一、细菌的染色体

细菌的染色体是双股环状DNA分子，由于其缺乏组蛋白，在细菌内呈高度超螺旋形式缠绕，无核膜包围，故称核质或拟核。

二、质粒

质粒是细菌染色体外的遗传物质，是存在于细胞质中的双股环状闭合的DNA。质粒有大、小两类。大质粒可含几百个基因，小质粒仅含20～30个基因。

质粒的主要特征有：①具有自我复制的能力。与染色体同步复制的质粒称紧密型质粒，与染色体复制不相关的质粒称松弛型质粒。②能编码一些特定的性状。根据质粒编码的性状不同，质粒分为致育质粒（F质粒）、耐药性质粒（R质粒）、毒力质粒（Vi质粒）、细菌素质粒等。F质粒决定细菌的致育性，带有F质粒的细菌有性菌毛，为雄性菌，无F质粒的细菌无性菌毛，为雌性菌。R质粒与细菌耐药性的产生有关。Vi质粒与毒力因子的编码有关。细菌素质粒编码各种细菌产生的细菌素。③可自行丢失与消除。质粒并非是细菌生命活动不可缺少的遗传物质，随着质粒的丢失与消除，质粒所赋予细菌的特定性状亦随之消失。④能在细菌间进行传递或转移，转移的方式包括接合、转化和转导等。⑤有相容性与不相容性。在一个细菌细胞内可有几种质粒稳定共存，称为相容性；反之，称为不相容性。

 考点提示

质粒的概念、主要特征。

三、转座因子

转座因子（transposable element）是指能在一个DNA分子内部或两个DNA分子之间移动的基因片段。这种基因片段移动的方式称为转位。转位作用可以发生在细菌染色体之间或质粒之间，也可发生在染色体和质粒之间。已证实所有生物均有转座因子，其转位作用主要依赖于自身合成的特异性转座酶。转座因子主要有插入序列、转座子和整合子等。

（一）插入序列（insertion sequence，IS）

插入序列是最小的转座因子，不带有使细菌表现任何性状的基因，只编码转移位置时所需的转座酶。在细菌染色体和质粒中含有不少的插入序列，只携带与转位有关的基因，是无功能基因，通常与插入点附近的序列共同发挥作用。

（二）转座子（transposon，Tn）

转座子结构比较复杂，不仅携带转位基因还携带耐药基因、毒素基因、抗金属基因等其他结构基因。当其插入到某一基因时，可引起两种结果：一方面可引起插入基因灭活，发生基因突变；另一方面因带入耐药基因而使细菌获得耐药性。转座子与细菌多重耐药有关，可导致DNA分子发生重排，在促使生物变异及进化上具有重大意义。

（三）整合子（integron，In）

整合子是一种可移动的DNA分子，具有独特结构，可捕获和整合外源性基因，使之转变为功能性基因的表达单位。整合子可通过转座子或接合性质粒，使多种耐药基因在细菌间水平传播。整合子定位于细菌染色体、质粒或转座子上，通过捕获外源性基因使细菌适应性增强。

四、噬菌体基因组

噬菌体基因组所携带的遗传信息可赋予细菌某些生物学性状。温和噬菌体的基因组可整合到细菌染色体一定位置上，整合在细菌染色体上的噬菌体基因组称为前噬菌体；前噬菌体基因也可从细菌染色体上脱离。噬菌体的这种特性，也可介导细菌基因的水平转移，参与细菌的遗传与变异。

第三节 噬菌体

一、概念及生物学性状

（一）噬菌体的概念及特点

噬菌体是一种能感染细菌、真菌、放线菌或螺旋体等微生物的病毒。噬菌体具有病毒的基本特性：个体微小，可以通过细菌滤器；无细胞结构，主要由蛋白质构成的衣壳和包含于其中的核酸组成；只能在活的微生物细胞内复制增殖，是一种专性胞内寄生的微生物。噬菌体与细菌的变异密切相关。

噬菌体分布极广，凡是有细菌的场所，就可能有相应噬菌体的存在。在人和动物的排泄物或其污染的井水、河水中，常含有肠道细菌的噬菌体。在土壤中，也可找到土壤细菌的噬菌体。噬菌体具有严格的宿主特异性，即某一种噬菌体只能感染某一种微生物，甚至只能感染某一种微生物中的某一型，故在流行病学中可利用噬菌体进行细菌的鉴定与分型，以追查感染源。

> **考点提示**
>
> 噬菌体的概念、特点和生物学性状。

（二）噬菌体的生物学性状

1. 形态与结构　噬菌体需用电子显微镜才能观察。其基本形态有3种，即蝌蚪形、微球形和细杆形。大多数噬菌体呈蝌蚪形，由头部和尾部2部分组成（图5-1）。头部为二十面立体对称的衣壳，内含遗传物质核酸；尾部呈管状结构，由一个中空的尾髓和外面包裹的尾鞘组成，尾髓具有收缩功能，可将头部的核酸注入宿主菌。尾部末端有尾板、尾刺和尾丝，尾板内有能使宿主菌细胞裂解的溶菌酶，尾丝为噬菌体的吸附器官，能特异性识别宿主菌表面的受体。在头、尾连接处有一尾领结构，可能与头部装配有关。

2. 化学组成　噬菌体主要由核酸和蛋白质组成。核酸存在于头部，是噬菌体的遗传物质，大部分噬菌体的核酸为双链DNA。根据核酸不同，噬菌体分为DNA噬菌体和RNA噬菌体两大类。蛋白质构成噬菌体的头部衣壳与尾部，包括尾髓、尾鞘、尾板、尾刺和尾丝，能保护噬菌体的核酸，并决定噬菌体的外形和表面特征。

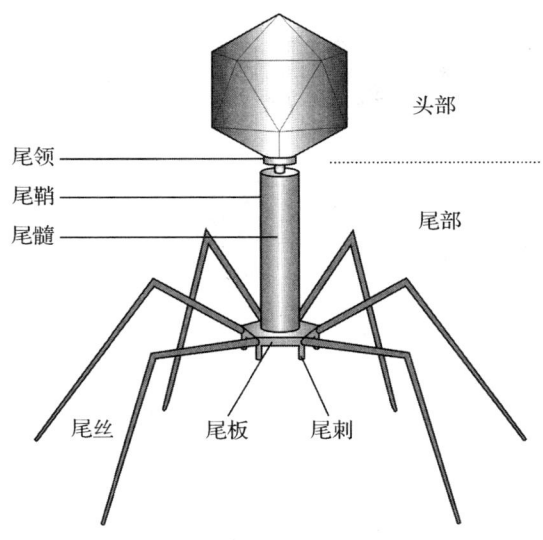

图 5-1 噬菌体结构模式图

3. 免疫原性 噬菌体具有免疫原性，能够刺激机体产生特异性抗体，该抗体能抑制相应噬菌体侵袭宿主菌，但对已吸附或已进入宿主菌的噬菌体不起作用。

4. 抵抗力 噬菌体对理化因素的抵抗力比一般细菌繁殖体强，大多数噬菌体能抵抗乙醚、氯仿和乙醇，也能耐受低温，一般在 70 ℃加热 30 min 仍不失活，但对紫外线和 X 射线敏感。

二、噬菌体与宿主菌的相互关系

根据噬菌体与宿主菌的相互关系，噬菌体分为毒性噬菌体和温和噬菌体两种。毒性噬菌体能在宿主菌细胞内复制增殖，通过产生许多子代噬菌体，最终裂解细菌；温和噬菌体，又称溶原性噬菌体，不产生子代噬菌体，也不引起细菌裂解，而是噬菌体基因组整合于宿主菌染色体中，并能随细菌基因组的复制而复制，最终分配至子代细菌的基因组中。

考点提示

噬菌体与宿主菌的相互关系。

（一）毒性噬菌体

毒性噬菌体在宿主菌内以复制方式进行增殖，增殖过程包括吸附、穿入、生物合成、组装与释放 4 个阶段，其复制周期与病毒的复制周期相似，只是缺乏脱壳阶段，其衣壳仍保留在被感染的菌体细胞外。

从噬菌体吸附开始至宿主菌裂解释放出子代噬菌体为止，称为噬菌体的复制周期或溶菌周期（图 5-2）。

吸附是噬菌体表面蛋白与其宿主菌表面受体发生特异性结合的过程；噬菌体吸附于宿主菌后，借助尾部末端的溶菌酶在宿主菌细胞壁上溶出一小孔，然后通过尾鞘的收缩，将头部的核酸注入菌体内，而蛋白质衣壳仍留在菌体外；噬菌体核酸进入菌体细胞后，通过转录生成 mRNA，翻译出噬菌体所需的生物合成有关的酶、调节蛋白和结构蛋白。同时，以噬菌体的核酸为模板，大量复制子代噬菌体的核酸；子代噬菌体的蛋白质与核酸分别合成后，在宿主菌细胞质中装配成完整的成熟噬菌体。当子代噬菌体达到一定数目时，子代噬菌体释放，同时宿主菌细胞发生裂解，释放的噬菌体又可感染新的宿主菌。

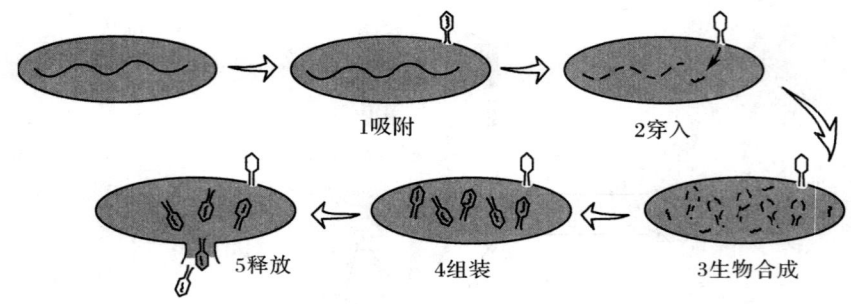

图 5-2 噬菌体的复制周期

（二）温和噬菌体

温和噬菌体感染细菌后，自身不增殖，不产生完整的子代噬菌体，也不裂解细菌，而是将其基因组整合于细菌染色体中，并随着细菌染色体复制而进行复制，形成溶原状态。整合在细菌染色体上的噬菌体基因组称为前噬菌体，带有前噬菌体的细菌称为溶原性细菌。溶原性细菌仍可生长繁殖，并将前噬菌体传给子代，此过程称为溶原性周期。整合的前噬菌体可偶尔自发地或在某些因素的诱导下脱离宿主菌染色体进入溶菌周期，导致细菌裂解，此时温和噬菌体转变为毒性噬菌体。温和噬菌体有溶原性周期也有溶菌性周期（图 5-3），而毒性噬菌体只有溶菌性周期。

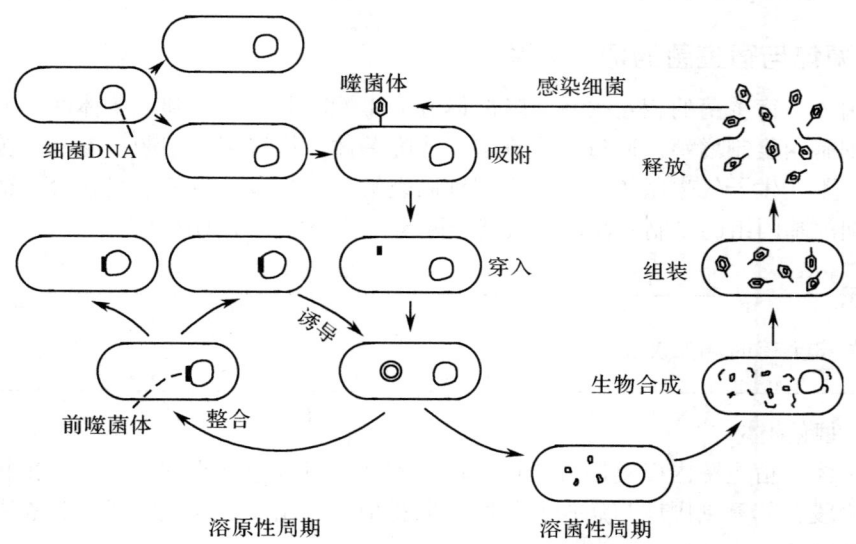

图 5-3 温和噬菌体的溶原性周期和溶菌性周期

三、噬菌体的应用

（一）作为分子生物学研究的实验工具

噬菌体是遗传调控、复制、转录与翻译等方面的生物学基础研究和基因工程中的重要工具。遗传学中的转导作用就是以噬菌体作为媒介，在细菌之间传递遗传物质。

（二）用于细菌的鉴定和分型

噬菌体只能感染相应的细菌，具有高度的种特异性，可用于细菌鉴定。同时，噬菌体具有型的特异性，可对细菌进行分型鉴定。如利用噬菌体对大肠埃希菌和伤寒沙门菌等进行分型。

（三）噬菌体展示技术

噬菌体展示技术是将编码外源蛋白或多肽的 DNA 序列插入到噬菌体外壳蛋白结构基因的适当位置，使外源基因随外壳蛋白的表达而展示到噬菌体表面的生物技术，是一种强有力的基因表达筛选技术。目前人们已开发出了单链丝状噬菌体展示系统、λ 噬菌体展示系统、T4 噬菌体展示系统等数种噬菌体展示系统。

该技术现在已成为探测蛋白空间结构、探索受体与配体之间相互作用结合位点、寻找高亲和力和生物活性的配体分子的有利工具，在蛋白质分子相互识别的研究、新型疫苗的研制以及肿瘤治疗等研究领域产生了深远的影响。

（四）噬菌体疗法

噬菌体在宿主菌中生长繁殖，引起宿主菌的裂解，从而减少或避免致病菌感染或发病的机会，达到治疗和预防疾病的目的，即噬菌体疗法。此疗法已广泛应用于兽医、农业和食品微生物学等领域。

噬菌体疗法也具有一些局限性。首先，噬菌体对宿主菌的识别具有很高的特异性，面对复杂的多重细菌感染时，单个噬菌体的抗菌效果就很短；其次，噬菌体作为一种病毒，进入人体内会诱导机体免疫的产生，可能会造成人体出现严重的过敏反应；最后，长期反复使用噬菌体进行抗菌治疗，会使机体建立获得性免疫，使机体能够快速定点清除进入体内的噬菌体，导致疗效大大降低，甚至治疗失败。

第四节 细菌遗传性变异的机制

细菌的遗传性变异主要通过基因突变、基因转移与重组等方式来实现。

考点提示

细菌遗传性变异的机制。

一、基因突变及 DNA 损伤的修复

（一）基因突变

基因突变是指因基因组成或结构变化而导致细菌遗传特性发生可遗传改变的过程，分为点突变和染色体畸变。点突变是基因中一个或几个碱基对发生的改变，一般引起较少的性状变异；染色体畸变是染色体发生数目或结构上的改变，导致大段核苷酸序列插入和丢失，常导致细菌的死亡。

基因突变具有以下特点：①可在自然条件下发生，也可通过理化因子诱导产生。在自然条件下发生的突变即自发突变。自发突变率为每一世代 $10^{-9} \sim 10^{-6}$，即细菌每分裂 $10^6 \sim 10^9$ 次可发生一次突变。利用各种物理（如 X 射线、紫外线等）、化学（亚硝酸盐等）和生物因子等因素，引起基因发生的突变，称为诱发突变。诱发突变可提高细菌的突变率，诱发突变发生率比自发突变率提高 $10 \sim 1000$ 倍。②突变是随机的，不定向的。发生突变的细菌只是大量菌群中的个别细菌。③突变是可逆的。从自然界分离的未发生突变的菌株称为野生型。相对于野生型菌株某一性状发生突变的，称为突变型。突变可由野生型变为突变型，有时也可发生回复突变，即由突变型恢复至野生型。

（二）DNA 损伤的修复

当细菌的 DNA 受损后，其自身 DNA 修复系统会利用核酸内切酶、聚合酶和连接酶对其

进行细致地修复，使损伤降为最小，但若修复出现错误，也可造成细菌的变异。

二、基因的转移与重组

细菌间基因的转移与重组是发生遗传变异的重要原因之一。基因转移是遗传物质由供体菌进入受体菌体内的过程。基因重组是转移的供体菌基因与受体菌基因整合到一起，从而使受体菌获得供体菌遗传特性的过程。基因转移和重组的方式主要有转化、接合、转导和溶原性转换。

（一）转化

转化是指受体菌直接摄取供体菌的游离 DNA 片段，使受体菌获得新的性状。转化现象是 1928 年 Griffith 在研究肺炎链球菌时发现的，Griffith 发现肺炎链球菌可以通过转化的方式而形成荚膜（图 5-4）。无荚膜的肺炎链球菌 II 型粗糙型菌落（IIR 型）无毒力，对小鼠无致死作用；有荚膜的肺炎链球菌 III 型光滑型菌落（IIIS 型）有毒力，注射可导致小鼠死亡；若将加热灭活的 IIIS 型菌注射，则小鼠存活；若将灭活的 IIIS 型菌与活的 IIR 型菌混合后注射小鼠，则小鼠死亡，并可从死亡小鼠心脏血液中分离出 IIIS 型菌。1944 年，Avery 等用 IIIS 型菌的 DNA 代替灭活的 IIIS 型菌重复上述实验，得到同样的结果。该实验证实，IIR 型活菌可从 IIIS 型死菌中获得编码荚膜的遗传物质（DNA），转化为 IIIS 型菌。

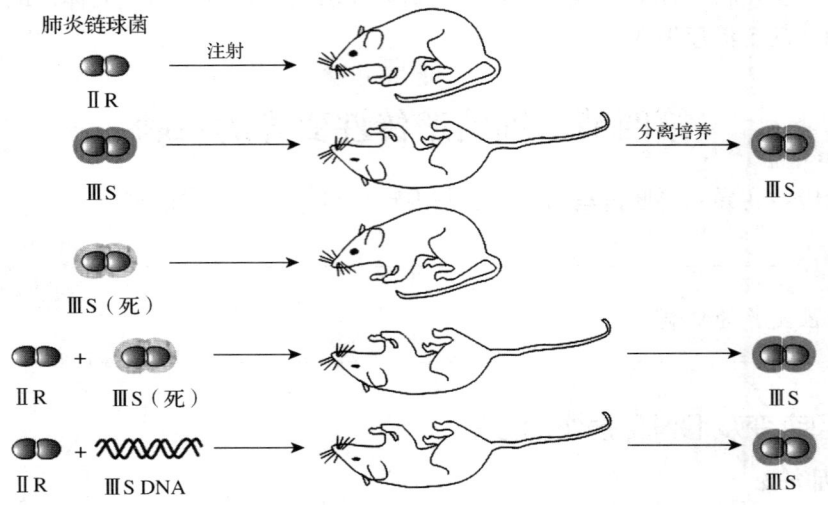

图 5-4　肺炎链球菌荚膜性状转化实验

（二）接合

接合是供体菌与受体菌通过性菌毛相互沟通，将供体菌的遗传物质（如质粒）转移给受体菌（图 5-5）。质粒有接合性质粒和非接合性质粒两种，能通过接合方式转移的质粒称为接合性质粒，主要有 F 质粒、R 质粒等。

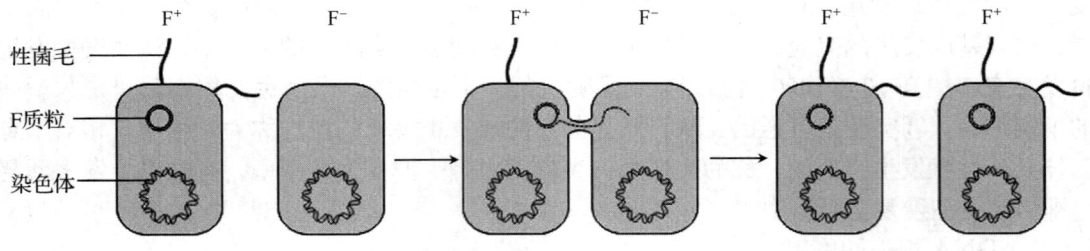

图 5-5　细菌接合与质粒转移示意图

（三）转导

转导是以噬菌体为媒介，将供体菌的一段 DNA 转移到受体菌内，使受体菌获得新性状的过程。转导分普遍性转导和局限性转导两种。

普遍性转导与局限性转导都是噬菌体在繁殖过程中出现差错所致，但由于差错发生的时段不同，其结果也不同。两种转导的主要区别见表 5-2。

表 5-2 普遍性转导与局限性转导的区别

比较项目	普遍性转导	局限性转导
转导形成原因	噬菌体装配错误	前噬菌体偏差脱离
转导的遗传物质	供体菌任何 DNA 片段	供体菌特定 DNA 片段
转导的结果	受体菌获得任意遗传性状	受体菌获得特定遗传性状
转导成功率	相对低	相对高

（四）溶原性转换

溶原性转换是指某些温和噬菌体感染宿主菌后，以前噬菌体形式与细菌基因组整合，从而使宿主菌获得由噬菌体基因编码的某些性状，此状态下的细菌称为溶原性细菌。若此溶原性细菌失去了前噬菌体，则其获得的性状也随之消失。如无毒性的白喉棒状杆菌、A 群溶血性链球菌、产气荚膜梭菌、肉毒梭菌等均可因溶原性转换而产生相应的外毒素。

第五节 细菌变异的实际应用

一、在诊断、治疗和预防疾病中的应用

变异的细菌可在菌落形态、鞭毛、免疫原性等方面失去其典型特性。如伤寒患者中分离出的伤寒沙门菌，约 10% 的菌株因变异而失去鞭毛，细菌学检查时无动力，患者血清中无抗鞭毛抗体，在进行肥达试验时，会影响试验结果的判断。所以在临床细菌学检查中要熟悉细菌的典型特性，还要了解其变异规律，才能做出正确的诊断。

细菌的耐药性变异给临床治疗造成很大的困难。为了提高抗菌药物的疗效，防止耐药菌株的扩散，用药物敏感试验选择敏感药物是常用的方法。临床上可通过合理用药等措施，减少耐药性变异发生的机会。

利用变异原理制备的减毒株在疾病的预防方面也取得一定的效果，如卡介苗用于结核病的预防等。随着基因工程研究的不断发展，将研制出更多理想的基因工程疫苗用于疾病的预防。

考点提示

细菌变异的实际应用。

知 识 链 接

细菌耐药性的防治

1. 合理使用抗菌药物　用药前尽可能进行病原学检测并以药敏试验结果为用药依据。规范化用药，严格遵守和掌握抗菌药物的局部应用、预防应用和联合用药原则。尽

量缩短疗程,一种抗菌药物可以控制的感染则不采用多种药物联用。

2. 严格执行消毒隔离制度　对耐药菌感染的患者应予隔离,防止耐药菌的交叉感染。医务人员应定期检查带菌情况,防止交叉感染。

3. 加强药政管理　建立细菌耐药性监测网;严格执行抗菌药物凭医生处方供应的规定;等。

4. 研发抗菌药物　研制有活性的新型药物;改良现有抗生素;针对耐药菌产生的钝化酶,寻找有效的酶抑制剂;研发阻断耐药性质粒转移的药物;等。

5. 破坏耐药基因　特异性消除细菌耐药基因,使其恢复对抗菌药物的敏感性。

二、在检测致癌物质中的应用

细菌突变的诱因往往是化学物质,这种致变物质一般都有致癌的可能性,因此采用细菌作为模型来进行可疑致癌物的筛选是最经济快速的方法。Ames试验就是常用方法之一,其原理是突变菌在诱变剂的作用下可能会发生回复突变而恢复其原有性状。

鼠伤寒沙门菌的组氨酸营养缺陷型(his^-)是Ames试验的受试菌,his^-菌在组氨酸缺乏的培养基中不能生长,在可疑诱变剂作用下发生回复突变,成为his^+菌后则可在组氨酸的培养基上生长。比较有可疑诱变剂的试验平板与无诱变剂的对照平板上的菌落数。凡能提高突变率,使试验平板的诱导菌落数高出对照组1倍时,即为Ames试验阳性,则提示被检物有致癌的可能性。

三、在基因工程方面的应用

基因工程是DNA体外重组技术,其基本过程是在生物体外用人工方法将目的基因重组于载体(如质粒或噬菌体)上,通过载体将目的基因转入受体菌内,随着细菌的大量繁殖表达出大量的目的基因产物。基因工程技术使微生物、动植物甚至人类之间的遗传物质可以相互转移和重组,打破了生物种属的界限。人类可根据需要选择不同目的基因,在细菌中表达后供人类使用。

目前许多不易从天然生物体内大量获取的生物活性物质,如胰岛素、白介素、干扰素都可采用基因工程大量生产。基因工程疫苗的研制也取得了一定的进展,对疾病的特异性防治起到了积极地推动作用。

思政园地

噬菌体展示技术

基因是生产蛋白质的"密码",但是生物体内的基因成千上万,要找到生产某个蛋白质的特定基因无异于大海捞针。当时科学家的普遍做法是:把生物的基因组打碎,然后随机插入到质粒(一种可在细菌中扩增的结构)中,获得包含一个物种全部DNA片段的文库,然后再逐个去做基因测序和蛋白质鉴定,需要大量的时间和精力。

20世纪80年代,美国科学家乔治·史密斯(George Smith)产生了一个创新的想法:也许不必用细菌费时费力地去表达基因,把基因片段插入到噬菌体的衣壳蛋白基因中,那么它编码的蛋白质片段就会成为衣壳蛋白的一部分。由于衣壳蛋白位于噬菌体最外层,这样插入基因表达出来的蛋白片段就可以"展示"在噬菌体的表面。于是,他把一种常用的限制性内切酶EcoRI的基因片段插入到丝状噬菌体M13的衣壳蛋白基因Ⅲ里进行了尝试。结果如他所料,EcoRI的片段在噬菌体表面被其特异性抗体所识别,证明了这种方法的可行性,并命名此方法为"噬菌体展示技术"。1985 年,他发表了论文《丝状融合噬菌体:可以在病毒表面表达克隆抗原的新表达载体》,这标志着一种可用于大规模高通量蛋白质之间相互作用研究的新型表达载体系统诞生。乔治·史密斯因此于 2018 年获得了诺贝尔化学奖。

自 测 题

一、单项选择题

1. H-O 的变异属于
   A. 毒力变异　　　　　　B. 菌落变异　　　　　　C. 鞭毛变异
   D. 形态变异　　　　　　E. 耐药性变异
2. 关于质粒的叙述,错误的是
   A. R 质粒是编码细菌耐药的基因
   B. 质粒为细菌不可缺失的必需结构
   C. F 质粒是编码细菌性菌毛的基因
   D. 质粒可从一个细菌转移至另一个细菌
   E. 一个细菌体内可存在几种质粒
3. 细菌通过性菌毛相互连接的方式是
   A. 转导　　　　　　　　B. 转化　　　　　　　　C. 接合
   D. 溶原性转换　　　　　E. 原生质体融合
4. 关于细菌基因突变的特点,错误的是
   A. 突变是定向的　　　　　　　　　　B. 可以在自然条件下发生
   C. 可通过理化生因子诱导产生　　　　D. 突变是随机的
   E. 突变是可逆的
5. 受体菌直接摄取供体菌的 DNA 片段的方式是
   A. 转导　　　　　　　　B. 转化　　　　　　　　C. 接合
   D. 溶原性转换　　　　　E. 原生质体融合

(6~7 题共用题干)

患者,男性,5 岁。因发热、声音嘶哑、喉痛伴咳嗽 4 天而就诊。查体:面色苍白,唇紫,咽后壁、腭弓等处发现灰白色膜状物,体温 38.7 ℃,心率 120 次/分。初步诊断为白喉,由白喉棒状杆菌感染引起。

6. 携带 β 棒状杆菌噬菌体的白喉棒状杆菌能产生白喉外毒素,此现象称为
   A. 转导　　　　　　　　B. 转化　　　　　　　　C. 接合
   D. 溶原性转换　　　　　E. 原生质体融合
7. 白喉棒状杆菌被 β 棒状杆菌噬菌体感染,处于溶原状态才能产生白喉外毒素,引起白喉。该菌发生了什么变异
   A. 形态变异　　　　　　B. 毒力变异　　　　　　C. 结构变异
   D. 耐药性变异　　　　　E. 抗原性变异

二、简答题

1. 细菌遗传变异的物质基础有哪些？
2. 细菌基因转移与重组有哪几种方式？
3. 细菌变异有哪些实际应用？

三、案例分析题

患者，男性，22岁，淋雨受凉后出现寒战、高热和咳嗽，咯铁锈色痰，WBC18.5×10^9/L，X线胸片检查发现左肺中叶有大片阴影，初步诊断为大叶性肺炎。

请回答：

1. 该患者感染了什么病原菌？
2. 该菌在易感机体内能形成荚膜，但在普通培养基中传代后则会失去荚膜，此现象发生了哪些变异？
3. 编码肺炎链球菌荚膜的遗传物质可通过什么方式转移？

（谢玲林）

第六章　细菌的致病性与抗菌免疫

第六章数字资源

```
细菌的致病性与抗菌免疫
├── 细菌的致病性
│   ├── 病原菌的毒力
│   │   ├── 侵袭力
│   │   │   ├── 菌体表面结构
│   │   │   │   ├── 黏附素
│   │   │   │   └── 荚膜和类荚膜
│   │   │   └── 侵袭性酶
│   │   └── 细菌的毒素
│   │       ├── 外毒素
│   │       └── 内毒素
│   └── 病原菌侵入机体的数量及途径
├── 抗菌免疫
│   ├── 固有性免疫的抗菌作用
│   │   ├── 屏障结构
│   │   ├── 吞噬细胞
│   │   └── 体液中的抗微生物物质
│   └── 适应性免疫的抗菌作用
│       ├── 抗胞外菌感染的免疫
│       └── 抗胞内菌感染的免疫
├── 感染的来源与类型
│   ├── 感染的概念、来源及感染途径
│   │   ├── 外源性感染
│   │   └── 内源性感染
│   └── 感染的类型
│       ├── 隐性感染
│       ├── 显性感染
│       │   ├── 急性感染
│       │   ├── 慢性感染
│       │   ├── 局部感染
│       │   └── 全身感染
│       │       ├── 毒血症
│       │       ├── 菌血症
│       │       ├── 败血症
│       │       ├── 脓毒血症
│       │       └── 内毒素血症
│       └── 带菌状态
├── 细菌感染的微生物学检查
│   ├── 标本采集及注意事项
│   └── 检查方法
│       ├── 病原学检查
│       └── 血清学诊断
└── 医院内感染
    ├── 概念
    ├── 分类
    │   ├── 按感染来源分类
    │   │   ├── 内源性医院内感染
    │   │   └── 外源性医院内感染
    │   │       ├── 交叉感染
    │   │       └── 环境感染
    │   ├── 按感染部位分类
    │   └── 按病原体分类
    └── 医院内感染预防与控制
        ├── 严格消毒灭菌
        ├── 加强隔离预防
        └── 合理使用抗生素
```

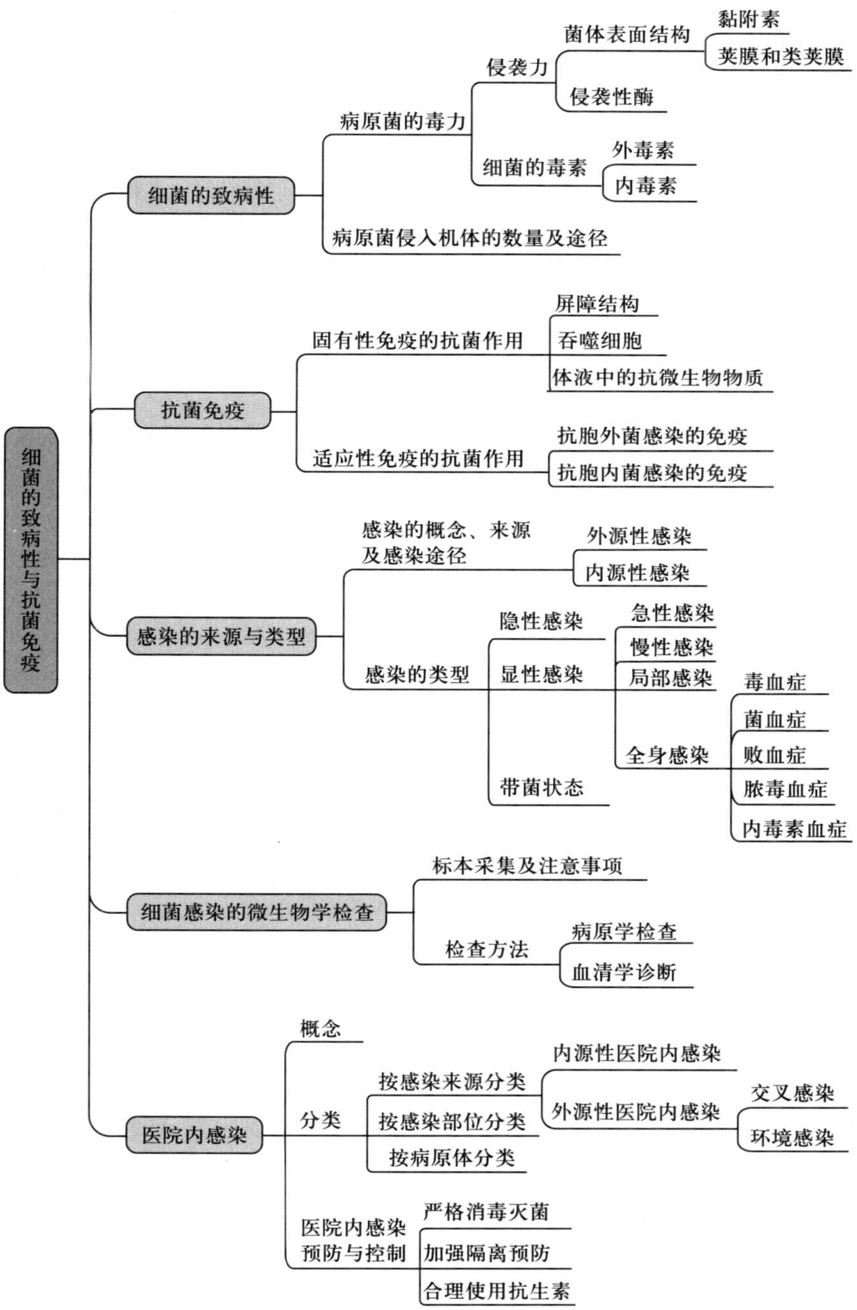

学习目标

1. 分析细菌的致病因素，总结内毒素与外毒素的特点与区别，解释医院内感染的概念，区分感染的来源与类型，机体抗菌免疫的类型。
2. 能运用所学进行细菌感染的微生物学检查。
3. 通过微生物学检查，培养坚持不懈、严谨细致的职业素养。

案例 6-1

1998 年，深圳市妇儿医院发生了严重的医院内感染暴发事件，该院 1998 年 4 月 3 日—5 月 27 日，共计手术 292 例，至 8 月 20 日止，发生切口感染 166 例，切口感染率为 56.85%。

问题与思考：
1. 什么是医院内感染？
2. 医院内感染的常见细菌有哪些？

细菌的感染是指细菌突破机体的防御功能，侵入机体并生长繁殖和（或）产生毒性产物，同时与宿主细胞之间相互作用，引起宿主出现不同程度的病理损伤过程。细菌进入机体能否引起感染取决于细菌的致病能力与机体抗菌免疫力的强弱，且受环境因素的影响。

第一节 细菌的致病性

细菌的致病性是指细菌引起疾病的性能。细菌的致病性是对特定宿主而言的，有的细菌只对人有致病性，有的仅对动物有致病性，有的既对人又对动物致病。具有致病性的细菌称为致病菌或病原菌。细菌的致病性主要取决于细菌的毒力、侵入数量和侵入途径。

 考点提示

细菌致病性的决定因素；毒力的决定因素。

一、病原菌的毒力

细菌的毒力是指细菌致病能力的强弱程度。通常用半数致死量（median lethal dose，LD_{50}）或半数感染量（median infective dose，ID_{50}）作为判定毒力的测定指标，指在一定条件下，导致半数实验动物死亡或半数实验动物感染所需要的最小细菌量或毒素量。细菌的毒力主要由细菌的侵袭力和毒素所决定。

（一）侵袭力

侵袭力是指病原菌突破宿主的免疫防御功能，在体内定居、繁殖及扩散的能力。侵袭力与细菌的表面结构和侵袭性酶类有关。

1. **菌体表面结构**

（1）黏附素：具有黏附作用的细菌结构及有关物质统称黏附素或黏附因子，可分为菌毛黏附素和非菌毛黏附物质。①菌毛黏附素：存在于革兰氏阴性菌菌毛上，细菌菌毛通过与宿主细胞表面相应受体作用使细菌吸附于细胞表面而定居，又称定居因子，如大肠埃希菌的菌毛黏附素。②非菌毛黏附物质：是存在于菌毛之外的与黏附有关的物质，主要见于革兰氏阳性菌，如 A 群溶血性链球菌的膜磷壁酸等。黏附是细菌感染的第一步，是细菌致病的前提。

（2）荚膜和类荚膜：细菌的荚膜具有抗吞噬和抵抗宿主体液中杀菌物质的作用，有利于病原菌在宿主体内生存并迅速繁殖和扩散。如肺炎链球菌的荚膜是其致病的重要因素。有些细菌表面有类似荚膜的物质，称类荚膜，如A群溶血性链球菌的M蛋白、沙门菌的Vi抗原和致病性大肠埃希菌的K抗原等，在致病中的作用类似荚膜。

2. **侵袭性酶** 是细菌在代谢过程中产生的具有侵袭力的酶类物质。如金黄色葡萄球菌产生的血浆凝固酶，能使血浆纤维蛋白原转变为纤维蛋白，纤维蛋白包绕在菌体表面，保护细菌不被吞噬或体内杀菌物质损伤；A群溶血性链球菌产生的透明质酸酶可溶解结缔组织中的透明质酸，导致组织疏松，通透性增加，有利于细菌及其毒素在组织中扩散，易造成感染扩散。

知识链接

细菌生物被膜

细菌生物被膜是指大量细菌附着在有生命或无生命材料表面，分泌多种胞外多聚物（如多糖、蛋白质）将自身包绕其中而形成的膜状物，是细菌的群体结构。生物被膜的形成是细菌适应环境有利于其生存的一种状态。当细菌在体内黏附于黏膜表面或各种人工植入的医用材料时，均易形成生物被膜。相对于游离细菌，生物被膜对抗生素和机体免疫系统具有很强的抵抗力，并且被膜菌之间易发生毒力基因和耐药基因的转移和传递，一方面增强了细菌的致病力，另一方面也给疾病的治疗带来较大的困难。

（二）细菌的毒素

毒素（toxin）是细菌在生长繁殖过程中产生、释放的毒性物质。可直接或间接损伤宿主细胞、组织或器官，干扰其生理功能。按其来源、性质和作用机制的不同，分为外毒素（exotoxin）和内毒素（endotoxin）两大类。

1. **外毒素** 主要是革兰氏阳性菌和部分革兰氏阴性菌产生并释放到菌体外的毒性蛋白质。外毒素的特点是：①化学成分为蛋白质，性质不稳定，对蛋白酶敏感。多数不耐热，60～80 ℃，30 min即可被破坏，多数外毒素由A、B两个亚单位组成，A亚单位是毒性成分，决定其毒性效应；B亚单位无毒性，是外毒素分子与靶细胞结合的部位，可介导A亚单位进入靶细胞。②毒性作用强，对组织器官具有高度选择性，通过与特定靶器官的受体结合，引起特殊临床病变。③免疫原性强，在0.3%～0.4%的甲醛作用下可失去毒性，保留免疫原性制成类毒素，用于疾病预防。类毒素刺激机体可产生抗毒素，用于疾病紧急预防和治疗，如破伤风抗毒素血清（TAT）。

考点提示

毒素的分类及区别。

根据外毒素对宿主细胞的亲和性及作用机制的不同，可分为神经毒素、细胞毒素和肠毒素三大类（表6-1）。

2. **内毒素** 是革兰氏阴性菌细胞壁中的脂多糖（lipopolysaccharide，LPS）成分，只有细菌死亡裂解后才释放出来。内毒素的特点是：①化学成分是脂多糖，耐热，加热100 ℃ 1 h不被破坏，加热160 ℃，2～4 h或用强碱、强酸或强氧化剂煮沸30 min才能灭活；②免疫原性弱，刺激机体产生的中和抗体作用弱，不能用甲醛脱毒制成类毒素；③毒性作用相对较弱，且对组织无选择性。

表 6-1 外毒素的种类及作用特点

类型	外毒素	产生细菌	作用机制	临床表现	所致疾病
神经毒素	痉挛毒素	破伤风梭菌	阻断神经元之间抑制性神经冲动传导	骨骼肌强直性痉挛	破伤风
	肉毒毒素	肉毒梭菌	抑制胆碱能神经末梢释放乙酰胆碱	肌肉松弛性麻痹	肉毒中毒
细胞毒素	白喉毒素	白喉棒状杆菌	抑制细胞蛋白质合成	心肌损伤、肾上腺皮质出血、外周神经麻痹	白喉
	致热外毒素	A 群链球菌	破坏毛细血管内皮细胞	发热、皮疹、咽峡炎	猩红热
肠毒素	肠毒素	霍乱弧菌	激活腺苷酸环化酶，使 cAMP 水平升高，肠液过量分泌	剧烈呕吐、腹泻、脱水、酸中毒、电解质紊乱	霍乱
	肠毒素	肠产毒性大肠埃希菌	耐热肠毒素使细胞 cGMP 水平升高，不耐热肠毒素同霍乱肠毒素	呕吐腹泻	旅游者腹泻
	肠毒素	金黄色葡萄球菌	作用于呕吐中枢	呕吐腹泻	食物中毒
	肠毒素	产气荚膜梭菌	同霍乱肠毒素	呕吐腹泻	食物中毒

不同细菌产生的内毒素致病作用相似，引起的临床表现大致相同，其生物学作用有：①致热反应：内毒素可直接作用于下丘脑体温调节中枢或作为外源性致热原，作用于单核-巨噬细胞等，使之释放内源性致热原 IL-1、TNF-α 及 IFN-β 等，这些细胞因子作用于下丘脑体温调节中枢，引起发热。②白细胞反应：当内毒素进入血液后，血液循环中的中性粒细胞数骤减，与中性粒细胞移动并黏附到组织毛细血管壁有关，数小时后，由内毒素诱生的中性粒细胞释放因子刺激骨髓释放中性粒细胞进入血流，使数量显著增加。但伤寒患者除外，外周血中白细胞数量始终减少，原因不明。③内毒素血症与内毒素休克：内毒素入血，称内毒素血症。在内毒素作用下，机体全身小血管舒缩功能紊乱而出现微循环衰竭和低血压，表现为血液瘀滞于微循环，有效循环血量减少，组织器官毛细血管灌注不足、缺氧，酸中毒等，严重者可出现内毒素休克。④弥散性血管内凝血（disseminated intravascular coagulation，DIC）：内毒素能激活凝血系统，使纤维蛋白原转变为纤维蛋白，形成微血栓，引起弥散性血管内凝血。由于血管广泛凝血，使凝血因子和血小板被大量消耗而减少；同时内毒素还能直接激活和促进纤溶系统，引起纤维蛋白溶解，使血管内的凝血又被溶解，因而凝血的同时又有出血倾向，表现为皮肤黏膜出血点及内脏器官出血。严重者可导致死亡。

细菌产生的内毒素不同于外毒素，二者的主要区别见表 6-2。

表 6-2 细菌外毒素与内毒素的主要区别

区别要点	外毒素	内毒素
来源	革兰氏阳性菌与部分革兰氏阴性菌	革兰氏阴性菌
存在部位	活菌分泌出，少数为细菌裂解后释出	细胞壁组分，菌体裂解后释出
化学组成	蛋白质	脂多糖
稳定性	不稳定，60～80 ℃ 30 min 破坏	较稳定，160 ℃ 2～4 h 破坏
免疫原性	强，刺激机体产生抗毒素，甲醛处理后脱毒制成类毒素	弱，刺激机体产生的中和抗体作用弱；甲醛处理不形成类毒素
毒性作用	强，对组织器官有选择性毒害作用，引起特殊临床症状	较弱，各菌的毒性效应大致相同，引起发热、白细胞反应、微循环障碍、休克、DIC 等全身反应

二、病原菌侵入机体的数量及途径

细菌引起机体感染，除必须具有一定的毒力外，还需达到足够的数量。一般情况下，细菌毒力愈强，引起感染的最少菌数愈少；反之，则愈多。有些病原菌毒力极强，极少量的侵入即可引起疾病，如鼠疫耶尔森菌，几个细菌侵入即可引起严重感染，而毒力较弱的沙门菌则需食入数亿个细菌才能引起食物中毒。

细菌的侵入途径也与感染发生有密切关系，多数病原菌只有经过特定的途径侵入，并在特定部位定居繁殖，才能引起感染。如伤寒沙门菌必须经口侵入，定居于结肠内，才能引起疾病；破伤风梭菌只有经伤口侵入，厌氧条件下在局部组织生长繁殖，产生痉挛毒素，引发疾病，若经口食入则不能引起感染。少数病原菌可多途径侵入，如结核分枝杆菌可经呼吸道、消化道和皮肤创伤等多种途径侵入引起多部位的感染。

第二节 抗菌免疫

抗菌免疫是指机体抵抗细菌感染的能力。在抗感染免疫过程中，机体的固有免疫首先发挥抗感染作用，一般经 7～10 天，当机体产生适应性免疫后，固有免疫和适应性免疫相互配合，共同发挥抗菌免疫效应而杀灭病原菌。

一、固有免疫的抗菌作用

固有免疫又称非特异性免疫或先天免疫，是机体在种系发育和进化过程中逐渐建立起来的天然防御功能。固有免疫受遗传基因控制，生来就有，并能遗传，无特异性，对各种细菌均有一定的抵御能力，应答迅速，其主要通过屏障结构、吞噬细胞及正常体液和组织中的抗微生物物质发挥免疫防御作用。

（一）屏障结构

1. 皮肤与黏膜屏障　皮肤与黏膜是保护机体的外部屏障，是阻止细菌入侵的第一道防线。当皮肤与黏膜受损时，易受病原菌的感染。皮肤和黏膜能够分泌多种杀菌物质。例如，皮肤汗腺分泌的乳酸、皮脂腺分泌的脂肪酸以及黏膜分泌的溶菌酶、胃酸、蛋白酶等均有杀灭细菌等微生物的作用。

2. 血-脑屏障　由软脑膜、脉络丛、脑毛细血管及星状胶质细胞等组成。可阻挡微生物、毒素及大分子物质从血液进入脑组织或脑脊液，具有保护中枢神经系统的作用。由于婴幼儿血-脑屏障发育不完善，故易发生中枢神经系统的感染。

3. 胎盘屏障　由母体子宫内膜的基蜕膜和胎儿绒毛膜组成，能阻挡细菌等病原体及其有害产物从母体进入胎儿体内。在妊娠 3 个月内，胎盘屏障尚未发育完善，若母体发生感染，细菌等病原体可经胎盘侵入胎儿，影响胎儿正常发育，导致胎儿畸形甚至死亡。

（二）吞噬细胞

吞噬细胞分为小吞噬细胞和大吞噬细胞两类，前者主要是血液中的中性粒细胞，后者包括血液中的单核细胞和组织中的巨噬细胞。吞噬细胞吞噬杀菌的过程一般分为 3 个阶段。

1. 接触　吞噬细胞与细菌的接触可以是随机相遇，也可以通过趋化因子的吸引促使吞噬细胞向感染部位移行聚集，使吞噬细胞与细菌接触。

2. 吞入　吞噬细胞与细菌接触部位的细胞膜发生内陷，同时伸出伪足将细菌包围并摄入吞噬细胞内，形成部分细胞膜包绕的吞噬体，此为吞噬。对于病毒等较小的微生物，吞噬细胞则内陷形成吞饮小泡，将病毒包绕在小泡中，此为吞饮。

3. 杀灭消化　当吞噬体形成后，吞噬细胞内溶酶体向吞噬体靠近，融合形成吞噬溶酶体，溶酶体内的溶酶体酶（如溶菌酶、过氧化物酶、碱性磷酸酶）可杀死细菌或将它们分解，将不能消化的残渣排到细胞外。

吞噬细胞吞噬病原菌后，由于细菌的种类、毒力和机体的免疫状态不同，可出现两种不同的吞噬后果。

（1）完全吞噬：有些细菌（如细胞外寄生的化脓性球菌等）被吞噬后，5~10 min 内死亡，30~60 min 内被消化分解。

（2）不完全吞噬：有些细菌（如细胞内寄生的结核分枝杆菌、嗜肺军团菌），在未产生特异性免疫的机体内被吞噬后，不能被杀死，称为不完全吞噬。此种吞噬对机体不利，因病原菌未在吞噬细胞内被杀死而繁殖，可使吞噬细胞死亡破裂，未破裂的吞噬细胞还可成为这些细菌的保护体，使其避免药物及血清中抗菌物质的作用，并随游走的吞噬细胞经淋巴道、血液扩散到其他部位，引起感染的扩散。

（三）体液中的抗微生物物质

1. 溶菌酶　溶菌酶主要来源于吞噬细胞，是一种低分子碱性蛋白质，广泛分布于血清、唾液等体液中。溶菌酶能裂解革兰氏阳性菌细胞壁的肽聚糖，使细胞壁损伤而溶菌。革兰氏阴性菌对溶菌酶不敏感，但如果有抗体的参与也可发挥溶菌作用。

2. 补体　补体被激活后，通过发挥趋化、免疫调理及免疫黏附等作用而杀灭细菌。

3. 防御素　防御素是一类富含精氨酸的小分子多肽，主要杀灭胞外感染的细菌。

二、适应性免疫的抗菌作用

适应性免疫又称特异性免疫、后天免疫或获得性免疫，是指人出生后，在生活过程中与病原体及其代谢产物等抗原物质接触后产生的免疫。特异性免疫的作用具有高度特异性和记忆性，仅对相应的病原体发挥免疫作用，并且当机体再次接触相同抗原时，免疫效应显著增强。适应性免疫包括体液免疫和细胞免疫。

（一）抗胞外菌感染的免疫

大多数病原菌都寄居在细胞外，机体抗感染免疫以体液免疫为主，通过抗体、补体的调理作用以及抗毒素对外毒素的中和作用而发挥免疫效应，达到抗胞外菌感染的目的。

（二）抗胞内菌感染的免疫

有的病原菌（如伤寒沙门菌、结核分枝杆菌）侵入机体后，进入宿主细胞内繁殖而致病。这些细菌被吞噬细胞吞入后产生不完全吞噬，体液免疫产生的抗体对此类细菌免疫作用不大，主要依靠细胞免疫发挥免疫效应。

第三节　感染的来源与类型

一、感染的概念、来源及感染途径

感染是指病原体侵入宿主体内生长繁殖并与机体相互作用，引起一系列病理变化的过程。根据病原菌来源不同，细菌感染可分为外源性感染和内源性感染。引起感染的病原菌来源于宿主体外称外源性感染，而来自宿主自身体内或体表引起的感染称为内源性感染。

1. 外源性感染　传染源有患者、带菌者及患病或带菌的动物。

2. 内源性感染　包括体内的正常菌群及少数曾感染过而潜伏下来的细菌又重新增殖感染。内源性感染已逐步成为现今临床细菌感染中的常见原因，是细菌感染的新动向。当大量使用抗生素导致菌群失调及各种原因导致机体免疫防御功能下降时常引起感染。例如老年人、婴幼儿、晚期癌症患者、艾滋病患者、器官移植及使用免疫抑制剂患者均易发生内源性感染。

不同病原菌的生物学特性决定了其通过不同途径入侵机体，在相应的组织、器官中生长繁殖引起疾病。病原菌进入机体的途径主要有呼吸道、消化道、皮肤黏膜、血液、节肢动物叮咬及性接触等方式。

 考点提示

感染的分类及区别。

二、感染的类型

感染的发生、发展和结局是机体与病原菌在一定条件下相互作用、相互斗争的错综复杂的过程。随着双方力量的变化，出现不同的感染类型及临床表现。

（一）隐性感染

当机体免疫力较强，或入侵的病原菌数量不多、毒力较弱时，感染后损害较轻，不出现或出现不明显的临床症状，称隐性感染或亚临床感染。一般在传染病的流行中，90%以上的人表现为隐性感染，如结核分枝杆菌的感染。隐性感染同样可以获得特异性免疫力。同时，作为传染源也可把病原菌传染给其他人，因此，对隐性感染者要早发现、早诊断并隔离治疗。

（二）显性感染

当机体免疫力较弱，或入侵的病原菌毒力较强、数量较多时，病原菌可在机体内大量生长繁殖，并引起不同程度的组织细胞损伤，导致病理生理改变，出现明显的临床症状和体征，为显性感染。

1. 按病情缓急程度　显性感染可分为急性感染和慢性感染。

（1）急性感染：起病急，病程短，一般只有数日到数周，病愈后病原菌即从体内消失。如流行性脑脊髓膜炎、霍乱。

（2）慢性感染：发病缓慢，病程较长，常持续数月至数年。多见于细胞内寄生菌引起的感染，如结核病、麻风病。

2. 按感染的部位分为局部感染和全身感染。

（1）局部感染：病原菌仅在侵入部位生长繁殖，引起局部病变，一般不向全身扩散。如化脓性球菌引起的疖、痈、脓肿。

（2）全身感染：病原菌侵入机体后，病原菌或其毒性代谢产物进入血流向全身播散引起全身性症状。主要有以下几种类型。

1）毒血症：病原菌仅在局部生长繁殖不侵入血流，但其产生的外毒素进入血流，引起特殊的中毒症状，如白喉、破伤风。

2）菌血症：病原菌侵入血流，但在血流中未繁殖，只是短暂的一过性通过血液循环到达体内适宜部位后再进行繁殖而致病，如伤寒沙门菌早期引起的菌血症。

3）败血症：病原菌侵入血流并在其中大量繁殖，产生大量毒性代谢产物，如外毒素、内毒素，引起严重的全身中毒症状。临床表现有高热、皮肤黏膜淤血、肝脾大，甚至休克死亡等。

4）脓毒血症：化脓性细菌侵入血液后在其中大量生长繁殖，并通过血流扩散到机体其他组织或器官，引起新的化脓性病灶，如金黄色葡萄球菌引起的脓毒血症，常引起多发性肝脓肿、肺脓肿等。

5）内毒素血症：革兰氏阴性菌侵入血液并在其中大量生长繁殖，崩解后释放出大量内毒素入血引起中毒症状，或是病灶内大量革兰氏阴性菌死亡裂解，释放的内毒素进入血液引起的中毒表现，如脑膜炎奈瑟菌、志贺氏菌所致的暴发型脑脊髓膜炎和小儿急性中毒性菌痢。

（三）带菌状态

机体在显性或隐性感染后，病原菌并未立即从体内消失，而是在体内继续存留一定时间，与机体免疫力处于相对平衡状态，称为带菌状态。处于带菌状态的人称为带菌者。伤寒、白喉等病后可出现带菌状态。带菌者经常或间歇性排出病原菌，但没有临床症状，不容易引起注意，是更危险的传染源。

第四节 医院内感染

一、医院内感染的概念

医院内感染又称医院内获得性感染，是指人们在医院活动期间所发生的感染。医院内感染的目标人群有住院和门诊患者、陪护人员、探视者、医院工作人员及其他流动者等，但感染的主要对象是住院患者和医护人员。医院内感染具体是指在住院期间发生的感染和在医院内获得而在出院后发生的感染，但不包括入院前已开始或入院时已存在的感染。

二、医院内感染的分类

（一）按感染来源分类

1. 内源性医院内感染　也称自身感染，是指患者在医院内由于正常微生物群的寄居部位改变、机体局部和全身免疫功能下降或缺损、菌群失调等原因而使自身的正常微生物群和潜伏的致病性微生物大量繁殖而导致的感染。

2. 外源性医院内感染　患者遭受医院内非自身存在的微生物侵袭而发生的感染。

（1）交叉感染：由患者之间及患者与医护人员之间通过咳嗽、谈话，特别是经手等方式密切接触而发生的直接感染，或通过生活用品等物质而发生的间接感染。

（2）环境感染：医院是各种微生物高度集中的场所，这些微生物可通过污染空气、医疗设备及物品、食品、水等而引起医院内感染；未彻底消毒的医疗器械、诊断及治疗用的导管、血液制品等携带的微生物也可导致医院内感染的发生。

（二）按感染部位分类

医院内感染常见的部位有：呼吸道感染、术后伤口感染、泌尿道感染、血液系统感染、皮肤软组织感染、消化道感染等。而泌尿道感染最常见。

（三）按病原体分类

医院内感染中病原微生物主要是细菌，其次是病毒、真菌等。医院内感染常见微生物种类见表6-3。

表6-3　医院内感染常见的微生物

感染类型	微生物名称
泌尿道感染	大肠埃希菌、克雷伯菌、沙雷菌、变形杆菌、铜绿假单胞菌、肠球菌、白假丝酵母菌等
呼吸道感染	流感嗜血杆菌、肺炎链球菌、分枝杆菌、鲍曼不动杆菌、呼吸道病毒等
伤口和皮肤感染	金黄色葡萄球菌、链球菌、变形杆菌、厌氧菌、凝固酶阴性葡萄球菌等
消化道感染	沙门菌、宋内志贺菌、病毒等

医院内感染常见病原体的特点：①主要为机会致病微生物：引起医院内感染的微生物主要是由机体正常菌群在一定条件下转变为机会致病微生物，感染源常为内源性的，少数为外源性的。②常具有耐药性：引起医院内感染的微生物常具有多重耐药性，如肠球菌、铜绿假单胞菌、肺炎克雷伯菌、金黄色葡萄球菌、白假丝酵母菌。③常发生种类的变迁：医院内感染常见的微生物随着抗菌药物的使用不断发生变化，在20世纪五六十年代时，主要的微生物是革兰氏阳性球菌，七八十年代后，以革兰氏阴性杆菌为主。

三、医院内感染的预防与控制

目前认为易感人群、环境及病原微生物是发生医院内感染的主要因素，而易感人群、侵入性诊疗技术则是医院内感染的危险因素。控制医院内感染的危险因素是预防和控制医院内感染的最有效措施。

（一）严格消毒灭菌

细菌污染医院环境对医院内感染的发生有重要意义，因此应定期对医院环境取样检测，并根据检出细菌情况，采取相应措施。引起医院内感染的病原菌可存在于患者、医务人员及其他人群，亦可存在于医院环境中，所以要经常对医护人员手部、医院环境及物体表面的带菌情况进行监测。尤其是医护人员的手常携带大量病原体，在医疗操作过程中常造成患者的感染或交叉感染，因此，必须加强医护人员的手卫生管理。在医院的常规诊疗过程中，必须严格执行无菌操作，加强对中心供应室和临床科室的消毒，对污物和污水的处理要进行监管。

（二）加强隔离预防

隔离是防止病原微生物由患者或带菌者传染给其他人的一种保护性措施。应以切断传播途径为制定措施的依据，同时考虑病原微生物及宿主因素。

（三）合理使用抗生素

抗生素的不合理使用会增加细菌的耐药性，因此合理使用抗生素和加强对细菌耐药性的监控，可减少耐药菌的出现，从而降低医院内感染率。医院应根据情况制定抗生素合理使用的规程，尽量减少广谱抗生素的使用。

总之，为控制和降低医院内感染的发病率，各级卫生行政部门和医务人员必须高度重视，完善组织机构，制订具体防治计划，同时需要加强宣传教育，最终达到控制传染源、切断传播途径及降低医院内感染发生的目的。

第五节　细菌感染的微生物学检查

细菌感染的诊断，除了根据临床症状、体征和一般检查外，还包括病原菌及其抗原、代谢产物或核酸为目的的细菌学诊断和检测患者血清中特异性抗体的血清学诊断。细菌的实验室检查对细菌感染性疾病的诊断具有重要意义。

细菌感染的微生物学检查包括标本的采集、病原学检查和血清学诊断等内容。

一、标本采集及注意事项

标本的采集与送检方法正确与否直接影响检测结果的准确性。为提高检出率，避免诊断错误或漏检，标本采集与送检过程应遵循下列原则。

1. 应在疾病的早期、急性期、使用抗菌药物之前采集标本。
2. 严格无菌操作，避免正常菌群或外界环境中的杂菌污染标本，怀疑为厌氧菌感染的标本应尽量避免接触空气。

3. 根据感染的部位、病程不同采集适当标本，尽可能采集病变明显部位的标本。例如流行性脑脊髓膜炎患者取脑脊液、血液或出血瘀斑；伤寒患者在病程第1～2周内取血液，第2～3周时可取粪便。

4. 采集标本后做好标记，尽快送检。若不能立即送检，应将标本置于特殊的运送培养基中，大多数标本应冷藏送检，但某些细菌（如脑膜炎奈瑟菌、淋病奈瑟菌）对低温和干燥敏感，应注意保温保湿。

5. 进行血清学诊断应采集急性期和恢复期双份血清，若恢复期抗体效价比急性期效价增高超过4倍以上有诊断价值。

6. 注意生物安全防护，防止病原菌污染环境或感染人体，标本需置于密闭、防渗漏的无菌容器中，烈性传染病患者标本需专人送检。

二、检查方法

细菌的检查方法主要包括病原学检查和血清学诊断等。

（一）病原学检查

1. 形态学检查　包括不染色标本和染色标本检查法。前者主要通过压滴法和悬滴法观察细菌的动力；后者将标本涂片染色后，可观察到细菌的大小、形态、排列及染色性，可对标本中的细菌进行初步鉴别，常用的方法有革兰氏染色、抗酸染色等，其他还有荧光染色、特殊染色（如鞭毛、荚膜、异染颗粒染色）。

2. 细菌的分离培养与鉴定　很多细菌在形态和染色性上缺乏明显特征，很难区分，需进行细菌的分离培养和鉴定，这是确诊细菌感染性疾病最可靠的方法，且有助于正确选用抗菌药物及评价疗效。其包括分离培养、生化反应、药物敏感试验、动物试验及毒力检测等。

3. 细菌抗原的检测　其原理是用已知抗体检测临床标本或培养物中的未知细菌或细菌抗原，以确定细菌的种或型。常用方法有玻片凝集试验、协同凝集试验、酶免疫技术、免疫荧光技术、对流免疫电泳等。

4. 细菌核酸的检测　不同细菌具有不同的基因结构，通过检测细菌的特异基因序列可对细菌进行鉴定和分型。

（二）血清学诊断

根据抗原、抗体具有高度特异性的原理来进行实验的诊断方法。即用已知的一方来检测另一方的存在，主要包括凝集、沉淀、补体结合和中和试验等基本类型。通常采取患者急性期和恢复期双份标本检测特异性抗体效价，若抗体效价明显高于健康人群的水平，或恢复期抗体效价比急性期升高大于等于4倍时有诊断价值。

自　测　题

一、单项选择题

1. 与细菌致病性无关的结构是
   A. 荚膜　　　　　　　B. 菌毛　　　　　　　C. 异染颗粒
   D. 脂多糖　　　　　　E. 磷壁酸

2. 与细菌侵袭力无关的是
   A. 荚膜 B. 菌毛 C. 细胞膜
   D. 血浆凝固酶 E. 透明质酸酶
3. 关于血清学诊断，错误的是
   A. 是一种用已知抗原（抗体）测未知抗体（抗原）的免疫学检查方法
   B. 常用于免疫原性较强的病原菌感染性疾病的诊断
   C. 是一种以效价为测量单位的半定量试验
   D. 适用于病程短的传染病的诊断
   E. 可用于人群免疫水平的调查
4. 细菌内毒素的化学成分主要是
   A. M 蛋白 B. 肽聚糖 C. 核蛋白
   D. 脂多糖 E. 脂蛋白
5. 细菌外毒素的化学成分主要是
   A. 蛋白质 B. 肽聚糖 C. 核酸
   D. 脂多糖 E. 脂蛋白
6. 内毒素的主要毒性成分是
   A. 脂蛋白 B. 脂多糖 C. 脂质 A
   D. 核心多糖 E. 特异性多糖
7. 下列选项有利于细菌在体内扩散的是
   A. 菌毛 B. 荚膜 C. M 蛋白
   D. 血浆凝固酶 E. 透明质酸酶
8. 类毒素与外毒素的区别在于
   A. 有免疫原性，但无毒性 B. 无免疫原性，但有毒性
   C. 无免疫原性也无毒性 D. 有免疫原性，也有毒性
   E. 仅有半抗原性，但无毒性
9. 易造成医源性感染的主要病原菌是
   A. 志贺氏菌属 B. 结核分枝杆菌
   C. 葡萄球菌 D. 大肠埃希菌
   E. 铜绿假单胞菌
10. 关于隐性感染与显性感染的区别，正确的是
    A. 隐性感染有传染性，而显性感染无传染性
    B. 隐性感染有免疫力产生，而显性感染则无免疫力产生
    C. 隐性感染对机体的损害较重，而显性感染对机体的损害轻
    D. 隐性感染不出现或出现不明显临床症状，而显性感染则出现一系列临床症状
    E. 隐性感染人数较少，显性感染人数较多

二、简答题

1. 简述内毒素与外毒素的主要区别。
2. 简述病原菌引起全身性感染的几种常见临床类型。
3. 简述进行细菌学检查时对标本采集和送检过程中应遵守的原则。

三、案例分析题

某单位有 3 名员工在职工食堂用完午餐后出现上吐下泻的症状,送医院后采集的可疑食物及他们的呕吐物和腹泻物做微生物学检验,结果发现蜡样芽孢杆菌感染。

请回答:

1. 人体接触病原菌后一定会发病吗?
2. 人体有什么防御机制抵御病原菌感染?

(张丹丹)

第七章 病原性细菌

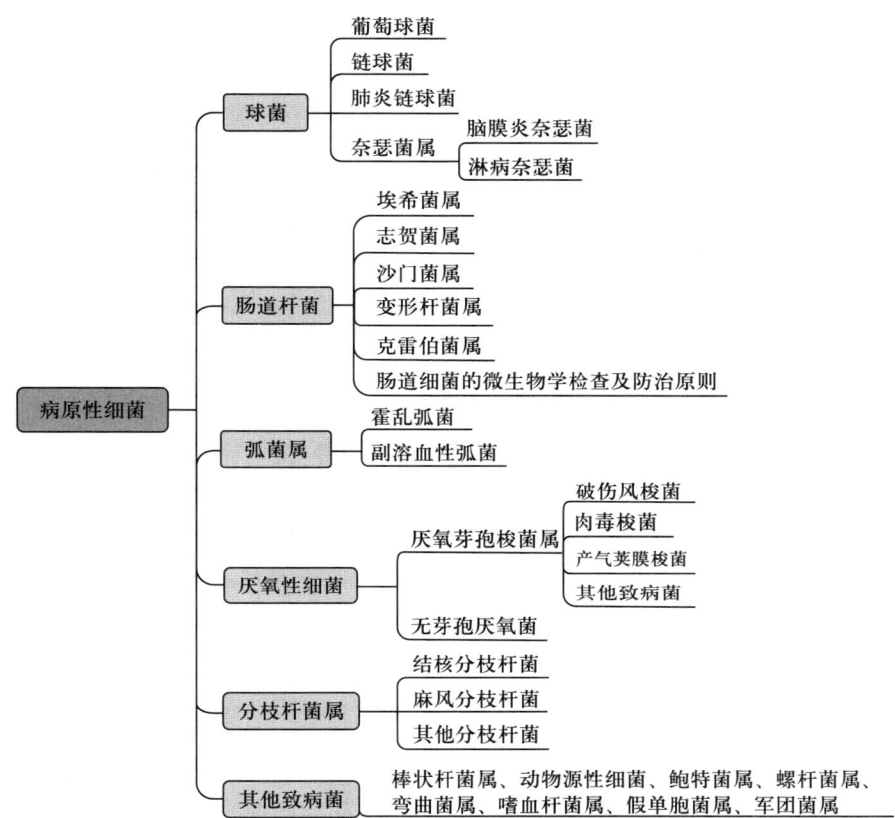

学习目标

1. 能列出葡萄球菌、链球菌、志贺氏菌属、沙门氏菌属、霍乱弧菌、破伤风梭菌和产气荚膜梭菌的致病物质及所致疾病；能描述结核分枝杆菌的主要生物学特性和致病性，布鲁菌、鼠疫耶尔森菌、炭疽芽孢杆菌的形态和所致疾病。

2. 能说出肠道杆菌的共同特性、肺炎链球菌、脑膜炎奈瑟菌、淋病奈瑟菌的致病性及防治原则；分析霍乱弧菌的一般生物学性状，厌氧芽孢梭菌的主要生物学特性，芽孢厌氧菌的致病特点及防治原则，结核分枝杆菌的微生物学检查与防治原则，布鲁菌、鼠疫耶尔森菌、炭疽芽孢杆菌的培养特性和防治原则。

3. 能辨认实验所示教的各种球菌、肠道杆菌形态；观察肠道杆菌的生化反应结果并作出判断；会进行结核菌素试验并判断结果。

4. 通过对病原性球菌的学习，养成预防为主的感染性疾病的防控意识；通过对淋病奈瑟菌传播途径的学习，认识性传播疾病，养成自尊自爱的品格；通过对肠道感染细菌所致肠道传染病的学习，增强维护公共卫生安全的社会责任感。

案例 7-1

患者，女性，22 岁。发热、胸痛伴咳脓痰 2 天入院。患者 2 天前突发高热、寒战、咳嗽、胸痛，且咳黏稠脓痰。自述发病 5 天前右臀下部有一疖子，曾自行挤压过，既往体健。体格检查：体温 39 ℃，血压 120/70 mmHg，呼吸急促，急性面容，右臀下部有 2 cm×2 cm 炎症肿块，无波动感。血培养有金黄色葡萄球菌生长。

问题与思考：
1. 该患者最有可能是什么疾病？
2. 为防止本病发生，疖子的护理应该如何进行？

案例 7-2

患者，男性，34 岁，工人。昨日吃火锅饮酒后，当晚出现发热，体温 39 ℃，夜间开始腹泻，黄稀水样便，便中含少量黏液脓血，后脓血鲜红，1 晚 6 次，偶有恶心呕吐，欲大便时腹痛剧烈、后重感较显著。

问题与思考：
1. 该患者可能感染的病原体是什么？
2. 如何进行健康教育？

第一节 病原性球菌

球菌种类繁多，大部分为腐物寄生菌，不致病。对人致病的球菌称病原性球菌，主要引起化脓性炎症，又称为化脓性球菌。根据革兰氏染色结果，球菌分为革兰氏阳性球菌和革兰氏阴性球菌两类。前者有葡萄球菌、链球菌等，后者有脑膜炎奈瑟菌和淋病奈瑟菌等。

一、葡萄球菌属

葡萄球菌属（*Staphylococcus*）因堆聚成葡萄串状而得名，是最常见的化脓性球菌，80% 以上的化脓性感染由致病性葡萄球菌引起。葡萄球菌属广泛分布于自然界、人和动物的皮肤及与外界相通的腔道中，多数不致病。正常人鼻咽部致病性葡萄球菌带菌率为 20%～50%，医务人员可高达 70% 以上，是医院内交叉感染的重要来源。

（一）生物学性状

1. 形态与染色　菌体呈球形或椭圆形，直径约 1 μm，在固体培养基上生长常呈葡萄串状排列，在脓汁或液体培养基上培养常成双或短链状排列（图 7-1）。无鞭毛和芽孢，体外培养一般不形成荚膜，体内多数菌株可形成荚膜。革兰氏染色阳性，当衰老、死亡或被中性粒细胞吞

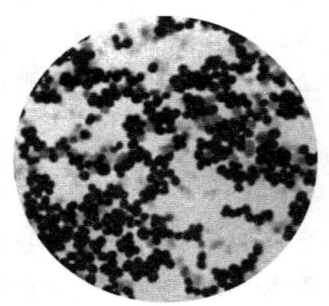 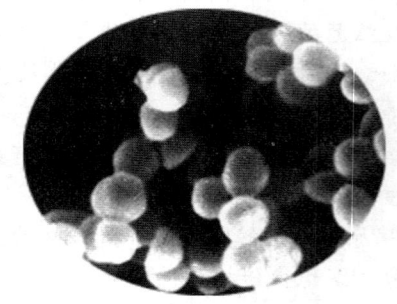

图 7-1　葡萄球菌形态

噬后可为革兰氏阴性。

2. **培养特性与生化反应** 营养要求不高，需氧或兼性厌氧，最适温度为37 ℃，最适pH为7.4。液体培养基中呈均匀混浊生长。普通琼脂平板上可形成圆形、凸起、边缘整齐、表面光滑、湿润、有光泽、不透明的菌落。血平板上，多数致病菌株能形成透明的溶血环。耐盐性强，能在含10%～15% NaCl培养基中生长，故可用高盐甘露醇平板或卵黄高盐平板（二者可作为葡萄球菌的选择性培养基）分离此菌。不同的菌株产生不同颜色的脂溶性色素，有助于鉴别细菌。触酶试验阳性，多数菌株能分解葡萄糖、麦芽糖及蔗糖，产酸不产气。致病菌株可分解甘露醇产酸，产生血浆凝固酶，耐热核酸酶阳性。

3. **抗原构造** 抗原结构复杂，其中有两种抗原与医学关系密切。

（1）葡萄球菌A蛋白（staphylococcal protein A，SPA）：是细菌细胞壁上的一种表面蛋白，与细胞壁肽聚糖呈共价结合，90%以上金黄色葡萄球菌有此抗原，为完全抗原。SPA的作用：①抗吞噬作用：SPA与吞噬细胞竞争抗体IgG的Fc段，阻碍了IgG的调理作用。②协同凝集作用：SPA与IgG的Fc段非特异性结合后，IgG的Fab段仍能与相应抗原结合，而使菌体发生凝集。利用SPA的此特性，将含SPA的葡萄球菌作为载体，结合特异性IgG，可快速检测可溶性抗原，即协同凝集试验（coagglutination test）。这种快速简便的协同凝集试验已广泛用于多种微生物抗原的检测。

（2）多糖抗原：细胞壁上的磷壁酸，具有群特异性。

4. **分类**

（1）根据生化反应、色素等表型分类：葡萄球菌属包括30多个种，其中金黄色葡萄球菌、表皮葡萄球菌和腐生葡萄球菌3个种，分别代表了致病性、正常菌群或机会致病性以及非致病性葡萄球菌。3种葡萄球菌的主要性状见表7-1。

表7-1 3种葡萄球菌的主要性状

性状	金黄色葡萄球菌	表皮葡萄球菌	腐生葡萄球菌
菌落色素	金黄色	白色	白色或柠檬色
分解甘露醇	+	-	-
血浆凝固酶	+	-	-
SPA	+	-	-
α溶血素	+	-	-
耐热核酸酶	+	-	-
致病性	强	弱或无	无

（2）根据是否产生血浆凝固酶：葡萄球菌分为凝固酶阳性菌株和凝固酶阴性菌株两类，凝固酶阳性菌株有致病性，有些凝固酶阴性菌株也可致病。

5. **抵抗力** 葡萄球菌的抵抗力是无芽孢细菌中最强的。在干燥的脓汁、痰液中可存活2～3个月。加热60 ℃ 1 h或80 ℃ 30 min才被杀死。对甲紫等某些染料较敏感。对青霉素、红霉素和庆大霉素敏感，但近年来耐药菌株逐年增多，对青霉素G耐药菌株已达90%以上。

（二）致病性与免疫性

1. **致病物质** 致病性葡萄球菌可产生多种侵袭性酶和外毒素，主要包括以下几种。

（1）血浆凝固酶：是一种能使含有抗凝剂的人或兔血浆发生凝固的酶。绝大多数致病菌株能产生此酶，常作为鉴别葡萄球菌有无致病性的重要指标。但近年来发现凝固酶阴性的葡萄球菌亦能引起某些感染，如泌尿道感染、心内膜炎（特别是安装人工瓣膜者）、导管感染、人工关节感染、败血症，故逐渐受到重视。凝固酶有两种：一种是分泌至菌体外的能使液态的纤维蛋白原变成固态的纤维蛋白沉积在病灶周围的游离凝固酶；另一种是结合于菌体表面的，能使血浆纤维蛋白沉积于菌体表面的结合凝固酶，可引起细菌凝集。二者均能阻止吞噬细胞对细菌的吞噬、杀灭，保护细菌免受体液中杀菌物质的破坏，并使感染局限化且脓汁黏稠。

（2）葡萄球菌溶血素：致病性葡萄球菌能产生α、β、γ、δ、ε等溶血素，对人类有致病作用的主要是α溶血素。它是一种外毒素，除对多种哺乳动物红细胞有溶血作用外，还对白细胞、血小板及其他组织细胞有破坏作用。α溶血素免疫原性强，可脱毒制成类毒素。

（3）杀白细胞素：大多数致病性葡萄球菌能产生。主要攻击中性粒细胞和吞噬细胞，在抵抗吞噬细胞吞噬、增强细菌侵袭力方面有一定意义。此毒素不耐热，有免疫原性，其抗体对细菌的再感染起重要的防御作用。

（4）肠毒素：临床分离的近50%的金黄色葡萄球菌可产生肠毒素，是一种耐热的可溶性蛋白质，煮沸30 min仍保持部分活性，能抵抗胃肠液中蛋白酶的水解作用，共有9个血清型。细菌污染食物后，在20～22 ℃经8～10 h即可产生大量的肠毒素，引起食物中毒。

（5）表皮溶解毒素：又称表皮剥脱毒素，它能分离皮肤表皮层细胞，使表皮与真皮脱离，引起烫伤样皮肤综合征（剥脱性皮炎）。

（6）毒性休克综合征毒素-1（toxic shock syndrome toxin 1，TSST-1）：由金黄色葡萄球菌噬菌体Ⅰ群某些菌株产生的蛋白质。此毒素可增加宿主对内毒素的敏感性，使毛细血管通透性增强，引起心血管功能紊乱而导致休克。

（7）其他：葡萄球菌尚可产生纤维蛋白溶酶、耐热核酸酶、透明质酸酶和脂酶等。

 考点提示

葡萄球菌的致病性。

2. 所致疾病

（1）侵袭性疾病：主要引起化脓性炎症，导致皮肤、组织或器官的多种感染，甚至引起败血症。①皮肤软组织感染：主要经伤口或毛囊汗腺侵入机体，引起化脓性炎症，如伤口化脓、毛囊炎、疖、痈、蜂窝织炎、脓肿及睑腺炎（麦粒肿）、甲沟炎，其特点是病灶局限，且与周围界限清楚，脓汁黄而黏稠。②内脏器官感染：金黄色葡萄球菌可经呼吸道引起气管炎、肺炎、胸膜炎及脓胸。此外，还可引起中耳炎、脑膜炎、心内膜炎及心包炎等。③全身感染：由于外力挤压疖、痈，或过早切开未成熟的脓肿，金黄色葡萄球菌可经淋巴液和血流向全身扩散，引起败血症，或转移到肝、肾、脾等器官引起多发性脓肿，即脓毒血症。多见于新生儿及免疫力低下者。④尿路感染：多由表皮葡萄球菌和腐生葡萄球菌引起。

（2）毒素性疾病：由金黄色葡萄球菌产生的有关外毒素引起。

1）食物中毒：是食入含有肠毒素的食物引起的急性胃肠炎。其特点为：①发病急（1～6 h）；②以呕吐为首要症状，继以腹泻，上腹痛；③病程短（1～2天）；④预后良好，可自行恢复。

2）烫伤样皮肤综合征：由表皮溶解毒素引起。开始皮肤有红斑，1～2天表皮起皱，继而出现大疱，最后表皮大片状脱落。此病多见于幼儿及免疫力低下者。

3）毒性休克综合征：多由毒性休克综合征毒素-1引起，病死率高，主要表现为急性高热、低血压、猩红热样皮疹伴脱屑，严重时出现休克。

（3）假膜性肠炎：其病理特点是肠黏膜被一层炎性假膜所覆盖，该假膜是由炎性渗出物、肠黏膜坏死组织和细菌组成。其形成原因是患者在长期使用广谱抗生素后，引起正常菌群失调,耐药性葡萄球菌趁机在肠道中大量繁殖产生肠毒素,引起以腹泻为主的临床症状。

3. 免疫性　葡萄球菌感染后,虽然机体可获得一定的免疫力,但不持久,难以防止再次感染。

二、链球菌属

链球菌属（Streptococcus）广泛分布于自然界和人体鼻咽部、胃肠道等处,大多为人体正常菌群；对人类有致病作用的主要是A群链球菌,可引起人类各种化脓性炎症,还可引起风湿热、肾小球肾炎、猩红热等重要疾病。

（一）生物学性状

1. 形态与染色　球形或卵圆形,直径 0.6~1.0 μm,链状排列,长短不一。临床标本及固体培养基中以短链或成对多见,液体培养基中呈长链（图7-2）。无芽孢及鞭毛,有菌毛样结构（M蛋白）。培养早期（2~4 h）可形成透明质酸荚膜,如延长培养时间,荚膜可被细菌自身产生的透明质酸酶分解而消失。革兰氏染色阳性,老龄菌或吞噬细胞内的菌体呈革兰氏阴性。

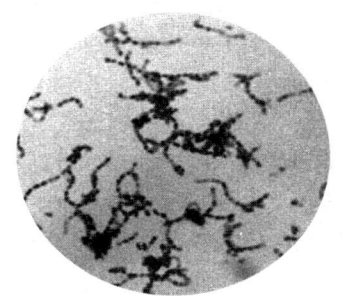
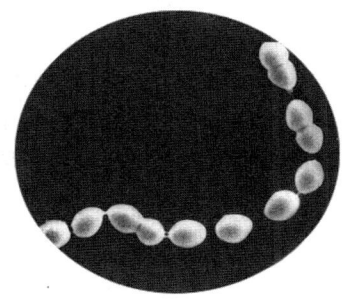

图 7-2　链球菌形态

2. 培养特性与生化反应　营养要求较高,必须在含有血液、血清、葡萄糖的培养基中才能生长,多数菌株兼性厌氧。最适生长温度37 ℃,最适pH为7.4~7.6。在血清肉汤培养基中易形成长链,管底可见絮状沉淀。在血平板上形成圆形、隆起、光滑、湿润、边缘整齐、透明或半透明、灰白色的细小菌落,直径0.5~0.75 mm,不同菌株有不同的溶血现象。

3. 抗原构造　链球菌抗原结构复杂,其中特异性抗原有两种。

（1）多糖抗原：又称C抗原,是细菌细胞壁上的多糖成分,具有群特异性,是链球菌血清学分群的依据。

（2）蛋白质抗原：又称表面抗原,是细胞壁外的菌毛样结构,含M蛋白,位于C抗原外层,具有型特异性,有近150种血清型。其中M蛋白抗原与致病性有关。

4. 分类　常用的链球菌分类方法有两种,即按在血平板上的溶血现象分类和按多糖抗原分类。

（1）根据链球菌在血平板上的溶血现象不同分为三类：①甲型溶血性链球菌：菌落周围有1~2 mm 的草绿色溶血环,称甲型溶血或 α 溶血；亦称草绿色链球菌,属机会致病菌。②乙型溶血性链球菌：菌落周围有2~4 mm 的完全透明的无色溶血环,称乙型溶血或 β 溶血,此类菌亦称溶血性链球菌,致病力强,可引起人和动物多种疾病。③丙型链球菌：菌落周围无溶血环,称为不溶血性链球菌,常存在于乳类及粪便中,一般不致病。

（2）按多糖抗原构造分类：按链球菌细胞壁中抗原结构（C多糖抗原）的不同,分为A~H、K~V共20个血清群,对人类致病的链球菌株90%属A群,其他群少见。同一群的链球菌又可分为若干型。链球菌的群别与其溶血性之间无平行关系,但对人类致病的A群链球菌多呈现乙型溶血。

5. 抵抗力　多数链球菌可在 60 ℃经 30 min 被杀死，对一般消毒剂敏感。乙型链球菌对青霉素、红霉素、四环素、杆菌肽和磺胺等敏感。

（二）致病性与免疫性

1. 致病物质　A 群链球菌有较强的侵袭力，可产生多种侵袭性酶和外毒素。

（1）侵袭物质：与细菌的致病性密切相关。

1）菌体表面结构：存在于链球菌细胞壁中的磷壁酸是该菌定居在机体皮肤、呼吸道黏膜等表面的主要侵袭因素，与细菌的黏附有关；M 蛋白是链球菌细胞壁中的蛋白质成分，具有抗吞噬、抗杀菌作用。M 蛋白与人心肌、肾小球基底膜有共同抗原，发生交叉反应，可引起风湿热、急性肾小球肾炎等超敏反应性疾病。

2）侵袭性酶类：①链激酶：又称链球菌溶纤维蛋白酶，能使血液中的纤维蛋白酶原转化成纤维蛋白酶，可溶解血块或阻止血液凝固，有利于细菌扩散。②链球菌 DNA 酶：又称链道酶，能降解脓液中高黏性 DNA，使脓液稀薄，有利于细菌扩散。③透明质酸酶：又称扩散因子，能分解细胞间质的透明质酸，使细菌易在组织中扩散。

（2）链球菌溶血素：按其对氧的稳定性分为两种。①链球菌溶血素 O（streptolysin O，SLO）：是一种含巯基（—SH）的蛋白质，对氧敏感，遇氧时失去溶血活性，加入还原剂可使溶血作用恢复。SLO 对红细胞的溶解作用比对其他细胞强。SLO 进入中性粒细胞可使溶酶体释放，导致细胞被破坏。SLO 对哺乳动物的血小板、巨噬细胞、神经细胞等也有毒性作用，并可引起心肌细胞损伤。SLO 免疫原性强，可刺激机体产生抗链球菌溶血素 O 抗体（antistreptolysin O，ASO），85%～90% 的链球菌感染者，于感染后 2～3 周至病后数月到 1 年内可检出 ASO。活动性风湿热患者 ASO 显著增高，故临床常以测定 ASO 作为风湿热及其活动性的辅助诊断。②链球菌溶血素 S（streptolysin S，SLS）：链球菌在血平板上菌落周围的 β 溶血环即 SLS 所致。SLS 是小分子糖肽，无免疫原性。

（3）致热外毒素：又称红疹毒素或猩红热毒素，是引起猩红热的主要毒性物质，对机体具有致热作用和细胞毒作用，引起发热和皮疹。致热外毒素为蛋白质，免疫原性强，刺激机体产生抗毒素，抗毒素可中和外毒素的毒性作用。

2. 所致疾病　人类链球菌感染疾病的 90% 由 A 群链球菌引起，感染源是患者和带菌者，传播途径包括通过飞沫经呼吸道、经皮肤伤口感染等，所致疾病大致分 3 种类型。

（1）化脓性感染：经皮肤伤口引起皮肤或皮下组织感染，如丹毒、脓疱、蜂窝织炎、痈；经呼吸道感染，引起扁桃体炎、咽喉炎、鼻窦炎，并可扩散引起中耳炎、脑膜炎、淋巴管炎、淋巴结炎等；也可经产道感染，引起产褥热。A 群溶血性链球菌引起的局部化脓性炎症的特点是病灶周围界限不清，脓汁稀薄带血。

（2）中毒性疾病：引起猩红热。猩红热是由产生红疹毒素的 A 群链球菌引起的经飞沫传播的急性呼吸道传染病，10 岁以下儿童多发，主要表现为发热、咽炎、全身弥散性鲜红色皮疹，疹退后皮肤出现明显脱屑。

（3）超敏反应性疾病：某些 A 群溶血性链球菌感染引起咽炎、扁桃体炎一定时间（2～3 周）后，患者可发生急性肾小球肾炎及风湿热。

1）急性肾小球肾炎：多见于儿童和青少年。临床以发热、血尿、蛋白尿、水肿、高血压为主要表现。其发生机制属 Ⅱ 型或 Ⅲ 型超敏反应。

2）风湿热：临床上以心肌炎和关节炎为主。

其他链球菌感染：① B 群链球菌（无乳链球菌）：现发现该菌也能感染人类，尤其是新生儿，可引起败血症、脑膜炎、肺炎等，病死率极高。② D 群链球菌：为正常菌群，免疫功能低下者可引起呼吸道和泌尿道感染等。③甲型溶血性链球菌：是机会致病菌，当拔牙或摘除扁桃体时，细菌侵入血流，可引起亚急性细菌性心内膜炎，是感染性心内膜炎最常见的病原菌。④变异甲型链球菌：与龋齿关系密切。

> **考点提示**
>
> A 群链球菌所致疾病。

3. 免疫性　化脓性链球菌感染后，机体产生多种抗体，但主要是抗 M 蛋白抗体和抗致热外毒素抗体，对机体有保护作用。抗致热外毒素抗体能防止猩红热的再发，但对防止链球菌再感染无效。因链球菌类型别多，不同型间无交叉免疫，故机体可反复感染。

三、肺炎链球菌

肺炎链球菌（*S. pneumoniae*），俗称肺炎双球菌，广泛分布于自然界和人体鼻咽腔中，多数不致病或致病力弱，仅少数有致病力，是细菌性大叶性肺炎、脑膜炎、支气管炎的主要病原菌。

（一）生物学性状

1. 形态与染色　革兰氏阳性双球菌，菌体呈矛头状，宽端相对，尖端相背。无鞭毛、无芽孢，有毒株在机体内形成荚膜，人工培养后荚膜逐渐消失（图 7-3）。

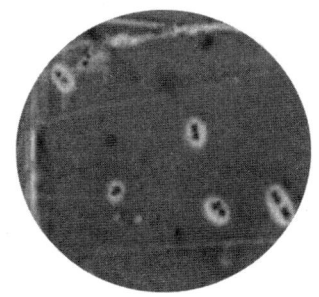
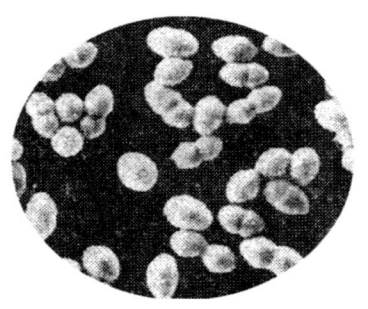

图 7-3　肺炎链球菌形态

2. 培养特性与生化反应　兼性厌氧，营养要求较高，需在含血液或血清的培养基上才能生长。血清肉汤中呈混浊生长，培养稍久可因菌体自溶而变澄清。在血平板形成圆形、隆起、光滑、湿润、边缘整齐、半透明、灰白色的细小菌落，菌落周围有草绿色溶血环。细菌可产生自溶酶，若培养超过 48 h，常因菌体自溶使菌落中央下陷呈肚脐状。

肺炎链球菌分解菊糖产酸，自溶酶可被胆汁或胆盐激活，所以常用菊糖发酵和胆汁溶菌试验区分甲型溶血性链球菌与肺炎链球菌。

3. 抗原构造与分型

（1）荚膜多糖抗原：具有型特异性，将肺炎链球菌分为 90 多个血清型，其中 1~3 型致病性较强。

（2）C 多糖：存在于细菌细胞壁中，在钙离子存在时，可与血清中的 C 反应蛋白（C-reactive protein，CRP）结合而沉淀。CRP 不是抗体，正常人血清中含量极微，当急性炎症时含量可增加 2~200 倍，故用 C 多糖测定 CRP 含量有助于活动性风湿热及急性炎症性疾病的诊断。

4. 抵抗力　较弱，56 ℃加热 20 min 可被杀死，对一般消毒剂敏感，有荚膜菌株抗干燥力较强，在干痰中可存活 1~2 个月。对青霉素、磺胺、红霉素和林可霉素等敏感。

（二）致病性与免疫性

1. 致病物质　本菌的致病物质主要是荚膜。荚膜有抗吞噬作用。此外，肺炎链球菌溶血素

O、神经氨酸酶、SIgA蛋白酶、脂磷壁酸等均可增强细菌的侵袭力，与细菌在鼻咽部和支气管黏膜上定居、繁殖与扩散有关。

2. 所致疾病　本菌为机会致病菌，寄生在健康人鼻咽部，正常情况下并不致病，当机体抵抗力较低时，如呼吸道病毒感染、营养不良、年老体弱、婴幼儿或受寒冷、麻醉、酒精中毒等因素影响，易感染致病。主要引起大叶性肺炎，患者出现寒战、38～41℃高热、胸痛、咳嗽、咳血痰或铁锈色痰等临床症状。可继发胸膜炎、脓胸、支气管肺炎、中耳炎、乳突炎、鼻窦炎、亚急性心内膜炎、脑膜炎及败血症等。

知识链接

大叶性肺炎

大叶性肺炎，又名肺炎球菌肺炎，是由肺炎链球菌等细菌感染引起的呈大叶性分布的肺部急性炎症。好发于冬春季节。常见诱因有受寒、淋雨、醉酒或全身麻醉手术后、镇静剂过量等。主要病理改变为肺泡的渗出性炎症和实变。临床症状有突然寒战、高热、咳嗽、胸痛、咳铁锈色痰。血白细胞计数增高；典型的X线表现为肺段、叶实变。病程短，及时应用青霉素等抗生素治疗可获痊愈。近年由于大量强有力抗生素的使用，典型的大叶性肺炎已较少见到。一般当气候骤变，机体抵抗力下降时发病，主要见于3岁以上儿童，因此时机体的免疫功能逐渐成熟，能使病变局限于一个肺叶或一个肺段而不致扩散。一般大叶性肺炎起病急，表现为突然高热、胸痛、食欲缺乏、疲乏、烦躁，少数患儿可有腹痛，有时被误诊为阑尾炎。重症的患儿出现中毒性脑病症状、惊厥、谵妄及昏迷；甚或出现感染性休克。

3. 免疫性　病后可获得牢固的特异性免疫，其机制主要是产生起调理作用的荚膜多糖抗体，增强吞噬细胞的吞噬功能。

四、奈瑟菌属

奈瑟菌属（*Neisseria*）是一群专性需氧、革兰氏阴性双球菌，无鞭毛和芽孢，有菌毛和荚膜。包含多个种，对人类致病的主要有脑膜炎奈瑟菌和淋病奈瑟菌。

（一）脑膜炎奈瑟菌

脑膜炎奈瑟菌（*N. meningitidis*）简称脑膜炎球菌，是流行性脑脊髓膜炎（流脑）的病原菌。

1. 生物学性状

（1）形态与染色：革兰氏染色阴性，呈肾形或咖啡豆形，直径0.6～0.8 μm，凹面相对，常成双排列。人工培养后呈卵圆形或球形，排列不规则。在患者脑脊液中，多位于中性粒细胞内，形态典型（图7-4）。无芽孢、无鞭毛，有菌毛，新分离菌株大多有荚膜。

（2）培养特性及生化反应：专性需氧，初次分离需5%～10% CO_2。最适pH 7.4～7.6，生长温度35～37℃。营养要求高，在含血液、血清或多种氨基酸的培养基中才能生长，最常用巧克力平板培养基（经80℃加热的血琼脂培养基，因血液加热后呈巧克力色而得名）培养。在肉汤中呈混浊生长；在

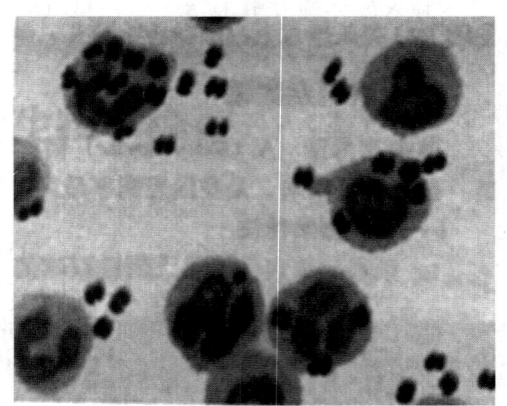

图7-4　脑膜炎奈瑟菌形态

巧克力平板上形成圆形、隆起、光滑、湿润、边缘整齐、无色透明似"露滴状"的细小菌落，无溶血现象。因产生自溶酶，超过 48 h 即死亡，因此，培养物需及时转种。一般能分解葡萄糖和麦芽糖，产酸不产气。

（3）抗原构造与分类：本菌主要有 4 种抗原，包括荚膜多糖群特异性抗原、外膜蛋白型特异性抗原、脂多糖抗原和核蛋白抗原。按荚膜多糖抗原性的不同，该菌分为 A、B、C 等 13 个血清群，对人致病的多属于 A、B、C 群，我国以 A 群为主，近年来亦发现由 B 群所致的散发性病例。

（4）抵抗力：对理化因素的抵抗力很弱，尤其对寒冷、干燥和热抵抗力弱，室温 3 h 或 55 ℃加热 5 min 即死亡，1% 苯酚、75% 乙醇或 0.1% 苯扎溴铵可迅速将其杀死。对磺胺、青霉素、链霉素等敏感，对磺胺易产生耐药性。

2. 致病性与免疫性

（1）致病物质：内毒素、菌毛和荚膜。菌毛和荚膜能增强细菌的侵袭力。内毒素是脑膜炎奈瑟菌最重要的致病物质，可引起发热及小血管和毛细血管内皮细胞损伤、局部血管栓塞及出血，出现出血性皮疹或瘀斑。严重感染时，因大量内毒素释放，可导致中毒性休克及 DIC。

（2）所致疾病：脑膜炎奈瑟菌可引起流行性脑脊髓膜炎，人类是唯一的易感宿主，多见于 6 个月到 2 岁的儿童，冬春季流行。本菌常寄居于人的鼻咽部、口腔黏膜，流行期间人群中带菌率高达 20%～70%。传染源为患者及带菌者，通过飞沫经呼吸道侵入，发病轻重与机体免疫力强弱有关。机体免疫力强者，多无症状或只表现上呼吸道炎症；机体免疫力低下者，细菌大量繁殖后入血引起菌血症或败血症，患者可突然出现寒战、高热、恶心、呕吐、皮肤黏膜出血点或瘀斑。少数患者可因细菌突破血 - 脑屏障达到脑膜，引起脑脊髓膜炎，出现剧烈头痛、喷射性呕吐、颈项强直等脑膜刺激症状。严重者可出现中毒性休克，预后不良。

考点提示

流脑的传播途径。

（3）免疫性：机体对脑膜炎奈瑟菌的免疫性以牢固的体液免疫为主。显性、隐性感染和疫苗接种后 2 周，血清中 SIgA、IgG、IgM 抗体水平升高，可以阻止脑膜炎奈瑟菌对上呼吸道黏膜细胞的侵袭。抗体可通过调理作用促进白细胞的吞噬、活化补体引起溶菌。母体隐性感染或预防接种而产生的 IgG 类抗体可通过胎盘传给胎儿，故 6 个月内婴儿极少患流脑。

（二）淋病奈瑟菌

淋病奈瑟菌（*N. gonorrhoeae*）俗称淋球菌，是引起人类泌尿生殖系统黏膜化脓性感染（淋病）的病原菌。

1. 生物学性状

（1）形态与染色：革兰氏阴性双球菌，形态与脑膜炎奈瑟菌相似（图 7-5），常成双排列，两菌接触面平坦，似一对咖啡豆。淋病急性期本菌常位于中性粒细胞内，慢性期则多位于细胞外。无芽孢和鞭毛。新分离菌株有荚膜和菌毛。

（2）培养特性与生化反应：营养要求高，常用巧克力平板培养基培养。最适 pH 7.5，最适生长温度 35～36 ℃，专性需氧，初次分离需 5%～10%

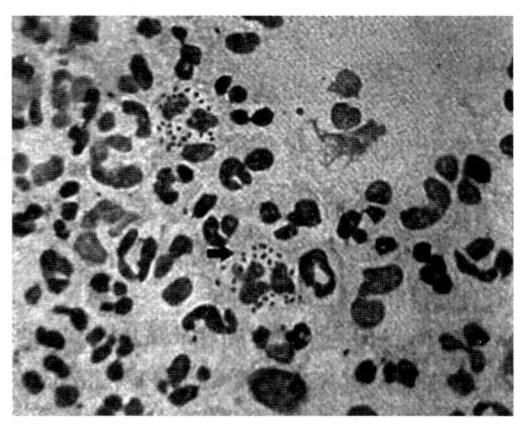

图 7-5 淋病奈瑟菌形态

CO_2。在肉汤培养基呈混浊生长；在巧克力平板培养基上形成圆形、隆起、光滑、湿润、边缘整齐、半透明、灰白色，似"水滴状"细小菌落。只分解葡萄糖产酸而不分解麦芽糖等糖类，据此可与脑膜炎奈瑟菌相区别。氧化酶和触酶试验均阳性。

（3）抗原构造与分型：淋病奈瑟菌的抗原有菌毛蛋白抗原、脂多糖抗原和外膜蛋白抗原3种。

（4）抵抗力：抵抗力弱，对热、寒冷、干燥及常用消毒剂极度敏感，在干燥环境中仅存活1~2 h，室温1~2天，55 ℃加热5 min即可死亡。但在患者分泌物污染的衣裤、被褥及厕所中能存活24 h。对青霉素、磺胺和链霉素等均敏感，但耐药菌株越来越多。

2. 致病性与免疫性

（1）致病物质：主要是菌体表面结构，如菌毛、外膜蛋白、脂寡糖（内毒素）。菌毛可使菌体黏附于人类尿道黏膜上，不易被尿液冲刷掉，且抗吞噬作用明显；外膜蛋白可破坏中性粒细胞，并具有黏附作用；内毒素与补体共同作用，在局部形成炎症反应。

（2）所致疾病：人是淋病奈瑟菌的唯一宿主。传染源为患者和带菌者，主要经性接触传染，也可经患者分泌物污染的衣物、毛巾、浴盆等传染，引起男、女泌尿生殖道化脓性感染。感染初期表现为男性前尿道炎、女性尿道炎与宫颈炎，患者出现尿频、尿痛，尿道、宫颈有脓性分泌物。如未经治疗可扩散到生殖系统，引起慢性感染，可导致不育。新生儿可通过产道感染，引起淋病性眼结膜炎，俗称"脓漏眼"。

（3）免疫性：人类对淋病奈瑟菌无自然免疫力，均易感。病后免疫力不强，不能防止再感染。

五、微生物学检查及防治原则

（一）微生物学检查

1. 标本采集及注意事项　病原性球菌感染的微生物学检查，应根据感染部位的不同，采取不同的标本。采集标本前应了解检查目的，准备好标本盛放容器，贴好标签。

（1）血液：正常人体的血液是无菌的，当某些化脓性感染引起菌血症或败血症时，血液中便可出现细菌。血液只供培养检查，采血必须在抗生素使用之前进行。通常用肉汤培养基50 ml，静脉采血3~5 ml，床边接种注入培养基瓶中，立即送检。

（2）脓汁：已经破溃或暴露于体表的开放性病灶，应先清洗、消毒病灶周围，拭去表面的分泌物，再分别用2支无菌棉签，采取较深部的脓液或分泌物，立即装入无菌试管内送检，以供涂片、培养等多种检查。采集标本必须在每次换药或用药之前。深部或其他闭锁性脓肿，应以无菌方法穿刺抽取脓液。对可疑为淋病的泌尿生殖道脓性分泌物标本，应防止干燥和低温，采集后置于含有液体培养基的试管内立即送检。

（3）咽拭子：常用于检查脑膜炎奈瑟菌的带菌者及链球菌引起的呼吸道炎症。取材应于抗菌治疗之前，早晨起床后，患者先以清水漱口，以无菌棉拭子，在咽后壁、扁桃体、悬雍垂的后侧反复涂抹数次，如肉眼发现咽部有明显炎症，应多涂擦。棉拭子不应接触口腔及舌黏膜。取材后应置于无菌试管内送检。

（4）痰液：疑为大叶性肺炎患者，可于使用抗菌药物治疗之前，取铁锈色痰液送检。

（5）脑脊液：正常脑脊液是无菌的。脑膜炎奈瑟菌、肺炎链球菌、B群链球菌等多种病原性球菌，均可引起化脓性脑膜炎。脑脊液的细菌学检查，是确诊各种脑膜炎的最可靠方法。脑脊液的采集由临床医师以无菌操作穿刺抽取脑脊液3~5 ml，置于无菌试管中送检。由于脑膜炎奈瑟菌抵抗力极弱且易自溶，肺炎链球菌也易死亡，因此，不论是用于涂片或培养，均需立即送检。如做细菌培养检查，还应注意保温（最好床边接种）。

2. 形态学检查 将标本直接涂片，经革兰氏染色镜检，并结合病史和临床症状，可作出初步诊断。

3. 分离培养与鉴定 分离培养与鉴定是病原性球菌病原学诊断的可靠方法。将标本接种于不同的培养基上，葡萄球菌、链球菌可用血平板，奈瑟菌属需接种于巧克力平板，待有菌生长后，取可疑菌落做纯培养，进行生化反应及血清学鉴定。分离培养及生化鉴定时，必须注意培养环境的气体供给。遇有临床上呈典型的细菌感染症状，而标本常规培养多次阴性者，尚需考虑 L 型细菌的可能，并改换适宜的培养基培养。

4. 血浆凝固酶试验 目前虽然不断发现凝固酶阴性葡萄球菌也能致病，但一般仍以凝固酶阳性作为致病葡萄球菌的主要诊断依据。凝固酶试验多采用玻片法，简便快速，2 min 内即可判断结果。

5. 免疫学检查

（1）抗链球菌溶血素 O 试验：效价超过 400 者，可辅助诊断链球菌感染引起的活动性风湿热等。

（2）协同凝集试验：用已知抗体（IgG）与带有 SPA 的葡萄球菌结合，检测标本中相应的抗原，可用于流脑和淋病的诊断。

6. 肠毒素试验 用于葡萄球菌食物中毒的诊断。常用方法有动物实验、酶联免疫吸附试验、间接血凝试验、琼脂扩散等。

（二）防治原则

1. 一般防治 及时发现和治疗患者，对于皮肤创伤要及时消毒处理，一般化脓性炎症要及时治疗。平时注意个人卫生和公共卫生。医护人员要严格执行无菌操作规程，做好手术室空气、外科器械、敷料等的消毒，防止医源性交叉感染。加强食品卫生监督，注意饮食卫生，防止葡萄球菌引起的食物中毒；对链球菌引起的急性咽炎、扁桃体炎（尤其儿童），要早期彻底治疗以防止超敏反应性疾病的发生；流脑流行期间，短期应用磺胺药口服或滴鼻，可预防流脑。淋病的防治则应早期发现并及时隔离和治疗患者，采取综合治理措施，防止不正当的性关系，普及预防知识。为了预防新生儿淋病性眼结膜炎的发生，不论产妇有无淋病，出生后立即以 1% 硝酸银滴眼。病原治疗需根据药敏试验选用敏感药物进行治疗，效果较好。

2. 特异性预防

（1）葡萄球菌自身菌苗：用于治疗反复发作的疖病患者有一定疗效。

（2）流脑 A 群纯化荚膜多糖菌苗：预防儿童流脑，保护率达 95%。

第二节 肠道杆菌

肠道杆菌（*Enterobacteriaceae*）是一大群寄居在人和动物肠道中生物学性状相近的革兰氏阴性杆菌，常随人和动物的粪便排出体外而广泛分布于土壤、水和腐物中。该类细菌种类繁多，大多数是人体肠道内的正常菌群，但当宿主免疫力下降或细菌寄居部位改变时可成为机会致病菌而引起疾病；少数为病原菌，例如伤寒沙门菌、志贺菌、致病性大肠埃希菌等可引起某些肠道传染病。

肠道杆菌具有下列共同的生物学特性：

1. 形态与结构 均为中等大小的革兰氏阴性杆菌，无芽孢，多数有菌毛、周鞭毛，少数有荚膜。

2. 培养特性 需氧或兼性厌氧。营养要求不高，在普通琼脂平板上可生长，形成光滑、湿润、灰白色的中等大小菌落。常用的肠道选择培养基有麦康凯（MacConkey，MAC）平板、伊

红 - 亚甲蓝（eosin-methylene blue，EMB）平板、沙门 - 志贺氏（Salmonella-Shigella，SS）琼脂平板，因肠道菌不同种属对乳糖分解能力不同，会产生不同颜色的菌落。

3. 生化反应　活泼，发酵葡萄糖产酸或产酸产气，氧化酶阴性，触酶阳性，还原硝酸盐为亚硝酸盐。不同种属的细菌对糖类和蛋白质的分解能力不同，形成不同的代谢产物，可借此鉴别细菌。利用乳糖发酵试验可用于初步鉴别肠道菌中的致病菌和非致病菌，非致病菌能发酵乳糖，而致病菌则不能。

4. 抗原　结构复杂，主要包括菌体（O）抗原、鞭毛（H）抗原、荚膜抗原、菌毛抗原等。O抗原和H抗原是肠道杆菌血清学分群及分型的主要依据。

5. 抵抗力　对理化因素敏感，易被一般的化学消毒剂杀灭。对胆盐、煌绿等耐受，并在一定程度上抵抗多种染料的抑菌作用，这些特性被应用于制备肠道杆菌选择性培养基。

6. 变异　同种不同型或不同种的细菌之间可通过接合、转导和溶原性转换的方式发生基因转移与重组，使受体菌获得新的性状，最常见的为耐药性变异。

一、埃希菌属

埃希菌属（*Escherichia*）是人和动物肠道的正常菌群，包括6个种，其中大肠埃希菌（*E.coli*）是最常见的临床分离菌，俗称大肠杆菌，在婴儿出生数小时后进入肠道，并终生相伴。在环境卫生学和食品卫生学中，大肠埃希菌常被用作粪便污染的卫生学检测指标。

（一）生物学性状

大肠埃希菌是中等大小的革兰氏阴性杆菌，有菌毛，无芽孢，引起肠道外感染的菌株常有多糖包膜（微荚膜）（图7-6）。

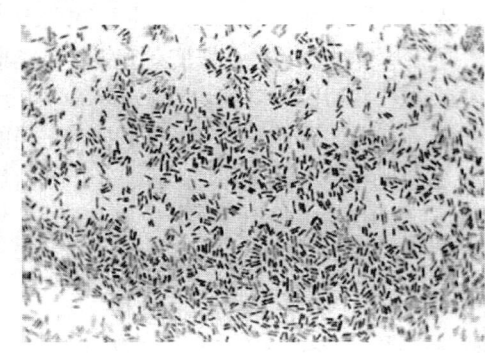
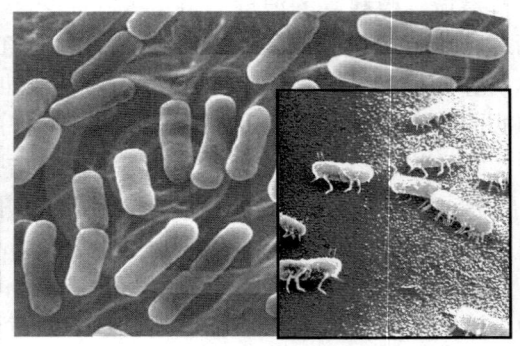

A 普通光镜下形态　　　　　　　　　B 电镜下形态

图7-6 大肠埃希菌形态

兼性厌氧，营养要求不高，在普通琼脂平板37℃培养24小时后，形成直径2～3 mm的圆形、凸起、灰白色S型菌落，有粪臭味。在液体培养基中呈均匀混浊生长。

大肠埃希菌能发酵多种糖产酸产气，不形成硫化氢，在SS琼脂平板等选择鉴别培养基上，因发酵乳糖产酸使菌落呈现红色，易与沙门菌、志贺菌等致病菌相区别。动力试验阳性，IMViC（吲哚试验、甲基红试验、VP试验和柠檬酸盐利用试验）结果为"++--"。大肠埃希菌主要抗原有O、K、H 3种，是血清学分型的基础。O抗原超过170种，是分群的基础；H抗原超过60种；K抗原在100种以上，为多糖抗原。

（二）致病性

1. 致病物质

（1）K抗原：具有抗吞噬或抵抗抗体和补体对菌体的破坏作用。

（2）定居因子（colonization factor）：又称黏附素，能使细菌紧密黏附在肠道和泌尿道黏膜上皮细胞上，避免因肠蠕动和尿液的冲刷而排出体外。大肠埃希菌的黏附素是由质粒编码的特殊菌毛，具有较强的免疫原性，能刺激机体产生特异性抗体。

（3）外毒素：致病性大肠埃希菌能产生多种外毒素。包括志贺毒素Ⅰ和Ⅱ，耐热肠毒素a和b，不耐热肠毒素Ⅰ和Ⅱ，以及溶血素A等。

2. 所致疾病

（1）肠道外感染：大肠埃希菌在肠道内一般不致病，当寄生部位发生改变时，作为机会致病菌可引起内源性感染，以泌尿系统感染最常见，如尿道炎、膀胱炎、肾盂肾炎，亦可引起腹膜炎、阑尾炎、胆囊炎、术后创口感染等。免疫力低下者可引起败血症，甚至引起新生儿大肠埃希菌脑膜炎。

（2）肠道感染：某些致病性大肠埃希菌可引起人类胃肠炎，为外源性感染。根据致病机制可分为5种类型（表7-2）。

表7-2 引起胃肠炎的大肠埃希菌

菌株	作用部位	疾病与症状	致病机制
肠产毒性大肠埃希菌（ETEC）	小肠	婴幼儿和旅行者腹泻；类似轻型霍乱的急性水样腹泻	产生肠毒素，大量分泌体液和电解质
肠侵袭性大肠埃希菌（EIEC）	大肠	较大儿童和成人腹泻，粪便常为脓血黏液便；类似志贺菌肠炎的症状	侵袭和破坏结肠黏膜上皮细胞，不产生肠毒素
肠致病性大肠埃希菌（EPEC）	小肠	婴儿腹泻；水样便或黏液便，无血液	黏附和破坏黏膜上皮细胞，不产生肠毒素和其他外毒素
肠出血性大肠埃希菌（EHEC）	大肠	出血性结肠炎，可从轻度水泻至伴剧烈腹痛的血便，可并发溶血性尿毒症综合征	产生志贺样细胞毒素，中断肠黏膜上皮细胞蛋白质合成，伴小肠绒毛结构破坏，导致吸收受损
肠集聚性大肠埃希菌（EAEC）	小肠	婴儿腹泻；持续性水样便伴脱水，偶有血便	集聚性黏附上皮细胞，伴绒毛变短，单核细胞浸润和出血，液体吸收下降

考点提示

大肠埃希菌的致病条件及所致疾病。

二、志贺菌属

志贺菌属（*Shigella*）于1898年由Shiga首先发现，由此得名志贺菌，俗称痢疾杆菌，是人类细菌性痢疾（俗称菌痢）的病原菌。

（一）生物学性状

志贺菌属细菌为革兰氏阴性短小杆菌，有菌毛，无芽孢，无荚膜，无鞭毛。兼性厌氧，营养要求不高。在普通琼脂平板上形成中等大小、半透明、光滑型菌落。因不发酵乳糖在SS琼脂培养基上为无色半透明菌落。分解葡萄糖产酸不产气；不产生硫化氢。本菌有O抗原而无H抗原，某些菌株有K抗原。O抗原分为群特异性抗原和型特异性抗原，是分类的依据，依此将志贺菌属分为4个群、40多个血清型（表7-3）。在我国最常见的为福氏志贺菌，其次为宋内志贺菌。

表 7-3 志贺菌属的抗原分类

菌种	群	亚型
痢疾志贺菌	A	8a，8b，8c
福氏志贺菌	B	1a，1b，2a，2b，3a，3b，3c，4a，4b
鲍氏志贺菌	C	—
宋内志贺菌	D	—

志贺菌抵抗力较弱。在粪便中受其他菌及酸性产物影响，可于数小时内死亡。加热 60 ℃ 10 min 可被杀死，在 1% 苯酚中 15 min 即可灭活。易产生耐药性变异，如对氯霉素、链霉素和磺胺类的耐药率达 80%。

（二）致病性与免疫性

1. 致病物质　主要是侵袭力和内毒素，有些菌株尚可产生外毒素。

（1）侵袭力：志贺菌借助菌毛能黏附于回肠末端和结肠黏膜的上皮细胞表面，继而在侵袭蛋白作用下穿入上皮细胞内生长繁殖，并向毗邻的细胞扩散，形成黏膜固有层局部感染灶，菌体本身不侵入血液。

（2）内毒素：志贺菌所有菌株均产生强烈的内毒素。内毒素作用于肠黏膜，使其通透性升高，进一步促进对内毒素的吸收，引起一系列中毒症状，如发热、神志障碍、中毒性休克；内毒素破坏肠黏膜，可形成炎症、溃疡、出血，呈现典型的黏液脓血便（呈暗红色果酱样）；内毒素还作用于肠壁自主神经系统，使肠功能紊乱，肠蠕动失调、肠平滑肌痉挛，尤其是直肠括约肌痉挛明显，因而出现腹痛、腹泻及里急后重（频繁便意）等症状。

（3）外毒素：A 群志贺菌 I 型及 II 型能产生一种外毒素称为志贺毒素。志贺毒素有神经毒性、细胞毒性和肠毒性，引起神经麻痹、细胞坏死和水样腹泻。

2. 所致疾病　志贺菌引起细菌性痢疾。传染源是患者和带菌者。主要通过粪 - 口途径传播。常见的志贺氏菌感染有 3 种类型。

（1）急性菌痢：典型急性菌痢经 1~3 天的潜伏期后，突然发病，主要有发热、腹痛、腹泻、黏液脓血便、里急后重等临床表现。若及时治疗，预后良好。严重者可致脱水、酸中毒、血压下降、周围循环障碍等，传染性强。

（2）慢性菌痢：急性菌痢治疗不彻底，或机体抵抗力低、营养不良或伴有其他慢性病时，易转为慢性，病程多在 2 个月以上，迁延不愈，反复发作。主要表现为腹部不适，腹泻次数不定，以黏液便为主，部分患者可成为带菌者。

（3）中毒性菌痢：以儿童多见，各型志贺菌均可引起，消化道症状不典型，以全身中毒症状为主。由于内毒素迅速吸收入血，出现高热，并造成机体微循环障碍，导致 DIC、多器官功能衰竭等，死亡率高。

考点提示

志贺菌的传染源、传播途径及所致疾病临床表现。

3. 免疫性　志贺菌感染局限于肠黏膜层，一般不入血，故其抗感染免疫主要是消化道黏膜表面的 SIgA，以局部免疫为主。病后免疫力不持久，不能防止再感染。

三、沙门菌属

沙门菌属（*Salmonella*）是一大群寄生在人和动物肠道内、生化反应和抗原构造相似的革兰氏阴性杆菌,由 Salmon 于 1885 年首次成功分离,故被命名为沙门菌。沙门菌属细菌种类繁多,目前已发现 2500 多个血清型。对人致病的只有少数,如引起肠热症的伤寒与副伤寒沙门菌、鼠伤寒沙门菌、猪霍乱沙门菌、肠炎沙门菌等,既对动物致病,也可传染给人,引起食物中毒或败血症。

(一)生物学性状

沙门菌属为革兰氏阴性杆菌,无荚膜,无芽孢,多数菌株有周鞭毛和菌毛(图 7-7)。兼性厌氧,营养要求不高,在普通琼脂平板上形成中等大小、无色半透明的光滑型菌落。在肠道杆菌选择培养基上因不分解乳糖而形成无色菌落。沙门菌属中的细菌生化反应特别活泼,对本属细菌各菌种的鉴定有重要参考价值。

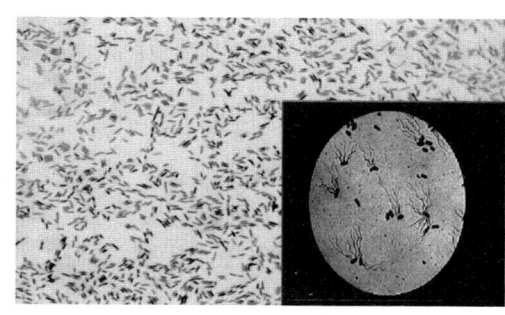 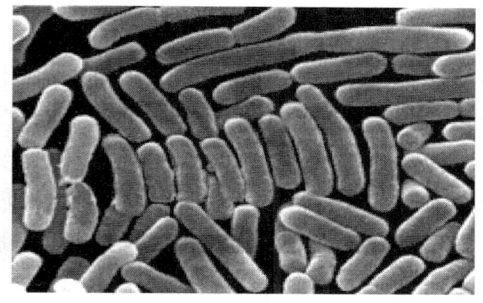

A. 普通光镜下形态(周身鞭毛)　　　　　　B. 电镜下形态

图 7-7　伤寒沙门菌形态

沙门菌抗原主要有 O 抗原和 H 抗原两种,少数菌具有 Vi 抗原。

1. O 抗原　是存在于菌体表面的脂多糖,耐热;O 抗原共有 58 种,是沙门菌分群的依据,刺激机体产生 IgM 类抗体。

2. H 抗原　为蛋白质,不耐热,且易被乙醇破坏;是沙门菌分型的依据,刺激机体产生 IgG 类抗体。

3. Vi 抗原　是一种表面抗原,又称毒力抗原,不稳定,60 ℃即被破坏。免疫原性较弱。

(二)致病性与免疫性

1. 致病性　主要是侵袭力和产生内毒素,个别菌株尚能产生肠毒素。

(1)侵袭力:有毒菌株借助菌毛吸附于小肠黏膜上皮细胞,并穿过上皮细胞层至黏膜下组织,被黏膜固有层中吞噬细胞吞噬,但不被杀灭,能在吞噬细胞内生长繁殖,并被携带到机体其他部位。

(2)内毒素:沙门菌有较强的内毒素,可引起机体发热、白细胞减少和微循环功能障碍等多种毒性反应,大剂量时可发生中毒性休克。内毒素可激活补体系统释放趋化因子,吸引中性粒细胞,导致肠道局部炎症反应。

(3)肠毒素:某些沙门菌(如鼠伤寒沙门菌)可产生肠毒素,其性质类似肠产毒性大肠埃希菌产生的肠毒素,引起水样腹泻。

2. 所致疾病

(1)肠热症:即伤寒或副伤寒。伤寒沙门菌通过消化道传播,引起伤寒,甲型副伤寒沙门菌、肖氏沙门菌(乙型副伤寒沙门菌)、希氏沙门菌(丙型副伤寒沙门菌)引起副伤寒。伤寒和副伤寒的致病机制和临床症状基本相似,只是副伤寒的病情较轻、病程较短。

病菌随食物抵达小肠,以菌毛黏附在小肠黏膜表面,进而穿过肠黏膜上皮细胞或细胞间隙侵入肠壁固有层集合淋巴结,被吞噬细胞吞噬后,在吞噬细胞中生长繁殖,部分细菌通过淋巴管到肠系膜淋巴结大量增殖，此阶段机体无症状。细菌在淋巴组织中大量繁殖后，经胸导管进入血流引起第一次菌血症，患者可出现发热、乏力、全身酸痛等前驱症状。病菌随血液入肝、脾、胆、肾、骨髓等器官并在其中繁殖后，再次入血形成第二次菌血症，此时症状明显，患者持续高热（39 ℃以上）、相对缓脉、肝脾大、皮肤出现玫瑰疹，全身中毒症状明显，外周血白细胞明显下降。胆囊中的病菌通过胆汁进入肠道，一部分随粪便排出体外，另一部分再次侵入肠壁淋巴组织，使已致敏的肠壁组织发生Ⅳ型超敏反应，导致局部坏死和溃疡，不注意饮食易引起肠出血和肠穿孔，故临床上对伤寒恢复期患者要加强饮食护理，以免肠穿孔的发生。肾中的病菌可随尿排出，尿检出率高。若无并发症，第2～3周后机体细胞免疫功能增强，第3～4周后病情开始好转。第4周随着适应性免疫功能的建立，患者逐渐恢复健康。部分患者病愈后仍可自粪便排菌达1年或更长时间，成为无症状带菌者，是伤寒、副伤寒重要的传染源。

（2）急性胃肠炎（食物中毒）：是最常见的沙门菌感染，多为集体食物中毒。主要是摄入被大量鼠伤寒沙门菌、猪霍乱沙门菌、肠炎沙门菌等污染的食物引起。潜伏期6～24 h，起病急，主要症状为发热、恶心、呕吐、腹痛、腹泻等症状。多在2～3天可恢复。

（3）败血症：常由希氏沙门菌、鼠伤寒沙门菌、猪霍乱沙门菌、肠炎沙门菌等引起，多见于儿童和免疫力低下的成人。病菌经口进入肠道后，迅速侵入血流大量生长繁殖，引起高热、寒战、厌食和贫血等，常伴有脑膜炎、骨髓炎、胆囊炎、心内膜炎等发生。消化道症状不明显，粪便培养阴性，血培养阳性。

3. 免疫性　伤寒或副伤寒病后有牢固免疫，很少再感染，主要靠细胞免疫；食物中毒病程短，细菌不侵入血流，故免疫力不显著；败血症患者细胞免疫和体液免疫均起重要作用。

四、变形杆菌属

变形杆菌属（*Proteus*）广泛存在于水、土壤、腐败的有机物以及人和动物的肠道中，包括8个种，与医学关系密切的主要有普通变形杆菌和奇异变形杆菌。

变形杆菌属为革兰氏阴性杆菌，呈明显的多形性，有球形和丝状等，无荚膜、无芽孢，有周鞭毛，运动活泼，有菌毛。营养要求不高，在普通琼脂平板上呈扩散生长，形成以细菌接种部位为中心的、厚薄交替、同心圆形的层层波状菌苔，称迁徙生长现象。产生H_2S，尿素分解试验阳性。

普通变形杆菌X2、X19、Xk的菌体抗原（OX2、OX19、OXk）与斑疹伤寒立克次体、恙虫病立克次体等具有相同的抗原成分，提取上述类型变形杆菌的O抗原代替不易获得的立克次体的抗原与患者血清进行交叉凝集反应，以辅助诊断相关立克次体病，称为外斐反应（Weil-Felix reaction）。

变形杆菌属为机会致病菌，是医院内感染的常见病原菌之一，在特定条件下可引起尿路感染。普通变形杆菌和奇异变形杆菌引起的泌尿系统感染仅次于大肠埃希菌。普通变形杆菌和奇异变形杆菌产生的尿素酶能分解尿素产氨，使尿液pH值增高，有利于变形杆菌的生长。变形杆菌属亦可引起慢性中耳炎、食物中毒、婴幼儿腹泻、脑膜炎、败血症等。

五、克雷伯菌属

克雷伯菌属（*Klebsiella*）主要包括肺炎克雷伯菌、产酸克雷伯菌、解鸟氨酸克雷伯菌、植生克雷伯菌和土生克雷伯菌。临床感染中以肺炎克雷伯菌多见。

克雷伯菌属为革兰氏阴性菌，菌体卵圆形或球杆状，无鞭毛，有较厚的荚膜，多数菌株有菌毛。营养要求不高，在普通培养基上形成较大、灰白色、呈黏液状菌落，用接种环蘸菌落可拉起长丝。在麦康凯平板或SS琼脂等肠道选择性平板培养基上因发酵乳糖产酸，形成较大、红色、黏稠菌落。

肺炎克雷伯菌为机会致病菌，也是医源性感染的常见细菌。当机体免疫功能下降、应用免疫抑制剂或长期大量应用抗菌药物导致菌群失调时致病，常引起肺炎、支气管炎、泌尿道和创伤感染，有时也可导致严重的败血症、脑膜炎、腹膜炎等。肺炎克雷伯菌臭鼻亚种能引起慢性萎缩性鼻炎。肺炎克雷伯菌鼻硬结亚种可引起鼻腔、咽喉及其他呼吸道硬结病。

六、微生物学检查与防治原则

（一）微生物学检查

1. 标本采集及注意事项

（1）肠道外标本：根据不同的疾病采取不同感染部位的标本，如血液、尿液、体液、痰液、穿刺液、伤口分泌物、呕吐物、活体组织及其他各种临床标本。在采取标本时必须无菌操作。

（2）肠道内标本：急性菌痢患者采集粪便标本，宜在疾病的早期，抗菌药使用前，采集新鲜粪便中的脓血、黏液部分送检。如不能及时送检，应将标本放置在专门运送培养基或30%甘油缓冲盐水中冷藏待检。对于中毒性菌痢患者可用肛拭子采集标本。

（3）肠热症患者标本：不同病程采集不同标本。疾病第1~2周采集血液，血培养阳性率70%~80%；第3周后采集尿液培养，阳性率约25%；第3周后采取粪便做多次培养，阳性率可达70%（图7-8）。骨髓培养阳性率高于血液，且持久。

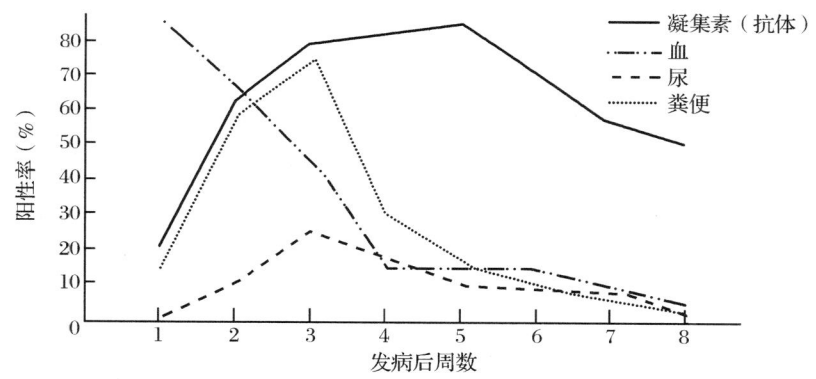

图7-8 伤寒患者不同病期血、尿、粪便中病原菌和特异性凝集素检出阳性率

2. 标本的检查

（1）直接检查：通过对标本染色后用显微镜观察；也可用暗视野显微镜查看细菌有无运动能力。

（2）培养与鉴定

1）分离培养：对于肠道外标本，在无菌的前提下一般采用血平板或巧克力平板。对于污染的标本需采用选择培养基或鉴别培养基以提高消化道感染细菌的分辨率。如菌量较少可用肉汤增菌以提高检出率。对于肠道内标本常用的分离培养基包括非选择性培养基、弱选择鉴别培养基和强选择鉴别培养基。

2）鉴定：常规生化鉴定为实验室最常用的方法，某些引起腹泻的病原菌还需用血清学分型鉴定作为最终鉴定。确定原则：先采用葡萄糖氧化-发酵试验及氧化酶试验，与弧菌科和非发酵菌加以鉴别；再用生化反应进行属种鉴别。

3. 肥达试验　是用已知伤寒沙门菌O抗原和H抗原，以及引起副伤寒的甲型副伤寒沙门菌、肖氏沙门菌和希氏沙门菌 H 抗原的诊断菌液与受检血清做半定量试管或微孔板凝集试验，测定受检血清中有无相应的抗体及其效价的实验。常用于肠热症的辅助诊断。肥达试验结果的解释必须结合临床表现、病程、病史以及地区流行病学情况，一般是伤寒沙门菌 O 凝集效价≥1∶80、H 凝集效价≥1∶160、引起副伤寒的沙门菌 H 凝集效价≥1∶80 时才有诊断价值。有时单次效价增高不能定论，可在病程中逐周复查。效价逐次递增或恢复期效价比初次增高 4 倍以上者具有诊断价值。O 抗体与 H 抗体效价的临床诊断意义：肥达反应结果中若 O、H 抗体凝集效价均高于正常值，患肠热症的可能性大；如二者均低于正常值，则患病可能性小；若 O 高 H 不高，可能是感染早期或是发生与伤寒沙门菌有交叉抗原的其他沙门菌感染；若 H 高 O 低，大部分可能是预防接种或非特异性回忆反应。

4. 卫生细菌学检查　大肠埃希菌可随宿主粪便污染周围环境、水源、饮料、食品等。样品中的大肠埃希菌越多，说明被粪便污染程度越严重，并间接表明有肠道致病菌污染的可能性。故卫生细菌学以大肠菌群数作为饮用水、食品等被粪便污染的指标之一。大肠菌群是指在 37 ℃ 24 h 内发酵乳糖产酸产气的需氧和兼性厌氧肠道杆菌，包括埃希菌属、柠檬酸杆菌属、肠杆菌属、克雷伯菌属等。目前我国卫生标准规定，生活饮用水的标准是 1 ml 水中的细菌总数不超过 100 CFU；每 100 ml 水中不得检出大肠菌群；每 100 ml 瓶装汽水、果汁中大肠菌群数不得超过 5 个。

（二）防治原则

1. 控制传染源　早发现、早隔离、早治疗。
2. 切断传播途径　加强饮水、饮食卫生监督管理，改善环境，做好防蝇、灭蝇工作。对一些传染性较强的病菌，患者的废弃物应先做无害化处理。
3. 保护易感人群　口服疫苗。
4. 治疗　应根据药敏试验结果选药，减少菌株耐药性，必要时可联合用药。对于某些病症可进行对症治疗。常用的药物有磺胺、链霉素、卡那霉素、诺氟沙星、氯霉素、甲硝唑、克拉霉素、庆大霉素、复方新诺明等。

第三节　弧菌属

弧菌属（*Vibrio*）细菌是一群菌体短小、弯曲呈弧状的革兰氏阴性菌。在自然界广泛分布，以水中最多。弧菌属目前有 56 个种，其中至少 12 个种与人类疾病有关，主要的致病菌有霍乱弧菌和副溶血性弧菌，以肠道致病为主，引起霍乱和食物中毒。偶尔引起浅表创伤感染。

一、霍乱弧菌

霍乱弧菌（*V.cholerae*）是烈性传染病霍乱的病原体。霍乱为我国法定甲类传染病之一，其发病急，传染性强，死亡率高，在世界上曾引起多次大流行。自 1817 年以来，共发生 8 次世界性大流行，前 6 次均由霍乱弧菌古典生物型引起，第 7 次大流行是由霍乱弧菌的埃尔托（El Tor）生物型引起。1992 年，一株新的流行株霍乱弧菌 O139 在印度和孟加拉湾附近一些国家的城市出现，并很快波及亚洲、欧洲和美洲，这是首次由非 O1 群霍乱弧菌引起的流行。

（一）生物学性状

1. 形态与染色　革兰氏阴性菌，从患者标本中新分离的霍乱弧菌呈弧状或逗点状，大小（0.5～0.8）μm×（1.5～3.0）μm，经人工培养后，常呈杆状，不易与肠道杆菌区别。有菌毛，无芽孢，有些菌株（如 O139）有荚膜。在菌体一端有一根单鞭毛，运动极为活泼。取霍乱患者米泔水样粪便进行活菌悬滴观察，可见细菌呈穿梭或流星样运动。粪便涂片染色镜检，可见细菌呈鱼群状排列（图 7-9）。

2. **培养特性** 兼性厌氧，营养要求不高。耐碱不耐酸，在 pH 8.4～9.2 的碱性蛋白胨水中生长良好，呈菌膜生长，常用于首次增菌培养。在碱性琼脂平板上经 37 ℃培养 24 h 后，形成圆形、扁平、无色、透明或半透明的大菌落；在硫代硫酸盐 - 柠檬酸盐 - 胆盐 - 蔗糖（thiosulfate-citrate-bile-salts，TCBS）琼脂培养基上，因发酵蔗糖产酸而形成黄色菌落，可作为霍乱弧菌选择性培养基。霍乱弧菌在无盐环境中生长，而其他致病性弧菌则不能生长。能分解甘露醇、葡萄糖、蔗糖、麦芽糖，产酸不产气；缓慢发酵乳糖，吲哚试验和霍乱红试验阳性。

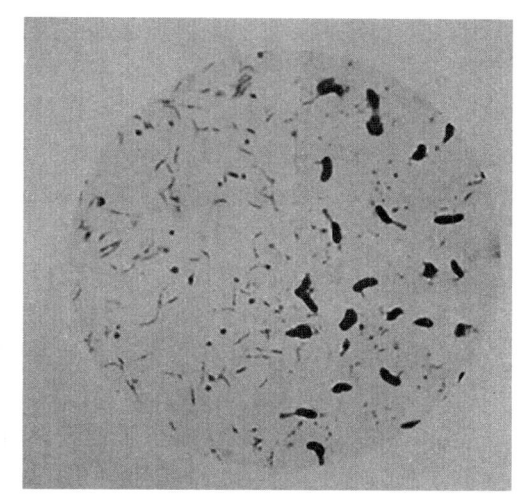

图 7-9 霍乱弧菌

3. **抗原结构与分型** 有耐热的 O 抗原和不耐热的 H 抗原，H 抗原无特异性，是弧菌的共同抗原，O 抗原特异性高，具有群和型的特异性，是分群和分型的基础。目前已发现霍乱弧菌的血清群有 155 个，表示为 O1，O2，O3，……，O155。其中 O1 群和 O139 群引起霍乱，O2～O138 群只引起人类胃肠炎，不引起霍乱流行，称为非 O1 群霍乱弧菌。根据 O1 群霍乱弧菌菌体抗原含有 A、B、C 3 种抗原因子的不同，又可将其分为小川型、稻叶型、彦岛型 3 个血清型（表 7-4），以小川型和稻叶型为常见流行型。

表 7-4 霍乱弧菌 O1 群血清型

血清型	O1 多克隆抗体	O1 单克隆抗体		
		A	B	C
小川型	+	+	+	-
稻叶型	+	+	-	+
彦岛型	+	+	+	+

O1 群霍乱弧菌根据表型和遗传差异，可分为 2 个生物型，即古典生物型（classical biotype）和 El Tor 生物型（El Tor biotype）。古典生物型不溶解羊红细胞，不凝集鸡红细胞，对 50 U 的多黏菌素敏感，可被Ⅳ群噬菌体裂解，而 El Tor 生物型则完全相反。古典生物型为前 6 次霍乱的病原体，El Tor 生物型是因为 1905 年在埃及西奈半岛 El Tor 地区发现而得名。

O139 群自 20 世纪 90 年代以来已成为霍乱的重要病原体，在免疫原性方面与 O1 群之间无交叉性。

4. **抵抗力** 本菌对热、干燥、日光和一般消毒剂敏感。100 ℃加热 1～2 min 或 55 ℃加热 10 min 死亡，在正常胃酸中仅存活 4 min，以 1∶4 的比例配制漂白粉处理患者的排泄物或呕吐物 1 h，可达到消毒的目的。El Tor 生物型在自然界中的生存能力比古典生物型强，在河水、井水、海水中可存活 1～3 周，在各种海产品上可存活 1～2 周，有时还可越冬。霍乱弧菌对链霉素、氯霉素和四环素敏感，对庆大霉素耐药。

（二）**致病性与免疫性**

1. **致病物质** 霍乱弧菌的致病物质包括鞭毛、菌毛和霍乱肠毒素。

（1）鞭毛和菌毛：鞭毛有助于细菌穿过肠黏膜表面黏液层，普通菌毛有利于细菌定植于小肠黏膜，只有定植后才可致病。

（2）霍乱肠毒素：是目前已知的最剧烈的致泻毒素。该毒素属于外毒素，具有很强的免疫原性，不耐热，现已能将该毒素高度精制成晶状，仍保持极强的生物活性。该毒素由1个A亚单位和4~6个B亚单位构成。A亚单位是霍乱肠毒素的毒性物质，B亚单位是结合单位。B亚单位与小肠黏膜上皮细胞GM1神经节苷脂受体结合，结合后毒素分子变构，A亚单位脱离B亚单位进入细胞内，同时A亚单位在蛋白酶的作用下裂解为A1和A2两条多肽。A1为毒性部分，使细胞内的cAMP水平升高，肠黏膜上皮细胞分泌功能亢进，导致肠液（Na^+、K^+、HCO_3^-、HO^-等）大量分泌，引起剧烈的腹泻和呕吐。

2. 所致疾病　O1群和O139群霍乱弧菌感染引起烈性传染病霍乱，人是唯一的易感者。传染源包括患者和无症状带菌者，主要经消化道传播。正常胃酸环境下，需要10^8~10^{10}个细菌进入方可感染；当胃酸低时，只需少量细菌10^3~10^5即可感染。在一定条件下，病菌通过胃酸屏障进入小肠，在小肠黏膜细胞表面定植，生长繁殖，产生霍乱肠毒素而致病。但霍乱弧菌不侵入肠上皮细胞和肠腺，也不侵入血液。

 考点提示

霍乱弧菌的致病物质与致病特点。

霍乱疾病的潜伏期一般为1~4天，患者多突然发病，表现为剧烈的腹泻和呕吐，腹泻物为黄水样或米泔水样；呕吐物先为食物残渣，后也为米泔水样。剧烈的腹泻和呕吐导致机体严重脱水、电解质失衡以及微循环功能障碍，严重者出现酸中毒、休克、肾衰竭。如治疗不及时，死亡率高达60%，但若及时给予补充体液及电解质，死亡率低于1%。O139群霍乱弧菌感染比O1群严重，表现为严重脱水和高死亡率，成年患者约占70%；O1群霍乱弧菌流行高峰期，儿童病例居多，约占60%。病愈后，一些患者可短期带菌，一般不超过2周，少数El Tor生物型感染者带菌时间可达数月或数年，病原菌主要存在于胆囊中，从而成为重要的传染源。

3. 免疫性　病后机体可获得牢固免疫力，再感染者少见，主要是体液免疫。发病数日后，血清中出现特异性抗体，包括肠毒素抗体、抗菌抗体，及肠道黏膜表面的SIgA。肠道黏膜表面的SIgA是防止再感染的主要机制。O1群感染引起的保护性免疫对O139群引起的感染不存在交叉免疫。

（三）**微生物学检查**

霍乱是烈性传染病，对首例患者必须进行快速、准确的病原学诊断，并及时作出疫情报告。

1. 标本　采集患者的米泔水样粪便或呕吐物，快速送检或存放在Cary-Blair保存液中送检。

2. 直接镜检　悬滴法暗视野观察镜下标本，有运动活泼呈穿梭样运动的细菌；涂片革兰氏染色镜检发现呈阴性、鱼群状排列的弧菌，可初步报告霍乱弧菌检出阳性。

3. 分离培养和鉴定　标本接种于碱性蛋白胨水进行增菌培养，然后接种于TCBS选择性培养基上，霍乱弧菌因分解蔗糖而在培养基上呈现黄色菌落，挑选可疑菌落进行生化反应和血清学试验鉴定。

4. 快速鉴定　亦可采用荧光菌球试验或SPA协同试验。

（四）**防治原则**

1. 一般性预防　加强食品卫生监督和饮水消毒，防止细菌污染食物和水源。加强国境检疫，防止本菌传入。发现疫情及时确诊上报，并严格隔离治疗和采取严格的消毒措施，必要时实行疫区封锁，以防止疫情扩散。

2. 特异性预防　接种霍乱死疫苗可增强人群免疫力，保护率在50%~90%之间，维持时间3~6个月。目前霍乱疫苗的重点已转至研制口服疫苗，如B亚单位-全菌灭活疫苗、基因工程减毒活疫苗等，并且已进行过大规模人群试验，某些国家已获准使用。O139 群疫苗仍在研制中。

3. 治疗　霍乱治疗的关键是及时补充体液和电解质，纠正酸中毒。使用氯霉素、四环素、链霉素、呋喃唑酮、多西环素等抗生素杀灭霍乱弧菌，从而减少外毒素的产生。由于体液疗法及抗生素在治疗霍乱方面的应用，目前霍乱治愈率较高，死亡率不断降低。

二、副溶血性弧菌

副溶血性弧菌是一种嗜盐性弧菌，主要存在于近海岸的海水、海底沉积物和鱼类、贝类等海产品中，是我国沿海地区食物中毒最常见的一种病原菌。

副溶血性弧菌为革兰氏阴性菌，呈弧状、杆状、丝状等多种形态，有单端鞭毛，运动活泼。营养要求不高，具有嗜盐特性，在 3%～3.5% NaCl 培养基中生长良好，无盐不能生长，但 NaCl 的浓度高于 8% 时则不能生长。在 TCBS 培养基上，副溶血性弧菌不发酵蔗糖产酸，为绿色菌落。该菌抵抗力弱，不耐热，90 ℃加热 1 min 或 1% 乙酸 5 min 即死亡。在淡水环境中存活时间不超过 2 天，在海水环境中可存活 47 天或更长。

人因食入烹饪不当的海产品或污染本菌的盐腌渍食物，如海蜇、海鱼、虾、贝类，导致食物中毒。该病确切的致病机制尚待阐明。从有毒株中已分离出 2 种致病因子：耐热直接溶血素和耐热相关溶血素。动物实验表明这两种致病因子具有细胞毒性和心脏毒性两种作用。该病常年均可发生，多发生在夏秋季。潜伏期通常为 5～72 h，主要症状是腹痛、腹泻、呕吐、脱水和发热，粪便多为水样，少数为血水样。病程 1～7 天，一般恢复较快。病后免疫力不强，可重复感染。

实验室检查时取患者粪便、肛拭子或剩余食物，直接分离培养于 SS 琼脂平板或嗜盐菌选择平板，取可疑菌落进一步鉴定。现在也可用基因探针、PCR 方法直接检测食物标本或腹泻标本中的耐热毒素基因进行快速诊断。

预防副溶血性弧菌引起的食物中毒的关键是注意饮食卫生，养成良好的饮食习惯。治疗可用抗菌药物，如庆大霉素、复方新诺明、诺氟沙星，严重患者需输液和补充电解质。

第四节　厌氧菌

厌氧菌（anaerobic bacteria）是一大群种类繁多，专性厌氧，必须在无氧环境中才能生长的细菌。厌氧菌广泛分布于自然界和人及动物的体内。根据能否形成芽孢，将厌氧菌分为厌氧芽孢梭菌和无芽孢厌氧菌 2 大类。厌氧芽孢梭菌主要引起外源性感染；无芽孢厌氧菌是人体正常菌群的重要成员，主要引起内源性感染。

一、厌氧芽孢梭菌

厌氧芽孢梭菌属于厌氧芽孢梭菌属（*Clostridium*），简称梭菌属。梭菌属是指一群厌氧、革兰氏染色阳性、能形成芽孢的大杆菌，由于芽孢直径比菌体宽，使菌体膨大呈梭状，故此得名。目前，在临床标本中可分离到厌氧芽孢梭菌属中的 20 多个菌种。本菌属细菌主要分布于土壤、人和动物肠道中，多数为腐物寄生菌，少数为致病菌。致病菌通过分泌外毒素和侵袭性酶类致病。临床常见的致病性厌氧芽孢梭菌包括破伤风梭菌、产气荚膜梭菌、肉毒梭菌和艰难梭菌等。

（一）破伤风梭菌

破伤风梭菌（*C.tetani*）是破伤风的病原体，大量存在于人和动物的肠道中，随粪便排出污染土壤，并能形成芽孢，其芽孢在土壤中可存活数年。当机体出现创伤时，本菌可侵入创口，产生毒素引起疾病。破伤风病死率很高。

1. 生物学性状　破伤风梭菌菌体细长呈杆状，长 2～18 μm，宽 0.5～1.7 μm，革兰氏染色阳性。有周身鞭毛、无荚膜。芽孢呈圆形，位于菌体顶端，直径比菌体宽大，使菌体呈鼓槌状，为该菌的典型特征（图 7-10）。严格厌氧，营养要求不高，但普通培养不易生长。在血平板上，37 ℃培养 24～48 h，形成的菌落较大、扁平、边缘不整齐，似羽毛状，易在培养基表面迁徙扩散，有 β 溶血环；在疱肉培养基中培养，肉汤变浑浊，肉渣被消化、微变黑，生成甲基硫醇及硫化氢，有腐败臭味。芽孢抵抗力强，在干燥的土壤和尘埃中可存活数年。100 ℃煮沸 1 h，5% 苯酚 15 h 可将其杀死。其繁殖体对青霉素、红霉素、四环素敏感；磺胺类药物对其有抑菌作用；对氨基糖苷类抗生素（链霉素、庆大霉素）耐药。

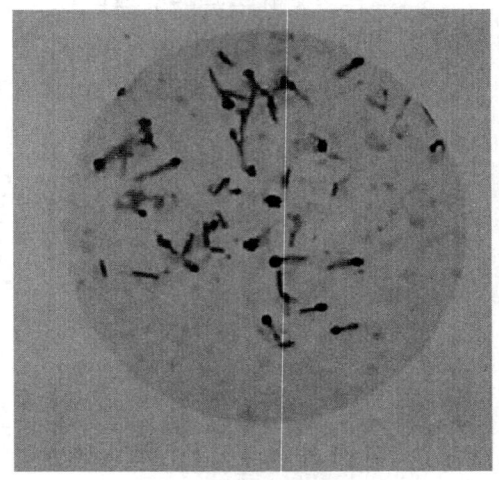

图 7-10　破伤风梭菌

2. 致病性

（1）致病条件：破伤风梭菌芽孢广泛存在于自然界中，可由伤口侵入人体，发芽繁殖而致病。伤口的厌氧环境是破伤风梭菌感染的重要条件。易造成伤口局部厌氧微环境的因素有：①伤口窄而深，混有泥土或异物；②大面积创伤或烧伤，坏死组织多，造成局部组织缺血、缺氧；③同时伴有需氧或兼性厌氧菌的混合感染等，有利于破伤风梭菌的生长繁殖。

（2）致病物质：破伤风梭菌仅在伤口局部繁殖，其致病作用主要依赖于该菌所产生的外毒素，即破伤风溶血毒素和破伤风痉挛毒素，其中破伤风痉挛毒素是引起破伤风的主要致病物质。破伤风痉挛毒素是一种神经毒素，化学性质为蛋白质，毒性极强，对人的致死量小于 1 μg，不耐热，免疫原性强，经甲醛脱毒处理可制成类毒素用于人工主动免疫。该毒素不耐蛋白酶分解作用，可被肠道中的蛋白酶分解而失活，因此经口感染不致病。破伤风梭菌只在局部生长，不进入血液，而它产生的破伤风痉挛毒素可入血液循环，到达中枢神经系统，与神经节苷脂结合，封闭抑制性中间神经元，阻止抑制性神经递质的释放，导致屈肌、伸肌同时发生收缩，出现强直性肌肉痉挛。

（3）所致疾病：破伤风发病的潜伏期不定，短的 1～2 天，长的可达 2 个月，平均 7～14 天，主要与感染部位和中枢神经系统的距离有关，距离越近，潜伏期越短，病死率越高。发病初期有发热、头痛、肌肉酸痛等前驱症状，继而出现张口困难、牙关紧闭、苦笑面容等神经方面的明显症状，以至发展到颈项强直、角弓反张等全身症状，严重者面部发绀、呼吸困难，可因窒息死亡。新生儿破伤风又称脐风，主要因分娩时使用污染或灭菌不严的手术器械导致脐带残端感染破伤风梭菌而致，病死率高达 90%。

 考点提示

破伤风梭菌的致病物质与所致疾病、临床表现。

3. 微生物学检查　根据破伤风患者典型的临床表现即可诊断，伤口直接涂片镜检和病菌分离培养阳性率很低，除特殊需要，一般不进行细菌学检查。

4. 防治原则　破伤风一旦发病，治疗困难，因此应以预防为主。

（1）正确处理伤口：及时清创、扩创，防止厌氧微环境的形成。

（2）人工主动免疫：对易感人群注射破伤风类毒素进行主动免疫，可有效预防破伤风的发生。对易受伤的儿童、战士、建筑工人、兽医和检疫人员等接种破伤风类毒素，按计划免疫程序接种来建立基础免疫，以刺激机体产生抗毒素。3～6个月儿童则注射白百破三联疫苗进行免疫，可同时获得对白喉、百日咳、破伤风3种疾病的免疫力。对可能感染破伤风梭菌的受伤者（已建立基础免疫者），应加强免疫一次破伤风类毒素。

（3）人工被动免疫：①紧急预防：发生外伤时，首先应正确处理伤口，防止厌氧微环境的形成，对于伤口污染严重，又未进行过计划免疫者，应立即注射破伤风抗毒素作为紧急预防措施，同时注射破伤风类毒素进行主动免疫。即在一臂注射抗毒素，另一臂注射类毒素。实践证明，同时注射抗毒素和类毒素，预防效果好，又互不干扰。②特异性治疗：包括使用抗毒素和抗生素两方面。患者一旦发病，应立即早期、足量注射破伤风抗毒素（剂量10万～20万U），同时对症治疗，使用适当的镇静剂和肌肉松弛剂等，缓解症状，减轻患者的痛苦，防止患者因呼吸肌痉挛而窒息死亡。青霉素、四环素、红霉素等抗生素能有效抑制伤口部位破伤风梭菌及其他杂菌的生长繁殖，从而阻止毒素的释放。需要注意的是无论是用于治疗或紧急预防，在使用抗毒素前应先进行皮试，防止超敏反应的发生，必要时可采用脱敏疗法。

知识链接

破伤风类毒素的发展历史

1890年，研究人员试图用抗毒素治疗人的破伤风，但实验证明抗毒素对有明显破伤风症状的患者，基本上是无效的。抗毒素仅能用作应急预防，但有效预防时间短，且反复大量地使用马血清可能引起血清病。随后，人们用甲醛和热处理毒素的方法，制备出了类毒素，成功地给人进行了免疫。从而开创了类毒素预防免疫的新时代。

类毒素的制备经历了原制破伤风类毒素、精制破伤风类毒素、铝佐剂吸附精制破伤风类毒素制剂3个阶段。铝佐剂吸附精制破伤风类毒素制剂接种副作用小，同时免疫效果好，目前世界各国都采用该种制剂。

现广泛应用的破伤风类毒素制剂有3种：单价吸附的精制破伤风类毒素、吸附的精制白喉破伤风类毒素二联制剂、吸附的精制白百破三联制剂。这些制剂为预防、控制破伤风、降低破伤风的发病率起了很重要的作用。

（二）产气荚膜梭菌

产气荚膜梭菌（*C.perfringens*）广泛分布于土壤及人和动物肠道中，其芽孢常存在于土壤中。

1. **生物学性状** 为革兰氏阳性粗大杆菌，大小为（0.6～2.4）μm×（3～19）μm，两端钝圆，单个或成双排列，有时也可成短链排列。芽孢呈椭圆形，位于菌体次极端，直径小于菌体（图7-11）。无鞭毛，在被感染的人或动物体内有明显的荚膜。厌氧，但不十分严格，营养要求不高。在血平板上形成中等大小、扁平、边缘整齐、半透明的光滑型菌落，多数菌株有双层溶血环，内环完全溶血，外环不完全溶血，又称靶形溶血环。在卵黄琼脂平板上，由于此菌能产生卵磷脂酶（α外毒素）分解卵黄中的卵磷脂，导致

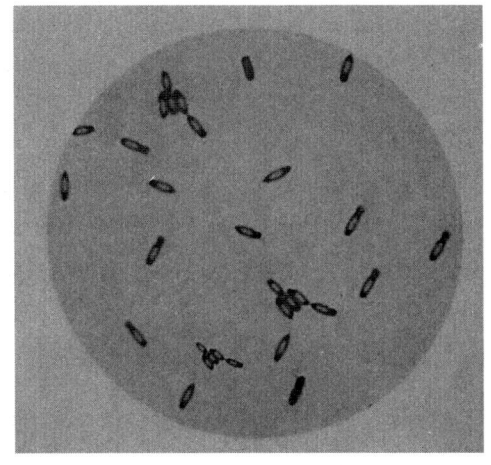

图7-11 产气荚膜梭菌

菌落周围出现乳白色浑浊环；若在培养基中加入卵磷脂酶的抗血清，则不出现浑浊，此现象称Nagler反应，为本菌特点。本菌代谢十分活跃，可分解多种常见的糖类，产酸产气。在庖肉培养基中可分解肉渣中的糖类而产生大量的气体，肉渣不被消化呈淡粉红色。在牛乳培养基中因分解乳糖产酸，使其中的酪蛋白凝固，同时产生大量气体（O_2和CO_2）将凝固的酪蛋白冲成蜂窝状，并将液面上的凡士林向上推挤，甚至冲开管口棉塞，气势汹涌，称"汹涌发酵"现象，这是产气荚膜梭菌特有的现象。

2. 致病性

（1）致病物质：产气荚膜梭菌的主要致病物质是强烈的外毒素、多种侵袭性酶类和荚膜。外毒素的毒性虽不如肉毒毒素和破伤风痉挛毒素强，但种类多，有α、β、γ等12种，根据产生的外毒素种类不同，将产气荚膜梭菌分成A、B、C、D、E 5个血清型，对人致病的主要是A型。其中卵磷脂酶是最重要的毒素，可分解细胞膜上的卵磷脂，而人和动物的细胞膜是卵磷脂和蛋白质的复合物，因此卵磷酯酶可破坏多种细胞的细胞膜，引起血管通透性增加伴大量溶血、组织坏死，肝功能、心脏功能受损，在气性坏疽的形成中起主要作用。

（2）所致疾病：该菌能引起人类多种疾病，其中最重要的是气性坏疽。①气性坏疽：主要由A型菌株引起。除产气荚膜梭菌外，至少还有5种其他梭菌也能引起气性坏疽，常为混合感染，以产气荚膜梭菌最常见。该菌的致病条件和破伤风梭菌一样。多见于战伤和地震灾害，是截肢的主要原因，也可见于平时大面积创伤的工伤、车祸等。气性坏疽的潜伏期短，一般为8~48 h，病原菌在局部大量生长繁殖但不入血，其产生的多种毒素和侵袭性酶，分解肌肉和组织中的糖类，产生大量的气体，造成气肿，同时由于血管通透性增加，引起水肿，进而挤压软组织和血管，影响血液循环和供应，造成局部组织缺血性坏死，以手触摸肿胀组织有捻发感。患者疼痛剧烈，并迅速蔓延，最后形成大块组织坏死并伴有恶臭。如治疗不及时，毒素入血引起毒血症、休克，死亡率高达40%~100%。②食物中毒：某些A型菌株污染食物，产生肠毒素，人食入被污染的食物后，引起食物中毒，临床表现为腹痛、腹胀、水样腹泻，一般无发热、无恶心和呕吐，1~2天可自愈。如不进行细菌学检查常难确诊。③坏死性肠炎：由C型菌株引起，其产生的β毒素引起肠道运动神经麻痹和坏死。潜伏期不到24 h，发病急，临床表现为剧烈腹痛、腹泻、血便，可伴发周围循环衰竭、肠梗阻、腹膜炎等，病死率达40%。

考点提示

气性坏疽的临床表现。

---

3. 微生物学检查　因气性坏疽病情凶险，及早诊断尤为重要。

（1）直接涂片镜检：是极有价值的快速诊断法。从创伤深部取得的分泌物、穿刺物、坏死组织块（应研磨成悬液）直接涂片染色镜检，可见有荚膜的革兰氏阳性粗大杆菌、白细胞甚少且形态不典型（因毒素作用，白细胞无趋化反应），伴有其他杂菌，依据这3个特点即可做出初步诊断。早期诊断能避免患者最终截肢或死亡。

（2）分离培养：取坏死组织研磨成的悬液接种于血平板或庖肉培养基中，厌氧培养，观察生长情况，取可疑菌落进一步鉴定。必要时可进行动物实验。疑为产气荚膜梭菌引起的食物中毒，取剩余食物或粪便做细菌学检查，若每克食品检出大于10^5个病原菌或每克粪便大于10^6即可确诊。

4. 防治原则　由于气性坏疽的病原体种类多，而且多为混合感染，所产生的外毒素型别较多，抗原复杂，因此目前尚没有特异性预防制剂可用。预防的主要措施是对局部感染组织及时清创、扩创处理，用过氧化氢冲洗伤口，破坏厌氧环境。切除感染和坏死组织防止病变扩散，若感染难以控制或危及生命，要考虑截肢。尽早使用多价抗毒素，同时使用大剂量青霉素等抗生素进行杀菌治疗。有条件的可采用高压氧舱疗法，可使血液和组织中的氧含量提高15倍左右，能抑制厌氧菌的生长。

> **考点提示**
>
> 气性坏疽的防治原则。

（三）肉毒梭菌

肉毒梭菌（*C.botulinum*）是一种厌氧性腐物寄生菌，主要存在于土壤、海洋沉淀物以及动物粪便中。食入被肉毒梭菌污染并产生肉毒毒素的食物，引起肉毒毒素中毒，出现独特的神经中毒症状，死亡率极高。

1. 生物学性状 肉毒梭菌为革兰氏阳性粗短杆菌，单独或成双排列，有时可见短链状，有鞭毛、无荚膜。芽孢位于菌体的次极端，呈椭圆形，直径大于菌体，使菌体呈汤匙状或网球拍状（图7-12）。严格厌氧，营养要求不高，常用庖肉培养基增菌，能消化肉渣，使之变黑，有腐败恶臭气味。在普通培养基上形成不规则菌落；在血平板上有β溶血；在卵黄琼脂平板上，菌落周围出现浑浊圈（环）。肉毒梭菌的芽孢抵抗力很强，耐热，可耐受100 ℃ 1 h以上，高压蒸汽灭菌法30 min才能杀死芽孢。但繁殖体产生的肉毒毒素不耐热，煮沸1 min即失活；耐酸，在胃酸中可保持24 h不被破坏，可被肠道吸收。

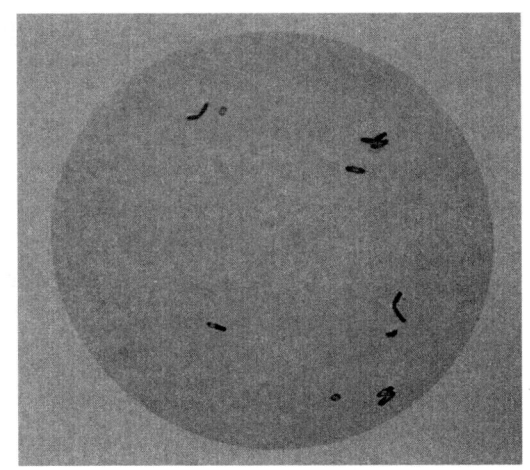

图7-12 肉毒梭菌

2. 致病性

（1）致病物质：肉毒梭菌产生的肉毒毒素是已知有毒物质中毒性最强的一种，比氰化钾的毒性还强1万倍。肉毒毒素纯品1 mg能杀死2亿只小白鼠，对人的致死量约为0.1 μg。与其他外毒素不同，该毒素在细菌细胞内以无毒的前体毒素形式存在，当菌体死亡裂解后释放出来，经肠道中的胰蛋白酶或细菌的蛋白酶作用后才具有毒性，并抵抗胃酸和蛋白酶的破坏。根据毒素抗原性不同，分为8个型，大多数菌株只产生1个型别的毒素，引起人类疾病的有A、B、E、F型，我国报道以A型多见。该毒素为神经毒素，直接经肠道吸收进入血液循环，作用于脑神经核、周围神经肌肉接头处及自主神经末梢，阻止乙酰胆碱的释放，使运动神经末梢功能失调，引起肌肉弛缓性麻痹。

（2）所致疾病：①食物中毒：因食入未经加热处理又含有肉毒毒素食物引起，如罐头、香肠、腊肠、豆制品。肉毒毒素引起的食物中毒临床表现与其他食物中毒不同，毒素不刺激肠黏膜，无明显的消化道症状，主要表现为弛缓性瘫痪。食入含有肉毒毒素的食物后，经数小时或数十小时后，出现乏力、头痛等一般症状，接着出现复视、斜视、眼睑下垂等眼肌麻痹症状，而后出现吞咽、咀嚼困难、口齿不清等咽部肌肉麻痹症状，进而因呼吸肌、心肌麻痹导致死亡。②婴儿肉毒中毒：常发生在1岁以下，尤其是6个月以下的婴儿。因为婴儿肠道的环境特殊且缺乏能拮抗肉毒梭菌的正常菌群，食入被肉毒梭菌芽孢污染的食品（如蜂蜜）后，芽孢能在肠道发芽、繁殖，产生的毒素经肠道吸收入血而致中毒。表现为便秘、吸乳无力、吞咽困难、眼睑下垂，全身肌张力减退，严重者因呼吸肌麻痹死亡。

3. **微生物学检查** 主要是检查毒素。取可疑食物、患者的粪便或血液，用已知抗毒素血清在小鼠体内进行中和试验，或用反向间接血凝试验。

4. **防治原则** 加强食品卫生监督管理，低温保存食物，防止芽孢发芽；将食品加热后食用，80 ℃加热20 min可破坏其毒性。对患者尽早作出诊断，迅速注射多价抗毒素，同时加强护理和对症治疗，特别是维持呼吸功能，可显著降低死亡率。

> **知识链接**
>
> **肉毒毒素的临床应用**
>
> 肉毒毒素是一种神经毒素，通过抑制相关神经递质的释放使肌肉暂时麻痹。起初，医生将肉毒毒素用于治疗面部痉挛和其他肌肉运动紊乱症，通过麻痹肌肉神经，达到停止肌肉痉挛的目的。现今其在神经内科、整形外科、康复科、消化科、泌尿科等多领域都有广泛应用。最新研究发现，肉毒毒素作为毒蕈碱受体拮抗剂可抑制迷走神经释放乙酰胆碱，从而抑制胃癌的发生与发展。同时发现肉毒毒素可通过阻断去甲肾上腺素等神经递质的释放引起神经性的血管舒张，从而扩张肿瘤神经血管网来改善肿瘤的放疗和化疗的疗效。

（四）艰难梭菌

艰难梭菌（*C.difficile*），对氧十分敏感，很难分离培养，故得名。已证实60%～70%的新生儿、3%的3岁以上的儿童、3%的成人和10%的老年人，无症状携带艰难梭菌，因此过去就错认为艰难梭菌是构成人类肠道正常菌群的成员。目前，艰难梭菌已被公认是医源性腹泻最重要的病原体，在美洲、欧洲和亚洲的发病率均较高。如感染老年人和接受抗生素治疗导致肠道菌群失调的人群，易致死亡。而新生儿和婴儿的肠道缺乏艰难梭菌产生的毒素的受体，常携带细菌而不致病。

因长期使用或不规范使用某些抗生素（氨苄西林、头孢霉素或红霉素等），导致菌群失调，耐药的艰难梭菌可大量繁殖引起疾病，除引起抗生素相关性腹泻和假膜性肠炎外，还可引起肾盂肾炎、脑膜炎、腹腔及阴道感染、菌血症和气性坏疽等。近年来该菌已成为医院内感染的病原菌之一，日益被人们所重视。

预防本病的关键在于合理使用抗生素，不要长时间、大剂量使用抗生素。治疗时应停用目前使用的抗生素，改用万古霉素或甲硝唑。但由于芽孢不易被杀灭，复发率为20%～30%。

二、无芽孢厌氧菌

无芽孢厌氧菌主要寄生于人和动物的体表及与外界相通的腔道黏膜表面，构成人体的正常菌群，包括革兰氏阳性和革兰氏阴性的球菌和杆菌。在人体正常菌群中，无芽孢厌氧菌占有绝对优势，是其他非厌氧性细菌（需氧菌和兼性厌氧菌）的10～1000倍。例如在肠道菌群中，厌氧菌占99.9%，大肠埃希菌等只占0.1%。皮肤、口腔、上呼吸道和泌尿生殖道黏膜的正常菌群中，80%～90%为无芽孢厌氧菌。一般情况下，它们对人体无害；但在某些特定条件下，这些厌氧菌作为机会致病菌可导致内源性感染。临床上以口腔、胸腔、腹腔和盆腔感染为多见，无芽孢厌氧菌占这些部位感染的70%～93%，且以混合感染为多见。

（一）主要种类

无芽孢厌氧菌的种类包括30多个菌属，200多个菌种，其中与人类疾病关系密切的主要有10个菌属（表7-5）。

表 7-5　与人类疾病相关的主要无芽孢厌氧菌

革兰氏阴性		革兰氏阳性	
杆菌	球菌	杆菌	球菌
拟杆菌属	韦荣球菌属	丙酸杆菌属	消化链球菌属
普雷沃菌属		双歧杆菌属	
卟啉单胞菌属		真杆菌属	
梭杆菌属		放线杆菌属	

1. 拟杆菌属　脆弱拟杆菌是拟杆菌属中最重要的菌种，主要分布于结肠和口腔中，是临床分离率最高的厌氧菌。

2. 梭杆菌属　存在于人和动物口腔、上呼吸道、肠道、泌尿系统的正常菌群，以口腔居多。临床较常见的是具核梭杆菌（*F. nucleatum*）和坏死梭杆菌（*F. necrophorum*）。

3. 韦荣球菌属　为革兰氏阴性厌氧性微小球菌，初期培养为革兰氏阳性，过夜转为阴性。呈成双、短链或团块状，无荚膜，无鞭毛，无芽孢。是咽喉部的主要厌氧菌。但临床分离率较低，且多为混合感染。

4. 双歧杆菌属　为革兰氏阳性厌氧杆菌，主要分布于人体的肠道。在正常情况下，双歧杆菌无致病作用，对人体有益无害，如营养作用、生物拮抗、提高宿主抗感染能力及抗肿瘤等功能。目前其致病作用尚不清楚。

5. 丙酸杆菌属　为革兰氏阳性、多形性杆菌，无动力，无芽孢。丙酸杆菌是皮肤正常菌群成员。临床常见的是痤疮丙酸杆菌（*P. acnes*），可因外伤、手术引起皮肤软组织感染。

6. 消化链球菌属　以厌氧消化链球菌（*P. anaerobic*）最常致病，主要寄居于阴道。临床分离率较高，仅次于脆弱拟杆菌，常引起女性生殖道感染。

（二）致病性

1. 致病条件　①因手术、拔牙、肠穿孔等原因，使屏障作用受损，细菌侵入非正常寄居部位；②长期应用抗生素治疗使正常菌群失调；③机体免疫力减退；④局部组织供血不足、组织坏死或有异物及需氧菌混合感染，形成局部组织厌氧微环境等。

2. 感染特征　具有下列特征之一时，应考虑无芽孢厌氧菌的感染：①脓液或分泌物黏稠带有恶臭，有时有气体，在紫外线照射下发出荧光；②采集的脓液、血液、分泌物标本直接涂片可查见细菌，但常规细菌培养为阴性；③内源性感染，感染部位可遍及全身，多为慢性过程；④无特定病型，大多为化脓性感染，形成局部脓肿或组织坏死，也可侵入血流形成败血症；⑤使用氨基糖苷类抗生素（链霉素、卡那霉素、庆大霉素等）长期无效。

（三）所致疾病

无芽孢厌氧菌的致病力往往不强，细菌的种类不同其致病物质也不完全相同。无芽孢厌氧菌的感染往往无特定的病型，可累及全身各个部位，如中耳炎、鼻窦炎、牙周脓肿、坏死性肺炎、肺脓肿、腹膜炎、阑尾炎、盆腔脓肿、子宫内膜炎、骨髓炎、败血症、脑脓肿。在此类感染中，往往同时存在几种厌氧菌，亦可能存在需氧或兼性厌氧菌。

（四）防治原则

外科清创引流是预防厌氧菌感染的一个重要措施。应正确选用抗生素，避免耐药菌株的出现。厌氧感染最常见的脆弱拟杆菌能产生 β-内酰胺酶，可破坏青霉素和头孢菌素，因此临床用药前须进行药敏试验，选择性用药。

第五节 分枝杆菌属

分枝杆菌属（*Mycobacterium*）归属放线菌目、分枝杆菌科，是一类细长略弯曲的杆菌，因呈分枝状排列而命名。本菌属细菌的主要特点是细胞壁中含有大量脂质，这与其染色性、抵抗力、致病性等密切相关。一般不易着色，但经加温或延长染色时间可使菌体着色，着色后又能抵抗盐酸乙醇的脱色，故又称抗酸杆菌。分枝杆菌属的细菌很多，根据其致病特点，大致可分为结核分枝杆菌、麻风分枝杆菌和非结核分枝杆菌3类。对人致病的主要有结核分枝杆菌和麻风分枝杆菌。

一、结核分枝杆菌

结核分枝杆菌（*M.tuberculosis*）俗称结核杆菌，是引起结核病的病原体，对人有致病性的结核分枝杆菌有人型、牛型和非洲型。该菌可侵犯人体全身各组织、器官，以肺部感染最常见。随着抗结核药物的不断发展和卫生状况的改善，世界各国结核病的发病率和死亡率曾大幅下降，但自20世纪90年代以后，由于艾滋病、吸毒、酗酒、贫困等原因，结核病的发病率又有明显上升趋势。目前该病仍然是世界性传染病之一，结核病的防治工作任重而道远。

（一）生物学性状

1. 形态与染色　结核分枝杆菌菌体细长略弯曲，长1～4 μm，宽约0.4 μm。常聚集成团，或条索状排列，有时可见分枝状（图7-13）。无鞭毛、无芽孢。近年来发现，菌体细胞壁外有一层微荚膜，一般因制片时遭受破坏而不易看到。结核分枝杆菌为革兰氏阳性菌，但不易着色，一般用齐-内抗酸染色：①涂片自然干燥后，火焰固定；②滴加苯酚复红染液初染，加热媒染；③滴加3%盐酸乙醇脱色剂脱色；④滴加亚甲蓝复染液复染。结核分枝杆菌可抵抗盐酸乙醇的脱色作用而染成红色，而其他非抗酸性细菌及细胞呈蓝色。

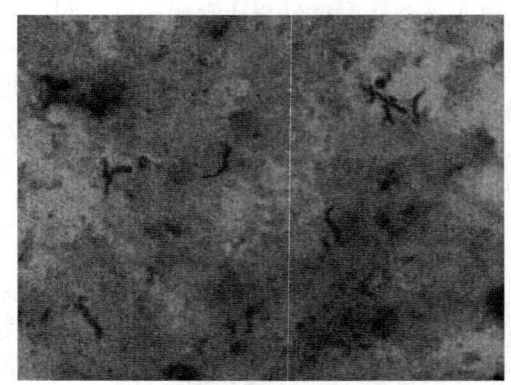

图7-13　结核分枝杆菌

2. 培养特性　营养要求高，专性需氧，最适生长温度37 ℃，最适pH 6.5～6.8。常用罗氏固体培养基，内含蛋黄、甘油、马铃薯、无机盐、孔雀绿等成分。孔雀绿可抑制杂菌的生长，便于分离和长期培养，蛋黄含脂质生长因子，能刺激结核分枝杆菌的生长。由于结核分枝杆菌细胞壁中含有大量脂质，影响营养物质的吸收，因此生长缓慢，一般要2～4周在固体培养基上才出现肉眼可见的菌落。典型的菌落为粗糙型，呈颗粒状、结节或菜花状，乳白色或米黄色，不透明。在液体培养基中生长较为迅速，1～2周液体表面形成菌膜。

3. 抵抗力　结核分枝杆菌细胞壁中含有大量脂质，因此对乙醇敏感，在70%乙醇中2 min死亡。脂质可防止菌体水分丢失，故对干燥的抵抗力特别强。在干燥的痰液中可存活6～8个月，若黏附于尘埃上，可保持传染性8～10天。结核分枝杆菌对湿热敏感，在液体中62～63 ℃加热15 min或煮沸即被杀死。结核分枝杆菌对紫外线敏感，直接日光照射数小时可被杀死，可用于结核患者衣服、书籍等的消毒。在3% HCl、6%H_2SO_4或4%NaOH溶液中能耐受30 min，因此常用酸碱处理严重污染的标本，以杀死杂菌和液化黏稠物质，提高检出率。结核分枝杆菌的抵抗力与环境中有机物的存在有密切关系，如痰液可增强结核分枝杆菌的抵抗力。因大多数消毒剂可使痰中的蛋白质凝固，包在细菌周围，使细菌不易被杀死。5% 石炭酸在无痰时 30 min 可杀死结核分枝杆菌，有痰时需要 24 h；5% 甲酚皂无痰时 5 min 杀死结核分枝杆菌，有痰时需要 1～2 h。结核分枝杆菌对链霉素、异烟肼、利福平、环丝氨酸、乙胺丁醇、卡那霉素、对氨基水杨酸等敏感，但长期用药容易出现耐药性，而吡嗪酰胺的耐药性＜5%。

4. 变异性　结核分枝杆菌可发生形态、菌落、毒力、免疫原性和耐药性的变异。在陈旧培养基或临床治疗后的标本材料中，结核分枝杆菌形态可发生变异，出现菌体断裂或形成非抗酸性革兰氏阳性的短杆状、球形颗粒，称 Much 颗粒，此颗粒为细菌 L 型变异，在体内或组织培养中能返回抗酸性杆菌。卡介苗是牛型结核分枝杆菌的毒力变异株，现用于结核病的预防。

（二）致病性

1. 致病物质　结核分枝杆菌不产生内、外毒素，也无侵袭性酶，其致病性与细菌在组织细胞内大量繁殖引起的炎症、菌体成分和代谢产物的毒性以及机体对菌体成分产生的免疫损伤有关。

（1）脂质：脂质的成分与细菌的毒力密切相关。①索状因子：是分枝菌酸和海藻糖结合的一种糖脂，能使细菌在液体培养基中呈索状排列而得名，它能破坏细胞线粒体膜，影响细胞呼吸，抑制白细胞游走和吞噬，引起慢性肉芽肿。若将其从细菌中提出，则细菌丧失毒力。②磷脂：能促进单核细胞增生，引起结核结节和干酪样坏死。③蜡质 D：具有佐剂作用，能激发机体产生迟发型超敏反应。④硫酸脑苷脂：具有抗吞噬作用，能抑制吞噬细胞中吞噬体和溶酶体的结合，使结核分枝杆菌在吞噬细胞内能长期存活。

（2）蛋白质：结核分枝杆菌有多种蛋白质成分，结核菌素是其中的主要成分，本身无毒，但和蜡质 D 结合后能使机体发生超敏反应，引起组织坏死和全身中毒症状，并在形成结核结节中发挥一定作用。

（3）荚膜：荚膜的主要成分为多糖。其对结核分枝杆菌的作用有：①荚膜能与吞噬细胞表面的补体受体 3（CR3）结合，有助于结核分枝杆菌在宿主细胞上的黏附与入侵。②阻止宿主体内的杀菌物质进入菌体内，甚至 OH^- 也不易进入。故结核标本用 4% NaOH 消化时，一般细菌很快杀死，但结核分枝杆菌可耐受数十分钟。③抑制吞噬体与溶酶体的融合，对结核分枝杆菌有保护作用。

2. 所致疾病　结核分枝杆菌可通过呼吸道、消化道、损伤的皮肤黏膜等多途径进入机体，引起多种组织器官的结核病，以肺结核最常见。

（1）肺内感染：由于感染菌的毒力、数量、机体的免疫状态不同，肺结核可有以下两类表现。

1）原发感染：原发感染指机体首次感染结核分枝杆菌，多见于儿童、青年，成人有时亦可见。结核分枝杆菌经呼吸道进入肺泡，随即被肺泡中的巨噬细胞吞噬。由于该菌细胞壁上有大量脂质，可抵抗巨噬细胞的杀灭而大量繁殖，反而使巨噬细胞遭受破坏，释放出的大量细菌在肺泡内引起炎症，称为原发灶。初次感染的机体因缺乏适应性免疫，结核分枝杆菌常经淋巴管到达肺门淋巴结，引起淋巴管炎和淋巴结肿大。在 X 线胸片中，原发病灶、淋巴管炎和淋巴结肿大显示哑铃状阴影，称为原发复合征。感染 3～6 周，机体产生特异性细胞免疫，同时也出现超敏反应。病灶中结核分枝杆菌细胞壁中的磷脂，一方面刺激巨噬细胞增生，另一方面抑制蛋白酶对组织的溶解，使病灶组织溶解不完全，产生干酪样坏死，以及形成结核结节（即结核肉芽肿），是结核的典型病理特征。90% 以上的原发感染形成纤维化或钙化，不治而愈，但病灶内仍有一定量的结核分枝杆菌长期潜伏，不但能刺激机体产生免疫也可成为日后内源性感染的来源。原发感染中约 5% 可发展为活动性肺结核，其中少数患者因免疫低下，可经血和淋巴系统，播散至骨、关节、肾、脑膜及其他部位引起相应的结核病。

2）原发后感染：常见于成人，多为内源性感染，少数为外源性感染。由于机体已形成了对结核分枝杆菌的特异性细胞免疫，因此对再次入侵的结核分枝杆菌有较强的局限能力，故原发后感染的特点是病灶多局限，一般不累及邻近的淋巴结，表现为慢性肉芽肿性炎症，若治疗及时，形成的干酪样坏死灶可钙化而痊愈。若干酪样结节破溃，排入邻近支气管，则可形成空洞并释放大量结核分枝杆菌，随痰液排出体外，形成空洞型肺结核，传染性极强。继发感染病变部位常在肺尖，起病缓慢，病程长，有发热（常午后低热）、咳嗽、咳痰，可伴咯血、胸痛、呼吸困难、盗汗、乏力、食欲降低、体重减轻等症状。

 考点提示

肺结核的临床表现。

（2）肺外感染：部分患者，结核分枝杆菌可进入血液循环引起肺内外播散，如脑、肾结核，痰菌被吞入消化道也可引起肠结核、结核性腹膜炎等。通过破损皮肤感染结核分枝杆菌可导致皮肤结核。

（三）免疫性与超敏反应

1. **免疫性** 人群中结核分枝杆菌的感染率很高，但是发病率并不高，这表明人类机体对结核分枝杆菌有一定的免疫力。结核分枝杆菌是胞内寄生菌，人体感染结核分枝杆菌后，虽然可产生多种抗体，但这些抗体无保护作用。抗结核免疫主要依靠细胞免疫。结核分枝杆菌初次侵入呼吸道后，原肺泡中未活化的巨噬细胞抗菌活性弱，不能阻止被吞噬的结核分枝杆菌生长，但巨噬细胞可将结核分枝杆菌抗原递呈给周围淋巴细胞，使周围T淋巴细胞致敏。致敏T淋巴细胞可产生多种淋巴因子，如IL-2、IL-6、INF-γ，吸引NK细胞、T细胞、巨噬细胞等在病灶周围聚集，并增强这些细胞直接或间接杀菌活性。机体的抗结核免疫属于有菌免疫，即体内存在结核分枝杆菌时才有免疫力，一旦体内结核分枝杆菌消失，抗结核免疫也随之消失。

2. **超敏反应** 机体对结核分枝杆菌产生免疫作用的同时，也有迟发型超敏反应的发生，二者均为T细胞介导的结果。可通过郭霍现象来说明：将结核分枝杆菌初次注入健康豚鼠皮下，10～14天后局部溃烂不愈，附近淋巴结肿大，细菌扩散至全身，表现为原发感染的特点；若用结核分枝杆菌对以前曾经感染过结核分枝杆菌的豚鼠进行再感染，则于1～2天内局部迅速发生溃烂，但易愈合，且附近淋巴结不肿大，细菌亦很少扩散，表现为原发后感染的特点。可见，再感染时溃烂浅、易愈合、不扩散，表明机体已有一定的免疫力。但再感染时溃烂发生快，说明免疫的同时也有超敏反应的参与。近年来的研究表明，结核分枝杆菌诱导机体产生免疫反应和超敏反应的物质不同。超敏反应主要由结核菌素蛋白和蜡质D共同引起，而免疫反应则由结核分枝杆菌核糖体RNA引起，是两类不同的抗原成分激活不同的T细胞亚群释放不同的细胞因子所致。

3. **结核菌素试验** 结核菌素试验是用结核菌素来测定机体对结核分枝杆菌是否有免疫力的一种皮肤试验。

（1）原理：结核菌素是结核分枝杆菌的菌体成分，注入机体皮内后，如受试者体内有结核分枝杆菌存在，则结核菌素与已致敏的淋巴细胞结合，释放细胞因子，在注射局部诱发迟发型超敏反应，出现红肿、硬结等。若受试者体内无结核分枝杆菌，则局部无超敏反应的发生。结核菌素试剂有2种，一种是旧结核菌素（old tuberculin，OT），另一种是纯蛋白衍生物（purified protein derivative，PPD）。目前常采用PPD进行结核菌素试验。

（2）方法与结果分析

方法：常规试验方法是取 PPD 5 单位注射前臂屈侧皮内，48～72 h 后观察结果。

结果及分析：

1）注射部位的红肿硬结直径在 0.5～1.5 cm 为阳性结果，表明机体曾感染过结核分枝杆菌或接种卡介苗成功，并有特异性免疫力。

2）红肿硬结直径大于 1.5 cm 或局部出现双圈、水疱、坏死及淋巴管炎者为强阳性，常表明可能有活动性结核，需要进一步检查。

3）红肿硬结直径小于 0.5 cm 为阴性结果，说明受试者可能未感染过结核分枝杆菌或未接种过卡介苗或者接种卡介苗不成功。阴性结果还须考虑下述情况：①受试者处于原发感染的早期，T 细胞未致敏；②正患有严重的结核病或患其他严重疾病致细胞免疫功能低下者（如艾滋病患者、肿瘤患者或用过免疫抑制剂者），可能呈假阴性；③某些老年人，结核菌素试验可为阴性。

（3）应用：①选择卡介苗的接种对象和测定免疫效果；②诊断婴幼儿结核病；③在未接种卡介苗的人群中进行结核分枝杆菌感染的流行病学调查；④测定肿瘤患者的细胞免疫功能。

 考点提示

结核菌素试验的结果和应用。

（四）微生物学检查

1. **标本采集**　根据结核分枝杆菌感染类型不同，采集不同部位的标本。如肺结核采集痰液（最好清晨第一次咳的痰，挑取带血或脓痰），肾或膀胱结核留取中段尿或无菌导尿，肠结核采集粪便标本，结核性脑膜炎采集脑脊液等。

2. **直接涂片染色镜检**　标本直接涂片或集菌后涂片，用抗酸染色。若找到抗酸阳性菌即可初步诊断。

3. **分离培养**　进行分离培养的临床标本通常需要进行标本前处理。其目的：一是除去结核分枝杆菌以外的杂菌（去污染），二是液化标本。在处理过程中，同时也应尽可能地减少对结核分枝杆菌的损害，要严格掌握酸碱等标本处理液的浓度和时间。将处理后的标本接种于改良罗氏固体培养基上。由于结核分枝杆菌生长缓慢，培养时间长，因此应用蜡封口防止培养基干燥。培养基置于 37 ℃培养，每周观察一次，一般 2～4 周形成肉眼可见的菌落。根据生长特点、菌落特点、抗酸染色结果等进行鉴定。为了缩短培养时间，可采用液体培养法。将标本接种于专用液体培养基中，5～7 天后取沉淀物涂片染色镜检，可快速获得结果。

 考点提示

结核分枝杆菌的检查方法。

4. **快速检测**　目前已将 PCR 扩增技术应用于结核分枝杆菌 DNA 的鉴定，每毫升标本中只需含几个细菌即可获得阳性，因此对于因含菌量少或细菌发生 L 型变异不易培养的标本更有实用意义。

（五）防治原则

1. **预防**　除宣传教育外，接种卡介苗是预防结核病最有效的措施，接种对象为结核菌素试验阴性的儿童和新生儿。接种后，免疫力可维持 6～10 年。

2. 治疗　结核病治疗的原则是早期、联合、足量、规范、全程用药，尤以联合和规范用药最重要。利福平、异烟肼、乙胺丁醇、链霉素为第一线药物。利福平与异烟肼合用可以减少耐药性的产生。对严重感染，吡嗪酰胺与利福平与异烟肼可以合用。

> **思政园地**
>
> **卡介苗的由来**
>
> 1907年，卡默德和介兰开始培养一株从患结核病牛的乳汁内分离出来的致病力很强的结核菌，他们将该菌培养于含有牛胆汁的马铃薯培养基中，每隔3周移种一次。在培养移种过程中，他们用动物进行了200多次试验，整整耗费了13年的光阴，终于制成了灭毒的活结核菌。
>
> 1921年，灭毒的活结核菌苗首次被应用于人类，它不仅不会使人引起可怕的结核病，反而使人体对结核菌产生抵抗力。
>
> 为了纪念这两位为疫苗付出了艰苦劳动的科学家卡默德和介兰，人们把这种疫苗叫做"卡介苗"。直到今天，卡介苗在结核病的防治工作中，依然起着相当重要的作用。

二、麻风分枝杆菌

麻风分枝杆菌（*M. leprae*）俗称麻风杆菌，是麻风病的病原体。麻风病是一种慢性传染病。主要侵犯皮肤和周围神经，少数患者可累及深部组织和内脏器官。麻风在世界各国均有流行，经大力开展防治工作后，该病得到了有效控制，发病率已大幅度下降。1949—2015年，我国累计登记麻风病患者约51万，治愈近40万例。至2015年，我国尚有麻风病患者3200余例。全国以县（市）为单位，患病率低于万分之一，麻风病已不再是我国重大的公共卫生问题。

（一）生物学性状

麻风分枝杆菌的形态、染色与结核分枝杆菌类似，是典型的胞内寄生菌。麻风病患者渗出物标本涂片中可见大量麻风分枝杆菌存在于细胞内，这种细胞的胞质呈泡沫状，称为麻风细胞。这是与结核感染的一个主要区别。麻风分枝杆菌在体外人工培养至今仍未成功。

（二）致病性与免疫性

人是麻风分枝杆菌的唯一宿主，也是唯一的传染源。主要通过呼吸道、破损的皮肤和黏膜、密切接触而传播，以家庭内传播多见。麻风病潜伏期长，平均为2~5年，短者数月，长者超过10年。发病缓慢，病程长，迁延不愈。

麻风分枝杆菌侵入人体后，由于绝大多数人对麻风分枝杆菌免疫力较强，抑制其繁殖而不发病，只有当机体免疫力下降或缺陷时，细菌繁殖到一定数量损害宿主细胞，才会发病。根据机体的免疫状态、病理变化和临床表现可分为瘤型和结核样型两型。少数患者处于两型之间的界线类和未定类，该两类可向两型转化。

1. 瘤型　瘤型麻风患者细胞免疫缺损，巨噬细胞功能低下。细菌侵犯皮肤、黏膜及各脏器，形成肉芽肿，病变组织内可见大量麻风分枝杆菌聚集，传染性强，为开放性麻风。若不及时治疗，病情恶化，累及神经及内脏。体内产生的自身抗体与破损组织抗原形成免疫复合物，沉积在皮肤或黏膜下，形成红斑和结节，称为麻风结节。面部的结节可融合呈狮面容，是麻风的典型特征。

2. 结核样型　本型患者的细胞免疫功能正常，麻风分枝杆菌被局限于皮肤和神经，不侵犯内脏。该型麻风常为自限性疾病，较稳定，损害可自行消退。患者体内很难检测到麻风分枝杆菌，因此传染性小，称闭锁性麻风。

3. 界线类　具有上述两型特点，可向两型之一转化。大多数患者麻风菌素试验阴性，但也有阳性。病变部位可找到麻风细胞。

4. 未定类　麻风病的早期阶段，病灶内很少查到麻风分枝杆菌。麻风菌素试验大多阳性，多数病例转变为结核样型麻风。

（三）微生物学检查

从患者鼻黏膜或皮肤破损处取材，涂片抗酸染色镜检是诊断麻风的主要依据。一般瘤型和界线类患者标本中可找到麻风分枝杆菌，具有诊断意义。结核样型患者的标本很少找到细菌。欲提高检查的阳性率，可用金胺染色荧光显微镜检查或用免疫荧光染色法检测。

（四）防治原则

麻风病目前无特异性预防方法。由于麻风分枝杆菌和结核分枝杆菌有共同抗原，曾试用卡介苗来预防麻风病，取得一定效果。该病的预防主要依靠早发现、早隔离、早治疗患者，特别是对密切接触者进行定期检查。治疗的药物主要有砜类、利福平、氯法齐明及丙硫异烟胺。为防止细菌耐药性的产生，采用多种药物联合使用。

第六节　其他致病菌

白喉棒状杆菌是棒状杆菌属重要的病原菌，引起人类白喉，因患者咽喉部出现灰白色假膜而得名。

百日咳鲍特菌是鲍特菌属的代表菌种，俗称百日咳杆菌，是儿童急性呼吸道传染病百日咳的病原菌。

嗜血杆菌属主要寄居于人和动物的咽喉和口腔黏膜，能引起原发性化脓性感染及严重的继发感染，其中流感嗜血杆菌是比较重要的病原菌。首次从流感患者鼻咽部分离出时误认为该菌是流感的病原菌而得名。直到流感病毒分离成功，才明确流感嗜血杆菌只是在流感流行时，引起呼吸道的继发感染。

因1976年美国退伍军人在费城召开军团会议期间，突然暴发一种原因不明的肺炎，并分离出一种新的菌种，而得名军团菌。军团菌属包括39个菌种和61个血清型，嗜肺军团菌是主要的致病菌。

假单胞菌属是一群革兰氏阴性小杆菌，广泛分布于土壤、水和空气中。有荚膜、鞭毛和菌毛，无芽孢，专性需氧。目前已确认有29种，其中至少有3种对动物或人类致病。临床以铜绿假单胞菌常见。铜绿假单胞菌因能产生绿色水溶性色素，感染创口时形成绿色脓液而得名，俗称绿脓杆菌。铜绿假单胞菌是医院内感染的主要病原菌之一。

弯曲菌属是一类微需氧菌，有26个菌种，对人类致病的主要是空肠弯曲菌和胎儿弯曲菌胎儿亚种。前者是人类腹泻最常见的病原菌之一，后者在免疫功能低下时可引起败血症、脑膜炎等。

螺杆菌属是一个新的菌属，其成员之间有很多类似的特征。幽门螺杆菌是螺杆菌属的代表菌种，于1982年首次从慢性活动性胃炎患者的黏膜活检标本中分离成功。幽门螺杆菌的发现是胃肠疾病研究史上里程碑式的事件。

动物源性细菌是指以动物为传染源，能引起动物和人类发生人畜共患病的病原菌。人类由于直接接触病畜或其污染物及媒介动物叮咬等途径感染而致病。这些病主要发生在畜牧区或自然疫源地。动物源性细菌主要有布鲁菌、鼠疫耶尔森菌和炭疽芽孢杆菌等。详见表7-6。

表 7-6　其他致病性细菌

细菌	形态特征	培养特性	抵抗力	致病性	防治原则
白喉棒状杆菌	革兰氏阳性、细长，一端或两端膨大呈棒状。细菌常呈V形、L形、X形、栅栏状或呈簇状排列。异染颗粒是白喉棒状杆菌的重要特征之一。无荚膜，无鞭毛，不形成芽孢。	需氧或兼性厌氧，营养要求较高，常用吕氏血清斜面或鸡蛋培养基分离培养。在亚碲酸钾血平板上形成黑色菌落，是重要的鉴定依据。	对湿热和消毒剂较敏感，对干燥、寒冷和日光抵抗力较强，在衣服、床单、玩具等物品上可存活数日至数周。	经飞沫或通过接触污染的物品而传播，致病物质为白喉毒素，引起白喉。	特异性预防以疫苗接种为主，应用百白破三联疫苗，效果好。治疗使用抗毒素和抗生素。抗毒素使用前进行皮试。
百日咳鲍特菌	革兰氏阴性小杆菌或椭圆形球杆菌，无鞭毛，不形成芽孢。有毒菌株有荚膜和菌毛。	专性需氧，营养要求高，初次分离常用鲍-金培养基。菌落细小光滑、灰色不透明，呈露滴状，并有狭窄的溶血环。	抵抗力弱，56 ℃ 30 min，或日光照射 1 h 可致死亡。对多粘菌素、氯霉素、红霉素、氨苄青霉素等敏感，对青霉素不敏感。	主要经飞沫传播。1岁以下患儿病死率高。百日咳外毒素是主要的致病因子。	隔离患者，隔离期自发病起7周。特异性的预防措施是注射百白破三联疫苗。接种对象为1岁以下幼儿。治疗可用红霉素、氨苄青霉素等。
流感嗜血杆菌	革兰氏阴性杆菌，可呈球杆状、长杆状和丝状等多种形态。	需氧或兼性厌氧、培养较困难。生长时需要"X""V"两种生长辅助因子。在巧克力色培养平板上生长良好。卫星现象有助于流感嗜血杆菌的鉴定。	抵抗力弱，对热、干燥和一般消毒剂敏感，55 ℃ 30 min 被灭活，在干燥痰液中存活时间不超过48 h。	主要经呼吸道传播，引起某些器官急性化脓性感染，也可继发于流感、麻疹、百日咳等病。致病物质有荚膜、菌毛、内毒素和IgA蛋白酶。	接种HiB（b型流感嗜血杆菌）结合型疫苗是一种有效的预防方法。治疗首选氨苄西林、氯霉素等。
嗜肺军团菌	革兰氏阴性短小球杆菌，有鞭毛，无芽孢、无荚膜，常用Giemsa染色（呈红色）或镀银染色（呈黑褐色）。	专性需氧，营养要求高，生长缓慢。专用培养基BCYE，菌落灰白色、光滑、有特殊臭味。	对外界环境抵抗力强，自然界可长期存活。在蒸馏水中可存活100天以上，在下水道污水中可存活1年以上，对热和一般消毒剂敏感。	致病物质是多种酶、外毒素和内毒素样物质。主要引起军团菌病。细菌通过呼吸道侵入机体，引起以肺为主的全身性感染。	加强水资源管理及人工输水管道和设施的消毒处理，防止军团菌造成空气和水源污染，是预防军团菌病扩散的重要措施。治疗首选红霉素。
铜绿假单胞菌	革兰氏阴性杆菌，单端鞭毛，有荚膜，不形成芽孢。临床分离菌株常有菌毛。	专性需氧，营养要求不高。产生水溶性色素蓝绿色或黄绿色色素，可用于鉴别。	抵抗力强，潮湿环境长期存活，加热 56 ℃ 1 h 被杀死。易产生耐药性。	致病物质是内毒素、菌毛、荚膜和外毒素等多种致病因子。机体免疫力下降时引起感染，多为继发感染，常见于皮肤黏膜受损部位。	增强免疫力，预防院内感染很重要。合理选择抗生素进行治疗。

续表

细菌	形态特征	培养特性	抵抗力	致病性	防治原则
空肠弯曲菌	革兰氏阴性、细长弯曲，呈弧形、逗点状、S形或海鸥形，单鞭毛，无荚膜，无芽孢。	微需氧，营养要求高。	抵抗力弱，易被干燥、直射日光及一般消毒剂所杀灭，56 ℃ 5 min可被杀死。干燥环境中仅能存活3 h。	致病物质有鞭毛、肠毒素、内毒素。经消化道感染，引起细菌性胃肠炎。	目前尚无预防的疫苗。预防以加强水源管理、切断传播途径为主。该菌对多种抗生素敏感。治疗常用红霉素、氯霉素、四环素、氨基糖苷类抗生素等。
幽门螺杆菌	革兰氏阴性，螺旋形、S形或海鸥形。有鞭毛，运动活泼。	营养要求高，生长时需要5%~10% CO_2 和5% O_2。该菌可产生尿素酶，迅速分解尿素释放氨，可作为鉴定的重要依据。	抵抗力弱，在空气中3 h即死亡。	致病物质为侵袭因子和毒素，该菌是慢性胃炎、胃溃疡和十二指肠溃疡的主要病因，并与胃癌、MALT淋巴瘤密切相关。	无有效的预防措施。治疗可用抗菌疗法。
布鲁菌	革兰氏阴性小球杆菌或短杆菌，无芽孢，无鞭毛。光滑型有微荚膜。	需氧菌，初分离时需5%~10% CO_2。营养要求较高。	抵抗力较强，致病物质是内毒素、荚膜侵袭酶。在土壤、毛皮、病畜的脏器和分泌物、肉和乳制品中可生存数周至数月。60 ℃加热20 min，日光直接照射下20 min可死亡。对常用消毒剂均较敏感，如3%来苏儿作用数分钟可杀死该菌。	主要致病物质是内毒素、荚膜与侵袭酶。人类对布鲁菌易感，主要通过接触病畜及其分泌物或接触被污染的畜产品，经皮肤、黏膜、眼结膜、消化道、呼吸道等不同途径感染，引起布鲁菌病，患者发热呈波浪式，临床上称为波浪热。	预防布鲁菌病可采取控制传染源、切断传播途径和免疫接种3项措施。急性患者用抗生素治疗。
鼠疫耶尔森菌	革兰氏阴性短杆菌，卵圆形，两端浓染，有荚膜，无鞭毛，无芽孢。	兼性厌氧，在普通培养基上能生长，但生长缓慢。在肉汤培养基中开始为混浊生长，24 h后为沉淀生长，48 h后形成菌膜，摇动后菌膜呈"钟乳石"状下沉，具有鉴别意义。	对寒冷、潮湿有较强的抵抗力。70~80 ℃加热10 min或100 ℃加热1 min死亡，5%甲酚皂溶液或5%石炭酸20 min内可将痰液中病菌杀死，但在自然环境的痰液中能存活36天，在畜粪和土壤中能存活1年左右。	致病物质为荚膜F1抗原、毒力抗原、鼠毒素、内毒素等。通过鼠蚤的叮咬而传染人类，人患鼠疫后，又可通过人蚤或呼吸道等途径在人群间流行。鼠疫耶尔森菌的毒力很强，少数几个细菌即可使人致病。临床常见有腺型、肺型和败血症型鼠疫。	灭鼠灭蚤是切断鼠疫传播环节、消灭鼠疫源的根本措施，此外，应加强国境、海关检疫。治疗必须早期足量用药，采用磺胺类、链霉素、氯霉素、氨基糖苷类抗生素。

续表

细菌	形态特征	培养特性	抵抗力	致病性	防治原则
炭疽芽孢杆菌	致病菌中最大的革兰氏阳性粗大杆菌，两端截平，经培养后则呈长链排列，如竹节状。有荚膜，无鞭毛，芽孢椭圆形，位于菌体中央，折光性强。	需氧或兼性厌氧。在普通琼脂培养基上培养24h后，形成灰白色粗糙型菌落，低倍镜下可见卷毛状边缘；在肉汤培养基中由于形成长链而呈絮状沉淀生长；在明胶培养基中经37℃培养24h可使表面液化呈漏斗状，由于细菌沿穿刺线向四周扩散而呈倒松树状。	对理化因素抵抗力很强，但对碘及氧化剂较敏感，1：2500碘液10h、3%H_2O_2 1h、0.5%过氧乙酸10 min即可杀死。	主要致病物质是荚膜和炭疽毒素，引起皮肤炭疽、肠炭疽、肺炭疽，偶见引起炭疽性脑膜炎，死亡率极高。	病畜应严格隔离或处死深埋，杜绝在无防护条件下现场剖检取材，对易感染家畜应进行预防接种。特异性预防用炭疽减毒活疫苗，治疗以青霉素首选，也可选用其他广谱抗生素。

自 测 题

一、单项选择题

1. 对青霉素易产生耐药性的细菌是
   A. 金黄色葡萄球菌　　　　　　　　B. 甲型溶血性链球菌
   C. 脑膜炎奈瑟菌　　　　　　　　　D. 淋病奈瑟菌
   E. 肺炎链球菌

2. 患者，女，10岁，咽痛，发热伴膝关节红肿、疼痛3天。咽拭子经血平板培养，菌落周围出现透明溶血环，抗O实验效价大于400。病原菌可能是
   A. 金黄色葡萄球菌　　　　　　　　B. 乙型溶血性链球菌
   C. 脑膜炎奈瑟菌　　　　　　　　　D. 甲型溶血性链球菌
   E. 肺炎链球菌

（3～4题共用题干）

患者，女，24岁，食用商家宣传用无菌蛋制作的提拉米苏后，突发高热、乏力、头痛、腹泻等症状。经一般抗炎治疗6天病情未见好转。查体：患者表情淡漠，相对缓脉，约90次/分钟。皮肤散在玫瑰疹，脾肋下1 cm。实验室检查：白细胞低于正常值。

3. 病原菌可能是
   A. 伤寒沙门菌　　　　　　　　　　B. 甲型溶血性链球菌
   C. 脑膜炎奈瑟菌　　　　　　　　　D. 痢疾志贺菌
   E. 金黄色葡萄球菌

4. 病程2～3周，护理工作应该特别注意的问题是
   A. 加强营养，嘱患者多吃　　　　　B. 防止胃溃疡发生

C. 预防肠穿孔 D. 预防疾病复发

E. 防止便秘，嘱患者多吃含粗纤维食物

5. 一位 18 岁女学生就诊时主诉：近一个月来咳嗽，痰中时有血丝，消瘦并感乏力，午后低热、心悸、盗汗、食欲缺乏。医生高度怀疑为肺结核并对其进行临床检查，痰标本集菌涂片后，应选用的染色方法是

A. 革兰氏染色 B. 抗酸染色
C. 特殊染色 D. 墨汁染色
E. 镀银染色

6. 卡介苗是

A. 经甲醛处理后的牛型结核分枝杆菌
B. 保持免疫原性的人型结核分枝杆菌
C. 保持免疫原性减毒的人型结核分枝杆菌
D. 保持免疫原性减毒的牛型结核分枝杆菌
E. 发生了抗原变异的牛型结核分枝杆菌

7. 结核菌素试验结果为阳性，下列叙述错误的是

A. 表明机体已感染过结核分枝杆菌
B. 表明机体接种卡介苗成功
C. 表明机体对结核分枝杆菌有一定的适应性免疫
D. 表明机体对结核分枝杆菌有迟发型超敏反应
E. 表明机体对结核分枝杆菌无免疫力

8. 目前麻风病微生物学诊断的主要依据是

A. 取病理标本涂片或切片，抗酸染色
B. 分离培养麻风分枝杆菌
C. 接种敏感动物
D. 麻风菌素试验
E. 测定患者血清中的麻风分枝杆菌的特异性抗体

二、简答题

1. 简述霍乱弧菌的主要致病物质、传播途径。如何预防霍乱？
2. 简述结核分枝杆菌的传播途径有哪些，说出常见的感染类型。

三、案例分析题

1. 患者，女，14 岁，单亲。月经初潮结束后 3 天，出现尿频、尿痛、排尿困难、外阴部烧灼感、分泌物明显增多等症状。体检发现外阴、阴道外口及尿道口充血、红肿，有脓性分泌物。取分泌物涂片染色镜检，在中性粒细胞内发现大量革兰氏阴性双球菌，进一步询问得知，母亲有婚外性行为，家中用浴盆洗浴，并有混洗衣物的习惯。

请回答：

（1）该患者可能是什么疾病？由什么病原体引起？
（2）女孩是怎么被感染的？如何对患者进行健康教育？

2. 患者，女，46 岁。因发作性胸闷、全身发紧 4 天入院。患者于 4 天前生气后出现发作性胸闷、全身发紧、言语不清，约持续 3～5 min。此后反复发作，每受到一点刺激就发作。患者回忆起 14 天前被带泥的锈钉刺伤左足跟部，当时未作清创处理，未注射破伤风抗毒素，目

前伤口完全愈合。

请回答

(1) 根据患者的症状、体征,该患者可能患了哪种疾病?
(2) 该病的病原体是什么?如何进行初步诊断?
(3) 该病的防治措施有哪些?

(卢阿娜　张海艳)

第八章　其他原核型微生物

第八章数字资源

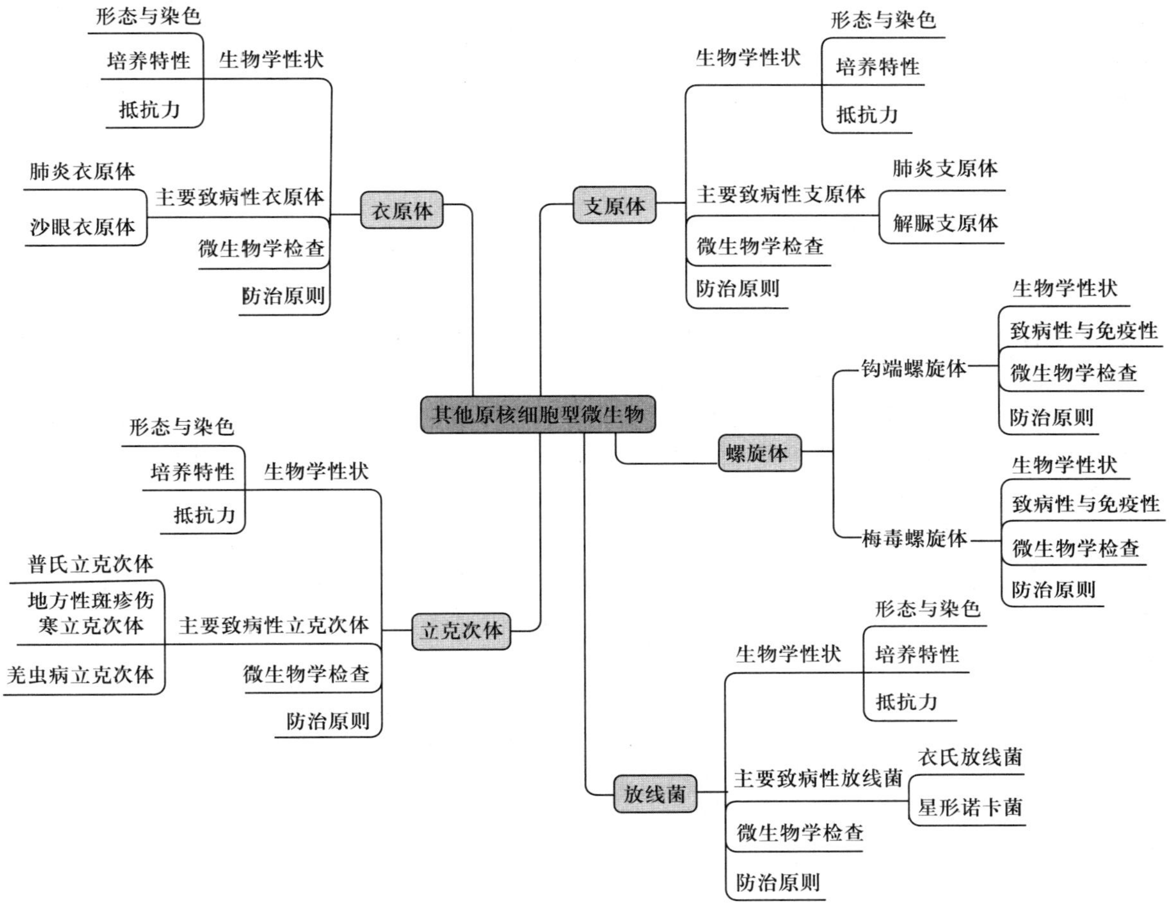

学习目标

1. 列举致病性衣原体、支原体、立克次体、螺旋体的种类。
2. 阐述致病性支原体、衣原体、立克次体、螺旋体的传播途径及所致疾病，并运用所学知识进行防治。
3. 大致说出其他原核细胞型微生物的微生物学检查方法。
4. 通过不同微生物的鉴别，形成严谨细致、为患者负责的职业素养。

案例 8-1

患儿，1岁，咳嗽2周、发热3天入院。患儿2周前出现咳嗽，刺激性干咳、痰少，在家中口服"头孢拉定"5天未见明显减轻。3天前出现发热体温约39 ℃，口服"泰诺林"，烧退后再烧，门诊收入院。查体：体温38.9 ℃、心率110次/分、呼吸30次/分，咽部充血，右下肺呼吸音粗。

问题与思考：
1. 该患儿的疾病可能是什么病原体引起的？
2. 该病原体与细菌比较有什么不同？

第一节　衣原体

衣原体是一类能通过细菌滤器、有独特发育周期、严格细胞内寄生的原核细胞型微生物。其主要特征有：圆形或椭圆形，革兰氏染色阴性；有 DNA 和 RNA 2 种类型的核酸；具有细胞壁；细胞质内有核糖体，具有独立的酶系统，但不能产生代谢所需能量，必须依靠宿主细胞提供代谢能量，故必须严格细胞内寄生；有独特的发育周期；以二分裂方式繁殖；对多种抗生素敏感。

一、生物学性状

（一）形态与结构

衣原体具有独特的发育周期，以原体和始体 2 种形式存在，其形态、大小、染色性不同。

1. 原体　体积较小，直径为 0.2～0.4 μm，呈圆形或卵圆形，吉姆萨染色呈紫色。电镜下观察可见有细胞壁，电子密度大。原体在宿主细胞外较稳定，无繁殖能力，但是能吸附于易感细胞表面，是衣原体的感染阶段，具有强感染性。

2. 始体　又称网状体，体积较大，直径为 0.5～1.0 μm，圆形或不规则形，吉姆萨染色呈红色。电镜下观察可见无细胞壁，电子密度较小，无感染性。始体在宿主细胞内以二分裂方式繁殖形成许多子代原体，是衣原体的繁殖阶段。

原体与易感细胞接触时，以吞饮的方式进入细胞内，由宿主细胞膜包绕原体而形成空泡，原体在空泡内体积增大，发育成为始体。始体在空泡内繁殖形成许多子代原体，成熟的子代原体从宿主细胞释放出来，再感染其他宿主细胞，开始新的发育周期。每个发育周期需 48～72 小时（图 8-1）。

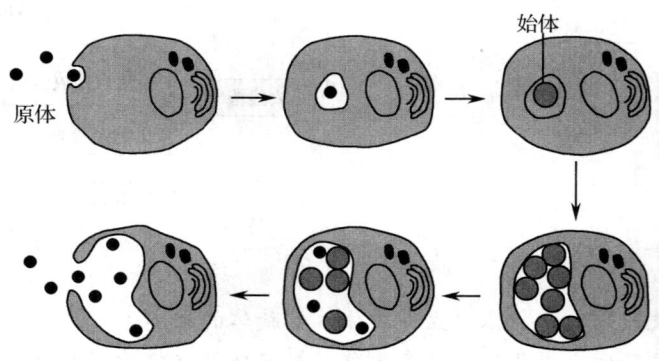

图 8-1　衣原体的发育周期

衣原体在易感细胞内繁殖后所形成的始体和子代原体的空泡，经碘液染色后在光学显微镜下可观察到，称为包涵体。包涵体的形态、大小及在细胞内存在的位置、染色性等特征，有助于鉴别衣原体。

 考点提示

衣原体的形态和结构特点、发育周期。

（二）培养特性

衣原体是严格细胞内寄生的原核细胞型微生物，不能在无生命的培养基上生长。培养方法有鸡胚接种、动物接种和组织细胞培养。大多数衣原体可在 6～8 日龄的鸡胚卵黄囊中繁殖，也可采用经放线菌酮处理过的单层 McCoy 细胞或 HeLa-299、BHK-21 等细胞培养。

（三）抵抗力

衣原体抵抗力较弱，耐冷不耐热，56 ℃ 5～10 min 即可灭活，液氮内可存活 10 年以上，冰冻干燥环境中可存活 30 年以上。衣原体对常用消毒剂敏感，如沙眼衣原体用 0.1% 甲醛溶液或 0.5% 石炭酸溶液经 24 h、2% 甲酚皂溶液仅需 5 min 即可灭活。鹦鹉热衣原体用 75% 乙醇 0.5 min 即被灭活。对四环素、氯霉素和红霉素等抗生素敏感，但对磺胺类药物耐药。

二、主要致病性衣原体

（一）肺炎衣原体

肺炎衣原体通过呼吸道飞沫传播，引起呼吸道感染，以肺炎多见，也可引起支气管炎、咽喉炎等。起病缓慢，表现为咽痛、咳嗽、咳痰、发热等，一般症状较轻，少数出现严重的哮喘等。

（二）沙眼衣原体

沙眼衣原体感染范围广，可侵犯不同的系统和器官。除引起沙眼外，还可引起泌尿生殖道、呼吸道等感染。对人致病的沙眼衣原体主要有沙眼生物亚种和性病淋巴肉芽肿亚种。

1. **沙眼生物亚种**　某些血清型可通过眼 - 手 - 眼接触传播，引起沙眼。当沙眼衣原体感染眼结膜上皮细胞后，在其中繁殖并在细胞质内形成各种形态的包涵体，引起局部炎症。早期表现为流泪、有黏液或脓性分泌物、结膜充血及滤泡增生等症状；后期出现结膜瘢痕、眼睑内翻、倒睫、角膜血管翳等，可引起角膜损害，影响视力，严重者可导致失明，居世界致盲病因的首位。某些血清型可通过性接触经手至眼感染，或接触污染的泳池水而感染，引起包涵体结膜炎，症状类似沙眼，但不出现角膜血管翳、无结膜瘢痕，一般几周痊愈，无后遗症。新生儿可经产道感染，引起急性化脓性结膜炎，不侵犯角膜，能自愈。还有某些血清型可通过性接触传播，引起泌尿生殖道感染，如尿道炎、盆腔炎、宫颈炎。

> **知识链接**
>
> **沙眼的预防**
>
> 沙眼的传播与人们的卫生习惯、生活条件、居住环境、营养状况、医疗条件等密切相关。开展沙眼防治知识的宣传，积极治疗患者，减少沙眼的传播。预防沙眼手卫生很重要，要养成勤洗手、不要用手揉眼睛的卫生习惯。与眼部接触比较频繁的物品，比如毛巾、脸盆、浴巾、枕巾等物品不要与他人共用，每隔一段时间要对物品进行消毒、清洗、暴晒。春季空气干燥，是沙眼的高发期，更应注意用眼卫生。如果眼睛有刺痒、发红、流泪等症状，应及时到正规医院检查。

2. **性病淋巴肉芽肿亚种**　经性接触传播，常侵犯男性腹股沟淋巴结，引起化脓性淋巴结炎和慢性淋巴肉芽肿；在女性可侵犯会阴、肛门、直肠等，引起会阴 - 肛门 - 直肠组织狭窄或梗阻。

（三）鹦鹉热衣原体

鹦鹉热衣原体主要在鸟类及家禽中传播，广泛流行于世界各地。感染人类引起鹦鹉热，主要由感染鹦鹉热衣原体的禽类等动物的粪便污染环境，以气溶胶的方式传播给人，也可以经破损皮肤、黏膜或眼结膜感染。临床表现为非典型性肺炎，与病毒性肺炎或支原体肺炎相似，主要表现为发热、头痛、干咳等症状。

三、微生物学检查

根据不同病症采集合适的标本，如眼结膜刮片、鼻咽拭子、泌尿生殖道分泌物，经吉姆萨染色和碘液染色后镜检，分别观察原体（或始体）及包涵体；接种于鸡胚卵黄囊或细胞进行分离培养；还可进行血清学检测，检测血清中的抗体。

四、防治原则

注意个人眼部卫生，防止交叉感染是预防沙眼的重要措施。衣原体引起的泌尿生殖道感染，其预防措施主要是加强卫生宣教，提倡健康性行为，及时治疗患者。鹦鹉热的预防措施主要是避免接触感染的动物。衣原体的治疗可选用红霉素、诺氟沙星等。

第二节 立克次体

立克次体是一类以节肢动物为传播媒介、严格细胞内寄生的原核细胞型微生物。在形态、结构、化学组成及代谢方式等方面均与细菌相似，其大小介于细菌和病毒之间。立克次体具有以下特征：有细胞壁，但形态多样，革兰氏染色阴性；细胞质内具有 RNA 和 DNA 两种核酸；以二分裂方式繁殖；由于酶系统不完整，需在活细胞内寄生；对多种抗生素敏感等。

立克次体属分为 3 个生物群：斑疹伤寒群、斑点热群与恙虫病群。对人类致病的立克次体主要有普氏立克次体、地方性斑疹伤寒立克次体和恙虫病立克次体。

一、生物学性状

（一）形态与结构

立克次体呈多形性，多数为球杆状或杆状，大小为 $(0.2 \sim 0.6)$ μm $\times$ $(0.8 \sim 02.0)$ μm。革兰氏染色阴性，但着色不明显，常用吉姆萨染色，呈紫色。大多数立克次体结构与一般革兰氏阴性菌相似，但无鞭毛和菌毛。

（二）培养特性

立克次体缺乏代谢相关的酶系统，为专性活细胞内寄生，以二分裂方式繁殖，生长速度缓慢，9～12 h 分裂一代。常用的培养方法有鸡胚接种法、动物接种法及细胞培养法。不同的立克次体在感染的细胞内分布不同，可作为初步鉴定的依据。如普氏立克次体常分散于细胞质中，恙虫病立克次体在细胞质近核处，而斑点热群立克次体则在细胞质和细胞核内均可出现。

（三）抗原构造

立克次体抗原与变形杆菌某些菌株的菌体 O 抗原有共同抗原成分，可出现交叉反应。故可用变形杆菌抗原代替立克次体抗原，检测血清中的抗立克次体抗体，可辅助诊断立克次体病，称外斐反应。

（四）抵抗力

大多数立克次体抵抗力较弱，56 ℃ 30 min 即可灭活，对一般消毒剂敏感，3% 过氧化氢、苯酚及 75% 乙醇数分钟即可将其灭活。对低温及干燥的抵抗力较强，在干燥的虱粪中能存活数月。对氯霉素和四环素等抗生素敏感，但磺胺类药物反而能促进立克次体的生长繁殖。

二、主要致病性立克次体

（一）普氏立克次体

普氏立克次体是引起流行性斑疹伤寒的病原体。患者是唯一传染源，主要传播媒介是人虱。当感染立克次体的人虱叮咬健康人时，立克次体随粪便污染皮肤，进而经破损的皮肤侵入人体。感染立克次体约经2周的潜伏期后急性发病，主要表现为高热、头痛、肌痛、皮疹，有时伴有神经系统、心血管系统及其他实质脏器损害。病后免疫力持久。

（二）地方性斑疹伤寒立克次体

地方性斑疹伤寒立克次体是引起地方性斑疹伤寒的病原体。鼠类是主要储存宿主，主要传播媒介是鼠蚤和鼠虱。地方性斑疹伤寒的临床特征与流行性斑疹伤寒相似，但发病缓慢、症状较轻、病程较短，很少累及中枢神经系统、心肌等。

（三）恙虫病立克次体

恙虫病立克次体是恙虫病的病原体。恙虫病是一种自然疫源性疾病，主要在啮齿类动物之间传播，啮齿类动物是主要传染源。恙螨既是传播媒介，又是储存宿主，恙虫病立克次体寄居在恙螨体内，可经卵传代。若被感染的恙螨叮咬，叮咬处立克次体侵入，先出现红色丘疹，成水疱后破裂出现溃疡，周围形成红晕，形成黑色焦痂。立克次体在局部繁殖后入血，还可引起发热、皮疹、全身淋巴结肿大及各内脏器官的病变。病后可获得较持久的免疫力。

三、微生物学检查

使用抗生素前采集患者血液，接种于小鼠或豚鼠腹腔，濒死时刮取腹壁黏膜细胞作涂片，染色、镜检；也可接种于鸡胚卵黄囊，培养后取卵黄囊膜涂片，用荧光抗体染色检查。

四、防治原则

立克次体病预防的主要措施是灭鼠、灭虱、灭蚤、灭螨，注意个人卫生及环境卫生。治疗可选用氯霉素及多西环素等抗生素。

第三节　支原体

支原体是一类缺乏细胞壁、具有高度多形性、可通过滤菌器、能在无生命培养基上生长的最小的原核细胞型微生物。支原体在自然界中分布广、种类多，但大多数不致病，致病的支原体主要有肺炎支原体、解脲支原体、人型支原体和生殖道支原体等。

一、生物学性状

（一）形态与结构

支原体是最小的原核细胞型微生物，直径为 0.2～0.3 μm，因无细胞壁而呈高度多形性，有球形、杆形、丝状和分枝状等。细胞膜中含有较多胆固醇，革兰氏染色阴性，但不易着色，常用吉姆萨染成淡紫色。支原体以二分裂方式繁殖为主。

（二）培养特性

支原体的营养要求比一般细菌高，培养时需添加含胆固醇的物质，如10%～20%灭活的小牛（或马）血清，以提供胆固醇与其他长链脂肪酸，多数支原体还需添加酵母浸液、组织浸液等才能生长。大多数支原体最适pH为7.6～8.0，解脲支原体具有脲酶，可分解培养基中的尿素产氨使pH升高，故最适pH为6.0～6.5。支原体一般为兼性厌氧，生长缓慢，在低琼脂培养基上经37 ℃ 2～3天甚至几周后才能长出微小的典型的"油煎蛋"样菌落，低倍镜下菌落呈圆形、中心致密隆起深入琼脂、外周有颗粒包绕（图8-2）。

（三）抵抗力

支原体耐冷不耐热，55 ℃ 5～15 min可被杀灭，对常用消毒剂敏感。由于无细胞壁，故对作用于细胞壁的抗生素（青霉素、头孢菌素等）不敏感，对干扰蛋白质合成的抗生素（红霉素、多西环素等）敏感。

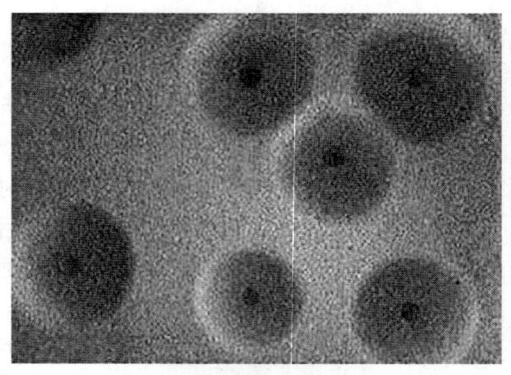

图8-2 支原体"油煎蛋"样菌落

二、主要致病性支原体

（一）肺炎支原体

肺炎支原体主要通过呼吸道飞沫传播，除能引起慢性咽炎、气管炎等上呼吸道感染外，还能引起支原体肺炎，一年四季均可发病，发病率以5～15岁青少年最高。其病理变化以间质性肺炎为主，又称原发性非典型性肺炎，临床症状一般较轻，以发热、头痛、咳嗽、咽喉痛和肌肉痛为主，5～10天后症状消失。X线检查肺部有明显浸润，持续4～6周才能消退。

（二）解脲支原体

解脲支原体主要通过性接触感染，患者和携带者为主要传染源。主要引起非淋菌性尿道炎、阴道炎、盆腔炎、输卵管炎、宫颈炎、睾丸炎、附睾炎、慢性前列腺炎、尿路结石和不育症等。孕妇可通过胎盘感染胎儿，引起流产、早产、死胎，产妇分娩时可经产道感染新生儿。

（三）其他致病性支原体

1. **人型支原体** 主要通过性接触感染，除引起非淋菌性尿道炎外，还可引起宫颈炎、盆腔炎、子宫内膜炎、慢性前列腺炎等。

2. **生殖道支原体** 通过性接触感染，黏附于泌尿生殖道黏膜上皮细胞上，主要引起宫颈炎、子宫内膜炎、盆腔炎、慢性前列腺炎等。

三、微生物学检查

根据不同病症采集合适的标本，如咽拭子、痰液、尿道和宫颈分泌物。将标本接种于含10%～20%灭活的小牛（或马）血清的培养基中，低倍镜观察菌落，通过生化反应等进行初步鉴定。也可用酶联免疫吸附检测抗原，PCR检测支原体核酸，进行快速诊断。

四、防治原则

目前，肺炎支原体的灭活疫苗或减毒活疫苗效果不理想。肺炎支原体的预防措施主要是隔离消毒，治疗可选用红霉素和喹诺酮类抗生素。生殖道感染的支原体，其预防措施主要是加强卫生宣教，切断传播途径。治疗首选罗红霉素、阿奇霉素等大环内酯类或者氧氟沙星等喹诺酮类抗生素，但有耐药菌株。

第四节 螺旋体

螺旋体是一类细长、柔软、弯曲呈螺旋状、运动活泼的原核细胞型微生物。在生物学上介于细菌与原虫之间，其基本结构及生物学性状与细菌相似。主要特征有：有细胞壁；胞壁与胞膜之间绕有弹性轴丝，借助其屈曲和收缩能活泼运动；弯曲呈螺旋状；以二分裂方式繁殖；对抗生素敏感。

螺旋体广泛存在于自然界中，种类很多，引起人类疾病的主要有钩端螺旋体属、密螺旋体属和疏螺旋体属。①钩端螺旋体属：菌体螺旋细密规则、一端或两端弯曲呈钩状，致病性钩端螺旋体能引起人及动物的钩端螺旋体病。②密螺旋体属：菌体螺旋细密而有规则、两端尖直，对人致病的主要有梅毒螺旋体及雅司螺旋体，分别引起梅毒和雅司病。③疏螺旋体属：菌体有3～10个稀疏的螺旋，不规则，呈波纹状，对人致病的主要有回归热螺旋体及伯氏疏螺旋体，分别引起回归热和莱姆病。

一、钩端螺旋体

（一）生物学性状

1. 形态与结构　菌体细长，大小为 0.1～0.2 μm× 6～12 μm，螺旋细密规则，一端或两端弯曲呈钩状，故称钩端螺旋体（图 8-3）。暗视野显微镜观察，折光性强，菌体运动活泼。革兰氏染色阴性但不易着色，常用镀银染色，菌体呈棕褐色，染色效果好。

2. 培养特性　钩端螺旋体是唯一可用人工培养基培养的螺旋体，但营养要求较高，常用含 10% 兔血清的柯氏（Korthof）培养基和无血清的 EMJH 培养基。需氧或微需氧，最适宜的生长温度为 28～

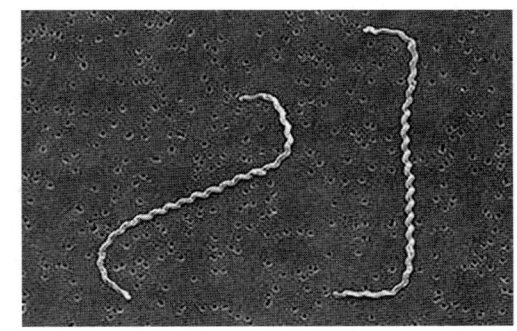

图 8-3　电镜下的钩端螺旋体

30 ℃，pH 为 7.2～7.4。生长缓慢，在液体培养基中约 8 h 分裂一次，培养 1～2 周，液体培养基呈半透明云雾状混浊。

3. 抵抗力　钩端螺旋体抵抗力弱，对干燥、热、日光均敏感，60 ℃ 1 min 即可杀死。对常用消毒剂如 0.2% 甲酚皂、1% 苯酚、1% 漂白粉等敏感，10～30 min 可杀死。但在酸碱度中性的水或湿土中可存活数周至数月，这对本菌的传播有重要意义。对青霉素等抗生素敏感。

（二）致病性与免疫性

钩端螺旋体的主要致病物质为溶血素、内毒素和细胞毒性因子。溶血素能破坏红细胞，引起贫血等。内毒素的致病作用与典型的细菌内毒素相似，但毒性较弱。

钩端螺旋体引起钩端螺旋体病，简称钩体病。钩体病是一种典型的人畜共患病，鼠和猪为重要的储存宿主和传染源。钩端螺旋体在鼠或猪的肾中持续存在并不断随尿液排出，污染水源和土壤，形成疫水和疫土。人接触疫水或疫土时，钩端螺旋体能穿过正常或破损的皮肤和黏膜，侵入人体而引起感染。钩体病起病急，患者可出现高热、乏力、全身酸痛、头痛、肌痛、眼结膜充血、淋巴结肿大等症状。临床表现差异较大，轻者仅有轻微症状似流感，重者可有明显的器官损伤，出现肺出血、黄疸、休克，甚至死亡。

钩体病痊愈后可获得对同型钩端螺旋体的牢固免疫力。

（三）微生物学检查

采集相应标本，发病 7～10 天取血液，第 2 周取尿液，有眼部症状的取房水，有脑膜刺激症状的取脑脊液。将标本离心后，用暗视野显微镜观察其形态和运动，或经镀银染色后用光学显微镜检查形态。将标本接种于柯氏培养基或 EMJH 培养基培养后进行鉴定。在发病初期和发病后 3～4 周，各取一份血清，若后期血清抗体效价高于初期抗体效价 4 倍以上具有诊断价值。

（四）防治原则

钩体病的预防主要是防鼠、灭鼠，加强病畜管理，保护水源，避免或减少与疫水、疫土的接触。对流行地区人员进行多价钩端螺旋体死疫苗接种，进行预防。治疗首选青霉素，对青霉素过敏者可用庆大霉素或金霉素。

二、梅毒螺旋体

（一）生物学性状

1. **形态与结构** 菌体细长，大小为 $0.1\sim0.2~\mu m \times 6\sim15~\mu m$，有 8～10 个致密而规则的螺旋，两端尖直。暗视野显微镜观察，其运动活泼。革兰氏染色阴性但不易着色，经镀银染色呈棕褐色（图 8-4）。

2. **培养特性** 梅毒螺旋体不能在无生命的人工培养基中生长繁殖。在家兔上皮细胞内可生长繁殖，但繁殖速度缓慢。

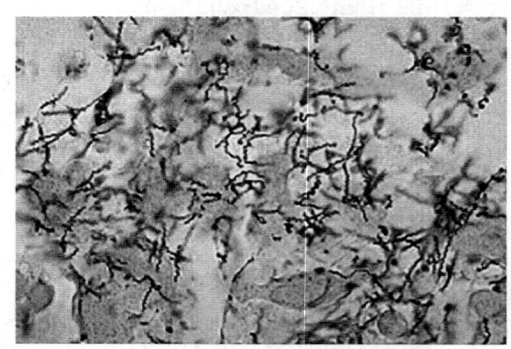

图 8-4　光学显微镜下的梅毒螺旋体（镀银染色）

3. **抵抗力** 梅毒螺旋体抵抗力极弱，对冷、热、干燥均很敏感，对常用消毒剂敏感，离体后 1～2 h 即死亡。50 ℃ 5 min 即死亡，在 4 ℃血库冷藏 3 天以上的血液无传染梅毒的风险。对青霉素、红霉素、四环素等抗生素敏感。

（二）致病性与免疫性

梅毒螺旋体的主要致病物质可能为外膜蛋白和透明质酸酶。梅毒患者是唯一传染源，主要经性接触、血液传播，引起后天性梅毒（获得性梅毒）；也可经胎盘垂直传播，引起先天性梅毒（又称胎传梅毒）。

获得性梅毒临床过程可分为三期。

1. **一期梅毒** 梅毒螺旋体侵入皮肤黏膜约 3 周，局部出现无痛性硬下疳，多发生于外生殖器，其溃疡渗出液中含有大量梅毒螺旋体，传染性极强。硬下疳持续 1～2 个月常可自然愈合，经 2～3 个月无症状的潜伏期后进入第二期。

2. **二期梅毒** 此期发生于硬下疳出现后 2～8 周，主要表现为全身皮肤黏膜出现梅毒疹、全身淋巴结肿大，也可累及骨、关节、眼及其他器官。在梅毒疹及淋巴结中有大量梅毒螺旋体，传染性较强。若不经治疗，症状一般可在 3 周～3 个月后自然消退，但常反复发作。二期梅毒若治疗不当，经过 5 年或更久的反复发作，可进入三期。

3. **三期梅毒** 又称晚期梅毒，患者出现全身性梅毒损害，主要表现为皮肤黏膜损害，如结节性梅毒疹，或内脏器官的肉芽肿样病变（梅毒瘤）；严重者出现心血管及中枢神经系统损害，导致动脉瘤、脊髓痨及全身麻痹等，严重者可危及生命。此期病灶中梅毒螺旋体很少，不易检出，传染性小，但破坏性大。

先天性梅毒是梅毒孕妇体内梅毒螺旋体经胎盘进入胎儿体内，引起胎儿全身感染，螺旋体在胎儿内脏（肝、脾、肺及肾上腺）及组织中大量繁殖，可造成流产或死胎，出生的梅毒患儿称为梅毒儿，会出现锯齿形牙、马鞍鼻、间质性角膜炎、耳聋等症状。

梅毒病后免疫力不牢固，可反复感染。

（三）微生物学检查

一期梅毒取硬下疳渗出液，二期梅毒取梅毒疹渗出液或局部淋巴结抽出液，直接暗视野显微镜观察其形态及运动，或经镀银染色可见棕褐色的密螺旋体。血清学检查包括非梅毒螺旋体抗原血清试验和梅毒螺旋体抗原血清试验。

（四）防治原则

梅毒属于性传播疾病，其预防措施为加强卫生宣教、注重性卫生，重视产前检查，预防先天性梅毒。对于确诊患者，需应用青霉素及时彻底治疗，并定期复查。

第五节 放线菌

放线菌是一类介于细菌和真菌之间，丝状或链状、呈分枝状生长的原核细胞型微生物，因在感染的组织中菌丝呈放射状排列而得名。放线菌具有菌丝和孢子，在固体培养基上生长状态与真菌相似，但其结构和化学组成与细菌相同，对常用的抗生素敏感。放线菌广泛分布于土壤、空气和水中，大多为需氧性腐生菌，如星形诺卡菌、巴西诺卡菌，常引起外源性感染；人和动物的口腔、消化道、呼吸道及泌尿生殖道等部位也有放线菌的分布，为人体的正常菌群，多为厌氧或微需氧菌，常引起内源性感染，如衣氏放线菌和牛放线菌。对人致病的主要是衣氏放线菌和星形诺卡菌。目前广泛使用的抗生素很多是由各种放线菌产生的，如链霉素、卡那霉素、绛红霉素。某些放线菌还能产生各种酶制剂、维生素和氨基酸等物质。

一、生物学性状

（一）形态与结构

放线菌呈分枝状，革兰氏染色阳性，为非抗酸性丝状菌，无荚膜、无鞭毛、无芽孢，有菌丝，菌丝细长无隔，直径为 0.5～0.8 μm。

（二）培养特性

衣氏放线菌培养比较困难，厌氧或微需氧，生长缓慢。血琼脂平板上 37 ℃ 3～4 天才能形成灰白色或淡黄色、微小圆形、粗糙型菌落，不溶血，显微镜下可见菌落由长度不等的菌丝构成。在患者病灶组织和瘘管流出的脓液中，可找到肉眼可见的黄色小颗粒，称为"硫磺样颗粒"，是放线菌在组织中形成的菌落，将硫磺样颗粒制成压片或组织切片，显微镜下呈菊花状，可见放射状排列的菌丝。星形诺卡菌营养要求不高，在普通培养基上即可生长，专性需氧，生长缓慢，形成黄色颗粒状粗糙型菌落。

（三）抵抗力

放线菌对青霉素、红霉素、克林霉素等抗生素敏感。

二、主要致病性放线菌

（一）衣氏放线菌

衣氏放线菌是口腔、上呼吸道和生殖道等黏膜的正常菌群。当机体免疫力降低、口腔卫生不良、拔牙、溃疡时可引起感染，称放线菌病，常表现为软组织的化脓性炎症，多呈慢性肉芽肿，伴瘘管形成，脓液中常有肉眼可见的"硫磺样颗粒"。面颈部感染多见，约占 60%，其次胸部、腹部、盆腔等也可发生感染。面颈部放线菌病患者大多近期有口腔炎、拔牙史或下颌骨骨折史，表现为颈面部肿胀，多发性脓肿、结节和瘘管形成。

（二）星形诺卡菌

星形诺卡菌主要经呼吸道或创口侵入机体，特别是免疫力低下的个体，引起肺炎、肺脓肿等肺部感染，症状类似肺结核。也可通过血行播散，引起脑膜炎与脑脓肿。若经皮肤创伤感染，可侵入到皮下组织，引起慢性化脓性肉芽肿和多发性瘘管。在病变组织或脓汁中可见黄、红、黑色等颗粒，为星形诺卡菌的菌落。

三、微生物学检查

根据病症采集合适标本，如痰液、脓液、渗出液。在标本中查找特征性的"硫磺样颗粒"，为主要的微生物学检查。将标本进行抗酸染色和革兰氏染色，镜检可见菌丝。选择合适培养基进行分离培养及鉴定。

四、防治原则

放线菌的预防措施主要是注意口腔卫生、及时治疗口腔疾病。患者脓肿和瘘管需及时清创处理，切除坏死组织。治疗选用青霉素、林可霉素等抗生素。

思政园地

分离出沙眼衣原体的第一人——汤飞凡

汤飞凡（1897—1958），著名微生物学家、中国第一代病毒学家、中国免疫学之父，沙眼衣原体的发现人之一。

汤飞凡在20世纪30年代通过大量实验，否定了沙眼细菌病因说；1943年，他指导研究人员用自己分离的中国菌种，研制生产出中国第一批5万单位青霉素，创建青霉素生产车间；解放战争时期，他带领有关人员改进生产方法，研制出大批优质牛痘疫苗，推动了全国规模的普种牛痘运动；1950年，察哈尔北部鼠疫流行，他带领一个突击小组，赶制出中国自己的鼠疫减毒活疫苗；后来，领导易有年等解决了病毒毒力变异问题，并制成中国自己的黄热病减毒活疫苗；1955年，他和助手一起，经过几百次试验，成功地分离出沙眼病毒（沙眼衣原体），他将沙眼病毒接种在自己的眼里，结果引起典型的沙眼症状与病变，随后又从自己眼里分离出这株病毒，推动了对衣原体的系统研究，被称为世界上第一个分离出沙眼衣原体的人。1981年，获国际沙眼防治组织追赠颁发的"沙眼金质奖章"。

自 测 题

一、单项选择题

1. 能在无生命培养基中生长的最小原核细胞型微生物是
   A. 细菌   B. 衣原体   C. 立克次体
   D. 螺旋体   E. 支原体

2. 下列有关沙眼的描述，错误的是
   A. 是由沙眼衣原体引起的
   B. 主要通过接触患者眼分泌物传染，如眼-手-眼
   C. 沙眼急性期后不会留下瘢痕，愈后良好
   D. 沙眼的预防以眼卫生为主
   E. 沙眼的预防和治疗均可用红霉素眼膏

3. 具有独特发育周期的原核细胞型微生物是
   A. 细菌   B. 衣原体   C. 立克次体
   D. 螺旋体   E. 支原体

二、简答题

1. 简述肺炎支原体的致病性。
2. 总结衣原体、支原体、螺旋体的不同。

三、案例分析题

患者，男，30岁，皮疹2周。患者2周前背部出现红色皮疹，后腹部、胸部、下肢也出现红色皮疹，皮疹不痛不痒，自行服用"抗过敏药"未见好转，遂入院就诊。既往有过多次嫖娼史，数月前，生殖器有过不痛的溃疡，溃疡未经治疗，一个月后自己就好了。查体见，体温、心率、呼吸、血压无异常，胸部、腹部、臀部及下肢泛发红斑及红色斑丘疹，皮疹排列无规律，腹股沟等处淋巴结肿大，外生殖器检查也未见皮损。

请回答：

1. 该患者可能是什么疾病？由什么病原体引起的？
2. 该如何确诊？后续如何治疗？

（刘娟娟）

第九章 真菌

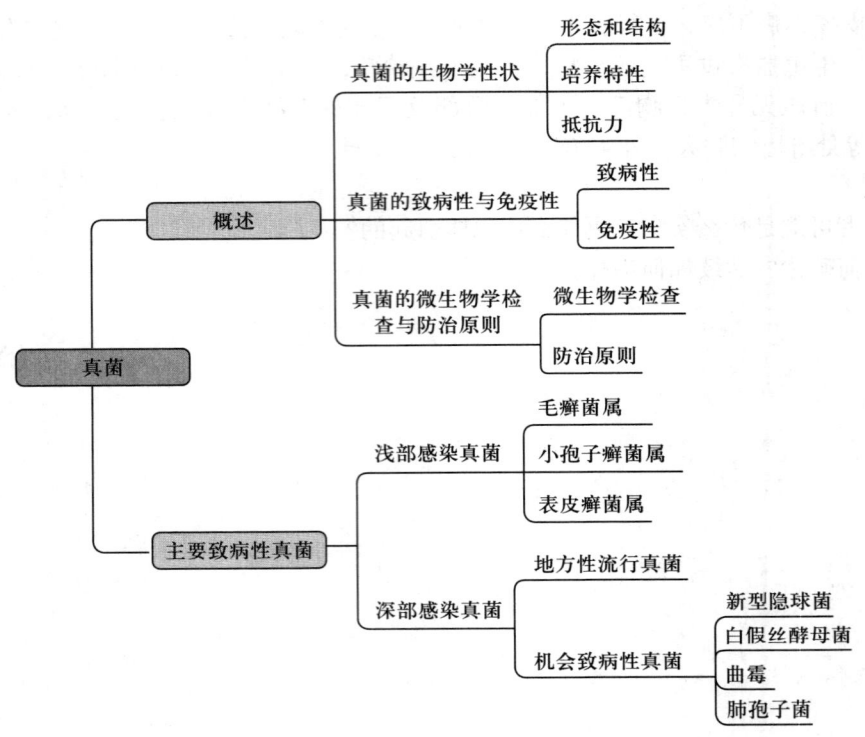

学习目标

1. 能说出真菌的主要生物学性状、致病性。
2. 列举真菌的感染类型和所致疾病。
3. 解释真菌的形态结构与所致疾病的关联。
4. 能解决常见病原性真菌的防治问题。
5. 能运用病原性真菌的微生物学检查方法与防治原则。
6. 通过学习真菌学家戴芳澜的故事，培养同学们不畏艰苦、为国奉献的科学精神。
7. 进一步认识病原性真菌尚存在的科学问题，养成坚持不懈解决问题的良好习惯。

案例9-1

患者，女，34岁，因双足趾间自觉瘙痒、疼痛、起水疱3天就诊。患者曾有在外足浴史。**体格检查**：双足第2、3、4、5趾间有水疱、糜烂、渗出，浸渍呈白色，足底及足跟部皮肤发红、瘙痒，可见抓痕。足底可见针头大小的水疱，脱皮严重，双足有异味。

问题与思考：
1. 该患者可能患什么疾病？
2. 该病的治疗原则是什么？

第一节 概 述

真菌（fungus）是一类具有典型真核细胞结构的微生物。真菌分布广泛，种类繁多，估计现存种类有 40 余万种，绝大多数对人有益，能引起人类疾病的不足 150 种，包括致病性真菌、机会致病性真菌、产毒真菌及致癌真菌等。主要有浅部感染真菌和深部感染真菌。近年来由于广谱抗生素、免疫抑制剂及抗肿瘤药物的大量应用，器官移植、导管插管和放射治疗的不断发展，引起人体菌群失调或免疫功能降低，导致真菌感染明显增加，特别是条件致病性真菌感染更为常见。

一、真菌的生物学性状

（一）形态与结构

真菌的体积、形态、结构和化学组成与细菌有很大差异，真菌的体积比细菌大几倍甚至几十倍，结构也比细菌复杂。真菌有细胞壁，但不含肽聚糖，主要由多糖（75%）和蛋白质（25%）组成，多糖的主要成分为几丁质，故真菌对作用于肽聚糖的抗生素如青霉素、头孢菌素不敏感。

真菌按其形态特征分为单细胞真菌和多细胞真菌 2 类。

1. 单细胞真菌　包括酵母型真菌和类酵母型真菌。形态为圆形或椭圆形，与细菌很相似，但真菌较大。以出芽的方式繁殖，芽生孢子成熟后脱落成独立个体，如新型隐球菌和白假丝酵母菌。

2. 多细胞真菌　又称霉菌或丝状菌，由菌丝和孢子两个基本结构组成，菌丝可以长出许多分枝，交织成团形成菌丝体，并长有各种孢子。菌丝和孢子的形态因菌种不同而异，是鉴定真菌的重要依据。

（1）菌丝：真菌的孢子以出芽的方式繁殖。在适宜的条件下，真菌的孢子长出芽管，并逐渐延长呈丝状，即为菌丝。菌丝又可长出许多新的分枝，交织成菌丝体。

菌丝按功能分为：①营养菌丝。有的菌丝向下生长，伸入培养基中吸收营养，称为营养菌丝。②气生菌丝。有的菌丝向上生长，称为气生菌丝。可产生孢子的气生菌丝，称为生殖菌丝。

菌丝按结构分为有隔菌丝和无隔菌丝。大部分真菌的菌丝在一定的间距形成横隔，称为隔膜，将菌丝分成一连串的细胞。真菌菌丝内有隔膜的，称为有隔菌丝。隔膜中有小孔，细胞质可以流通，部分真菌的菌丝隔膜孔径更大，甚至可以允许细胞核通过。真菌菌丝内无隔膜的，称为无隔菌丝。整个菌丝就是一个细胞，含有多个细胞核。

菌丝的形态多种多样，不同种类的真菌可有不同形态的菌丝，如球拍状、螺旋状、结节状、鹿角状和破梳状等，是鉴别真菌的依据之一（图 9-1）。

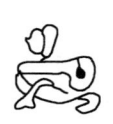 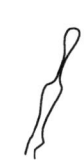 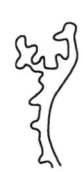 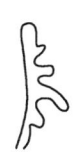 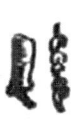

结节状菌丝　　球拍状菌丝　　鹿角状菌丝　　破梳状菌丝　　螺旋状菌丝

图 9-1　真菌菌丝的各种形态

（2）孢子：是真菌的繁殖结构，又称繁殖体，一条菌丝上可长出多个孢子。真菌孢子的抵抗力较弱，加热至60～70℃，短时间即可使其灭活。

按细胞核是否融合，将真菌的孢子分为有性孢子和无性孢子。有性孢子由两个细胞融合后，经减数分裂形成；无性孢子由菌丝上的细胞分化或出芽直接形成，不发生细胞的融合。致病性真菌大多为无性孢子。无性孢子按形态可分为3种类型：叶状孢子（包括芽生孢子、关节孢子、厚膜孢子）、分生孢子（包括大分生孢子和小分生孢子）和孢子囊孢子（图9-2）。

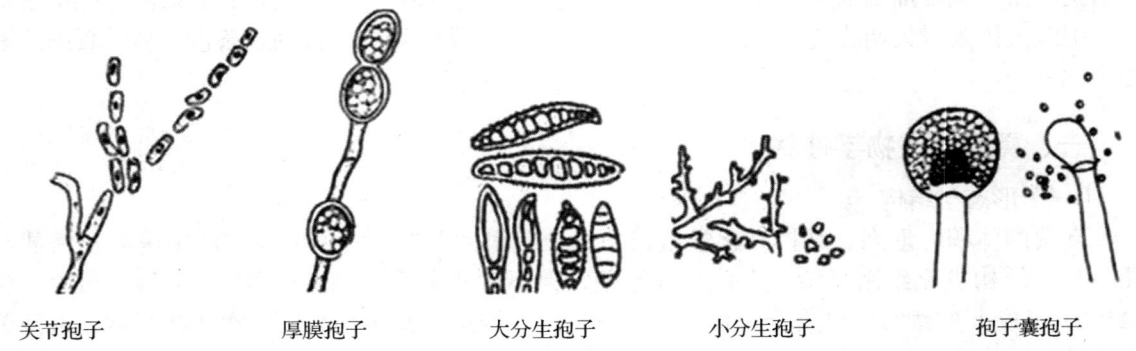

关节孢子　　　厚膜孢子　　　大分生孢子　　　小分生孢子　　　孢子囊孢子

图9-2　真菌孢子的各种形态

有些真菌环境条件改变后，其形态可随之改变，即在单细胞真菌和多细胞真菌间进行转换，称为二相性（或双相性）真菌。这些真菌若在体内或在含动物蛋白的培养基中置于37℃条件下，呈单细胞的酵母型；若在普通培养基中置于25℃条件下，呈多细胞的霉菌型。组织胞浆菌、球孢子菌、马尔尼菲青霉等为二相性真菌。

（二）培养特性

真菌的营养要求不高，在普通培养基上就能生长，常用沙保弱培养基，主要成分含葡萄糖、蛋白胨和琼脂。真菌的最适pH为4.0～6.0。浅部真菌最适生长温度为22～28℃，生长缓慢，需1～4周才能出现典型菌落；某些深部真菌在35℃条件下生长良好，一般1～2天可形成菌落。大多数致病性真菌生长缓慢，常需要1～4周才出现典型菌落，但酵母型真菌一般在1～2天就可形成肉眼可见的菌落。在沙保弱培养基上，真菌的菌落有以下3种类型。

1. 酵母型菌落　为单细胞真菌的菌落形式，其形态与一般细菌菌落相似，菌落外观光滑、湿润、质地柔软、边缘整齐，以出芽方式繁殖，如新型隐球菌。

2. 类酵母型菌落　又称酵母样菌落，也是单细胞真菌的菌落形式，菌落外观与酵母型菌落相似，但部分单细胞真菌出芽繁殖之后，芽管延长不与母细胞脱离，形成假菌丝。假菌丝由菌落向下生长，可伸入培养基中，如白假丝酵母菌的菌落。

3. 丝状菌落　为多细胞真菌的菌落形式，由许多疏松的菌丝体组成。菌落呈棉絮状、粉末状、绒球状或石膏粉样，菌落的正面和背面可呈现不同颜色。菌落与培养基连接紧密，不易挑起。丝状菌落的形态、结构和颜色可作为鉴定真菌的参考。

（三）抵抗力

真菌对干燥、日光、紫外线及一般化学消毒剂均有较强的抵抗力。紫外线1m距离照射需30min才能将丝状真菌和假丝酵母菌灭活。但真菌对热敏感，一般60℃ 1h可杀死真菌菌丝和孢子。用1%～2%苯酚、2.5%碘酊、1%升汞或10%甲醛溶液可将其杀死。真菌对常用抗生素均不敏感。灰黄霉素、两性霉素B、制霉菌素、克霉唑、伊曲康唑等对多种真菌有抑制作用。

二、真菌的致病性与免疫性

(一)致病性

真菌的致病类型有以下 5 种。

1. **机会致病性真菌感染** 主要是内源性真菌感染,如白假丝酵母菌、曲霉、毛霉,此类真菌致病性不强,是人体的正常菌群,在机体抵抗力降低时发生感染,如肿瘤、糖尿病,长期应用广谱抗生素、激素、免疫抑制剂等的患者。或者应用导管、手术等过程中继发感染,例如导管、插管入口为真菌入侵提供门户,真菌黏附其上,并不断增殖,从而进入血液,并播散至全身。

2. **致病性真菌感染** 主要是外源性真菌感染。根据感染部位,可将致病性真菌分为浅部感染真菌和深部感染真菌。浅部感染真菌(如皮肤癣菌)有嗜角质蛋白的特性,易侵犯皮肤、毛发及指甲等组织,一般不侵犯皮下组织及内脏。其生命力顽强,可发生机械刺激损害,同时产生酶及酸等代谢产物,引起炎症反应和细胞病变。深部感染真菌可侵犯皮下、内脏及脑膜等处,甚至引起全身播散性感染。真菌被吞噬细胞吞噬后可在细胞内繁殖,引起慢性肉芽肿炎症及坏死、溃疡。

3. **真菌超敏反应性疾病** 某些真菌本身不致病,但菌丝、孢子或其代谢产物可作为过敏原,吸入、食入或接触这些过敏原可引起超敏反应,如呼吸道过敏反应(过敏性哮喘或过敏性鼻炎)、消化道过敏反应、皮肤过敏反应等。常见的致超敏反应性疾病真菌有青霉菌、镰刀菌、曲霉菌等。

4. **真菌中毒症** 有些真菌在食物上生长,经人、畜食入后可引起慢性或急性中毒,又称真菌中毒症。引起中毒的可以是真菌本身,也可以是真菌生长后产生的毒素。目前有 150 多种真菌可产生毒素,而真菌毒素也有 100 多种。因毒素不同,所造成的病变也多种多样,有的可引起肝、肾损害或血液系统变化,有的则作用于神经系统而引起抽搐、昏迷等症状。如河南、河北的霉甘蔗中毒,主要由节菱孢霉菌引起,导致患者出现抽搐、昏迷,其死亡率在 20% 左右;长江流域等地的赤霉病麦中毒,主要由镰刀菌引起,可引起肝、肾、心脏、脑等器官病变。

5. **真菌致癌** 研究发现,某些真菌毒素与肿瘤有关。如黄曲霉菌产生的黄曲霉毒素毒性很强,小剂量就可诱发肝癌;镰刀菌产生的 T-2 毒素可诱发大鼠胃癌、胰腺癌等。

 考点提示

真菌的致病性。

(二)免疫性

机体抗真菌的免疫有非特异性免疫及特异性免疫两种方式。

非特异性免疫主要包括皮肤黏膜屏障、血-脑屏障等,其中皮肤黏膜屏障发挥着重要作用。如婴幼儿皮肤的皮脂腺发育不完善,具有杀真菌作用的不饱和脂肪酸分泌量少,因而易患头癣;成人的手足部出汗较多,有利于真菌生长繁殖而易患手足癣。

特异性免疫主要包括细胞免疫和体液免疫,其中最重要的是细胞免疫。真菌感染机体后,刺激特异性淋巴细胞增殖,释放干扰素等细胞因子,细胞因子激活巨噬细胞、NK 细胞和细胞毒性 T 细胞(Tc)杀伤真菌;特异性抗体可阻止真菌吸附,但不能完全杀灭真菌。故细胞免疫功能低下者更易发生真菌感染,尤其是深部真菌感染。

> **知识链接**
>
> **生活中的黄曲霉毒素**
>
> 黄曲霉菌产生的黄曲霉毒素主要存在于霉变的粮食中，凡是表面长有黄绿色的真菌，或者有破损、皱缩、变色、变质的食品，都有可能被黄曲霉毒素污染。花生、玉米、黄豆等作物及其副产品易感染黄曲霉菌。另外，干果类的食品，如核桃、杏仁、椰肉等及牛奶和奶制品，还有动物肝、干咸鱼以及辣椒和辣椒酱也易被黄曲霉毒素污染。
>
> 黄曲霉毒素被世界卫生组织（WHO）癌症研究机构划定为一类天然存在的致癌物，是毒性极强的剧毒物质。黄曲霉毒素对人和多种动物表现出剧烈的毒性，而且有明显的致癌性；其毒性比氰化物和砒霜大很多倍。黄曲霉毒素以肝含量最高，肾、脾、肾上腺亦可检出。黄曲霉毒素可引起人类急性中毒、慢性中毒以及癌症。

三、真菌的微生物学检查与防治原则

（一）微生物学检查

1. 标本采集　根据病症采集合适标本，如浅部真菌感染可采集病变部位的毛发、皮屑及甲屑等，深部真菌感染可采集血液、脑脊液、痰液及分泌物等。取材后应立即送检，以免标本受到污染。

2. 直接镜检　皮屑、甲屑先用10%～20% KOH软化处理后再镜检，如发现菌丝或孢子可初步诊断为真菌感染；痰、脓、分泌物等标本可经革兰氏染色后镜检；若怀疑新型隐球菌感染，可经墨汁负染后镜检，菌体外有一层肥厚的荚膜即可作出诊断。

3. 分离培养　当直接镜检不能确诊或需要确定感染的真菌种类时应做真菌的培养。将标本经过一定的前处理后，接种于沙保弱培养基，浅部感染真菌置22～28℃培养1～4周可形成菌落；深部感染真菌置35℃培养1～2天可形成菌落。最后进行生化反应鉴定。

（二）防治原则

1. 浅部真菌感染　注意皮肤卫生，避免接触污染的物品，防止交叉感染。治疗可用克霉唑、咪康唑等。

2. 深部真菌感染　合理使用抗真菌药物，提高机体免疫力，避免内源性感染。治疗可用两性霉素B、制霉菌素、伊曲康唑等。

3. 真菌中毒症　加强卫生宣教，提高食品安全意识，不食用霉变食物。

第二节　主要致病性真菌

致病性真菌按感染的部位和临床表现，可分为浅部感染真菌和深部感染真菌。

一、浅部感染真菌

浅部感染真菌主要侵犯皮肤、毛发、指（趾）甲等角化组织引起癣病（图9-3），一般不侵犯皮下等深部组织和内脏，不引起全身性感染。浅部感染真菌主要为皮肤丝状菌，又称皮肤癣菌，属于多细胞真菌。临床常见的皮肤丝状菌有3个属，分别是毛癣菌属、小孢子癣菌属及表皮癣菌属。皮肤丝状菌主要由孢子散播传染，接触患癣的人或动物（猫、狗、牛、马等）及污染的物体而感染。在临床上同一种癣病可由数种不同皮肤丝状菌引起，而同一种皮肤丝状菌因感染部位不同，又可引起不同的癣病。

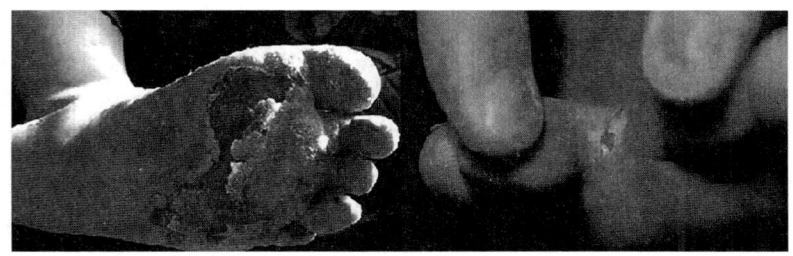

图 9-3 足癣

（一）毛癣菌属

对人致病的有 13 种，常见的有红色毛癣菌、紫色毛癣菌、须毛癣菌、断发毛癣菌等，其中最常见的是红色毛癣菌。可侵犯毛发、皮肤、指（趾）甲，引起人类体癣、头癣、手足癣及甲癣（即灰指甲）等。毛癣菌属在沙保弱培养基上，因菌种不同菌落的性状和颜色有所不同，可呈绒毛状、颗粒状、蜡状、粉末状等，颜色可为红色、白色、黄色、紫色、橙色等。显微镜下可见细长壁薄的大分生孢子，梨状、葡萄状的小分生孢子；菌丝的形态各种各样，有螺旋状、球拍状、鹿角状和结节状等。

（二）小孢子癣菌属

对人致病的有 8 种，常见的有石膏样小孢子菌、犬小孢子菌和铁锈色小孢子菌。可侵犯毛发和皮肤，引起头癣及体癣等。小孢子癣菌属在沙保弱培养基上的菌落呈绒毛状或粉末状，颜色可为灰色、橘红或棕黄色。病变的皮屑显微镜下可见梭形壁厚的大分生孢子和卵圆形的小分生孢子；菌丝有隔，呈球拍状、梳状或结节状。

（三）表皮癣菌属

对人致病的只有絮状表皮癣菌。可侵犯皮肤和指（趾）甲，不侵犯毛发，引起人类体癣、股癣、手足癣及甲癣等。表皮癣菌属在沙保弱培养基上的菌落开始呈白色鹅毛状，后呈黄绿色粉末状。显微镜下可见卵圆形、壁薄的大分生孢子，无小分生孢子；菌丝有隔，较细，呈球拍状或螺旋状。

二、深部感染真菌

深部感染真菌可侵犯皮下组织和内脏以及引起全身感染，主要引起慢性肉芽肿样炎症、溃疡及坏死等，多数为地方性流行真菌和机会致病性真菌两大类。

（一）地方性流行真菌

这些真菌均属二相性真菌，对环境温度敏感，一般在宿主体内或 37 ℃培养时呈酵母型，在 25 ℃培养时呈菌丝型。主要有荚膜组织胞浆菌、粗球孢子菌、皮炎芽生菌、巴西副球孢子菌和马尔尼菲青霉。地方性流行真菌属外源性真菌，在正常人体内不存在，通过呼吸道、消化道、黏膜及伤口侵入机体，感染后大多无症状或仅有轻微症状，受地理、气候等条件限制感染，具有地方性。

（二）机会致病性真菌

机会致病性真菌多是人体内的正常菌群，常引起内源性感染，当机体免疫功能低下或菌群失调时，易发生感染，常见的有白假丝酵母菌、新型隐球菌、曲霉、毛霉和肺孢子菌等。

某些机会致病性真菌可引起外源性感染，如新型隐球菌。近年来因广谱抗生素、激素及免疫抑制剂的大量应用，机会致病性真菌引起的感染有上升趋势。临床上恶性肿瘤、糖尿病、血液病、严重营养不良、大面积烧伤及器官移植等也常继发机会致病性真菌感染，因此已成为医学实践中一个棘手的问题。

> **知识链接**
>
> **新型隐球菌**
>
> 新型隐球菌是土壤、鸽类、牛乳、水果等的腐生菌，也可存在于正常人口腔中。该菌大多由呼吸道侵入，在肺部引起轻度炎症或隐性传染。当机体免疫功能下降时，可向全身播散，主要侵犯中枢神经系统。新型隐球菌感染好发于细胞免疫功能低下者，如恶性肿瘤、糖尿病、器官移植、HIV感染及大剂量使用免疫抑制剂者。在国外，获得性免疫缺陷综合征合并新型隐球菌性脑膜炎者占很大比例，是获得性免疫缺陷综合征患者死亡的首要原因。隐球菌病是人类面临的一种严重真菌病。预防新型隐球菌感染，除需要注意增强机体免疫力外，还应避免创口接触土壤及鸟粪等。治疗药物可用碘化钾或碘化钠、两性霉素B，亦可将两性霉素B与氟胞嘧啶联合应用。对慢性肺损害或骨病损者，则可辅以外科手术切除。

1. **新型隐球菌** 又称溶组织酵母菌，广泛分布于自然界，尤其在鸽粪中大量存在，正常人体表、口腔及粪便也可检出本菌。新型隐球菌一般引起外源性感染，多发生于免疫功能低下的人群，主要引起肺和脑部急性、亚急性或慢性感染。

   新型隐球菌为圆球形酵母菌，包有较厚的荚膜，因常规染色不被着色而难以发现，故称隐球菌。进行新型隐球菌检测时多采用墨汁负染色后镜检，可在黑色背景中见到有圆形或卵圆形的透亮菌体。新型隐球菌的主要传染源是鸽子，多通过呼吸道进入机体，少数经破损的皮肤或者消化道感染。新型隐球菌首先侵入肺部，大多数新型隐球菌感染临床症状不明显，且能自愈，少数可引起支气管肺炎。部分患者一旦发生血行播散至机体其他部位，最易侵犯中枢神经系统，引起亚急性或慢性脑膜炎、脑炎、脑部肉芽肿等，临床表现首先为脑膜刺激征、头痛、颈项强直，病程进展缓慢，最后可导致瘫痪。

2. **白假丝酵母菌** 菌体圆形或卵圆形，革兰氏染色阳性，着色不均匀。出芽繁殖，孢子长出芽管，芽管不与母体脱离，形成较长的假菌丝。白假丝酵母菌在沙保弱培养基、普通琼脂平板和血琼脂平板上均生长良好，需氧，37℃或室温培养2~3天，可形成类酵母型菌落；在玉米粉培养基上可长出厚膜孢子。白假丝酵母菌常存在于人的体表、口腔、上呼吸道、肠道等部位，感染多见于免疫力低下者，感染类型有以下几种：①皮肤黏膜感染：皮肤感染好发于腋窝、腹股沟、乳房下及肛周等皮肤皱褶处，黏膜感染有鹅口疮、口角糜烂、外阴与阴道炎等，其中以鹅口疮最常见，多见于新生儿。②内脏及中枢神经系统感染：白假丝酵母菌可经血流扩散，引起肺炎、支气管炎、肠炎、膀胱炎和肾盂肾炎等，也可侵犯中枢神经系统，引起脑膜炎、脑膜脑炎和脑脓肿等，常由发病灶转移所致。

3. **曲霉** 广泛分布于自然界，多达800余种。烟曲霉、黄曲霉、构巢曲霉、黑曲霉和土曲霉等属于机会致病性真菌，其中以烟曲霉感染最为常见。曲霉菌丝为分枝状多细胞性有隔菌丝，接触培养基的菌丝可形成一个菊花样的头状结构，称为分生孢子头。曲霉在沙保弱培养基上生长良好，可形成绒毛状、粉末状或丝状菌落。有些曲霉能产生毒素，如黄曲霉毒素与恶性肿瘤（尤其是肝癌）的发生密切相关。曲霉能侵犯机体许多部位，所致疾病有感染性、中毒性和超敏反应性疾病。目前，曲霉病的治疗包括抗真菌药物及外科局部病灶切除，以及免疫调节辅助治疗。伊曲康唑、伏立康唑等药物，两性霉素B等多烯类药物，卡泊芬净、米卡芬净等棘白菌素类药物均具有抗曲霉活性。

4. **肺孢子菌** 广泛分布在自然界及人和其他哺乳动物的肺内，种类多，常见的有卡氏肺孢子菌和伊氏肺孢子菌。当机体抵抗力低下时可引起机会感染，引起肺孢子菌肺炎，多见于营养不良和身体虚弱的儿童、先天免疫缺陷的患者、应用免疫抑制剂或抗癌化疗的患者。近年来肺孢子菌肺炎成为艾滋病患者的常见并发症,未经治疗的患者死亡率极高。肺孢子菌也可引起中耳炎、肝炎、结肠炎等。

> **思政园地**
>
> **不畏艰苦、为国奉献——戴芳澜**
>
> 戴芳澜(1893—1973),真菌学家,植物病理学家。戴芳澜教授一生为中国真菌学和植物病理学的发展呕心沥血,在各个方面作出了突出的贡献,他的业绩和道德风范在中国科学界堪称楷模。
>
> 当年中国受外侮,青年无不气愤填膺,他志愿学农,以植物病害真菌为目标。戴芳澜教授在艰苦的条件下坚持完成了大量的工作,亲自采集标本、搜集资料,为我国的真菌学事业奠定了基础,其巨著《中国真菌总汇》对我国真菌资源的开发利用有着不可磨灭的贡献。戴芳澜教授有赤诚的爱国之心和强烈的民族自尊心、自信心,对国家资源十分珍视,坚持中国采集的真菌标本必须在中国鉴定。在外国专家认为中国没有鉴定能力时,他坚持承担并出色地完成了鉴定任务,并撰写了《外人在华采集真菌考》。戴芳澜教授不仅在当时为我国作出了巨大贡献,还培养了大批优秀的学生,其中涌现了许多领域的领军人物。

自 测 题

一、单项选择题

1. 培养真菌常采用的培养基是
   A. 罗氏培养基　　　　　B. 沙保弱培养基　　　　C. 巧克力培养基
   D. 柯氏培养基　　　　　E. 牛肉膏蛋白胨培养基
2. 真菌生长最适 pH 是
   A. pH 4.0～6.0　　　　　B. pH 5.0～6.0　　　　　C. pH 6.5～6.8
   D. pH 7.2～7.6　　　　　E. pH 8.5～9.2
3. 新型隐球菌感染的主要入侵途径是
   A. 呼吸道　　　　　　　B. 消化道　　　　　　　C. 皮肤接触
   D. 血液接触　　　　　　E. 性接触
4. 白假丝酵母菌感染属于
   A. 真菌中毒症　　　　　B. 真菌毒素致癌　　　　C. 浅部真菌感染
   D. 真菌超敏反应性疾病　E. 机会致病性真菌感染
5. 检查新型隐球菌感染常用
   A. 革兰氏染色　　　　　B. 抗酸染色　　　　　　C. 墨汁负染色
   D. 瑞氏染色　　　　　　E. 阿伯特染色

二、简答题

1. 皮肤癣菌为何能引起皮肤癣?如何进行微生物学检查?
2. 真菌为什么不能用细菌抗生素治疗?

(郝云芳)

第十章　病毒学概述

```
病毒学概述
├── 病毒的基本性状
│   ├── 病毒的形态结构与化学组成
│   │   ├── 病毒的形态
│   │   └── 病毒的结构和化学组成
│   ├── 病毒的增殖
│   │   ├── 病毒的复制周期
│   │   ├── 病毒的异常增殖
│   │   └── 病毒的干扰现象及干扰素
│   └── 理化因素对病毒的影响
│       ├── 物理因素
│       └── 化学因素
├── 病毒的感染与抗病毒免疫
│   ├── 病毒的传播方式
│   │   ├── 水平传播
│   │   └── 垂直传播
│   ├── 病毒的感染类型
│   │   ├── 隐性感染
│   │   └── 显性感染
│   ├── 病毒的致病机制
│   │   ├── 病毒对宿主细胞的直接损害
│   │   └── 病毒感染引起免疫病理损伤
│   └── 抗病毒免疫
│       ├── 非特异性免疫
│       └── 特异性免疫
└── 病毒感染的检查方法与防治原则
    ├── 病毒感染的检查方法
    │   ├── 标本的采集、送检及处理
    │   ├── 病毒的分离培养与鉴定
    │   ├── 血清学检查
    │   └── 形态学检查及病毒核酸检测
    └── 病毒感染的防治原则
        ├── 病毒感染的预防
        └── 病毒感染的治疗
            ├── 化学药物
            ├── 抗病毒中草药
            └── 干扰素及干扰素诱导剂
```

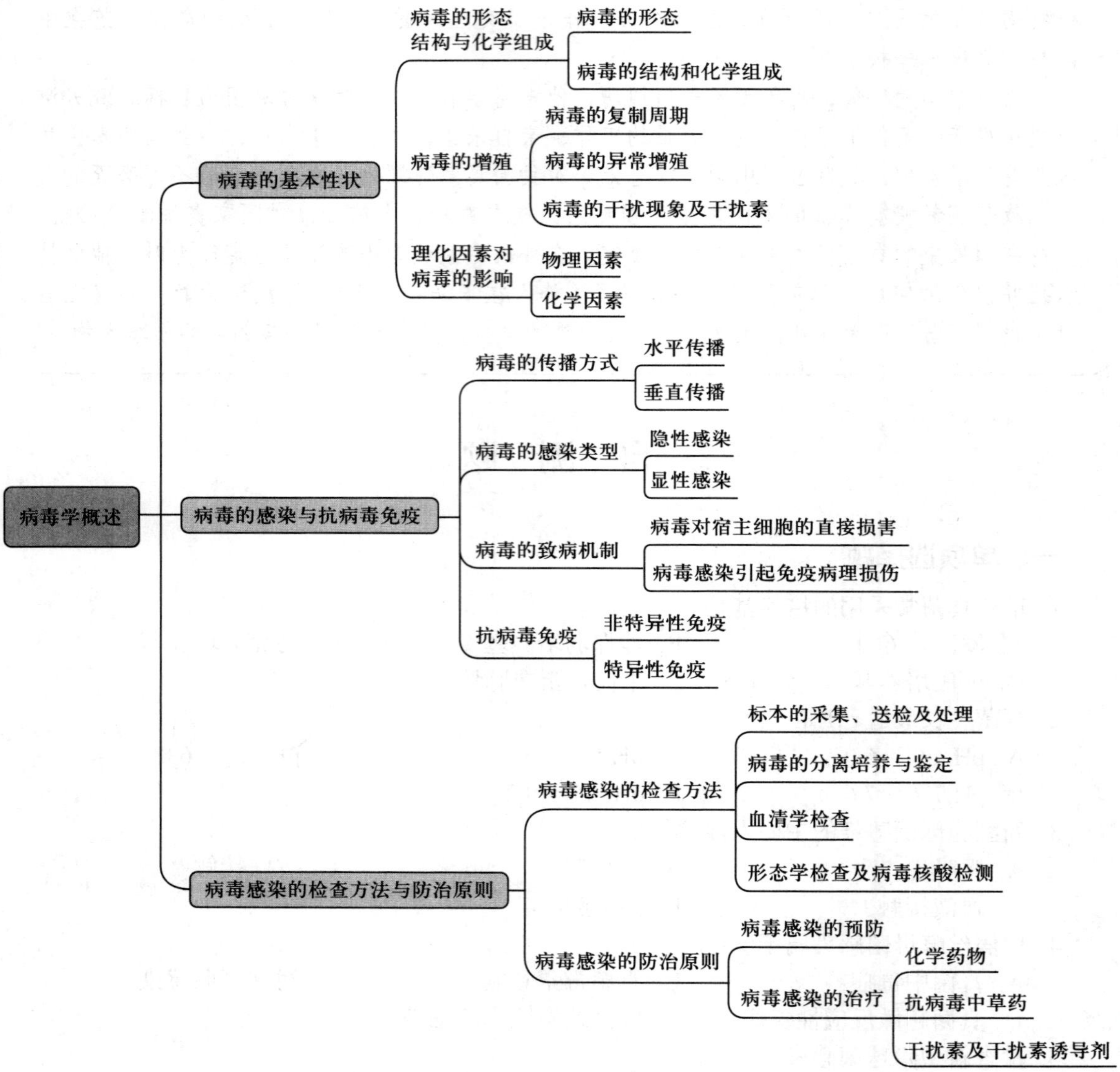

学习目标

1. 说出病毒的概念、特点；病毒的结构与功能；病毒的复制周期、干扰现象；病毒的传播方式和感染类型。
2. 列举病毒感染异常增殖；病毒感染的防治原则。
3. 解释病毒的传播方式与相关传染疾病的关系。
4. 能解决病毒性疾病标本的采集和送检过程中出现的相关问题。

案例 10-1

患儿，男，8岁，小学二年级，1周前其同桌因诊断为"小儿麻疹"请假治疗。2天前患儿出现咳嗽、流涕，今日症状逐渐加重，出现发热、结膜红肿而就诊治疗。体格检查：体温39 ℃，口腔黏膜出现沙粒大小的灰白色小点、周围有红晕。实验室检查：麻疹血清IgM抗体阳性。临床诊断：麻疹。

问题与思考：
1. 引起小儿麻疹的病原体是何种病原微生物？
2. 该病原体有何特点？其主要的传播方式是什么？
3. 目前对于该病有何防治方法？

第一节 病毒的基本性状

病毒（virus）是一类体积微小、结构简单、只含有一种核酸、严格细胞内寄生、以复制方式增殖的非细胞型微生物。其特点包括：①体积微小，可通过细菌过滤器，需借助电子显微镜才能观察；②结构简单，仅由蛋白质和核酸组成，无完整的细胞结构；③一种病毒只含有一种类型的核酸（DNA或RNA）；④因缺乏产生能量的酶系统，故必须在易感的活细胞内寄生；⑤以复制的方式增殖；⑥对抗生素不敏感，但对干扰素敏感。

病毒在自然界中分布广泛，与人类疾病的关系密切。在微生物所致的传染性疾病中，病毒性疾病约占75%，主要有肝炎、流行性感冒、狂犬病、艾滋病等，其传染性强，流行范围广泛，且有效药物少，临床治疗比较困难。一些过去认为的非传染性疾病（如糖尿病、高血压、心肌病、肿瘤），目前发现也与病毒有关。近年又陆续出现了SARS病毒、甲型禽流感病毒、新型冠状病毒等新的病毒，可引起严重的病毒性疾病，因此病毒已成为医学界关注的热点。

一、病毒的形态结构与化学组成

（一）病毒的形态

病毒颗粒是病毒在细胞外的存在形式，具有典型的形态结构和感染性。病毒颗粒以纳米（nm）为测量单位，即1/1000 μm。病毒的大小随种类不同而异，大型病毒如痘类病毒直径200～300 nm，在光学显微镜下勉强可见；绝大多数病毒属于中型病毒，如流感病毒，直径约100 nm；小型病毒如脊髓灰质炎病毒直径仅20～30 nm。中型和小型病毒必须借助电子显微镜才能观察到（图10-1）。

一个完整、成熟的有感染性的病毒颗粒称病毒体。病毒体有5种形态。

1. **球形** 大多数人类和动物病毒为球形或近球形，如流感病毒、麻疹病毒及腮腺炎病毒。
2. **杆形或丝状** 多见于植物病毒，如烟草花叶病毒。
3. **弹形** 形似子弹头，如狂犬病毒。
4. **砖形** 如痘类病毒。
5. **蝌蚪形** 如噬菌体。

考点提示

病毒的概念、特点、形态和测量单位。

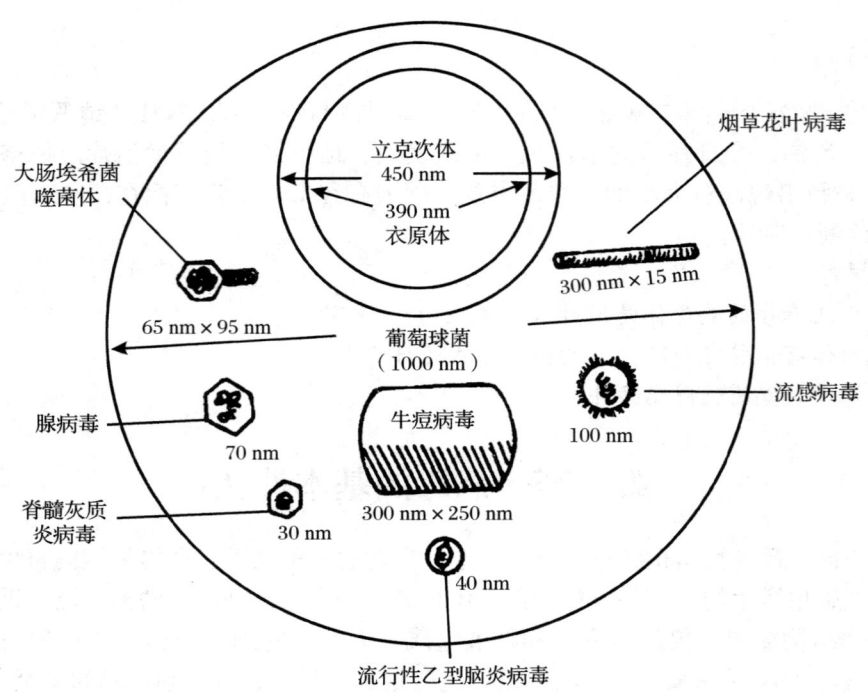

图 10-1 病毒与其他微生物大小的比较

（二）病毒的结构和化学组成

病毒的基本结构是由核心和衣壳共同构成的核衣壳，所有的病毒都具有基本结构；某些病毒衣壳外还有一层包膜和包膜子粒，称为辅助结构。有包膜的病毒称为包膜病毒，如流感病毒；仅有核衣壳，没有包膜的病毒称为裸病毒，如脊髓灰质炎病毒。

1. 病毒的结构

（1）核心：病毒核心的主要成分是核酸，构成病毒的基因组，贮存病毒的全部遗传信息，是病毒遗传、变异、增殖及感染的物质基础。含 DNA 的属于 DNA 病毒，含 RNA 的属于 RNA 病毒。部分核酸具有感染性，用化学方法去除病毒衣壳后，若其裸露核酸仍能进入宿主细胞并复制病毒，则称感染性核酸。病毒核心还含有少量蛋白质，如 DNA 多聚酶、逆转录酶，它们是病毒增殖时所需要的功能蛋白。

（2）衣壳：是在病毒核心的外面紧密包绕的一层外衣。衣壳由许多微小壳粒按一定几何构型排列而成，壳粒是病毒衣壳的形态学亚单位。根据壳粒的排列方式不同，病毒衣壳分为 3 种类型：①正二十面体立体对称型：壳粒排列形成 20 个等边三角形，如腺病毒、脊髓灰质炎病毒等。②螺旋对称型：壳粒沿核酸走向，规则地重复排列，形成螺旋对称，如正黏病毒、副黏病毒及弹状病毒。③复合对称型：既有螺旋对称又有正二十面体立体对称，如痘类病毒与噬菌体。

蛋白质衣壳的功能是：①维持病毒固有的形状，保护内部核酸免遭核酸酶及其他理化因素的破坏；②具有免疫原性，是病毒体的主要抗原成分，可刺激机体产生适应性免疫应答；③黏附作用，参与病毒的感染，病毒衣壳蛋白与宿主细胞表面的相应受体具有特殊的亲和力，可帮助病毒吸附在宿主细胞上，是病毒选择性吸附宿主细胞引起感染的首要步骤；④可用于鉴别病毒。

（3）包膜：某些病毒，如流感病毒、人类免疫缺陷病毒、疱疹病毒、虫媒病毒，在核衣壳外包绕着一层含脂蛋白的外膜，称为包膜。有些包膜表面有不同形状的呈放射状排列的突起，有高度的免疫原性，称为包膜子粒或刺突。

病毒包膜具有多种功能：①保护核衣壳，维护病毒体结构的完整性；②协助病毒感染，包膜病毒首先通过刺突吸附在易感宿主细胞的表面，其次包膜的成分与宿主细胞膜的成分很接近，易与宿主细胞亲和及融合，从而起到协助病毒感染的作用，有包膜的病毒对脂溶剂和其他有机溶剂敏感，失去包膜后便失去感染性；③具有免疫原性，包膜是病毒体的表面抗原，可刺激机体产生保护性免疫应答或病理性免疫应答；④可用于鉴别病毒。

 考点提示

病毒的结构和功能。

2. 病毒的化学组成

（1）核酸：位于核心，为 DNA 或 RNA，据此可将病毒分为 DNA 病毒和 RNA 病毒两大类。病毒核酸具有多样性，可为线形或环形，单链或双链。DNA 病毒大多为双链，RNA 病毒大多为单链。根据在复制过程中能否作为 mRNA，单链 RNA 又有正链与负链之分。

（2）蛋白质：由病毒基因编码，约占病毒颗粒总重量的 70%。病毒蛋白可分为结构蛋白和非结构蛋白，前者为组成病毒颗粒的蛋白成分，主要分布于衣壳、包膜和基质中；后者是指由病毒基因编码但不参与病毒颗粒构成的蛋白多肽，如蛋白水解酶、DNA 聚合酶、反转录酶、胸腺嘧啶核苷酸酶和抑制宿主细胞生物合成的蛋白，已广泛成为抗病毒药物的作用靶点。

（3）脂类和糖类：主要存在于包膜中。

二、病毒的增殖

病毒缺乏完整的酶系统，不具有合成自身成分的原料和能量，也没有核糖体，故只能在易感的活细胞内，依靠宿主细胞的酶系统、原料和能量复制病毒的核酸，借助宿主细胞的核糖体翻译病毒的蛋白质。病毒这种增殖的方式称为复制。

（一）病毒的复制周期

病毒复制的过程分为吸附、穿入、脱壳、生物合成及装配、成熟及释放。从病毒进入宿主细胞开始，经过复制，最后释放出具有感染性的子代病毒，称为一个复制周期（图 10-2）。

1. 吸附　病毒吸附于易感细胞的表面是病毒增殖的第一步。主要通过病毒包膜或衣壳表面的吸附蛋白与宿主细胞表面的特异性受体结合，不同的病毒与不同的宿主细胞表面的特异性受体结合，这决定了病毒的嗜组织特征和感染宿主的范围。如猴肾细胞、Hela 细胞和人二倍体成纤维细胞上有脊髓灰质炎病毒的表面受体，而非灵长类动物细胞上没有此受体，故脊髓灰质炎病毒能感染人体细胞。

2. 穿入　是指病毒核酸或感染性核衣壳由细胞外进入细胞内的过程。穿入的方式主要有 2 种。

（1）融合：在细胞膜表面，病毒包膜与细胞膜融合，病毒的核衣壳进入细胞质。多见于有包膜病毒，如麻疹病毒、腮腺炎病毒包膜上有融合蛋白，介导细胞膜与病毒包膜的融合。

（2）胞饮：病毒与宿主细胞结合后，细胞膜内陷形成吞噬泡，整个病毒颗粒完整进入细胞质内。多见于无包膜病毒。

3. 脱壳　穿入细胞质中的核衣壳脱去蛋白质衣壳，使基因组核酸裸露的过程，称为脱壳。多数病毒穿入细胞后，在细胞溶酶体的作用下，衣壳蛋白水解，释放出基因组核酸。

4. 生物合成　以病毒核酸为模板，利用宿主细胞提供的原料和能量合成子代病毒的核酸和蛋白质的过程称为生物合成。在生物合成阶段，用电镜观察宿主细胞或用血清学方法检测，均找不到病毒颗粒，因此称为隐蔽期。

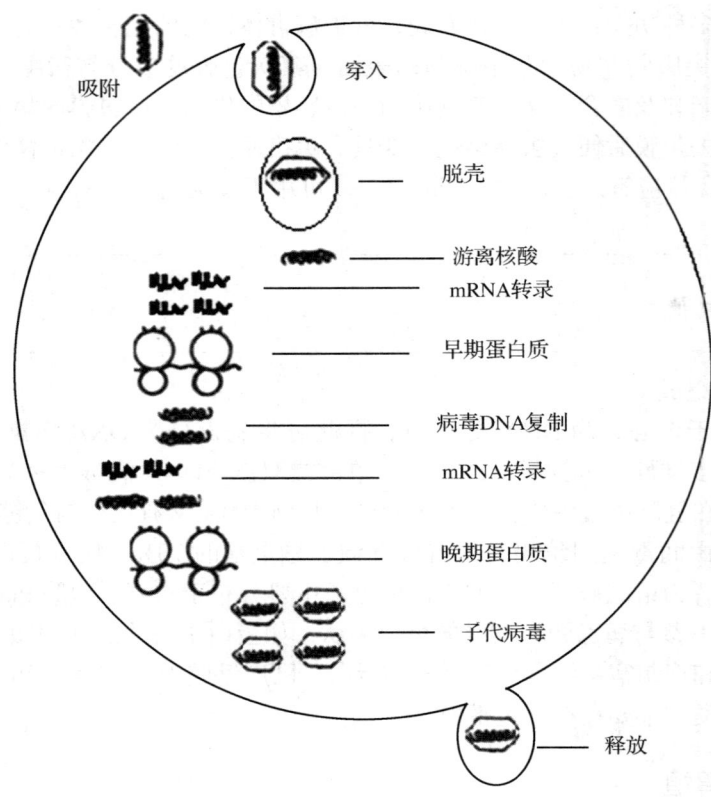

图 10-2　病毒的复制周期

5. **装配、成熟及释放**　新合成的病毒核酸和病毒结构蛋白在感染细胞内组合成病毒颗粒的过程称为装配，成熟的病毒体从细胞内游离到细胞外的过程为释放。不同的病毒释放的方式不同。无包膜的病毒通过宿主细胞的裂解而释放，有包膜的病毒则以出芽的方式释放，宿主细胞没有破裂，而病毒获得了与宿主细胞膜或核膜成分相近的包膜。

考点提示

病毒复制周期的概念和过程。

（二）病毒的异常增殖

病毒在宿主细胞内复制时，可因病毒本身基因组发生改变或感染细胞的环境不利于其复制，使之不能复制出完整的病毒体，出现异常增殖的现象。

1. **顿挫感染**　病毒进入宿主细胞后，若宿主细胞缺乏病毒复制所需要的酶、能量及原料等，不能复制出具有感染性的子代病毒颗粒，称为顿挫感染。这种不能为病毒复制提供条件的细胞，称为非容纳细胞。在非容纳细胞内病毒可以存在，但不能完成复制周期。例如腺病毒感染人肾细胞后可以正常复制，但感染猴肾细胞后则发生顿挫感染，猴肾细胞即为腺病毒的非容纳细胞。

2. **缺陷病毒**　因病毒本身的基因组不完整或某一基因位点改变，导致不能复制出完整的有感染性的子代病毒，此病毒称为缺陷病毒。当缺陷病毒与另一病毒同时感染细胞时，若后者能为前者提供所缺乏的物质，则缺陷病毒就能完成正常增殖。这种具有辅助作用的病毒称为辅助病毒。如丁型肝炎病毒为缺陷病毒，在乙型肝炎病毒的辅助下就能进行复制、增殖，即丁型肝炎病毒为缺陷病毒，乙型肝炎病毒为丁型肝炎病毒的辅助病毒。

(三)病毒的干扰现象及干扰素

两种病毒同时或先后感染同一宿主细胞时，可发生一种病毒抑制另一种病毒增殖的现象，称为病毒的干扰现象。干扰现象可发生在异种病毒间，也可以发生在同种、同型及同株病毒之间，甚至还可发生在灭活病毒与活病毒之间。病毒之间发生干扰现象，其机制可能是：①病毒诱导宿主细胞产生干扰素；②一种病毒阻止另一种病毒的吸附或穿入；③一种病毒改变宿主细胞的代谢途径，从而抑制另一种病毒的生物合成。

干扰现象对临床预防接种有指导意义：①同时接种两种病毒疫苗时可因发生干扰现象而影响免疫效果，因此要合理安排接种时间；②在疾病流行前接种减毒活疫苗能阻止毒力较强的病毒感染；③有时病毒疫苗也会受体内原有病毒的干扰，如脊髓灰质炎减毒活疫苗一般是在冬季接种，以避免夏季肠道病毒的干扰。

三、理化因素对病毒的影响

病毒受理化因素作用而失去感染性，称为病毒的灭活。灭活的病毒仍能保留其他特性，如免疫原性、红细胞吸附、血细胞凝集和细胞融合。不同病毒对理化因素的敏感性各异。

(一)物理因素

1. 温度　大多数病毒（除肝炎病毒外）耐冷不耐热。56 ℃加热 30 min 或 100 ℃数秒可失去感染性，即被灭活。病毒对低温的抵抗力较强，在 0 ℃以下特别是在 -70 ℃以下可保存数月至数年，仍不失去活性，但反复冻融可使病毒的感染性下降甚至失活。

2. pH值　大多数病毒在 pH 5.0～9.0 的范围内比较稳定，在 pH<5.0 或 pH>9.0 时病毒可迅速灭活。

3. 射线和紫外线　X射线、γ射线和紫外线均可灭活病毒。但某些病毒经紫外线灭活后，再经可见光照射可激活复制酶，使病毒可以很快复活，故不宜用紫外线来制备灭活病毒疫苗。

(二)化学因素

1. 脂溶剂　因能溶解包膜中的脂质而灭活包膜病毒，常用的脂溶剂有乙醚、氯仿、脱氧胆酸钠等。脂溶剂也可用于包膜病毒与无包膜病毒的鉴别。

2. 氧化剂、卤素和含氯化合物　病毒对这些化学物质均很敏感。如过氧化氢、高锰酸钾、碘酊、漂白粉等均可灭活病毒。但饮用水中的漂白粉浓度不能杀灭少数抵抗力强的病毒，如乙型肝炎病毒、脊髓灰质炎病毒。

3. 酚类和醛类　酚及其衍生物为蛋白质变性剂，可作为病毒的消毒剂，如 1%～5% 苯酚可使许多病毒灭活。甲醛可灭活病毒，保留免疫原性，常用于灭活疫苗的制备。

4. 抗生素与中草药　现有的抗生素对病毒无效，故可在待检标本中加入抗生素以抑制细菌生长，有利于病毒的分离。而某些中草药（如板蓝根、大青叶、大黄）对某些病毒有抑制作用。

第二节　病毒的感染与抗病毒免疫

病毒通过多种途径进入机体并在易感的宿主细胞内复制增殖的过程称为病毒的感染。机体的免疫系统对此产生的一系列免疫反应称为抗病毒免疫。

一、病毒的传播方式

病毒的传播方式有水平传播和垂直传播。

（一）水平传播

水平传播是指在人群不同个体之间或动物与人之间的传播，该传播方式主要是经皮肤、黏膜表面以及医源性传播。

1. **经皮肤传播** 某些病毒经破损的皮肤或动物咬伤、昆虫叮咬侵入机体而引起感染，如出血热病毒、狂犬病毒、流行性乙型脑炎病毒。

2. **经黏膜传播** 多种病毒可经呼吸道、消化道、泌尿生殖道等黏膜侵入机体而引起感染。病毒污染了食物和水源，经口侵入消化道，如脊髓灰质炎病毒、甲型肝炎病毒。病毒经空气、飞沫、气溶胶等方式吸入而引起呼吸道感染，如流感病毒、麻疹病毒。病毒由直接性接触引起感染，如人类免疫缺陷病毒、单纯疱疹病毒。

3. **医源性传播** 某些病毒可经输血、注射、手术、器官移植等途径引起医源性感染，如丙型肝炎病毒主要通过输血传播，巨细胞病毒可经器官移植引起感染。

（二）垂直传播

垂直传播是指病毒经胎盘、产道或哺乳等途径由亲代传给子代的方式。可经垂直传播的病毒有风疹病毒、人类免疫缺陷病毒、乙型肝炎病毒等。垂直传播的后果往往很严重，尤其是孕期前 3 个月的感染，常造成胎儿的早产、先天畸形、死胎等。被感染的子代也可以没有任何症状而成为病毒携带者，如乙型肝炎病毒。

 考点提示

病毒的传播方式。

二、病毒的感染类型

病毒侵入机体后，因病毒的种类、毒力和机体的免疫力不同，可表现出不同的感染类型。根据有无临床症状可分为隐性感染和显性感染。

（一）隐性感染

病毒侵入机体后，不引起明显临床症状的感染称为隐性感染，又称亚临床感染。因病毒的毒力弱或机体免疫力强，病毒在体内不能大量增殖，组织细胞损伤轻微。隐性感染者虽不出现临床症状，但可获得特异性免疫力。有些隐性感染者始终不能产生免疫力，不能清除病毒而成为病毒携带者，可向外界排泄播散病毒，成为重要的传染源。

（二）显性感染

病毒侵入机体后，在宿主细胞内大量增殖，引起细胞破坏和组织损伤，使机体明显临床症状的感染称为显性感染，又称临床感染。显性感染按病变范围分局部感染和全身性感染。局部感染如腮腺炎、单纯疱疹；全身性感染如麻疹。按潜伏期长短、发病急缓及病毒在体内滞留时间的长短，显性感染又可分为急性感染和持续性感染。

1. **急性感染** 一般潜伏期短，发病急，病程数日至数周，恢复后病毒在体内消失并获得特异性免疫，如流行性感冒、腮腺炎、甲型肝炎。

2. **持续性感染** 病毒可在机体内持续存在数月至数年，甚至终身。持续性感染可出现症状，也可不出现症状，但长期携带病毒，成为重要的传染源。形成持续性感染的原因有：①机体免疫力弱，不能完全清除病毒；②病毒存在于受保护部位，可逃避宿主的免疫作用；③某些病毒的免疫原性太弱，难以诱导机体产生有效的免疫应答将病毒清除；④有些病毒在感染过程中产生缺损性干扰颗粒，干扰病毒复制，使病毒感染过程发生改变，形成持续性感染；⑤某些病毒基因整合在宿主细胞基因组中，长期与宿主细胞共存。根据病毒持续性感染的发生机制不同，可将其分为潜伏感染、慢性感染和慢发病毒感染 3 种类型。

（1）潜伏感染：原发感染后，病毒并未完全清除，而是潜伏于组织内不表现出症状，也不易查到病毒。当机体抵抗力下降时，潜伏的病毒又被激活，再次急性发作，急性发作期可检测出病毒，潜伏期检测不到病毒，如水痘 - 带状疱疹病毒。

（2）慢性感染：显性感染或隐性感染后，病毒未完全清除，病毒长期存在于机体血液或组织内，经常性或间断性排出病毒，病毒容易被检出。患者可出现轻微临床症状或无临床症状，但其病情常反复发作，迁延不愈，病程可达数月至数年，如乙型肝炎病毒引起的慢性肝炎和巨细胞病毒感染引起的传染性单核细胞增多症等。

（3）慢发病毒感染：显性感染或隐性感染后，潜伏期很长，可达数年甚至数十年以上，一旦出现症状多表现为亚急性进行性加重甚至死亡，如人类免疫缺陷病毒引起的艾滋病、麻疹病毒引起的亚急性硬化性全脑炎。

考点提示

病毒感染的类型。

三、病毒的致病机制

（一）病毒对宿主细胞的直接损害

1. 杀细胞效应　病毒在宿主细胞内复制成熟后，在很短的时间内，一次释放出大量子代病毒，导致细胞裂解死亡，称为杀细胞效应。在体外试验时，病毒可使感染细胞变圆、聚集、脱落、坏死，称为细胞病变效应。宿主细胞裂解死亡后释放出的子代病毒再侵犯其他易感的宿主细胞。多见于无包膜病毒，如脊髓灰质炎病毒、柯萨奇病毒及腺病毒。

2. 细胞膜的改变　病毒感染宿主细胞后，可导致细胞膜成分的改变，细胞膜表面出现新抗原；某些病毒在细胞内增殖，使细胞膜互相融合，形成多核巨细胞，有利于病毒的扩散，如麻疹病毒。

3. 包涵体的形成　某些病毒感染细胞后，在普通光学显微镜下可见细胞质或细胞核内出现嗜酸性或嗜碱性染色，圆形、椭圆形或不规则形，大小、数量不等的斑块状结构，称为包涵体。病毒增殖后留下的包涵体，会影响细胞的正常功能，导致细胞死亡。包涵体的形成可作为病毒感染的辅助诊断依据，如从可疑狂犬病者脑组织切片或涂片中发现细胞内有嗜酸性包涵体，即内氏小体，可诊断为狂犬病。

4. 整合感染与细胞转化　某些 DNA 病毒或反转录病毒可将其基因整合至宿主细胞染色体中，整合后的病毒核酸不再复制，但可随宿主细胞的分裂传给子代细胞。整合可使细胞增殖加速，失去细胞间接触抑制，引起细胞转化，与肿瘤的发生密切相关。目前已知与人类肿瘤密切相关的病毒有人乳头瘤病毒、乙型肝炎病毒、EB 病毒、人类嗜 T 淋巴细胞病毒 I 型等。

（二）病毒感染引起免疫病理损伤

1. 体液免疫介导的病理损伤　某些病毒感染细胞后，可导致细胞膜成分改变，细胞膜表面出现新抗原，当特异性抗体与这些抗原结合后，激活补体，引起细胞损伤，如汉坦病毒、乙型肝炎病毒。

2. 细胞免疫介导的病理损伤　当致敏 T 细胞再次与宿主细胞膜上的病毒抗原结合，可直接杀伤细胞或释放细胞因子引起组织细胞损伤。

考点提示

病毒的致病机制。

四、抗病毒免疫

病毒感染机体后，能使机体产生免疫应答，包括非特异性免疫和特异性免疫两部分。

（一）非特异性免疫

非特异性免疫，即固有免疫是抗病毒感染的第一道防线，包括皮肤黏膜的屏障作用、吞噬细胞的吞噬作用、NK 细胞的杀伤作用及干扰素的作用。其中干扰素、巨噬细胞和 NK 细胞发挥主要抗病毒作用。

（二）特异性免疫

1. 体液免疫　机体受病毒感染后，体液中出现各种特异性抗体，其中具有保护作用的是中和抗体，它可与病毒表面抗原结合，在病毒进入宿主细胞前阻止其吸附、穿入，使细胞得到保护，免受病毒感染。

2. 细胞免疫　在抗病毒感染中发挥重要作用，参与抗病毒细胞免疫的主要效应细胞有 Tc 细胞和 Th1 细胞。一方面致敏的 Tc 细胞可通过抗原受体识别被病毒感染的靶细胞，释放穿孔素和颗粒酶，通过细胞裂解和凋亡两种机制直接杀灭靶细胞；另一方面活化的 Th1 细胞可释放多种细胞因子发挥效应，如 IFN-γ、IL-2、IL-12、TNF，激活 NK 细胞、巨噬细胞和 Tc 细胞，诱发炎症反应，促进 Tc 细胞的增殖分化而发挥抗病毒作用。

第三节　病毒感染的检查方法与防治原则

一、病毒感染的检查方法

病毒性疾病发病率高、危害大，因此，正确的实验室检查对疾病的诊断、治疗，控制病毒性疾病的流行都具有重要意义。目前常用的检查方法包括形态学检查、分离鉴定、血清学检查及其他快速检查方法。

（一）标本的采集、送检及处理

1. 标本的采集　①采集时间：病毒标本的采集应在发病初期或急性期，无菌操作，其阳性分辨率高。②采集部位：根据病毒的嗜组织性不同而采集不同标本，如呼吸道感染取鼻咽分泌物或痰液，肠道感染取粪便，颅内感染取脑脊液，病毒血症取血液。③血清学检查：做血清学检查的标本应在发病初期和恢复期各取一份血清，若后者抗体效价高于前者 4 倍以上具有诊断价值。

2. 标本的送检及处理　病毒在室温易灭活，故标本采集后应立即送检。若不能及时送检，可置 4 ℃冷藏或置 50% 甘油缓冲盐水中。若需长期保存，可存放于 -70 ℃。带有杂菌的标本如粪便、痰液需加入适量抗生素（如青霉素、链霉素）处理，以抑制或杀灭杂菌，有利于病毒的分离培养。

（二）病毒的分离培养与鉴定

病毒缺乏完整的酶系统，只能在易感的活细胞内增殖，故需根据病毒的种类选择敏感动物、鸡胚、组织细胞来分离培养。

1. 动物接种　是最初的分离培养方法，常用的动物有小鼠、家兔、豚鼠等。

2. 鸡胚接种　一般采用孵化9～12天的鸡胚，根据病毒的种类、接种的目的选择合适的接种途径，常用的接种途径有尿囊腔、羊膜腔、绒毛尿囊膜及卵黄囊。

3. 组织细胞培养　是目前最常用的病毒培养方法。常用的组织培养细胞有人胚肾细胞、猴肾细胞、人羊膜细胞等。病毒感染细胞后，可引起细胞病变，通过光学显微镜进行观察。

（三）血清学检查

根据抗原与相应抗体特异性结合的原理，用已知病毒抗原检测患者血清中有无相应抗体，或用已知抗体来鉴定标本中有无相应抗原。常用的方法有中和试验、补体结合试验、血凝及血凝抑制试验、免疫荧光技术、酶联免疫吸附试验等。这些方法操作简便、特异性高、灵敏、快速并且实用。

（四）形态学检查及病毒核酸检测

1. 形态学检查　光学显微镜仅用于病毒包涵体及某些大型病毒如痘类病毒的观察；电子显微镜可检查病毒颗粒，包括直接检查法、负染色法和免疫电镜检查法，直接检查法和负染色法简便易行、分辨率高，但敏感性低；免疫电镜法是将病毒标本悬液与特异性抗体混合，使病毒颗粒凝集，再用电镜观察，可提高病毒的检出率。

2. 病毒核酸检测　包括核酸杂交技术、PCR技术、基因芯片技术等。

二、病毒感染的防治原则

由于病毒性疾病缺乏特效药物治疗，因此进行特异性预防显得尤为重要，接种疫苗是预防病毒性感染最有效的手段。干扰素、中草药等在治疗病毒性疾病中有一定效果。

（一）病毒感染的预防

1. 人工主动免疫　通过接种疫苗，使机体获得特异性免疫力。常用的疫苗有减毒活疫苗（脊髓灰质炎病毒疫苗、麻疹疫苗、风疹疫苗等）、灭活疫苗（流感疫苗、狂犬病疫苗等）、基因工程疫苗（乙型肝炎重组疫苗等）及亚单位疫苗（流感病毒亚单位疫苗等）。人工主动免疫的特点是产生效应慢，但免疫力维持时间长。

2. 人工被动免疫　通过注射胎盘球蛋白、丙种球蛋白、细胞因子或免疫细胞等进行紧急预防和治疗。其优点是产生效应快，但免疫力维持时间短。

> **知识链接**
>
> **疫苗——病毒性疾病的"克星"**
>
> 病毒性疾病危害较大，但目前尚无特效治疗药物，因此其预防显得尤为重要。天花是最早被人类文字记载的烈性传染病。在天花流行期间，每4个感染者中就有1个死亡，至少在人类社会肆虐了3000年的时间。据历史资料记载，人类第一个对抗传染病的疫苗是我国首创的用于防治天花的"人痘"，但副作用较大；18世纪，英国人爱德华·詹纳通过给受试者接种牛痘病毒成功预防了天花，并且副作用小，牛痘疫苗的成功开创了疫苗接种预防病毒性疾病的先河。正是通过牛痘疫苗的推广使用，1979年WHO宣布：天花从此在地球上绝迹，天花成为人类第一种被消灭的传染病。疫苗接种在麻疹、脊髓灰质炎、腮腺炎以及宫颈癌等疾病的预防方面也陆续取得了巨大成功，可见疫苗是控制或消灭病毒性疾病最有力的"武器"。

（二）病毒感染的治疗

病毒感染的药物防治是选用一些抗病毒药物达到预防和治疗病毒的目的。由于病毒严格的细胞内寄生，抗病毒药物需穿入宿主细胞并选择性地抑制病毒复制，但又不能损伤宿主细胞。目前虽研制出一些抗病毒药物，但效果并不理想，多数药物的应用都具有一定的限制，有些对机体还具有较大的不良反应。

1. 化学药物　①阻断病毒脱壳：金刚烷胺及甲基金刚烷胺能特异性地抑制甲型流感病毒，机制可能是抑制病毒的脱壳，导致病毒不能复制增殖。②阻断病毒核酸合成：核苷类药物作为底物类似物竞争性抑制病毒相关酶的活性而发挥作用；核苷类药物通过异常核苷代替正常核苷，在病毒核酸复制时掺入到子代 DNA 中，而抑制病毒复制。主要的核苷类药物有阿糖腺苷、阿昔洛韦、齐多夫定等。③蛋白酶抑制剂：其能直接与人类免疫缺陷病毒的蛋白酶结合，可抑制病毒结构蛋白的形成，从而抑制病毒的进一步增殖。④阻断病毒释放：奥司他韦（达菲）、扎那米韦等神经氨酸酶抑制剂可抑制流感病毒的释放与扩散，从而阻止病毒进一步增殖，其中，达菲是目前用于抗甲型 H1N1（猪流感）、H5N1（禽流感）的最新药物。

2. 抗病毒中草药　从中草药里筛选出的有抗病毒作用的天然药物有 200 多种，如板蓝根、大青叶、黄芪以及天然花粉蛋白、甘草、大蒜等的提取物。有些中草药可直接抑制病毒的复制，有些可通过调节或增强免疫功能而增强机体的抗病毒作用。

3. 干扰素及干扰素诱导剂　干扰素（interferon，IFN）具有广谱抗病毒作用。临床使用的干扰素制剂有天然型与基因重组型两种。天然型 IFN-α、IFN-β 分别由人白细胞及二倍体成纤维细胞产生并制备而成，基因重组型 IFN-α 由大肠埃希菌大量表达后制备而成。干扰素制剂在临床上用于治疗慢性肝炎（乙型、丙型肝炎）及疱疹病毒感染，有一定疗效。干扰素诱导剂如甘草酸、多肌胞苷酸可诱导机体产生干扰素。

思政园地

"中国脊髓灰质炎疫苗"之父——顾方舟

顾方舟（1926—2019），著名病毒学专家，中国医学科学院北京协和医学院原院校长、一级教授。顾方舟教授对脊髓灰质炎的预防及控制的研究长达 42 年，是中国组织培养口服活疫苗的开拓者之一。

顾方舟教授 1958 年任中国医学科学院病毒所脊髓灰质炎研究室主任，把毕生精力都投入到消灭脊髓灰质炎的战斗中。经过顾方舟团队的努力，减毒活疫苗顺利通过动物实验。活疫苗与灭活疫苗最大的不同在于活疫苗的安全性判定，必须进行临床试验确定安全性。在 I 期临床试验中，顾方舟冒着瘫痪的危险喝下了一小瓶活疫苗亲身试验，一周后没有出现任何异常。之后经多次反复试验确定口服脊髓灰质炎疫苗无危险。

顾方舟教授将自己的人生概括为"一辈子只做一件事"。2019 年 9 月，他被授予"人民科学家"国家荣誉称号。

自 测 题

一、单项选择题

1. 构成病毒核心的化学成分是
   A. 磷酸　　　　　　　C. 类脂　　　　　　　B. 蛋白质
   D. 肽聚糖　　　　　　E. 核酸

2. 干扰素抗病毒的作用机制是
   A. 干扰病毒吸附　　　B. 干扰病毒脱壳　　　C. 干扰病毒穿入
   D. 直接杀灭病毒　　　E. 诱导病毒感染细胞产生抗病毒蛋白

3. 下列不属于病毒特点的是
   A. 体积微小，可通过滤菌器　　　　B. 结构简单，仅由蛋白质和核酸组成
   C. 一种病毒只含有一种类型的核酸　　D. 以复制的方式增殖
   E. 对抗生素及干扰素敏感

4. 病毒复制周期的一般顺序是
   A. 穿入、吸附、脱壳、生物合成
   B. 穿入、脱壳、吸附、装配与释放
   C. 吸附、穿入、脱壳、生物合成、装配与释放
   D. 穿入、生物合成、装配与释放
   E. 吸附、生物合成、穿入、脱壳、装配与释放

5. 预防病毒感染最有效的办法是
   A. 使用抗生素　　　　B. 使用抗病毒化学药物　　　C. 使用中草药
   D. 接种疫苗　　　　　E. 使用干扰素

二、简答题

1. 简述病毒的主要特征、结构及化学组成。
2. 病毒的传播方式有哪些？其致病机制有哪些特点？
3. 简述干扰素的概念及其抗病毒机制。

（郝云芳）

第十一章数字资源

第十一章 常见侵犯人类的病毒

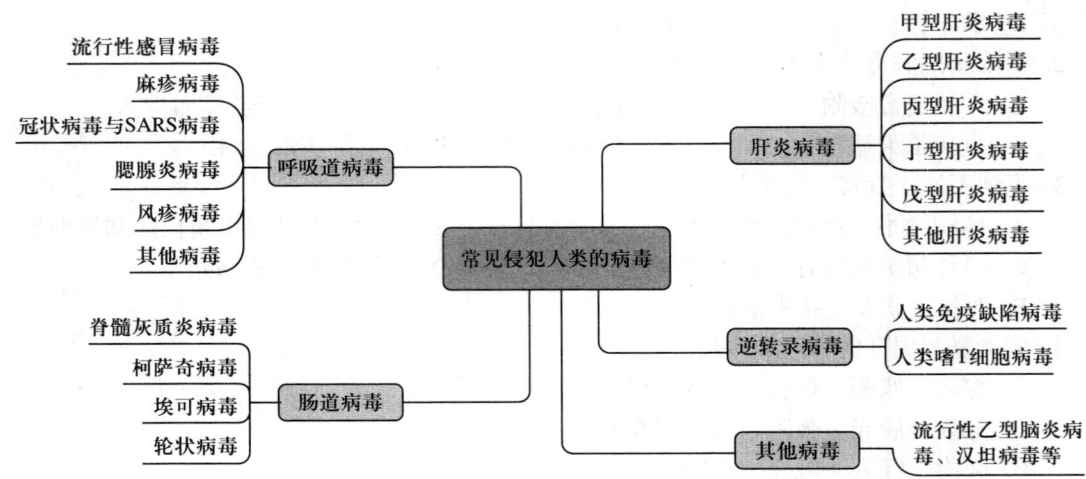

学习目标

1. 掌握呼吸道病毒、肝炎病毒的生物学特性、致病性与免疫性，乙型肝炎病毒抗原抗体检测的结果分析，肠道病毒的种类和共同特性，人类免疫缺陷病毒的主要生物学性状、传播途径和致病机制，流行性乙脑病毒、狂犬病病毒、单纯疱疹病毒等的传播途径和致病性。

2. 熟悉流感病毒的防治原则，脊髓灰质炎病毒的生物学性状和致病性，各型肝炎病毒的传播途径、致病特点和防治原则，获得性免疫缺陷综合征的防治原则。

3. 了解柯萨奇病毒、埃可病毒和轮状病毒的主要生物学性状与致病性。

案例 11-1

患儿，男，3岁。无麻疹疫苗接种史。近日出现发热、流泪、咳嗽4天，查体：口腔两侧黏膜出现白色点状黏膜斑、周围有红晕，皮肤出现充血性斑丘疹，皮疹由耳后渐至颈面部直至躯干四肢。

问题与思考：

1. 患儿感染了何种病毒？该病毒传播方式是什么？
2. 怎样对该病毒进行特异性预防？
3. 请说出该患者的医疗诊断及相应的护理措施。

第一节 呼吸道病毒

呼吸道病毒是指以呼吸道为主要侵入途径，引起呼吸道或呼吸道外组织器官病变的病毒。据统计，临床上的急性呼吸道感染中有 90%～95% 是由呼吸道病毒引起的。呼吸道病毒包括正黏病毒科的流感病毒，副黏病毒科的副流感病毒、麻疹病毒、腮腺炎病毒、呼吸道合胞病毒，以及其他呼吸道病毒，如风疹病毒、腺病毒、鼻病毒、冠状病毒与呼肠病毒。多数呼吸道病毒具有感染率高、传播快、潜伏期短、起病急等特点。

一、流行性感冒病毒

流行性感冒病毒（influenza virus）简称流感病毒，有甲、乙、丙 3 型，是流行性感冒（简称流感）的病原体。甲型流感病毒可引起人类和动物（猪、马、禽类等）的感染，是人类流感最重要的病原体。近 100 多年来发生的人类世界性流感大流行以及近年来发生的禽流感、猪流感均与甲型流感病毒变异有关。乙型流感病毒呈局部流行，丙型流感病毒仅引起散发流行，主要侵犯婴幼儿。

（一）生物学性状

1. 形态与结构　流感病毒是有包膜的 RNA 病毒，多呈球形或丝状，直径 80～120 nm，由核心和包膜两部分组成，结构模式见图 11-1。①核心：为病毒的核衣壳，由病毒核酸（RNA）、核蛋白（nucleoprotein，NP）和 RNA 聚合酶组成。病毒的核酸为分节段的单负链 RNA，分 7～8 节段，每一节段为一个基因组，编码病毒的结构或功能蛋白。在病毒复制增殖过程中，各节段之间易发生重组，这一特点是流感病毒容易变异进而引起大流行的主要原因。②包膜：由两层结构组成。内层为基质蛋白（matrix protein，MP），由病毒基因编码产生，其抗原性稳定，具有型特异性，有保护病毒核心和维持病毒形态的作用；外层是源于宿主细胞膜的脂质双层膜，膜上镶嵌有两种糖蛋白刺突，即血凝素（hemagglutinin，HA）和神经氨酸酶（neuraminidase，NA），分别与病毒的吸附、穿入、传播有关（图 11-1）。HA 和 NA 是流感病毒划分亚型的依据，其抗原性极易发生变异。HA 能与红细胞表面的唾液酸受体结合引起红细胞凝集，故名血凝素。HA 能与易感细胞表面受体结合，介导病毒包膜与宿主细胞膜融合，与病毒吸附和穿入宿主细胞有关。HA 具有免疫原性，刺激机体产生抗体可中和相同亚型流感病毒。NA 有助于成熟细胞的释放，并能促进病毒的扩散。NA 具有免疫原性，能诱导机体产生抗体，该抗体能抑制病毒扩散。

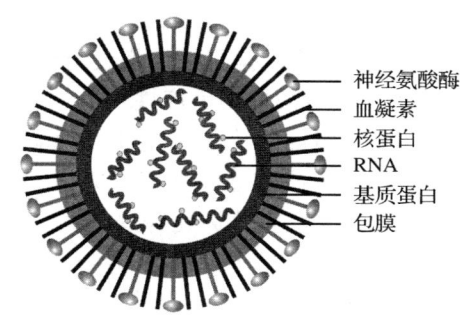

图 11-1　流感病毒的结构模型

2. 分型与变异

（1）分型：根据核蛋白和基质蛋白抗原性的不同可将流感病毒分为甲、乙、丙 3 型。甲型流感病毒又可根据 HA 和 NA 抗原的不同分为若干亚型。至今已发现 HA 亚型有 16 种（H1～H16）；NA 亚型有 9 种（N1～N9）。人际传播的流感病毒主要由 H1、H2、H3 与 N1、N2 组成的亚型，但 1997 年以来陆续发现 H5N1、H7N2、H7N7、H9N2 等禽流感病毒也可由动物感染人。乙型和丙型流感病毒尚未发现亚型。

（2）变异：流感病毒的表面抗原 HA 和 NA 易发生变异，其中 HA 变异频率较高，每次大变异都会引起世界大流行（表 11-1）。流感病毒抗原性变异有两种形式：①抗原漂移（antigenic drift）：变异幅度小，属于量变，由病毒基因点突变造成，常导致局部流行和小流行。②抗原转变（antigenic shift）：变异幅度大，属于质变，由病毒基因点突变或基因重配引起，常导致新亚型出现，因人群对新亚型尚未建立免疫力，故新亚型常导致流感世界大流行。

> 💡 **考点提示**
>
> 流感病毒易变异进而引起大流行的主要原因。

表 11-1 甲型流感病毒抗原变异与流感流行年份

病毒亚型	甲0（原甲型）	甲1（亚甲型）	甲2（亚洲甲型）	甲3（香港型）	甲1（新甲型）
抗原类型	H0N1	H1N1	H2N2	H3N2	H1N1、H3N2
流行年份	1918—1946	1946—1957	1957—1968	1968—1977	1977年以后

3. 抵抗力　流感病毒对外界抵抗力较弱，不耐热，室温下传染性很快丧失，56 ℃加热 30 min 即被灭活，对干燥、日光、紫外线以及一般消毒剂均敏感。

4. 培养特性　流感病毒可在动物、鸡胚和细胞中进行培养。鸡胚培养是培养流感病毒最常用的方法，病毒初次分离接种于鸡胚羊膜腔，传代培养可接种于鸡胚尿囊腔。细胞培养一般用猴肾原代细胞或狗肾传代细胞。流感病毒在鸡胚和细胞中增殖不会引起明显的细胞病变，需要用红细胞凝集试验、红细胞吸附试验或免疫荧光法检测病毒。

（二）致病性与免疫性

流感病毒的传染源主要是患者和无症状感染者，急性期患者传染性较强，主要通过飞沫或气溶胶传播，经呼吸道感染引起流感。病毒侵入呼吸道上皮细胞内增殖，导致黏膜充血水肿、细胞变性脱落坏死等局部病变。潜伏期短，一般1~3天，患者有畏寒、头痛、发热、肌痛、乏力、鼻塞、流涕、咽痛及咳嗽等症状。流感属于自限性疾病，一般无并发症，患者通常5~7天后恢复。临床上并发症发生多见于婴幼儿和免疫力较差的老年人，一般为继发细菌感染所引起的肺炎，病死率较高。

感染流感病毒后机体可获得针对同型病毒的免疫力，对不同型流感病毒无交叉免疫力，对新亚型也无交叉保护作用。

（三）防治原则

流感病毒传染性强，传播速度快，易变异，其中甲型流感病毒最易引起大流行。接种流感疫苗是有效的预防方法，但需及时监测流感病毒变异动态，选择当前流行毒株制备的疫苗。流行期间注意个人卫生，避免密切接触患者，尽量避免人群聚集，注意室内空气流通，用乳酸或食醋熏蒸进行空气消毒，可切断病毒传播途径。临床处理多以对症治疗和预防继发细菌感染为主。盐酸金刚烷胺和金刚乙胺可用于预防甲型流感，对于已确诊的流感患者，常采用奥司他韦这一广谱抗病毒药进行治疗，此外干扰素及中药板蓝根、大青叶等也有一定疗效。对流感患者的治疗应注意对症处理，多休息，多喝水，密切观察病情发展，对于体弱的老幼患者可辅以抗生素预防继发细菌感染。

> **知识链接**
>
> **认识禽流感病毒**
>
> 禽流行性感冒简称禽流感，是由禽流感病毒引起的一种人禽共患的急性传染病。禽流感于1994年、1997年、1999年和2003年分别在澳大利亚、意大利、中国香港、荷兰等地暴发，2005年则主要在东南亚和欧洲暴发。
>
> 禽流感病毒属甲型流感病毒，感染人类的禽流感病毒亚型主要为H5N1、H7N2、H9N2、H7N7等，其中感染H5N1的患者病情重，病死率高。携带病毒的禽类及其分泌物或排泄物为该病毒的传染源；禽流感病毒经呼吸道传播，也可通过密切接触已感染禽类的分泌物或排泄物被感染。目前尚无人与人之间传播的确切证据，目前主要是禽类养殖、销售、宰杀等从业者易感。
>
> 防治禽流感病毒感染的主要措施为：①减少与禽类不必要的接触，尤其是与病、死

禽的接触。远离家禽的分泌物，彻底清洁双手。②应尽量在正规的销售禽类的场所购买经过检疫的禽类产品。③禽肉要煮熟、煮透后食用。④如有症状，尽快到医院就诊，并务必告诉医生自己发病前是否到过禽流感疫区，并在医生指导下治疗和用药。

二、麻疹病毒

麻疹病毒（measles virus）是麻疹的病原体。麻疹病毒传染性强，是儿童常见的急性呼吸道传染病，易感年龄为6个月～5岁，感染后的发病率高，易并发肺炎而导致死亡。目前，麻疹减毒活疫苗的计划接种使其发病率显著下降。

（一）生物学性状

麻疹病毒是有包膜、不分节段的单负链RNA病毒，呈球形。麻疹病毒抗原性强且较稳定，只有一个血清型，但自20世纪80年代以来，各国都有关于麻疹病毒抗原性变异的报道，核苷酸序列分析显示，麻疹病毒存在基因漂移。麻疹病毒对理化因素的抵抗力较弱，56℃加热30 min可被灭活，对紫外线、脂溶剂、一般消毒剂均敏感。

（二）致病性与免疫性

1. 致病性　人是麻疹病毒的唯一自然宿主。麻疹传染源是急性期患者，在出疹前6天至出疹后3天传染性强，主要通过飞沫传播，也可通过污染的用具、玩具等间接传播，潜伏期10～14天，病毒先侵入呼吸道上皮细胞内增殖再侵入淋巴结增殖，继而入血形成第一次病毒血症，随后进入全身淋巴组织，大量增殖后再次入血，形成第二次病毒血症。病毒扩散至全身皮肤、黏膜，有时甚至可达中枢神经系统，临床表现为发热、咳嗽、畏光、流泪、眼结膜充血等症状，患儿还可在口腔两颊黏膜处出现特征性中间灰白色、周围红色的黏膜斑，称科氏斑（Koplik斑），有助于早期诊断。发病3天后患者全身皮肤相继出现红色丘疹，从面部至躯干，最后到四肢。病程约1周左右，无并发症的患者大多可自愈，抵抗力低下者易继发细菌感染，以肺炎最常见，这也是麻疹患儿死亡的主要原因之一。约1%的麻疹患者可出现亚急性硬化性全脑炎（subacute sclerosing panencephalitis，SSPE），SSPE是麻疹患者最严重的并发症，表现为渐进性大脑功能衰退，患者多于发病后1～2年内死亡。

2. 免疫性　麻疹病毒只有一个血清型，抗原性强而且稳定，麻疹愈后可获得终身免疫力。

（三）防治原则

预防麻疹的主要措施是接种疫苗和隔离患者，目前我国常用麻疹病毒减毒活疫苗进行免疫接种，也使用麻疹-风疹-腮腺炎三联疫苗进行免疫接种，疫苗显著降低了麻疹的发病率。我国对8月龄婴儿普遍实行初次计划免疫接种，7岁复种一次，免疫力可维持10～15年。对密切接触且未注射过疫苗的儿童，可用丙种球蛋白或胎盘球蛋白进行紧急预防，能有效阻止发病或减轻症状。患儿治疗以加强护理、对症治疗、预防感染为主。

三、腮腺炎病毒

腮腺炎病毒（mumps virus）是流行性腮腺炎的病原体，呈世界性分布。只有一个血清型，人是其唯一宿主。

（一）生物学性状

腮腺炎病毒为球形、有包膜的单负链RNA病毒。包膜表面有刺突，即血凝素-神经氨酸酶（HN）和融合因子（F蛋白），HN具有HA和NA活性。病毒可在鸡胚羊膜腔或多种培养细胞中增殖，能使细胞融合形成多核巨细胞。腮腺炎病毒抵抗力较弱，不耐热，对紫外线及脂溶剂敏感。

（二）致病性及免疫性

腮腺炎病毒主要通过飞沫或唾液污染食具、玩具传播，潜伏期为 2~3 周。病毒感染上呼吸道黏膜并在呼吸道上皮细胞内复制增殖，然后释放入血，进入血液的病毒侵入腮腺（定位于腮腺小管内皮）及其他器官，常引起双侧或单侧腮腺肿痛，若无合并感染，病程经 1~2 周自愈。在男性患者中 20% 患者合并睾丸炎，在女性患者中约 5% 合并卵巢炎，均可能影响生育功能。腮腺炎病毒感染是导致男性不育和儿童获得性耳聋的常见病因。腮腺炎性脑膜炎的死亡率较低，预后良好且无后遗症，病后机体可获得牢固的免疫力。

（三）防治原则

及时隔离患者和接种疫苗是有效的预防措施，接种减毒活疫苗可产生长期免疫保护作用。目前接种常采用麻疹-风疹-腮腺炎三联疫苗，实施 18 月龄和 12 岁两次免疫接种法。流行期间服用中草药板蓝根或金银花等预防。

四、风疹病毒

风疹病毒（rubella virus）是风疹的病原体，人是该病毒的唯一自然宿主。该病毒可垂直传播导致死胎、流产、早产或先天畸形，是重要的胎儿致畸病毒之一。

（一）致病性及免疫性

病毒经呼吸道传播，在局部淋巴结中增殖后，经血液播散全身。主要引起风疹和先天性风疹综合征。

1. 风疹　儿童是主要易感者，表现为发热，麻疹样出疹，但较轻，伴耳后和枕下淋巴结肿大等，预后良好。

2. 风疹综合征　孕妇在妊娠 5 个月内患风疹，风疹病毒经胎盘垂直传播感染胎儿引起先天性风疹综合征（congenital rubella syndrome，CRS）。据统计，孕妇在妊娠 1 个月、2 个月、3 个月和 4 个月患风疹，其胎儿 CRS 发生率依次为 50%、30%、20% 和 5%。CRS 常见的症状包括新生儿先天性白内障、先天性心脏病、先天性耳聋（统称风疹三症）及视网膜病、先天性青光眼、出生低体重、身体和智力发育滞后等。胎儿感染风疹病毒后，虽然产生一定的体液免疫，但不能清除病毒，导致胎儿细胞内形成慢病毒感染，造成胎儿发育障碍而致畸形。

风疹病毒自然感染后可获得稳固的终生免疫力。

（二）防治原则

预防风疹的有效措施是接种风疹减毒活疫苗，计划免疫有麻疹-风疹-腮腺炎（MMR）三联疫苗使用。我国自行研制的风疹减毒活疫苗，免疫效果良好，已推广使用。孕妇如感染风疹病毒，应立即注射抗风疹丙球蛋白，若追踪观察胎儿发育异常，宜终止妊娠。

五、冠状病毒

冠状病毒（coronavirus）属于冠状病毒科冠状病毒属，是一类有包膜的 RNA 病毒，因包膜上有间隔突起，使其外形似花冠状而得名。冠状病毒广泛分布于自然界，可感染人类、禽类和野生动物。目前从人类分离出的冠状病毒主要有普通冠状病毒（HCoV-229E、HCoV-OC43、HCoV-NL63 和 HCoV-HKU1）、SARS 病毒（SARS-CoV）、新型冠状病毒（SARS-CoV2）和中东呼吸综合征相关冠状病毒（MERS-CoV）。

（一）普通冠状病毒

1. 生物学性状　冠状病毒直径 80~160 nm，包膜表面有花冠状突起，病毒为分节段的单股正链 RNA 病毒，是目前基因组最大的 RNA 病毒。冠状病毒的核衣壳呈螺旋对称，外有

20 nm 的长管状或纤维状刺突的包膜。病毒分别编码核蛋白（N）、包含基质蛋白的膜蛋白（M）、包膜蛋白（E）与包膜表面的刺突糖蛋白（S）以及 RNA 聚合酶。冠状病毒对温度敏感，在 33 ℃时生长良好，但 35 ℃就受到抑制，对脂溶剂、紫外线、酸及一般消毒剂均敏感，乙醚、75% 乙醇、含氯消毒剂、过氧乙酸和氯仿等脂溶剂均可有效灭活病毒。

2. 致病性与免疫性　普通冠状病毒可感染各年龄阶段人群，引起普通感冒和咽峡炎，某些毒株还可引起成人腹泻或胃肠炎。人冠状病毒是人类普通感冒的主要病原体之一，由于该病毒对温度很敏感，冬季和早春是该病毒疾病的流行季节，发病率高，以儿童多见，病后免疫力不强，可反复感染。

（二）SARS 病毒

SARS 病毒是 2003 年 3 月发现的一种新型冠状病毒，是严重急性呼吸综合征（severe acute respiratory syndrome，SARS）的病原体。

1. 生物学性状　SARS 病毒形态与冠状病毒相似，呈不规则形，有包膜。直径 60～220 nm。病毒粒子外包着脂肪膜，膜表面有 3 种糖蛋白：刺突蛋白（spike protein，S 蛋白），是受体结合位点和主要抗原位点；小包膜蛋白（envelope protein，E 蛋白），较小，是与包膜结合的蛋白；膜蛋白（membrane protein，M 蛋白），负责营养物质的跨膜运输、新生病毒出芽释放与病毒外包膜的形成。少数种类还有血凝素糖蛋白（hemagglutinin-esterase protein，HE 蛋白）。SARS 冠状病毒抵抗力比其他人类冠状病毒强。对脂溶剂敏感。病毒在人体排泄物（痰、粪便、尿液）中可保持活力 1～2 天。紫外线、过氧化氢、过氧乙酸、乙醇等均可使其失去感染性。

2. 致病性与免疫性　SARS 患者是主要的传染源（野生动物如果子狸、貉可能是其宿主，也是传染源）。传播途径以近距离飞沫传播为主，也可通过接触患者的呼吸道分泌物、消化道排泄物或其他体液而传播。此外，一些临床诊疗操作措施如气管插管、口腔检查可以增加传播的危险性。SARS 的发病机制目前尚不清楚，免疫病理损伤可能是其致病的主要机制。SARS 潜伏期一般为 4～5 天，以发热为首发症状，体温一般为 38 ℃以上，伴有头痛、乏力和关节疼痛等，继而出现咳嗽、胸闷、气短等症状，胸部 X 线检查可见肺部双侧或单侧出现明显阴影，严重者肺部病变进展很快，伴发热、中毒症状加重，出现频繁咳嗽、气促和呼吸困难，患者略有活动则出现气喘、心悸，被迫卧床休息。患者还可出现急性呼吸窘迫综合征、休克、多器官功能障碍综合征等，死亡率很高，已有糖尿病、冠心病、肺气肿等原发性疾病患者，死亡率高达 40%～50%。机体感染 SARS 病毒后，可产生特异性抗体，其中 IgG 是保护性抗体，特异性抗体 IgM 的检测具有诊断意义。

3. 防治原则　隔离患者，切断传播途径，提高人群免疫力是主要预防措施。流行期间应尽量避免集会，公共场所保持空气畅通，临床治疗主要采用对症治疗和支持治疗。

（三）新型冠状病毒

1. 生物学性状　新型冠状病毒（SARS-CoV2）直径为 60～140 nm，形态与普通冠状病毒相似，属于 β 属的冠状病毒。新型冠状病毒对紫外线、热敏感，56 ℃ 30 min 可失去感染性，乙醚、75% 乙醇、含氯消毒剂、过氧乙酸和氯仿等脂溶剂可有效灭活病毒。病毒在室温（24 ℃）条件下在尿液里可存活 30 天，在玻璃、塑料、金属、布料等物体表面可存活 2～3 天。

2. 致病性与免疫性　新型冠状病毒主要引起新型冠状病毒肺炎（简称新冠肺炎，COVID-19）。传染源主要是患者和无症状感染者，主要传播途径是呼吸道飞沫和密切接触，接触病毒污染的物品也可造成感染。病毒潜伏期 1～14 天，以发热、流涕、咳嗽、乏力等为主要表现，部分患者伴随嗅觉、味觉减退或丧失等症状，重症患者可在发病 1 周后出现呼吸困难或低氧血症，严重者可快速进展为急性呼吸窘迫综合征、代谢性酸中毒及多器官功能衰竭等。

3. 防治原则　预防新型冠状病毒感染主要是隔离患者，切断传播途径，提高人群免疫力，流行期间避免聚集，公共场所保持空气流通。特异性预防措施是注射新型冠状病毒疫苗。

六、其他呼吸道病毒

其他呼吸道病毒见表 11-2。

表 11-2　其他呼吸道病毒

病毒名称	生物学性状	传播方式	所致疾病	防治原则
腺病毒（adenovirus）	为球形双链 DNA 病毒，无包膜，有 42 个血清型。	主要经呼吸道传播，也可通过消化道和接触传播，常侵犯 16 个月至 2 岁的婴幼儿。	引起肺炎和上呼吸道感染，也可引起儿童病毒性肠胃炎、急性咽喉炎、出血性膀胱炎、急性心肌炎等。	目前尚无有效的疫苗和治疗方法。以对症治疗为主。
呼吸道合胞病毒（respiratory syncytial virus，RSV）	呈球形，有包膜的单负链 RNA 病毒。只有 1 个血清型。	主要通过呼吸道飞沫或接触传播。	引起婴幼儿毛细支气管炎和肺炎等急性下呼吸道感染。	目前尚无安全有效的疫苗和治疗药物。以对症治疗为主。
鼻病毒（rhinovirus）	为球形 RNA 病毒。	主要通过呼吸道飞沫或接触传播。	在成人主要引起普通感冒等；在婴幼儿和慢性呼吸道疾病患者，还能引起支气管炎和支气管肺炎。	目前尚无有效的疫苗和治疗方法。以对症治疗为主。

第二节　肠道病毒

案例 11-2

患儿，男，2 岁，无明显诱因腹泻 2 天。初期每日数十次不等，为黄绿色水样大便，给予蒙脱石散口服，腹泻没有明显好转。今日大便为黄绿色稀糊状，且患儿开始发热，查体：体温 38 ℃，无咳嗽，无黏液脓血便，无气喘、发绀，精神及食欲基本正常，小便量正常。

问题与思考：

1. 患儿感染了何种病毒？该病毒传播方式是什么？
2. 该病毒感染多见于哪个季节？如何进行防治？

肠道病毒是指经粪-口途径传播，首先在肠道增殖，引起肠道病变或全身病变的病毒。常见的肠道病毒有脊髓灰质炎病毒、柯萨奇病毒、埃可病毒、轮状病毒等。

肠道病毒的共同特征：①病毒颗粒呈球形，无包膜，直径为 24～30 nm，衣壳为 20 面体对称。②核酸为单链 RNA。③耐酸，在 pH 3～5 环境下稳定，不易被胃酸和胆汁灭活。在污水和粪便中可存活数月，56 ℃加热 30 min 可灭活，对干燥、紫外线敏感。④主要经粪-口途径传播，在肠道细胞中增殖，但很少引起肠道疾病。病毒可经血液循环侵入肠道外器官而引起肠道外疾病，可导致小儿麻痹、无菌性脑炎、心肌损伤、腹泻等多种临床表现。

 考点提示

肠道病毒的共同特征。

一、脊髓灰质炎病毒

脊髓灰质炎病毒（poliovirus）是脊髓灰质炎的病原体。病毒常侵犯脊髓前角灰质区的运动神经细胞，导致肢体肌肉弛缓性麻痹，甚至终身残疾。本病多发生于儿童，故又称小儿麻痹症。脊髓灰质炎病毒流行于全世界，曾严重威胁人类健康，疫苗的应用为预防和最终消灭脊髓灰质炎奠定了坚实的基础。

（一）生物学性状

脊髓灰质炎病毒无包膜，呈球形，衣壳呈正20面体对称。将病毒接种于猴、猩猩的脊髓或脑内，可致肢体麻痹，可用此法检查活疫苗的安全性。

脊髓灰质炎病毒有3个血清型，Ⅰ型、Ⅱ型和Ⅲ型，各型之间无交叉免疫。85%的脊髓灰质炎由Ⅰ型病毒引起。脊髓灰质炎病毒抵抗力较强，常温下在污水和粪便中可存活数日，在胃肠道中能耐受胃酸、蛋白酶和胆汁的作用，对紫外线、干燥、热均敏感，56℃加热30 min可被灭活，高锰酸钾、过氧化氢、甲醛、碘酊等可使病毒灭活。

（二）致病性与免疫性

病毒主要经粪-口途径传播，患者、隐性感染者和无症状携带者均可成为传染源。病毒侵入机体后先在咽喉部、肠黏膜及肠系膜淋巴结中增殖。多数感染者处于隐性或亚临床感染状态，不出现临床症状或仅有轻微发热、咽痛、腹部不适等症状。少数患者因机体抵抗力较弱，在肠道局部增殖的病毒可进入血液循环形成第一次病毒血症，出现发热、头痛、恶心等症状。随后病毒随血液扩散到全身淋巴细胞，随后大量增殖再度入血，形成第二次病毒血症，导致全身症状加重。1%~2%抵抗力较低的感染者可发生中枢神经系统感染，病毒突破血-脑屏障后在脊髓前角运动神经细胞中增殖，轻者引起暂时性肌肉麻痹，以下肢多见；重者可致肢体弛缓性麻痹后遗症，极个别可因延髓麻痹，导致呼吸、循环衰竭而死亡。

考点提示

脊髓灰质炎病毒的致病性。

显性或隐性感染后机体可获得对同型病毒牢固而持久的免疫力，以体液免疫为主。肠道、呼吸道黏膜局部产生 SIgA，可有效阻止病毒的吸附和增殖，血清中的中和抗体可阻止病毒向中枢神经系统扩散。

（三）防治原则

疫苗接种是预防脊髓灰质炎最有效的措施。目前使用的脊髓灰质炎疫苗主要有2种：口服脊髓灰质炎病毒活疫苗（live oral poliovirus vaccine，OPV）和脊髓灰质炎灭活疫苗（inactivated poliovirus vaccine，IPV）。IPV现阶段没有发现有严重的不良反应，OPV在极罕见情况下可能发生疫苗相关性麻痹性脊髓灰质炎。但OPV在建立肠道免疫方面比IPV效果好。

二、柯萨奇病毒

柯萨奇病毒（Coxsackie virus）是1948年从美国纽约州柯萨奇镇2名疑似麻痹性脊髓灰质炎患儿的粪便中分离到的一株病毒，故而得名柯萨奇病毒。

（一）生物学性状

柯萨奇病毒的生物学性状与脊髓灰质炎病毒基本相同，分A、B两组，A组有23个血清型，B组有6个血清型。

（二）致病性

病毒主要通过粪-口途径传播，也可经呼吸道和眼部感染，患者和隐性感染者为主要传染源。其致病机制与脊髓灰质炎相似。临床上主要引起下列疾病。

1. 中枢神经系统感染　绝大部分的柯萨奇病毒可引起不同程度的脑膜炎、脑炎和肌肉麻痹。患者起病急，头痛，轻度至中度脑膜刺激征，脑脊液检查显示无菌性脑膜炎的特征，病程一般为5～10天，预后良好。病毒引起的肌肉麻痹类似脊髓灰质炎，但只表现为短时肌无力，可完全恢复。

2. 呼吸系统感染　主要表现为轻微的上呼吸道卡他症状和咽炎，个别型别可引起疱疹性咽峡炎、支气管炎和肺炎。

3. 心肌疾病　B组病毒是原发性心肌疾病的主要原因，成人和儿童均可感染，表现为急性心肌炎、心包炎及全心炎，全心炎多见于新生儿，死亡率高。

4. 手足口病　主要由A16（Cox A16）引起，也可由新型肠道病毒71型（EV71）引起。特点为手、足背部或手掌、足底出现斑丘疹，伴口腔黏膜溃疡小疱疹，多发于4岁以下小儿。

5. 其他　柯萨奇病毒还可引起流行性胸痛、急性结膜炎和出疹性疾病等。此外，该病毒可能与胰腺炎、糖尿病等有关。

感染后机体可获得对同型病毒持久的免疫力。目前尚无特异性的防治方法。

三、埃可病毒

埃可病毒是20世纪50年代初在脊髓灰质炎流行期间，在健康儿童粪便中分离而来，称其为肠道内致细胞病变的人类孤儿病毒（enteric cytopathogenic human orphan virus），简称埃可病毒（ECHO virus）。

（一）生物学性状

埃可病毒的生物学性状与脊髓灰质炎病毒相似，只在人等灵长类动物组织细胞中增殖，共有29个血清型。

（二）致病性

埃可病毒致疾病与柯萨奇病毒相似。其中较重要的疾病是无菌性脑膜炎和类脊髓灰质炎等。此外，有些型别可引起出疹性发热、呼吸道感染和婴幼儿腹泻等。

埃可病毒感染后机体可获得对同型病毒持久的免疫力，目前尚无特异性。

四、轮状病毒

轮状病毒（rotavirus，RV）发现于1973年，主要引起急性胃肠炎，临床表现以腹泻为主，是婴幼儿急性腹泻的主要病原体。有60%以上婴幼儿急性胃肠炎由该病毒引起，是发展中国家导致婴幼儿死亡的主要原因之一。该病毒呈世界性分布，世界每年患轮状病毒肠炎的儿童超过1.4亿，其中有数十万儿童死亡。

（一）生物学性状

轮状病毒呈球形，直径为60～80 nm，周围包绕2层衣壳，无包膜。电镜下可见病毒的内衣壳有22～24个呈辐射状的亚单位附着在病毒核心上，并向外延伸与外衣壳汇合形成车轮状，故称轮状病毒。轮状病毒有4种颗粒形态：双壳含核心颗粒、双壳空颗粒、单壳含核心颗粒和单壳空颗粒，其中仅双壳含核心颗粒具有感染性。

根据其抗原性的差异可将轮状病毒分成A～G7个组。轮状病毒对理化因素及外界环境的抵抗力较强，在粪便中可存活数日至数周，耐酸碱，在pH 3.5或pH 10时仍具感染性，经胰酶作用后，感染性增强。不耐热，55℃加热30 min可灭活。

（二）致病性与免疫性

A～C组轮状病毒可引起人或动物腹泻，而D～G组轮状病毒仅可引起动物腹泻。A组轮状病毒感染分布广泛，是引起6个月至2岁婴幼儿严重胃肠炎的主要病原体，占病毒性胃肠炎的80%以上。B组轮状病毒可引起成人和大龄儿童急性胃肠炎，可呈暴发流行。C组轮状病毒对人的致病性类似A组，但发病率低。

轮状病毒经粪-口途径传播，病毒侵入机体后在小肠黏膜绒毛细胞内增殖，导致绒毛细胞损伤和吸收功能下降，引起严重水样腹泻和电解质平衡失调。患者可因脱水、酸中毒而死亡，患者粪便中可排出大量病毒。

病后可对同型病毒产生免疫力，起保护作用的抗体主要是肠道局部产生的SIgA。

（三）防治原则

控制传染源，切断传播途径及接种疫苗是预防轮状病毒的主要措施。6月龄至3岁的婴幼儿可以接种轮状病毒减毒活疫苗。治疗应及时补液，纠正电解质平衡失调，防止脱水和酸中毒发生，减少婴幼儿的死亡率。

第三节 肝炎病毒

案例 11-3

患者，男，30岁。出现厌食、恶心、呕吐、全身乏力、黄疸、右上腹部疼痛。查体发现肝脾大，肝功能检查：血清谷丙转氨酶（ALT）185 IU/L，谷草转氨酶（AST）129 IU/L，碱性磷酸酶（ALP）203 IU/L，HBsAg、HBeAg和抗-HBc阳性，抗-HBs和抗-HBe阴性，HBV DNA阳性。

问题与思考：
1. 该患者可诊断为何种疾病？依据是什么？
2. 该病的病原体是什么？
3. 该病毒有哪些传播途径？如何预防传播？

肝炎病毒（hepatitis virus）是一群以侵害肝并引起病毒性肝炎的病原体，肝细胞为其感染的主要靶细胞。目前公认的肝炎病毒至少有5种，包括甲型肝炎病毒、乙型肝炎病毒、丙型肝炎病毒、丁型肝炎病毒和戊型肝炎病毒，他们分属于不同的病毒科，生物学特性、传播途径、所致疾病也不尽相同。除上述肝炎病毒外，近年来还发现一些与人类肝炎相关的病毒，如己型肝炎病毒、庚型肝炎病毒、TT病毒，但这些病毒的致病性还没有得到确定，因此是否为新型人类肝炎病毒尚需进一步证实。此外，还有一些病毒，如黄热病毒、巨细胞病毒、EB病毒、风疹病毒也可引起肝炎，但并不是以肝细胞为主要侵犯的靶细胞，所以不列入肝炎病毒范畴。

一、甲型肝炎病毒

甲型肝炎病毒（hepatitis A virus，HAV）是引起甲型肝炎的病原体。甲型肝炎遍布全世界，主要感染儿童和青少年。人类感染HAV后，大多数表现为隐性感染或亚临床感染，仅少数人发生急性甲型肝炎。大多数甲型肝炎能完全恢复，不形成长期携带病毒者，不转为慢性肝炎。

（一）生物学性状

1. 形态与结构　HAV病毒呈球形，无包膜，直径27～32 nm，衣壳呈20面体立体对称结构。HAV病毒基因组为单股正链RNA，由约7500个核苷酸组成，病毒衣壳蛋白有免疫原性，可诱导机体产生抗体,且抗原性稳定。

2. 敏感动物与细胞培养　黑猩猩与狨猴对HAV易感,经口或静脉注射可使动物感染甲型肝炎,HAV可在黑猩猩肝细胞、人胚肾细胞、人胚肺二倍体细胞等细胞内生长。

3. 抵抗力　HAV的抵抗力较强,对乙醚、酸和热稳定,60 ℃ 1 h不被灭活,100 ℃ 5 min可被灭活,70%乙醇可迅速灭活HAV。在 –20 ℃可存活多年,对乙醚和氯仿稳定,在粪便和污水中可存活数月。

(二)致病性与免疫性

1. 传染源　HAV的传染源主要是患者和隐性感染者。甲型肝炎的潜伏期为15～50天(平均30天)。在潜伏期末,病毒可出现于患者的血液和粪便中。发病后2周开始,随肠道中抗-HAV IgA及血清中抗-HAV(IgM、IgG)的产生,粪便中不再排出病毒。

2. 传播途径　HAV主要经粪-口途径传播,传染性强。HAV随患者粪便排出体外,主要通过污染的水源、食物、海产品(如毛蚶)、餐具等传播而造成散发流行或大流行。

3. 致病机制　HAV经口侵入人体,首先在口咽或唾液腺中增殖,然后到达肠黏膜及肠黏膜局部淋巴结并在其中大量增殖,侵入血流,形成病毒血症,随后侵入肝细胞在肝内大量增殖而致病。目前认为甲肝病毒无直接致病作用,肝细胞损伤可能由机体对HAV的免疫反应所引起,如巨噬细胞、NK细胞、细胞毒性T细胞(cytotoxic T lymphocyte,CTL),细胞及产生的细胞因子可选择性杀伤肝细胞,进而引起肝损伤。

甲型肝炎发病急,多出现疲乏、食欲减退、肝大、肝功能异常等症状,部分患者会出现黄疸。甲型肝炎预后良好,一般不转为慢性肝炎,长期病毒携带者也很少见。

4. 免疫性　无论是HAV的显性感染还是隐性感染,机体都可产生抗-HAV(IgM、IgG)抗体。抗-HAV IgM出现在感染早期,感染4～6周达到高峰,恢复期产生抗-HAV IgG,可持续多年,机体感染HAV后可产生持久免疫力。

(三)微生物学检查

甲型肝炎患者微生物学检查一般以测定病毒抗原或抗体为主。抗HAV IgM出现早,消失快,检测患者血清抗-HAV IgM是甲型肝炎早期诊断最常用的方法,也可用核酸杂交法、PCR扩增试验检测HAV的核酸RNA或用免疫学方法检查HAV抗原。

(四)防治原则

HAV主要通过粪-口途径传播。人感染HAV后,大多数表现为隐性感染和无黄疸型肝炎,传染源不易控制。因此,加强粪便管理,保护水源、搞好食品卫生是预防甲型肝炎的重要环节。患者的排泄物、衣物、用具等应认真消毒处理。特异性预防主要用灭活疫苗和减毒活疫苗,我国研制的甲型肝炎减毒活疫苗,对人体有较好的保护作用。对甲肝密切接触者,可注射丙种球蛋白进行紧急预防。

考点提示

甲型肝炎病毒的防治原则。

二、乙型肝炎病毒

乙型肝炎病毒(hepatitis B virus,HBV)是乙型肝炎的病原体,在分类上属嗜肝DNA病毒科。HBV病毒在全世界范围内分布,我国HBV携带率为8%～9%。HBV感染后可表现为无症状HBV携带者、急慢性乙型肝炎或重症乙型肝炎,部分慢性乙型肝炎可演变为肝硬化或肝癌。故乙型肝炎的危害比甲型肝炎大,是我国重点防治的传染病之一。

（一）生物学性状

1. 形态与结构　电镜下观察血清中的HBV存在3种形态：大球形颗粒、小球形颗粒、管形颗粒，见图11-2。

（1）大球形颗粒：又称Dane颗粒，是具有感染性的完整HBV颗粒，呈球形，直径约42 nm，有双层衣壳，外衣壳为包膜，内衣壳为病毒核衣壳。包膜由脂质双层组成，HBV的表面抗原（HBsAg）镶嵌于此脂质双层中。去掉外衣壳，暴露出病毒的核衣壳，核衣壳直径约27 nm，呈20面体对称结构。核衣壳位于核心表面（病毒的核心含有HBV的双链DNA和DNA聚合酶），核衣壳蛋白为HBV的核心抗原（HBcAg），由于HBcAg包裹在病毒外膜之内，故一般在血清中检测不到，大球形颗粒具有传染性。

（2）小球形颗粒：直径约22 nm，主要成分为HBsAg，不含病毒DNA和DNA聚合酶，无传染性。小球形颗粒是HBV感染者血清中最常见的一种颗粒，它由HBV在肝细胞内增殖时，合成的过剩外衣壳蛋白组装而成。

（3）管形颗粒：直径约22 nm，长度50～700 nm，由若干小球形颗粒串连而成。

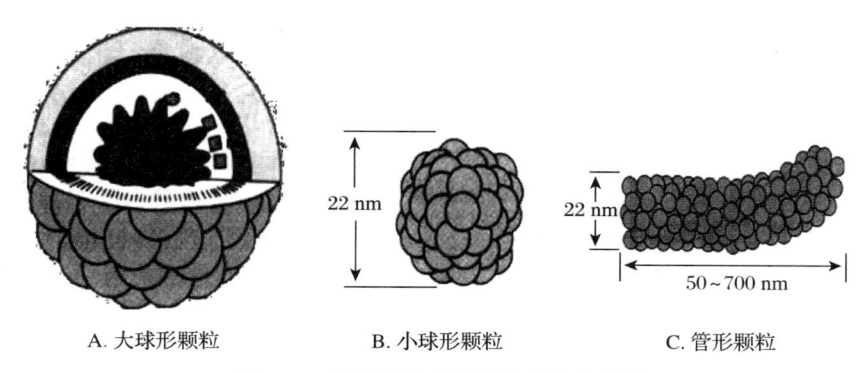

A. 大球形颗粒　　　　B. 小球形颗粒　　　　C. 管形颗粒

图11-2　乙型肝炎病毒形态结构示意图

2. 抗原组成　HBV的抗原主要有3种，分别是HBsAg、HBcAg和HBeAg。

（1）表面抗原（HBsAg）：存在于HBV病毒颗粒表面，也称"澳抗"，是机体感染HBV病毒的重要标志，大量存在于感染者血液中。HBsAg具有免疫原性，可刺激机体产生保护性抗体。

（2）核心抗原（HBcAg）：存在于HBV内衣壳上，因其外面有外衣壳覆盖，故不易在血液中检出。HBcAg免疫原性强，能刺激机体产生相应抗体，但无中和病毒作用。血清中检测出高效价抗-HBc（IgG和IgM）特别是抗-HBc IgM表示HBV在肝内复制，是HBV感染标志。

（3）e抗原（HBeAg）：是HBV病毒释放的可溶性蛋白质，游离于血清中。HBeAg刺激机体产生抗-HBe，该抗体有一定保护作用。HBeAg是HBV活跃复制及血清具有传染性的标志，其消长与HBV及DNA聚合酶的消长动态基本一致，当血清出现HBeAg消失或抗HBe产生时提示HBV复制减弱，传染性下降。

知识链接

什么是"澳抗"？

1965年，美国费城癌症研究所Blumberg博士等报道，在对近2年中数名来自澳大利亚的白血病土著人进行全血电泳图谱分析后，发现一种新的、沉淀的电泳线，由于这些患者都是澳大利亚人，故称为"澳大利亚抗原"，简称"澳抗"，并逐步与血清性肝炎联系起来。此时，澳大利亚抗原引起了广大学者的兴趣，随着以后的研究不断深入，其性质也进一步明确，实质是HBsAg。

1976年，瑞典科学院为了表彰Blumberg的创新发现，授予其诺贝尔生理学或医学奖。

3. 细胞培养与动物模型　原代培养的人肝细胞虽对HBV易感，但效率极低，且病毒复制维持时间非常短。黑猩猩是对HBV最敏感的动物，接种后可发生与人类相似的肝感染，常用其研究HBV的致病机制和检测疫苗的效果与安全性等。

4. 抵抗力　HBV对理化因素的抵抗力较强，对低温、干燥、紫外线、乙醇等均有耐受性。高压蒸汽灭菌（121℃ 20 min）、100℃加热10 min、0.5%过氧乙酸、5%次氯酸钠、3%漂白粉液、0.2%苯扎溴铵、环氧乙烷等均可使HBV失活。

（二）致病性与免疫性

1. 传染源　HBV的主要传染源是乙型肝炎患者和无症状HBV携带者。在乙型肝炎的潜伏期（可达60～160天）、急性期、慢性活动期，其血液均具有传染性。无症状HBV携带者不易被发觉，作为传染源的危害性更大。

2. 传播途径

（1）血源性传播：是主要传播途径，如输带有HBV的全血、血浆或血制品，应用被HBV污染、消毒不彻底的医疗器材。日常生活中共用漱口杯、剃须刀等也可引起HBV感染。

（2）垂直传播：如果母亲是乙型肝炎患者和无症状HBV携带者，在孕期可通过胎盘传给胎儿，分娩时新生儿经产道接触含有HBV的母血、羊水或分泌物也可感染，少数婴儿可通过哺乳过程感染。

知识链接

乙肝母婴传播的阻断措施

我国《慢性乙型肝炎防治指南》建议，对HBsAg阳性母亲的新生儿，应在出生后24小时内尽早注射乙肝免疫球蛋白，同时在不同部位接种乙肝疫苗，在1个月和6个月时分别接种第2针和第3针乙肝疫苗，可显著提高阻断母婴传播的效果。也可在出生后12小时内先注射1针HBIG，1个月后再注射第2针HBIG，并同时在不同部位接种1针乙肝疫苗，间隔1和6个月分别接种第2和第3针乙肝疫苗。联合使用HBIG和乙肝疫苗的HBV母婴阻断效率可达85%～95%。

（3）性传播和密切接触传播：HBV感染者的唾液、精液、阴道分泌物等体液中均含有病毒颗粒，因此可通过性接触或生活中密切接触传播。

3. 致病机制与免疫　一般认为HBV不直接损伤肝细胞，主要是通过机体的免疫应答过程造成肝细胞及机体的损伤。由于不同机体免疫应答强弱不尽相同，因而乙型肝炎的临床表现和转归也存在差异。

（1）细胞免疫介导的免疫病理损伤：细胞免疫是机体清除HBV的主要机制，也是引起肝损伤的主要原因。当CTL识别肝细胞表面的HBV特异性抗原后，即可分泌穿孔素、颗粒酶和淋巴毒素等杀伤靶细胞而使其溶解死亡，清除病毒同时也造成了肝细胞的损伤。此外，特异性T细胞可产生多种炎性细胞因子，如IFN-γ、TNF-α和IL-6引起肝炎症反应。患者细胞免疫应答的强弱与乙型肝炎的临床表现及转归有密切关系。

（2）体液免疫介导的免疫病理损伤：感染后，机体可产生抗-HBs、抗-HBe和抗-HBc等抗体，这些抗体可以直接清除血液中的游离病毒，还能阻断病毒对肝细胞的黏附，但血液中游离的HBV可与相应抗体特异性结合形成免疫复合物，这些免疫复合物大量沉积于肝内，可致肝毛细血管堵塞，并可诱导产生肿瘤坏死因子，致急性肝坏死，临床表现为重症肝炎。免疫复合物沉积于肾小球基底膜、关节滑膜囊等部位，可激活补体，引起Ⅲ型超敏反应，故患者可伴肾小球肾炎、关节炎等肝外症状。

（3）自身免疫反应引起的病理损伤：HBV感染肝细胞后，可引起肝细胞表面自身抗原发生变化，暴露出肝特异性脂蛋白（liver specific lipoprotein，LSP）抗原，诱导机体对肝细胞发生自身免疫反应，通过Ⅱ型、Ⅳ型超敏反应导致肝细胞损伤。

此外，下列因素亦与HBV的致病性有关：①机体感染HBV后，可使免疫应答能力降低，诱生干扰素能力下降，影响靶细胞的HLA Ⅰ类抗原的表达而导致细胞毒性T细胞（CTL）作用减弱（CTL杀伤受染细胞时需有HLA Ⅰ类抗原参与）；②HBV的 *PreC* 基因发生变异后，不能正确翻译出HBeAg，受染细胞不能被抗HBe抗体及相应的细胞免疫所识别和清除，从而使变异株逃逸机体的免疫作用而增殖。

4. HBV与原发性肝癌　近年研究表明，HBV感染与原发性肝癌的发生有密切关系，其主要依据是：①乙肝患者及HBV携带者原发性肝癌的发病率明显高于未感染人群；②肝癌细胞的DNA中有乙型肝炎病毒DNA的整合，其整合的病毒DNA中常含 *X* 基因片段（*X* 基因转译HBxAg）可反式激活细胞内的癌基因，可能是HBV致癌的启动因子。

（三）微生物学检查

1. HBV抗原抗体的检测　目前乙型肝炎的诊断主要依靠检测HBV的抗原及其相应抗体。常用方法有放射免疫分析、酶联免疫吸附法等。检查项目主要是HBsAg、HBeAg、抗-HBs（HBsAb）、抗-HBe（HBeAb）、抗-HBc（HBcAb）（俗称"两对半"）。HBV抗原抗体检测结果的临床分析见表11-3。

表11-3　HBV抗原抗体检测结果的临床分析

HBsAg	HBsAb	HBeAg	HBeAb	HBcAb	结果分析
+	−	−	−	−	HBV感染潜伏期或无症状携带者
+	−	+	−	−	急性乙型肝炎潜伏期或早期
+	−	+	−	+	急性或慢性乙型肝炎，传染性强，俗称"大三阳"
+	−	−	+	+	急性HBV感染趋向恢复或慢性HBV携带者，俗称"小三阳"
−	+	−	−	+	既往感染HBV，现病毒已基本清除
−	+	−	+	+	感染恢复期
−	−	−	−	+	既往感染
−	+	−	−	−	既往感染HBV或接种疫苗，有免疫力

乙型肝炎病毒抗原抗体检测系统，主要用于：①诊断乙型肝炎；②筛选献血人员；③乙型肝炎的流行病学调查；④选择HBV疫苗的接种对象及判断接种效果；⑤评价乙型肝炎的治疗效果等。

2. HBV DNA的检测　应用核酸斑点杂交、PCR等方法检测血清中HBV DNA，可作为诊断乙型肝炎和判断药物疗效的指标。

考点提示

乙型肝炎抗原抗体检测结果分析。

（四）防治原则

1. **一般预防措施** HBV 主要经血液传播，因此乙型肝炎的预防措施主要是严格筛选献血人员和加强血制品管理，防止血液传播；加强医疗器械的消毒管理，杜绝医源性传播；患者的血液、分泌物和排泄物等需经消毒处理，提倡使用一次性注射器。

2. **人工主动免疫** 乙肝疫苗接种是预防 HBV 感染的最有效方法。乙肝疫苗的成分是纯化的 HBsAg，具有良好的免疫原性。

乙肝疫苗的接种对象主要是新生儿，其次为未免疫人群和高危人群。乙肝高危人群包括医务人员、器官移植患者、经常接受输血或血液制品者、静脉内注射毒品者、免疫功能低下者、乙肝表面抗原阳性者的家庭成员、男性同性恋或有多个性伴侣者等。我国已于 1992 年将乙肝疫苗接种纳入计划免疫，2002 年将乙肝疫苗免疫纳入到新生儿国家计划免疫管理，即新生儿免费且强制性接种乙肝疫苗。若母亲为 HBsAg 阳性，联合应用乙型肝炎疫苗和乙肝免疫球蛋白（hepatitis B immunoglobulin，HBIG）来阻断 HBV 母婴传播，效果良好。

3. **人工被动免疫** 注射 HBIG，人工被动免疫可用于意外接触乙肝病毒感染者的血液和体液后的应急预防。HBIG 主要用于以下情况：①母亲为 HBsAg 阳性的新生儿；②被 HBV 感染者的血液污染者；③误用 HBsAg 阳性的血液或血制品者。

4. **药物治疗** 目前尚无理想药物治疗乙型肝炎。一般认为拉米夫定（贺普丁）、利巴韦林等抗病毒药物与免疫调节剂同时应用可以取得一定疗效。

 考点提示

乙型肝炎病毒的致病性与防治原则。

三、丙型肝炎病毒

丙型肝炎病毒（hepatitis C virus，HCV）是丙型肝炎的病原体，在分类上属黄病毒科。

（一）生物学性状

1. **形态与结构** HCV 呈球形，直径为 40～60 nm，表面有包膜及刺突。基因为单股正链 RNA，约 9500 个核苷酸。

2. **培养特性** 黑猩猩对 HCV 易感，接种后可发生肝炎。有研究报道 HCV 可在 PK-15、Vero 等细胞中培养增殖。

（二）致病性与免疫性

1. **传染源与传播途径** HCV 的传染源主要是患者和无症状 HCV 携带者，患者可带病毒 12 年以上。主要通过输注带有 HCV 的血液或血制品感染，也可通过注射、性接触和母婴等方式传播。

2. **致病性与免疫性** 丙型肝炎发病机制仍未十分清楚，一般认为 HCV 的致病机制与 HBV 相似，主要通过病理性免疫应答导致肝细胞损伤。HCV 在肝细胞内复制引起肝细胞结构和功能改变或干扰肝细胞蛋白合成，可造成肝细胞变性、坏死。丙型肝炎潜伏期一般为 2～26 周，丙型肝炎症状较轻，且多为无黄疸型。有些患者可不出现症状，发现时已成慢性肝炎。多数患者可演变为慢性丙型肝炎，其中约 20% 可逐渐发展为肝硬化，甚至发生肝癌，部分患者可出现肾小球肾炎。在免疫力低下的机体中，可同时感染 HBV 和 HCV。机体感染 HCV 后可获得一定免疫力，但此免疫力维持时间较短，保护性差。

（三）微生物学检查

1. 检测抗体　用酶联免疫吸附法、放射免疫法等检测抗 HCV，可用于筛选献血人员、诊断丙型肝炎及评价药物治疗的效果等。

2. 检测病毒核酸　可采用 RT-PCR 法、PCR- 酶联免疫吸附法或 PCR- 荧光法检测 HCV RNA。

（四）防治原则

预防措施主要是切断传播途径。检测抗 -HCV 是筛选献血人员的必须步骤，对血制品检测抗 -HCV 可降低丙型肝炎的发生。HCV 的免疫原性不强，且高度变异，这给疫苗制备带来困难。目前治疗丙型肝炎的最新方案是采用聚乙二醇化干扰素与利巴韦林联合的方案。

 考点提示

丙型肝炎病毒的致病性与防治原则。

四、丁型肝炎病毒

丁型肝炎病毒（hepatitis D virus，HDV），是丁型肝炎的病原体。它是一种缺陷病毒，必须有 HBV 或其他嗜肝 DNA 病毒的辅助才能增殖。

（一）生物学性状

HDV 呈球形，直径为 35～37 nm。核心含单股负链 RNA 和丁型肝炎病毒抗原（HDAg）。RNA 仅有约 1700 个核苷酸，HDAg 由 2 种多肽组成，能刺激机体产生特异性抗体。HDV 表面由 HBV 提供的 HBsAg 构成其外壳。HDV 为缺陷病毒，不能独立复制，必须与 HBV 或其他嗜肝 DNA 病毒一起侵入肝细胞才能增殖。其敏感动物有黑猩猩、土拨鼠等。

（二）致病性与免疫性

HDV 感染呈世界性分布，患者是主要传染源，传播方式与 HBV 基本相同，主要通过输血和血制品传播，也可通过密切接触（如性交）传播和垂直传播。

由于 HDV 是缺陷病毒，而且其衣壳为 HBV 的表面抗原，从而决定了 HDV 只能感染 HBsAg 阳性者。其感染方式有 2 种：①重叠感染（superinfection），即在感染 HBV 的基础上再感染 HDV。感染 HDV 后可加重 HBV 感染者的病情，尤其是重叠感染常演变为重症肝炎或肝硬化，病死率高。②同时感染（coinfection），即 HBV 和 HDV 同时感染。

目前认为，HDV 的致病作用主要是病毒对肝细胞的直接损伤，机体的病理性免疫应答对丁型肝炎的发病也有重要作用。机体感染 HDV 2 周后可产生特异性抗体，但抗体不能清除病毒。

（三）微生物学检查

常用酶联免疫吸附法或放射免疫分析等方法检测患者血清中的 HDAg 或抗 -HDV，也可用血清斑点杂交法或 PCR 检测 HDV 基因组进行诊断。

（四）防治原则

预防丁型肝炎与预防乙型肝炎相同，主要是切断传播途径。目前尚无特效治疗药物。

五、戊型肝炎病毒

戊型肝炎病毒（hepatitis E virus，HEV）是戊型肝炎的病原体，在分类上属杯状病毒科。

（一）生物学性状

1. 形态与结构　HEV 呈球形，直径为 32～34 nm。基因组为单股正链 RNA，衣壳呈正 20 面体立体对称，无包膜。

2. 培养特性与抵抗力　恒河猴等多种灵长类动物对 HEV 敏感，口服或静注 HEV 可使之感染。细胞培养尚在研究中。煮沸可使其灭活，HEV 对氯仿敏感，在碱性溶液和液氮中稳定。

（二）致病性与免疫性

1. 传染源与传播途径　HEV 的传染源为患者和隐性感染者。患者于潜伏期末期和急性期传染性最强，病毒随感染者粪便排出，污染水源、食物、餐具等，主要通过粪 - 口途径传播。HEV 经血液到达肝，在肝细胞内增殖，通过病毒对肝细胞的直接损伤和机体免疫应答两方面造成损伤，引起肝细胞炎症或坏死。常见的临床表现有急性黄疸型、急性无黄疸型、胆汁淤积型和重症肝炎 4 个类型。多数患者于发病后 6 周即好转并痊愈，不发展为慢性肝炎。

2. 免疫性　机体感染 HEV 后可产生一定免疫力，但维持时间不长。

（三）微生物学检查

1. 检测抗体　用酶联免疫吸附分析等方法检测抗 -HEV，如抗 -HEV IgM 阳性，可判断为近期感染。

2. 检测病毒核酸　目前主要用 RT-PCR 检测粪便和胆汁中的 HEV RNA。

（四）防治原则

预防戊型肝炎与预防甲型肝炎相同，主要是切断粪 - 口传播途径。目前，我国采用基因工程技术，成功研制了世界上第一支戊型肝炎疫苗，临床试验证实戊型肝炎疫苗可有效预防 HEV 感染。

六、TT 病毒

TT 病毒（torque teno virus，TTV）是 1997 年日本学者首先从一例因输血引起氨基转移酶升高患者的血清中发现的新病毒，2005 年国际病毒分类委员会将其正式命名。TTV 为无包膜的单股负链环状 DNA 病毒，呈球形，直径为 20～50 nm。TTV 经多途径传播，包括血液、粪 - 口途径、唾液、精液、乳汁等途径传播，其致病性尚不明确。目前实验室诊断主要采用 PCR 检测患者血液中的 TTV DNA。

第四节　逆转录病毒

案例 11-4

患者，男，34 岁，为长期旅居美国的阿根廷籍男子，在西安旅游时因"肺部感染"收住北京协和医院。患者入院时神志尚清，但高烧不退，呼吸困难且病情进展迅速，遂转 ICU 病房，上呼吸机。6 月 6 日上午 10：10，患者死于中毒性休克、呼吸循环衰竭。实验室检查及尸检确诊为：艾滋病病毒感染合并肺孢子菌肺炎。

问题与思考：

1. 引起艾滋病的病毒是如何破坏人体免疫功能的？
2. 其主要传播途径有哪些？应如何防护？

逆转录病毒是一组含逆转录酶的 RNA 病毒，病毒在逆转录酶的作用下首先将 RNA 转变为 cDNA，然后插入机体细胞核 DNA 中，与宿主细胞染色体整合。逆转录病毒根据病毒形态、遗传特性等分为3个亚科，分别为RNA肿瘤病毒亚科、慢病毒亚科、泡沫病毒亚科。

逆转录病毒具有以下共同特性：①病毒呈球形，有包膜，表面有刺突，其直径为80～120 nm。②病毒基因组由两条相同的正链RNA组成，在5'端通过部分碱基互补配对形成二聚体。③病毒体内含有逆转录酶，形成DNA中间体，与宿主细胞染色体整合。④病毒表面有与易感细胞表面受体相关的蛋白。⑤子代病毒以出芽方式释放并获得包膜。

一、人类免疫缺陷病毒

人类免疫缺陷病毒（human immunodeficiency virus，HIV）属于逆转录病毒科慢病毒亚科，是获得性免疫缺陷综合征（acquired immunodeficiency syndrome，AIDS）的病原体，艾滋病即AIDS的音译。1983年法国的巴斯德研究所从一例AIDS患者体内分离出了一株反转录病毒，1986年国际病毒分类委员会正式命名为人类免疫缺陷病毒。人类免疫缺陷病毒包括HIV-1和HIV-2两个型别，两型病毒的核苷酸序列相差超过40%。引起人类HIV感染的主要病原体是HIV-1。HIV-2只在西非呈地方性流行，且毒力弱，病程长，症状也较轻。

（一）生物学性状

1. **形态与结构** HIV病毒体呈球形，直径为100～120 nm。电镜下病毒内部有一致密的圆锥状核心。病毒体外层为脂蛋白包膜，其中嵌有gp120和gp41两种病毒特异性糖蛋白。前者构成包膜表面的刺突，后者为跨膜蛋白。病毒内部为20面体对称的核衣壳，包含核心的2条单股正链RNA、逆转录酶与核衣壳蛋白（图11-3）。

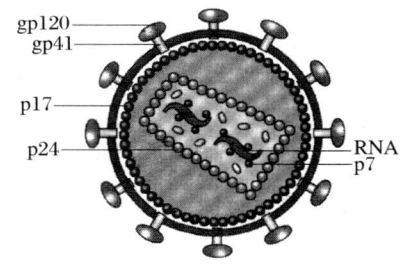

图11-3 HIV结构模式图

2. **培养特性** HIV感染的机体范围比较窄，恒河猴及黑猩猩可作为HIV感染的动物模型，但其感染过程与产生的症状与人类不同。实验室中常用新分离的正常人T细胞或用患者自身分离的T细胞培养HIV。HIV亦可在某些T细胞株（如H9、CEM）中增殖，细胞出现不同程度的病变，培养液中可检测到逆转录酶活性，且在培养细胞中可查到病毒的抗原。

3. **抵抗力** HIV对理化因素的抵抗力较弱。56 ℃加热30 min可被灭活。0.2%次氯酸钠、0.1%漂白粉、70%乙醇、50%乙醚、0.3% H_2O_2 或0.5%甲酚皂溶液处理5 min，均可灭活病毒，但病毒在室温（20～22 ℃）可保存活力达7天。

（二）致病性与免疫性

1. **传染源与传播途径** 艾滋病的传染源是HIV无症状携带者和艾滋病患者。从其血液、精液、阴道分泌物、乳汁、唾液、脑脊液、骨髓、皮肤及中枢神经组织等标本中，均可分离到HIV。主要有以下3种传播方式：

（1）性传播：AIDS是重要的性传播疾病之一，同性或异性间的性行为是HIV的主要传播方式。

（2）血液传播：通过输入带HIV的血液或血制品、接受器官或骨髓移植、人工授精、静脉药瘾者共用污染的注射器及针头等均可造成HIV感染。

（3）垂直传播：包括经胎盘、产道或经哺乳等方式感染和致病。

2. **发病机制** 该病毒侵入人体后，能选择性侵犯、破坏表达$CD4^+$分子的细胞，导致以$CD4^+$细胞缺损和功能障碍为中心的严重免疫缺陷。人体内表达$CD4^+$分子的细胞主要是T淋巴细胞中的辅助性T淋巴细胞（Th细胞）以及单核-巨噬细胞，因此HIV感染引起机体免疫缺陷所致的各种综合征（如肿瘤、各种感染及自身免疫紊乱），HIV感染单核巨噬细胞系统，加重机体的免疫功能下降，患者出现外周淋巴细胞减少、CD4/CD8细胞比例异常、各种免疫细胞活性减弱、多种细胞因子合成障碍等。此外，B 淋巴细胞功能也受到影响。HIV 感染脑组织中的小神经胶质细胞和巨噬细胞，引起神经细胞损伤。大量的 HIV 病毒释放进入外周血会产生严重的病毒血症。

3. 临床表现　HIV 感染后的临床表现包括原发感染急性期、无症状潜伏期、艾滋病相关综合征及典型 AIDS 4 个阶段。

（1）原发感染急性期：HIV 初次感染人体后一般没有明显临床表现，主要表现为一般感冒症状，这是由于 HIV 初次感染人体后出现的应激反应，症状较轻，易被忽视。这种临床表现一般为自限性，通常在数周内自然消失，随后进入无症状潜伏期。

（2）无症状潜伏期：此期持续时间较长，可持续 5～15 年。临床无症状，有些患者出现无痛性淋巴结肿大。此时，组织中的 HIV 低水平复制，并不断小量释放入血液循环中，形成慢性或持续性感染，外周血中检测不到或很少检测到 HIV 抗原。这一时期机体的免疫力尚可维持正常功能。

（3）艾滋病相关综合征：随着 HIV 在 $CD4^+T$ 细胞中的不断增殖，$CD4^+$ T 细胞数量不断减少，患者开始出现发热、盗汗、全身倦怠、慢性腹泻及持续性淋巴结肿大等症状，肿大的淋巴结直径在 1 cm 以上，一般无压痛，无粘连，活动度好。

（4）典型 AIDS：此期感染者免疫系统损害加重，出现严重细胞免疫缺陷，主要表现为免疫缺陷合并感染和恶性肿瘤。由于机体免疫功能严重缺陷，艾滋病患者的抗感染能力显著下降，一些对正常机体无明显致病作用的病毒（如巨细胞病毒、人类疱疹病毒 8 型、EB 病毒）、细菌（如分枝杆菌）、真菌（如白假丝酵母菌）等，均可造成艾滋病患者的致死性感染。部分患者还可并发肿瘤，如卡波西（Kaposi）肉瘤和恶性淋巴瘤、肛门癌、宫颈癌等。也有许多患者出现神经系统疾病，如艾滋病痴呆综合征。感染病毒 10 年内发展为 AIDS 的占 50%，AIDS 患者 5 年内死亡率 90%，死亡多发生于出现临床症状的 2 年之内。

4. 免疫性　HIV 感染后，机体可产生高滴度的抗 HIV 多种蛋白的抗体，包括抗 gp120 的中和抗体。这些抗体具有一定的保护作用，主要是能在急性感染期降低血清中的病毒抗原量，但不能清除体内的病毒。因此，HIV 一旦感染，便终生携带病毒。

（三）微生物学检查

1. 检测抗体　一般 HIV 感染 2～3 个月（或更长）后均可检出抗 HIV 抗体。检测的主要的方法有酶联免疫吸附试验（enzyme-linked immunoadsorbent assay，ELISA）、间接荧光抗体（indirect fluorescent antibody，IFA）试验、RIA、免疫印迹试验等。

2. 检测病毒　取新鲜分离的正常人淋巴细胞或脐血淋巴细胞，用植物血凝素（phytohemagglutinin，PHA）刺激并培养 3～4 天后接种患者的血液单核细胞、骨髓细胞、血浆或脑脊液等标本，定期换液、补充 PHA。培养 2～4 周后，如有病毒增殖，则出现不同程度的细胞病变（如多核巨细胞），细胞病变出现后，可用免疫荧光法检测培养细胞中的病毒抗原，或用生化方法检测培养液中的逆转录酶活性，也可用电镜检测 HIV 颗粒。

（四）防治原则

1. 综合防治措施　WHO 和包括我国在内的许多国家都已采取预防 HIV 感染的综合措施，包括：①开展广泛宣传教育，普及预防 AIDS 的相关知识，认识 AIDS 的传播方式及其严重危害性，杜绝吸毒和性滥交。②对供血者进行抗 HIV 检查，确保输血和血液制品的安全性，防止手术器械、注射器、牙科器械、美容器械等医源性感染。③建立 HIV 感染的监测系统，掌握 AIDS 流行动态。④加强国境检疫。

目前对 AIDS 的特异性预防尚缺乏理想的疫苗。由于难以保证疫苗的安全性，HIV 的减毒活疫苗、灭活疫苗均不宜应用于人体。基因工程亚单位疫苗、合成寡肽疫苗、重组病毒载体疫苗尚在研制中。

2. 药物治疗　目前临床用于治疗 AIDS 的抗病毒药物有 3 类：①核苷类逆转录酶抑制剂：如齐多夫定、双脱氧胞苷、去羟肌苷、拉米夫定等。②非核苷类逆转录酶抑制剂：如地拉韦啶（Delavirdine）和奈韦拉平（Nevirapine）。①和②的作用机制是干扰 HIV 的 DNA 合成。③蛋白酶抑制剂：如沙奎那韦（Saquinavir）、利托那韦（Ritonavir）、茚地那韦（Indinavir）和奈非那韦（Nelfinavir），其作用机制是抑制 HIV 蛋白酶，使病毒的大分子聚合蛋白不被裂解而影响病毒的成熟与装配，临床上使用有一定疗效。

以上药物能在一定程度上抑制 HIV 在体内的复制，使部分患者体内 HIV 含量下降，一定程度上保证机体免疫功能，延缓 AIDS 病程、延长患者生存时间及生活质量。

考点提示

人类免疫缺陷病毒的致病性与防治原则。

二、人类嗜 T 细胞病毒

人类嗜 T 细胞病毒（human T-cell lymphotropic virus，HTLV）属逆转录病毒科 RNA 肿瘤病毒亚科，有 HTLV-1 和 HTLV-2 两型。两型基因组的同源性约 50%，在我国局部地区存在 HTLV 的感染，防止 HTLV 感染的扩散是一项重要的任务。

（一）生物学性状

1. 形态结构　电镜下 HTLV 呈球形，直径为 80～120 nm，病毒核心主要由 RNA 和反转录酶组成。核心外是衣壳，衣壳外有包膜，包膜表面具有能与 CD4 分子结合的表面糖蛋白（gp120）。

2. 病毒复制　HTLV 病毒的复制过程与 HIV 基本相似，是在反转录酶作用下，以 RNA 为模板反向转录 DNA，并与受感染细胞的染色体整合，形成 HTLV 前病毒。但在激活前病毒 DNA 转录的同时，也可启动细胞癌基因的异常表达，从而导致某些肿瘤（如白血病）的发生。

（二）致病性与免疫性

1. 致病性　目前认为 HTLV 的致病机制主要有以下两方面：①相关细胞基因表达异常，HTLV 感染细胞后，产生的相关蛋白激活细胞原癌基因，产生集落刺激因子和核转录因子，并导致相关基因（如 IL-2 基因及其受体基因）的激活，刺激 $CD4^+T$ 淋巴细胞异常增长，后者与相关肿瘤的形成有关。②遗传基因整合，HTLV 病毒基因与受感染细胞染色体整合，导致受感染细胞染色体基因畸变、癌基因异常激活，引起细胞恶性转化并发展为人 T 淋巴细胞白血病。

2. 免疫性　HTLV 感染后可长期潜伏，表现为无症状携带者。仅少数感染者发展为急性或慢性成人 T 淋巴细胞白血病。机体感染 HTLV 后可产生针对 HTLV 的体液免疫和细胞免疫，但目前对 HTLV 的免疫机制研究还不清楚。

（三）微生物学检查

实验室诊断主要依靠病毒特异性抗体的检测，亦可检测病毒抗原或病毒基因组，但一般不做病毒的分离鉴定。

（四）防治原则

可通过输血、共用注射器或性接触等方式传播，亦可经胎盘、产道或哺乳等途径由母体将病毒传给婴儿。其中输血是重要的传播途径，对献血者进行 HTLV 的常规复查，控制血源安全是预防 HTLV 的有效方法。目前尚无 HTLV 感染的特异性预防措施。可采用齐多夫定、IFN-α 等药物进行综合治疗。

第五节　其他病毒

其他病毒见表 11-4。

表 11-4　其他病毒的主要种类和特性

病毒名称	生物学性状	传播方式	所致疾病	防治原则
流行性乙型脑炎病毒（epidemic encephalitis type B virus）	为球形 RNA 病毒，有包膜，只有 1 个血清型	传染源是携带病毒的家畜及家禽，尤其是幼猪，由蚊虫叮咬传播，主要侵犯 10 岁以下儿童	引起流行性乙型脑炎（乙脑），但多数表现为隐性感染，只有极少数出现中枢神经系统症状	目前尚无有效的治疗方法。预防的关键措施是防蚊灭蚊、疫苗接种和有效管理动物宿主
汉坦病毒（Hanta virus）	呈多形性，以球形和卵圆形多见，有包膜。有 6 个血清型，在我国流行的主要是Ⅰ型和Ⅱ型	传染源主要是黑线姬鼠和褐家鼠，人或动物通过呼吸道、消化道或直接接触方式感染	引起流行性出血热	防鼠灭鼠，做好个人防护，易感者可接种灭活疫苗。疑似病例的治疗要坚持"三早一就地"原则
狂犬病毒（rabies virus）	呈子弹头状的 RNA 病毒，有包膜，有刺突。在易感动物或人的中枢神经细胞中增殖时形成嗜酸性包涵体，称内氏小体	传染源主要是病犬，其他还有猫、狼、狐狸、牛、马、猪等。通过感染动物咬伤、抓伤或密切接触而感染	引起狂犬病，病死率近 100%。潜伏期一般为 1～3 个月，主要取决于咬伤部位距头部距离、伤势程度、患者年龄等	狂犬病治疗困难，关键在预防。及时处理伤口，尽快注射狂犬病疫苗，酌情应用抗狂犬病血清或狂犬病免疫球蛋白
单纯疱疹病毒 1 型（HSV-1）	DNA 病毒，有包膜，中等大小	潜伏在三叉神经节和颈上神经节，通过密切接触、飞沫传播	生殖器以外的皮肤、黏膜感染，如唇疱疹、角膜结膜炎等	无特异性预防。阿昔洛韦是治疗的首选药物
单纯疱疹病毒 2 型（HSV-2）	同 HSV-1	潜伏在骶神经节，通过性接触传播	生殖器疱疹、新生儿疱疹、宫颈癌	同 HSV-1
EB 病毒（Epstein-Barr virus，EBV）	嗜 B 淋巴细胞病毒，其他特性与疱疹病毒成员类似	潜伏于 B 淋巴细胞，通过唾液传播，也可经性接触或输血传播	传染性单核细胞增多症、Burkitt 淋巴瘤、鼻咽癌	无特异性预防，亚单位疫苗和基因工程疫苗正在试用观察过程中
水痘-带状疱疹病毒（varicella-zoster virus，VZV）	DNA 病毒，有包膜，中等大小，只有 1 个血清型	潜伏在脊髓后根神经节或脑神经的感觉神经节中，通过呼吸道飞沫传播或直接接触传播	原发：水痘（儿童），多分布于躯干，出现丘疹、水疱疹，可发展成脓疱疹；复发：带状疱疹（成人），沿神经走向分布，串连成带状的疱疹	减毒活疫苗预防，治疗用阿昔洛韦、干扰素

续表

病毒名称	生物学性状	传播方式	所致疾病	防治原则
巨细胞病毒（cytomegalo virus，CMV）	DNA病毒，有包膜，中等大小，与单纯疱疹病毒极为相似	潜伏在唾液腺、乳腺、肾、单核吞噬细胞等，通过接触唾液、性接触、输血、垂直传播等方式传播，患者和隐性感染者是主要传染源	巨细胞病毒感染，输血后传染性单核细胞增多症和肝炎、先天畸形等	减毒活疫苗正在试用。亚单位疫苗、基因工程疫苗正在研制中
登革病毒（dengue virus）	为球形RNA病毒，有包膜	经伊蚊叮咬而传播	引起登革热和登革出血热	目前尚无特效的治疗方法和有效的疫苗。预防主要是防蚊灭蚊
森林脑炎病毒（forest encephalitis virus）	为球形RNA病毒，有包膜	蜱是主要传播媒介	引起森林脑炎，病死率较高	尚无特效治疗方法，预防主要是防蜱灭蜱，易感者接种
克里米亚-刚果出血热病毒（Crimean-Congo hemorrhagic fever virus，CCHFV）	又称新疆出血热病毒（Xinjiang hemorrhagic fever virus，XHFV），RNA病毒，呈球形或椭圆形，有包膜	人被携带病毒的蜱叮咬或通过皮肤伤口而感染	引起克里米亚-刚果出血热（新疆出血热）	预防措施主要是切断传播途径，加强防护
人乳头瘤病毒（human papilloma virus，HPV）	呈球形，为DNA病毒，无包膜。现已发现130多个型	主要通过接触感染者病损部位或间接接触病毒污染的物品而感染	分为嗜皮肤性和嗜黏膜性2大类。前者主要引起各类皮肤疣；后者主要引起生殖道尖锐湿疣、喉乳头状瘤病等。其中高危型HPV（如HPV16、18、33、31型）感染可诱发生殖道恶性肿瘤，最常见的是宫颈癌	预防措施主要是避免与感染组织直接接触，接种疫苗最有效，可选择二价、四价或九价疫苗。治疗寻常疣和尖锐湿疣主要采取局部治疗，如冷冻、激光、电灼，药物治疗可用0.5%足叶草脂毒素酊、5%咪喹莫特等
埃博拉病毒（Ebola virus，EV）	为RNA病毒，呈丝状，有包膜	感染者为主要传染源，可通过与患者体液直接接触，或与患者皮肤、黏膜等接触而传染	引起埃博拉出血热	目前尚无特异性疫苗，加强对感染者的隔离治疗及对易感者的保护是主要的预防措施
寨卡病毒（Zika virus）	为RNA病毒，属黄病毒科	宿主不明确，主要在野生灵长类动物和栖息在树上的蚊子如非洲伊蚊间循环传播	引起寨卡病毒病，病情持续1周左右。孕妇感染者容易生出小头畸形儿，可能与寨卡病毒感染有关	目前没有特异性治疗方法，也尚无有效疫苗。控制感染来源及避免蚊虫叮咬可减少感染发生

自 测 题

一、单项选择题

1. 流行性感冒的病原体是
   A. 流感病毒　　　　　　B. 腮腺炎病毒　　　　　C. 风疹病毒
   D. 麻疹病毒　　　　　　E. 流行性感冒杆菌
2. 最容易发生变异的流感病毒是
   A. 甲型流感病毒　　　　B. 乙型流感病毒　　　　C. 丙型流感病毒
   D. 甲、乙型流感病毒　　E. 甲、丙型流感病毒
3. 多次患流感的原因可能是
   A. 病毒类型不同　　　　　　　　　B. 抗原易发生变异
   C. 各型之间无交叉免疫　　　　　　D. 病后抗体水平维持时间不长
   E. 以上皆是
4. 儿童预防麻疹最有效的措施是
   A. 接种麻疹病毒灭活疫苗　　　　　B. 接种麻疹病毒减毒活疫苗
   C. 注射干扰素　　　　　　　　　　D. 注射抗生素
   E. 隔离
5. 流行性腮腺炎常见并发症是
   A. 肝炎　　　　　　　　B. 肾炎　　　　　　　　C. 脑炎
   D. 肺炎　　　　　　　　E. 睾丸炎或卵巢炎
6. 易导致胎儿畸形、流产、死胎的病毒是
   A. 麻疹病毒　　　　　　B. 冠状病毒　　　　　　C. 流感病毒
   D. 腮腺炎病毒　　　　　E. 风疹病毒
7. 小儿麻痹症的病原体是
   A. 脊髓灰质炎病毒　　　B. 轮状病毒　　　　　　C. 麻疹病毒
   D. 柯萨奇病毒　　　　　E. 埃可病毒
8. 脊髓灰质炎患者的传染性排泄物主要是
   A. 唾液　　　　　　　　B. 鼻咽分泌物　　　　　C. 粪便
   D. 尿　　　　　　　　　E. 血液
9. 婴幼儿急性胃肠炎最常见的病原体是
   A. 大肠埃希菌　　　　　B. 轮状病毒　　　　　　C. 脊髓灰质炎病毒
   D. 柯萨奇病毒　　　　　E. 埃可病毒
10. 下列关于甲型肝炎病毒的描述中错误的是
    A. 呈球形　　　　　　　B. 无包膜　　　　　　　C. 衣壳呈 20 面体立体对称
    D. 有 2 个血清型　　　　E. 核酸为正单链 RNA
11. 可高度传染乙型肝炎的血液中含有
    A. HBsAg、HBcAg、HBeAg　　　　　　B. 抗 HBe、抗 HBs、抗 HBc
    C. HBsAg、抗 HBs、HBeAg　　　　　　D. HBsAg、抗 HBe、抗 HBc
    E. HBsAg、抗 HBc、HBeAg

12. 可传播 HBV、HCV 和 HDV 的最主要成分是
    A. 鼻咽拭子　　　　　　B. 血液　　　　　　　　C. 脑脊液
    D. 粪便　　　　　　　　E. 尿
13. HIV 感染的靶细胞是
    A. B 细胞　　　　　　　B. NK 细胞　　　　　　 C. CD8⁺T 细胞
    D. CD3⁺T 细胞　　　　 E. CD4⁺T 细胞
14. 关于人类免疫缺陷病毒的传播途径，下列说法错误的是
    A. 血制品　　　　　　　B. 性生活　　　　　　　C. 母婴垂直
    D. 粪-口途径　　　　　 E. 密切接触
15. 关于乙型脑炎病毒的叙述，错误的是
    A. 垂直传播　　　　　　　　　　　　　　　　　B. 水平传播
    C. 节肢动物媒介传播　　　　　　　　　　　　　D. 病后可获得稳定而持久的免疫力
    E. 可进行乙脑疫苗的特异性预防
16. 经病兽咬伤后感染的病原体是
    A. 人类免疫缺陷病毒　　B. 腺病毒　　　　　　　C. EB 病毒
    D. 乙型脑炎病毒　　　　E. 狂犬病毒
17. 下列病毒中可以引起潜伏感染的是
    A. 乙型脑炎病毒　　　　B. 森林脑炎病毒　　　　C. 疱疹病毒
    D. 麻疹病毒　　　　　　E. 汉坦病毒
18. 狂犬病的潜伏期较长，如及早接种疫苗，可以预防发病。目前使用的狂犬疫苗属于
    A. 类毒素疫苗　　　　　B. 减毒活疫苗　　　　　C. 内毒素疫苗
    D. 重组疫苗　　　　　　E. 灭活疫苗
19. 内氏小体是
    A. 狂犬病毒包涵体　　　B. 虫媒病毒包涵体　　　C. 疱疹病毒包涵体
    D. 麻疹病毒包涵体　　　E. 腺病毒包涵体
20. 被狂犬咬伤后，最正确的处理措施是
    A. 清创+抗生素　　　　　　　　　　　　　　　B. 清创+注射抗狂犬病血清
    C. 清创+注射抗狂犬病血清+接种疫苗　　　　　D. 注射抗狂犬病血清+抗病毒药物
    E. 注射大剂量丙种球蛋白+抗病毒药物
21. 患者，男，食欲缺乏、乏力，肝区不适 1 个月，实验室检查：抗 HAV IgG（+）、HBsAg（+）、抗 HBs（-）、HBeAg（+）、抗 HBe（-）、抗 HBc IgM（+）。该患者的诊断是
    A. 甲型肝炎　　　　　　B. 急性乙型肝炎　　　　C. 乙型肝炎并发甲型肝炎
    D. 丙型肝炎　　　　　　E. 丁型肝炎
22. 某患者血清学检查结果是：HBsAg（+）、抗 HBs（-）、HBeAg（-）、抗 HBe（-）、抗 HBc IgM（-）。该患者
    A. 无传染性　　　　　　B. 具有传染性　　　　　C. 病情好转
    D. 对 HBV 有免疫力　　 E. 曾经感染过 HBV
23. 患者，女，50 岁。因反复出现头痛、鼻塞、鼻涕带血、耳鸣就诊。体格检查：患者眼球突出，活动受限，有复视、视力障碍。鼻咽镜、CT 见鼻咽部肿物。实验室检查：EBV 抗体效价增高。引起该患者患病最可能的病毒是
    A. HIV　　　　　　　　 B. HSV　　　　　　　　C. CMV
    D. EBV　　　　　　　　E. VZV

24. 6岁男孩，被蚊子叮咬后出现发热、头痛症状，逐渐加重，并频繁呕吐、惊厥，该病应考虑

  A. 流行性出血热 B. 流脑 C. 森林脑炎

  D. 乙脑 E. 登革热

（25～27题共用题干）

患者，男，因患"肺炎"住院，经对症治疗好转出院。1个月后，再次因"感冒引起肺炎"入院。体格检查：体温39℃，已持续1周，无明显诱因乏力，伴有腹泻，后转入传染科治疗。转科不久，医生发现其全身淋巴结肿大，背部出现皮肤卡波西肉瘤，视力下降，左眼失明，体重减轻。实验室检查：$CD4^+$T细胞减少，$CD4^+/CD8^+$为0.5（正常范围为1.8～2.2）。6个月后患者死亡。

病史：患者生前于5年前在非洲工作半年，有不良性行为史，无输血或静脉吸毒史。

25. 患者死于什么疾病

  A. 艾滋病 B. 梅毒 C. 肺炎

  D. 肺结核 E. 白血病

26. 患者感染上该疾病的原因是

  A. 不良性行为 B. 输血 C. 呼吸道飞沫传播

  D. 皮肤接触感染 E. 饮用消毒不彻底的水

27. 患者生前反复出现肺炎的主要原因是

  A. 引起肺炎的病原体多

  B. 引起肺炎的病原体易发生抗原性变异

  C. 免疫功能严重缺陷

  D. 引起肺炎的病原体易变为L型

  E. 潜伏感染

二、简答题

1. 甲型流感病毒为什么容易引起世界性大流行？
2. 针对人类免疫缺陷病毒的传播途径，医护人员应如何进行自我防护？

（于世荣）

中篇

人体寄生虫学

第十二章　人体寄生虫学概论

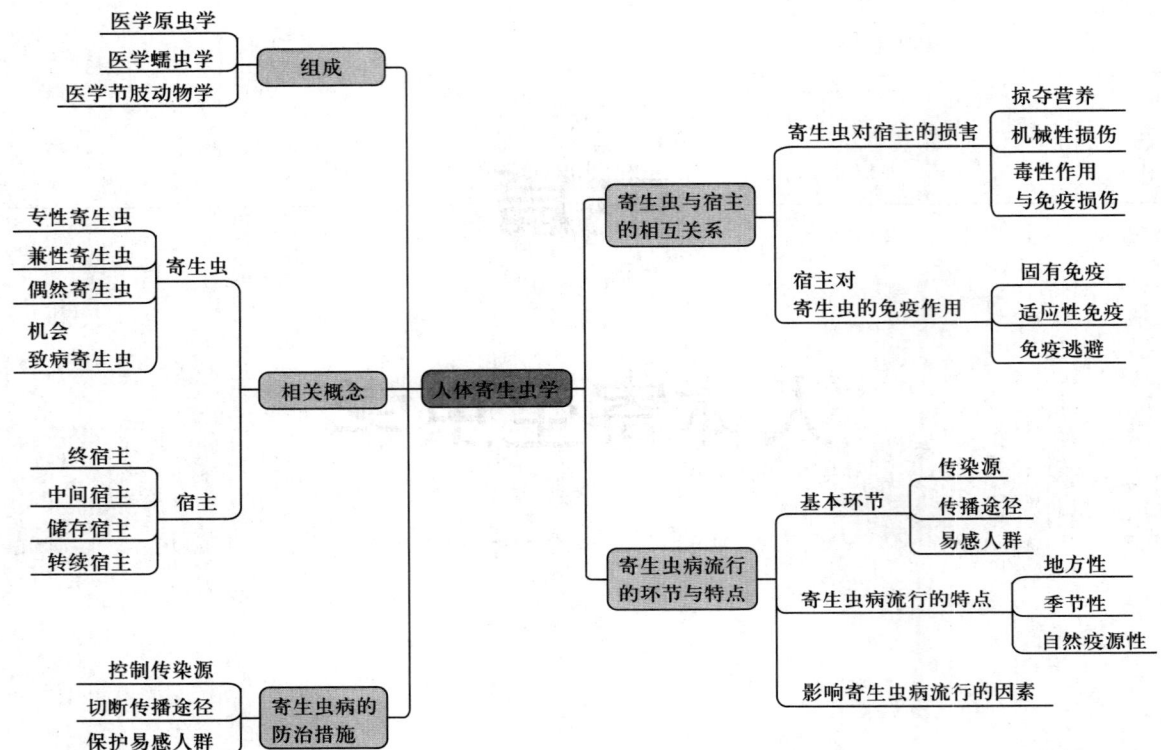

学习目标

1. 能阐述人体寄生虫、宿主、寄生虫的生活史、感染阶段等概念。
2. 能说出寄生虫与宿主的相互关系。
3. 能分析寄生虫病的流行环节和防治原则、寄生虫病现状和流行特征。
4. 通过对寄生虫学概述的学习，能理解社会制度对寄生虫病防治的重要意义。

案例 12-1

患者，女，19岁，学生。2008年6月，因突发"癫痫"入院就诊。既往无癫痫病史。入院后颅脑 MRI 检查发现脑内有一直径约 2 cm 的高密度圆形阴影。囊虫免疫学试验（ELISA）阳性，诊断为脑囊虫病。

问题与思考：
1. 分析该患者可能发病的原因。
2. 如何预防和治疗？

人体寄生虫学是研究与人体健康有关的寄生虫的形态、结构、生活史、致病性、实验室诊断、流行规律与防治措施以及寄生虫与人体及外界环境相互关系的科学。它由医学原虫学、医学蠕虫学及医学节肢动物学三部分组成。人体寄生虫是引起人类疾病的病原生物之一，种类繁多。学习人体寄生虫学是为了掌握各种人体寄生虫的基本理论知识和基本技能，以达到防治和消灭寄生虫病的目的，在临床护理尤其是社区护理中，了解常见寄生虫的生物学特点、流行与防治更加重要。

第一节 寄生虫与宿主的概念

一、寄生生活

生物在自然界长期进化过程中，逐渐形成两种生物生活在一起的现象，称为共生（symbiosis）。按照共生生物的利害关系，可分为3种生活类型，即共栖、互利共生和寄生。

（一）**共栖**（commensalism）

两种不同的生物在一起生活，其中一方受益，而另一方既不受益，也不受害，这种现象称为共栖。如海洋中鲫鱼用其吸盘吸附在大型鱼类的体表，可以被带往海洋各处，觅食时暂时离开，这对鲫鱼有利，而对大鱼无利无害。

（二）**互利共生**（mutualism）

两种不同的生物在一起生活，互相依赖，彼此受益，称为互利共生。如白蚁的消化道里有大量的鞭毛虫，白蚁以木屑为食，鞭毛虫可以分解木屑中的纤维素为食，同时帮助白蚁消化木屑，双方相互依赖，共同受益。

（三）**寄生**（parasitism）

两种不同的生物在一起生活，其中一方受益，另一方受害，受害一方给受益者提供营养物质和居住场所，这种关系称为寄生。如蛔虫寄生于人体小肠，获取营养并对人体造成伤害，蛔虫得利，人体受害。

二、寄生虫的概念及分类

凡长期或暂时地寄生于另一种生物体内或体表，获得营养并给对方造成损害的多细胞无脊椎动物和单细胞原生生物（低等动物），称为寄生虫（parasite）。人体寄生虫可分为以下类别。

（一）**按寄生部位不同分类**

1. 体外寄生虫 指暂时或永久寄生于人体体表的寄生虫，如蚊、蚤。
2. 体内寄生虫 指寄生于人体内组织或器官的寄生虫，如蛔虫、钩虫。

（二）**按寄生的性质不同分类**

1. 专性寄生虫 指寄生虫体发育过程中至少有1个阶段营寄生生活，如钩虫。
2. 兼性寄生虫 指寄生虫体既可以营寄生生活也可以营自生生活，如粪类圆线虫。
3. 偶然寄生虫 指寄生虫因偶然机会侵入人体内营寄生生活，如斯氏狸殖吸虫。
4. 机会致病寄生虫 有些寄生虫通常在人体内处于隐性感染状态，当机体免疫功能低下时大量增殖引起疾病，如弓形虫。

（三）**按寄生时间长短分类**

1. 长期寄生虫 寄生虫的某一生活阶段不能离开人体，如蛔虫。
2. 暂时性寄生虫 寄生虫因摄食需要，短时间进入人体而后离开，如蚊。

三、宿主的概念及分类

被寄生虫寄生的人或动物称为宿主（host）。寄生虫完成生活史的过程中，有的只需1个宿主，有的需要多个宿主。根据寄生虫寄生时的不同发育阶段，可将宿主分为以下4种。

（一）终宿主

终宿主是指在生活史中，寄生虫的成虫或有性生殖阶段寄生的宿主。如血吸虫的成虫寄生于人体，人就是血吸虫的终宿主。

（二）中间宿主

中间宿主是指在生活史中，寄生虫幼虫或无性生殖阶段寄生的宿主。如果有2个或2个以上中间宿主，则依幼虫寄生发育的先后顺序称第一、第二中间宿主。如卫氏并殖吸虫有第一中间宿主川卷螺，第二中间宿主溪蟹或蝲蛄。

（三）储存宿主或保虫宿主

蠕虫的成虫或原虫的某一发育阶段除寄生于人体外，亦寄生于某些脊椎动物，在一定条件下这些脊椎动物体内的寄生虫又可传染人，这些动物称为储存宿主或保虫宿主。例如华支睾吸虫的成虫除寄生于人体外，还可寄生于猫、狗等动物体内，猫、狗等则为保虫宿主。

（四）转续宿主（paratenic host）

有的寄生虫的幼虫侵入非正常宿主，不再继续发育，可长期保持幼虫状态，当有机会进入正常宿主体内，便可继续发育为成虫，这种非正常宿主称为转续宿主。例如，卫氏并殖吸虫的感染阶段幼虫进入非正常宿主野猪体内，不能发育为成虫，但可长期保持童虫状态，若犬生吃含有此童虫的野猪肉，则童虫可在犬体内发育为成虫，故野猪为其转续宿主。

考点提示

寄生虫、宿主的概念和分类。

四、寄生虫的生活史与感染阶段

（一）寄生虫的生活史

寄生虫的生活史是指寄生虫完成一代生长、发育、繁殖的全过程以及所需的外界环境。寄生虫种类繁多，生活史差异很大，主要包括感染阶段、体内移行阶段、寄生阶段、离体阶段、体外发育阶段以及发育过程中所需的宿主和环境条件等。根据寄生虫在完成生活史过程中是否需要中间宿主，可将其分为两种类型。①直接发育型：在完成生活史过程中不需要中间宿主，如蛔虫、钩虫只需经人体寄生。②间接发育型：有些寄生虫在完成生活史过程中需要中间宿主或在吸血节肢动物体内发育至感染阶段才能感染人体，血吸虫、丝虫等的生活史均属此型。

（二）感染阶段

寄生虫生活史过程中具有感染人体能力的发育阶段称为感染阶段，如钩虫必须在泥土中发育成为丝状蚴才能经人体皮肤侵入，故丝状蚴是钩虫的感染阶段。

考点提示

生活史、感染阶段的概念。

第二节　寄生虫与宿主的相互关系

寄生虫感染宿主后可表现为：①寄生虫病：宿主感染寄生虫出现临床症状。②寄生虫感染：寄生虫感染并在宿主体内寄生，宿主没有临床症状，可作为传染源，此时宿主被称为带虫者。

一、寄生虫对宿主的损害

寄生虫对宿主的损害主要表现在以下3个方面。

（一）掠夺营养

寄生虫寄生在宿主体内，生长、发育和繁殖所需要的营养物质摄取于宿主，在肠道寄生的寄生虫还影响宿主营养物质的吸收。因此，寄生虫感染可造成宿主的营养不良，如蛔虫和钩虫感染。

（二）机械性损伤

寄生虫侵入宿主并在体内移行、定居、生长，可阻塞、压迫组织，破坏细胞，虫体移行和吸附作用对宿主造成机械性损伤。如钩虫丝状蚴入侵皮肤时引起的钩蚴性皮炎，大量蛔虫扭结成团堵塞肠道引起的肠梗阻。

（三）毒性作用与免疫损伤

寄生虫的排泄物、分泌物，死亡虫体裂解物等对宿主有毒性作用或可诱发超敏反应。如溶组织内阿米巴原虫分泌的溶组织酶破坏肠壁组织，引起肠壁溃疡；血吸虫卵分泌的可溶性抗原与宿主抗体结合形成抗原抗体复合物，引起肾小球基底膜损伤。

二、宿主对寄生虫的免疫作用

寄生虫进入宿主体内，宿主对寄生虫表现出防御性反应，产生固有免疫和适应性免疫，通过免疫应答对寄生虫产生不同程度的抵抗。

（一）固有免疫

固有免疫也称先天性免疫，是人类长期进化过程中逐渐建立起来的一系列的防御机制，包括皮肤黏膜等人体组织屏障作用和吞噬细胞的吞噬作用以及补体的溶细胞作用等排除寄生虫，抵抗寄生虫感染。

（二）适应性免疫

适应性免疫又称获得性免疫，寄生虫抗原进入宿主后，刺激免疫系统所诱发的免疫应答，它包括体液免疫和细胞免疫，分别通过抗体及效应细胞产生免疫效应。特异性免疫的类型有：

1. 消除性免疫　见于少数寄生虫感染（如热带利什曼原虫引起的皮肤利什曼病），表现为宿主受感染后，产生适应性免疫，体内寄生虫完全被消除，并对再次感染具有牢固持久的免疫力。

2. 非消除性免疫　是寄生虫感染中常见的一种不完全免疫，表现为宿主感染寄生虫后所产生的免疫力，不能清除或不能完全清除体内已感染的寄生虫，但对同种寄生虫的再感染具有一定的抵抗作用。

（1）带虫免疫状态：某些原虫（如疟原虫）感染宿主后可引起适应性免疫，使原虫在宿主体内保持较低水平，并对同种原虫的再感染具有一定的抵抗力，一旦用药物治疗完全清除原虫后，宿主所获得的免疫力也随之消失。这种免疫状态称为带虫免疫。

（2）伴随免疫：某些寄生虫（如血吸虫）感染宿主后，宿主产生的适应性免疫对已寄生的成虫无影响，但对再感染幼虫有一定抵抗力，并随体内活虫体消失而逐渐失去。这种免疫称为伴随免疫。

（三）超敏反应

超敏反应是宿主对寄生虫感染产生的病理性免疫应答。多数寄生虫病出现的过敏症状，属Ⅰ型超敏反应，如蛔虫幼虫引起的哮喘，棘球蚴囊液所致的荨麻疹及过敏性休克；疟疾和黑热病患者发生的溶血性贫血与Ⅱ型超敏反应有关；疟疾伴发的肾小球肾炎，属Ⅲ型超敏反应；血吸虫卵在肝形成的肉芽肿，则是Ⅳ型超敏反应引起的结果。

（四）免疫逃避

寄生虫逃避宿主免疫力攻击的现象称为免疫逃避。其机制复杂，主要涉及以下方面：

1. 抗原性的改变　寄生虫表面抗原性的改变是逃避免疫效应的基本机制。包括抗原变异和抗原伪装。抗原变异是指某些寄生虫的表面抗原发生变异，直接影响免疫识别。抗原伪装是指寄生虫体表结合了宿主的抗原，或者被宿主的抗原包被，妨碍了宿主免疫系统的识别。

2. 抑制宿主的免疫应答　寄生在宿主体内的寄生虫释出可溶性抗原，与宿主血清抗体结合，形成抗原抗体复合物，抑制了宿主对虫体的免疫应答。另外，在某些寄生虫感染中发现有免疫抑制因子，如感染布氏锥虫的小鼠血清。

3. 解剖位置隔离　寄生虫一般都具有特定的寄生部位。有些寄生在宿主的细胞、组织和腔道中，特有的生理屏障可使之与免疫系统隔离，如寄生在眼部或脑部的囊尾蚴、寄生在红细胞内的疟原虫。

 考点提示

寄生虫对宿主的损害。

第三节　寄生虫病流行的基本环节、影响因素与特点

一、寄生虫病流行的基本环节

寄生虫病的流行与传播，必须具备3个基本环节，即传染源、传播途径、易感人群。

（一）传染源

人体寄生虫病的传染源包括患者、带虫者和保虫宿主。

（二）传播途径

1. 经口感染　有些寄生虫的感染阶段可通过误食污染的食物、饮水等而感染，如蛔虫、蛲虫、华支睾吸虫感染。

2. 经皮肤感染　土壤中的丝状蚴、水中的血吸虫尾蚴，这些感染性幼虫与人接触时便能侵入皮肤而使人感染。

3. 经媒介昆虫感染　有些寄生虫必须在媒介节肢动物体内发育至感染期，再通过叮咬等使人受到感染，如经蚊传播疟原虫、丝虫等。

4. 经接触感染　寄生腔道或体表的寄生虫可因直接接触或间接接触（浴具、衣物）而感染，如阴道毛滴虫、疥螨。

5. 经胎盘感染　亦称垂直感染。当母体在妊娠期感染某些寄生虫时，病原体可经胎盘传给胎儿，致使胎儿发生先天性寄生虫感染，如弓形虫。

6. 其他途径　如输血感染、吸入感染，前者如疟疾患者作为供血源可致受血者感染输血

性疟疾，后者如蛲虫卵偶尔可随飞扬的灰尘被人体吸入引起感染。此外，还有自体感染，如蛲虫、微小膜壳绦虫。

（三）易感人群

人体对各种人体寄生虫缺乏有效的天然防御功能，均为易感者。一些特定人群，如儿童、从非流行区进入流行区即以前未曾接触该寄生虫的人群则尤其易感。

二、寄生虫病流行的影响因素

（一）自然因素

自然因素包括地理环境、气候因素和生物种群。地理环境会影响到中间宿主的孳生与分布，如卫氏并殖吸虫的中间宿主溪蟹和蝲蛄只适于生长在山区小溪，因此肺吸虫病大多在丘陵、山区流行。气候条件会影响到寄生虫在外界的生长发育及其中间宿主或媒介节肢动物的孳生，如钩虫卵和幼虫在外界发育，需要有温暖、潮湿的环境，因此，我国干燥、寒冷的地区没有钩虫病流行。生物种群（中间宿主）的存在与否，决定了某些寄生虫病能否流行，如血吸虫病流行与其中间宿主钉螺分布相一致，只在有钉螺的长江中下游地区流行。

（二）社会因素

社会因素包括社会制度、经济状况、文化教育、医疗卫生、防疫保健以及人的生产方式和生活习惯等。有些食源性寄生虫病，如肝吸虫病、旋毛虫病的流行，与当地居民的饮食习惯密切相关。

三、寄生虫病流行的特点

（一）地方性

受地理环境和中间宿主或媒介节肢动物影响，不同地方寄生虫病流行情况不同，如洞庭湖周边流行日本血吸虫病。

（二）季节性

寄生虫病的流行与季节有密切的关系。生活史中需要媒介节肢动物传播的寄生虫，其流行与媒介节肢动物的季节消长一致，也与气候条件、生产和生活习惯等有关，如蚊传播的丝虫病、疟疾与蚊的季节消长有密切关系。

（三）自然疫源性

某些寄生虫病可在脊椎动物和人之间自然传播，称为人畜共患寄生虫病，又称自然疫源性疾病。如细粒棘球绦虫的幼虫可寄生于人和多种食草类动物体内，引起一种严重的人兽共患寄生虫病，即棘球蚴病，也称包虫病。

 考点提示

寄生虫的流行环节。

第四节　寄生虫病的流行状况与防治措施

一、寄生虫病的流行状况

寄生虫病防治工作在全球取得了阶段性成就，不少寄生虫病的感染率和发病率得到了控制，但是随着近年气候变暖、国际交往频繁、人口流动性增大、区域性不良饮食习惯扩大、生活方式多样化、AIDS发病率上升、免疫抑制剂滥用及人们盲目乐观导致的防治力度下降等原因，使得在许多传统的人体寄生虫病出现回升迹象基础上，一些以往未被关注的寄生虫病，如弓形虫病、隐孢子虫病、粪类圆线虫病等，其危害性也日渐显现；另外，恶性疟抗药株、媒介节肢动物抗药性等重大难题，亦给寄生虫病防治工作带来新的挑战。

知识链接

寄生虫感染现状

寄生虫病的危害仍是普遍存在的公共卫生问题。寄生虫感染者主要分布在发展中国家，特别是热带、亚热带及温带地区。世界公认的危害严重的"六类热带病"中，除麻风病外，疟疾、血吸虫病、丝虫病、利什曼病和锥虫病均为寄生虫病。建国初期，我国寄生虫病流行广泛、危害严重，不仅对人类的身体健康造成危害，而且严重制约社会经济发展。建国后国家对多种寄生虫病有针对性地开展防治工作，把钩虫病、丝虫病、血吸虫病、疟疾和黑热病列为重点防治的"五大寄生虫病"。经过新中国成立后70多年的不懈努力，其中丝虫病和利什曼病达到基本消灭，疟疾和钩虫病的流行得到有效控制，血吸虫病基本达到传播阻断标准，其他许多常见人体寄生虫在人群的感染率也大幅下降。

二、寄生虫病的防治措施

只有根据寄生虫病流行的基本环节和影响因素，采取综合性的防治措施，才能有效地控制和消灭寄生虫病。

（一）控制传染源

在流行区，普查、普治患者和带虫者以及储存宿主是控制传染源的重要措施。在非流行区，监测和控制来自流行区的流动人口，是防止传染源的输入和扩散的必要手段。

（二）切断传播途径

根据不同寄生虫的传播途径，采取相应措施。如加强粪便和水源管理，注意环境和个人卫生，控制或杀灭媒介节肢动物和中间宿主等。

（三）保护易感人群

加强宣传教育工作，普及卫生知识，如改变不良的生活习惯和生产方式，进行预防性服药和涂敷防护剂、驱避剂等。此外，使用有效的寄生虫病疫苗对易感人群有较好的保护作用。

大多数人体寄生虫的生活史比较复杂，同时影响寄生虫病流行的因素较多，因此，采取单一的防治措施往往难以收到很好的效果。目前我国对寄生虫病的防治往往采取切实有效的综合防治措施，即根据流行区的实际情况和流行规律，将控制传染源、切断传播途径和保护易感人群三者有机地结合起来。

考点提示

寄生虫病的防治措施。

知识链接

棘球蚴病的流行与防治

棘球蚴病又称包虫病，是一种人兽共患寄生虫病，是由细粒棘球绦虫的幼虫（棘球蚴）感染所致，棘球蚴主要寄生在肝、肺、脑等处，对局部造成机械压迫和超敏反应。该病犬是传染源，多感染人和食草类动物，临床分为囊型包虫病和泡型包虫病两种，泡型包虫病患者10年死亡率是94%，又称"虫癌"。我国是世界上棘球蚴病高发国家之一，该病有明显的地方性，主要流行于牧区和半农半牧区，以新疆、西藏、宁夏、甘肃、青海、内蒙古、四川七省区较为严重，在所有省区中西藏、四川、青海包虫病患病率居前三位。2016年西藏自治区流行病调查结果显示：棘球蚴病在西藏的发病率为1.66%，保守估计全区患者达5万左右。棘球蚴病已成为农牧区居民因病致贫、因病返贫的主要原因。鉴于此，2016年西藏全面启动包虫病综合防治，将从控制传染源、筛查棘球蚴病患者、宣教防治知识、改善卫生条件、提升防治能力等五个方面对棘球蚴病进行综合防治。

思政园地

我国寄生虫病防治现状

新中国成立以后，我国寄生虫病防治工作被提上议事日程，我国进行了全国范围的寄生虫感染调查，提出了寄生虫病防治目标，制定了某些虫种防治的国家标准。首先从流行严重、危害最甚的五大寄生虫病的防治开始，在全国上下打响疫情防控的人民战争，取得了令人瞩目的成就。

20世纪50年代初期，我国疟疾的年发病人数逾3000万，1990年降到17.5万；1992年全国疟疾1829个流行县（市）中，已有937个县（市）达基本消灭的标准。严重危害人畜健康的血吸虫病，流行于长江流域12个省（直辖市、自治区），患者人数达1190万，经过几十年防治工作，累计治愈患者1100万人；曾经流行于长江以北16个省（自治区、直辖市）的665个县（市）的黑热病，患者达53万，经治疗患者和消灭媒介白蛉的措施，1958年即得到全面有效的控制。要达到寄生虫病防治目标，必须采取全社会和专业人员相结合，各种防治措施并重，从防治实际需要出发综合治理。在党的领导下，我国在寄生虫病的防治工作中展现出中国速度、中国规模和中国效率，是我国国家制度和国家治理体系的显著优势的体现。

自 测 题

一、单项选择题

1. 寄生虫的中间宿主是指
   A. 寄生虫的成虫或无性生殖阶段寄生的宿主
   B. 寄生虫的幼虫或无性生殖阶段寄生的宿主
   C. 寄生虫成虫或有性生殖阶段寄生的宿主
   D. 寄生虫的幼虫或有性生殖寄生的宿主
   E. 寄生虫的储蓄宿主

2. 有些寄生虫的成虫除能寄生于人体外，还可寄生于某些脊椎动物体内，这些动物可成为人体寄生虫病传播的来源，故称为

  A. 终宿主   B. 中间宿主   C. 保虫宿主
  D. 转续宿主   E. 异位寄生

3. 寄生虫感染期的定义是

  A. 寄生虫感染宿主的阶段   B. 寄生虫感染终宿主的阶段
  C. 寄生虫感染人体的阶段   D. 寄生虫感染中间宿主的阶段
  E. 寄生虫所有的生活史阶段

4. 寄生虫对宿主的损伤作用不包括

  A. 夺取营养   B. 非消除性免疫   C. 机械性损伤
  D. 毒性作用   E. 过敏反应

5. 目前寄生虫病的实验室诊断主要方法是

  A. 病原学检查   B. 免疫学检查   C. DNA 探针检查
  D. PCR 检查   E. 血清学试验

6. 寄生虫病的传染源包括

  A. 患者、带虫者、保虫宿主   B. 患者和保虫宿主
  C. 带虫者和保虫宿主或储存宿主   D. 患者和带虫者
  E. 患者、储蓄宿主

二、简答题

1. 简述寄生虫生活史的类型。
2. 简述寄生虫病防治的关键措施。
3. 我国五大寄生虫病是什么？
4. 为什么吃青蛙肉会引起头疼？

（杨　乐）

第十三章 医学蠕虫

第十三章数字资源

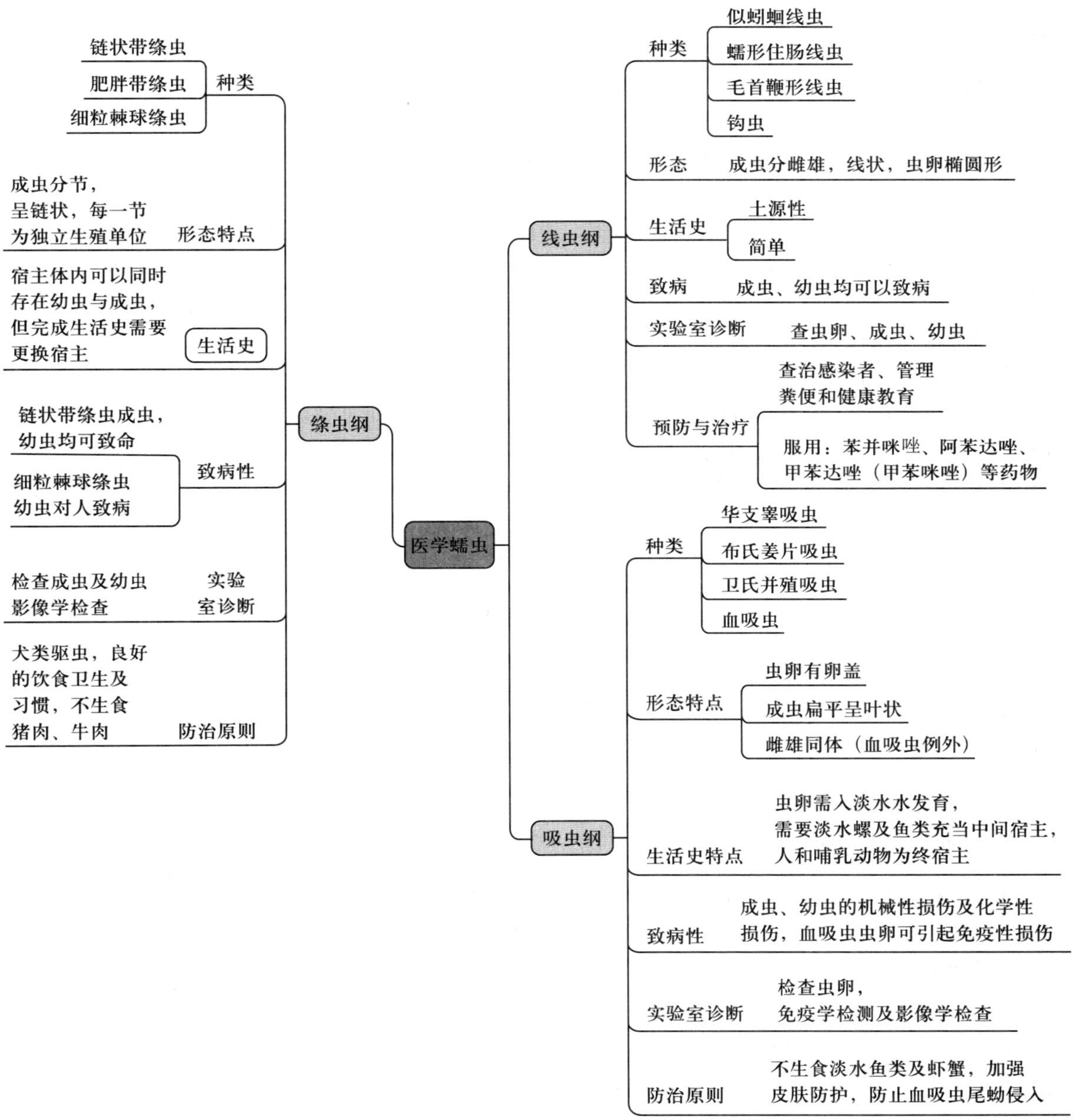

```
                           ┌── 种类 ──┬── 链状带绦虫
                           │         ├── 肥胖带绦虫
                           │         └── 细粒棘球绦虫
                           │
                           ├── 形态特点 ── 成虫分节，呈链状，每一节为独立生殖单位
                           │
                           ├── 生活史 ── 宿主体内可以同时存在幼虫与成虫，
              ┌── 绦虫纲 ──┤            但完成生活史需要更换宿主
              │            │
              │            ├── 致病性 ──┬── 链状带绦虫成虫、幼虫均可致命
              │            │            └── 细粒棘球绦虫幼虫对人致病
              │            │
              │            ├── 实验室诊断 ── 检查成虫及幼虫影像学检查
              │            │
              │            └── 防治原则 ── 犬类驱虫，良好的饮食卫生及习惯，
              │                           不生食猪肉、牛肉
              │
              │            ┌── 种类 ──┬── 似蚓蛔线虫
              │            │         ├── 蠕形住肠线虫
              │            │         ├── 毛首鞭形线虫
              │            │         └── 钩虫
              │            │
              │            ├── 形态 ── 成虫分雌雄，线状，虫卵椭圆形
              │            │
              │            ├── 生活史 ──┬── 土源性
    医学蠕虫 ──┤── 线虫纲 ──┤            └── 简单
              │            │
              │            ├── 致病 ── 成虫、幼虫均可以致病
              │            │
              │            ├── 实验室诊断 ── 查虫卵、成虫、幼虫
              │            │
              │            └── 预防与治疗 ──┬── 查治感染者、管理粪便和健康教育
              │                             └── 服用：苯并咪唑、阿苯达唑、
              │                                 甲苯达唑（甲苯咪唑）等药物
              │
              │            ┌── 种类 ──┬── 华支睾吸虫
              │            │         ├── 布氏姜片吸虫
              │            │         ├── 卫氏并殖吸虫
              │            │         └── 血吸虫
              │            │
              │            ├── 形态特点 ──┬── 虫卵有卵盖
              │            │              ├── 成虫扁平呈叶状
              │            │              └── 雌雄同体（血吸虫例外）
              │            │
              └── 吸虫纲 ──┤── 生活史特点 ── 虫卵需入淡水水发育，
                           │                 需要淡水螺及鱼类充当中间宿主，
                           │                 人和哺乳动物为终宿主
                           │
                           ├── 致病性 ── 成虫、幼虫的机械性损伤及化学性
                           │            损伤，血吸虫虫卵可引起免疫性损伤
                           │
                           ├── 实验室诊断 ── 检查虫卵，免疫学检测及影像学检查
                           │
                           └── 防治原则 ── 不生食淡水鱼类及虾蟹，加强
                                          皮肤防护，防止血吸虫尾蚴侵入
```

📖 **学习目标**

1. 简述医学蠕虫的概念和分类，比较常见蠕虫的形态特点。
2. 分析常见蠕虫的致病性及防治原则。

3. 能运用常见蠕虫的寄生虫学检查方法于护理工作。
4. 能进行常见蠕虫病的防治宣教。
5. 通过我国血吸虫防治的重要贡献,形成严谨细致、无私奉献的职业素养。

案例 13-1

患儿,男,10个月,因腹泻、呕吐伴有从鼻腔爬行出幼虫25条而就诊。经询问,患儿系母乳喂养,6个月后加辅食,并常由婆婆带到猪栏喂猪和菜园种菜。入院后粪检未发现虫卵,经补液和左旋咪唑治疗后,大量幼虫从口、鼻、肛门排出,共收集幼虫467条。经鉴定为蛔虫幼虫。

问题与思考:
1. 蛔虫对人类有哪些危害?
2. 为什么儿童感染率高?如何采取防治措施?

蠕虫(helminth)为多细胞无脊椎动物,借助身体的肌肉收缩而做蠕行运动,故通称为蠕虫。蠕虫包括扁形动物门(Phylum Platyhelminthes)、线形动物门(Phylum Nemathelminthes)和棘头动物门(Phylum Acanthocephala)。与人体疾病相关的主要为扁形动物门和线形动物门。由蠕虫引起的疾病称为蠕虫病。

根据蠕虫生活史中是否需要中间宿主,可将蠕虫分为2个类型:①土源性蠕虫:是生活史中不需要中间宿主,其虫卵或幼虫直接在外界发育到感染期即可感染人的一类蠕虫。②生物源性蠕虫:是生活史中需要在中间宿主或吸血昆虫体内发育到感染期后才能感染人的一类蠕虫。蠕虫的幼虫侵入非适宜的宿主体内后不再发育,长期以幼虫的形态在体内移行,造成局部或者全身的病变,称为幼虫移行症。

第一节 线虫纲

线虫(nematode)隶属于线形动物门,分布广泛,种类繁多。寄生于人体的线虫有184种,最常见的主要为土源性蠕虫中的似蚓蛔线虫、蠕形住肠线虫、毛首鞭形线虫、十二指肠钩口线虫和美洲板口线虫、旋毛形线虫等10余种。

一、似蚓蛔线虫

似蚓蛔线虫(*Ascaris lumbricoides*)简称蛔虫,是人体消化道最常见的寄生虫之一。成虫寄生于小肠内,引起蛔虫病。生活史简单,感染率高,呈世界性分布。

(一)形态

1. 成虫 虫体呈长圆柱形,形似蚯蚓,活时略带粉红色或微黄色,死后呈灰白色,头部较尖细,尾部较钝圆,两侧可见明显的侧线,雌雄异体。雌虫长20~35 cm,尾端尖直,生殖系统为双管型,阴门位于虫体腹面中部之前。雄虫长15~31 cm,尾部向腹面弯曲,生殖系统为单管型,有镰刀状交合刺1对(图13-1)。口孔位于虫体的顶端,上有3个呈"品"字形排列的唇瓣。

2. 虫卵 从成虫体内排出的虫卵有受精蛔虫卵和未受精蛔虫卵2种。

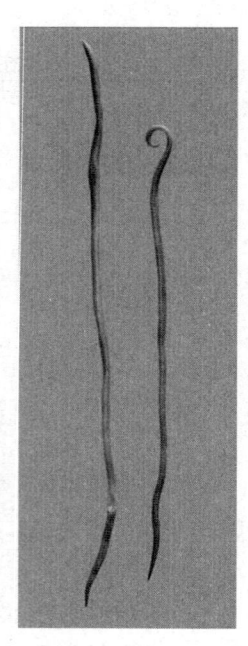

图 13-1 蛔虫成虫

（1）受精蛔虫卵：宽椭圆形，棕黄色，大小为（45～75）μm×（35～50）μm。卵壳厚，无色透明，表面常有一层凹凸不平的蛋白质膜，壳内有一大而圆的卵细胞，卵细胞与卵壳之间有新月形间隙（图13-2）。

（2）未受精蛔虫卵：长椭圆形，棕黄色，大小为（88～94）μm×（39～44）μm，蛋白质膜与卵壳均较薄，卵内充满大小不等的折光颗粒（图13-3）。

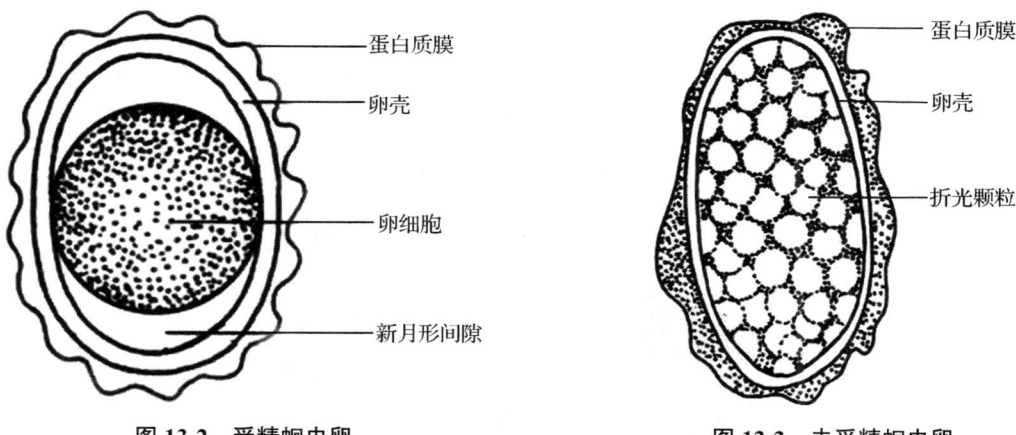

图13-2　受精蛔虫卵　　　　　　　图13-3　未受精蛔虫卵

（二）生活史

蛔虫生活史简单，可分为在外界发育和人体内发育两个阶段。虫卵从人粪便排出后，在潮湿、温暖和氧气充足的土壤中发育2周后发育成一期幼虫，再经1周发育，卵内幼虫第1次蜕皮成为感染期虫卵，人因误食被感染期蛔虫卵污染的食物而感染，在人小肠内受宿主消化液和幼虫释放孵化液的作用孵出幼虫，幼虫侵入肠黏膜和黏膜下层，钻入静脉或淋巴管，经肝、右心到达肺，穿破肺毛细血管，进入肺泡，在肺泡内幼虫经第2次和第3次蜕皮后，沿支气管、气管向上移行至咽部，随宿主的吞咽动作，重新到达小肠，经第4次蜕皮后，再经数周发育为成虫。成虫以宿主半消化食物为食。待至雌雄成虫交配后，雄虫死去，雌虫产卵，卵随粪便排出体外。成虫寿命约为1年（图13-4）。

（三）致病

蛔虫的幼虫和成虫都可使人致病，致病的轻重取决于感染蛔虫的数量和机体的免疫状况。

1. 幼虫致病

（1）蛔虫性哮喘和蛔蚴性肺炎。幼虫在移行过程中，发育、蜕皮、释放变应原物质，同时在移行中可造成机械性损伤。人体最常受损的器官是肺，可造成局部出血、炎症反应和嗜酸性粒细胞浸润。感染严重时可引起蛔蚴性肺炎、哮喘，临床症状为发热、咳嗽、哮喘、血痰等；血中嗜酸性粒细胞可增多；X线可见肺部阴影，常有游走现象，多在1～2周内自行消失。

（2）重度感染可引起肝、脑、肾、甲状腺、脾等器官的异位损害。

2. 成虫致病

（1）掠夺人体营养，影响吸收：成虫以人体肠腔内半消化物为食，移行导致肠黏膜损伤，消化和吸收出现障碍。临床表现为食欲缺乏、恶心、呕吐、间歇性脐周疼痛等。重度感染的儿童，可引起发育障碍。

（2）超敏反应：引起的临床症状有荨麻疹、皮肤瘙痒、血管神经性水肿以及结膜炎等。其原因可能是蛔虫变应原被人体吸收后，引起超敏反应。

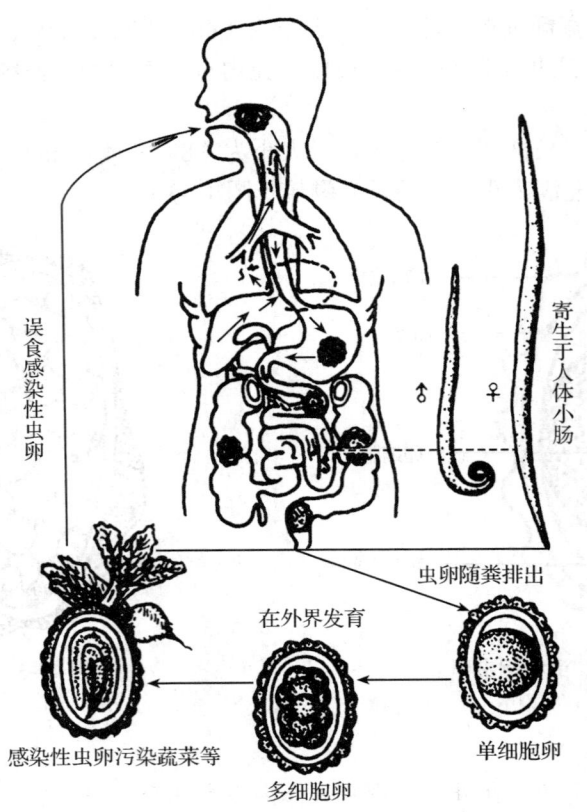

图 13-4　蛔虫生活史

（3）其他并发症：蛔虫成虫有钻孔习性，可钻入开口于肠壁上的各种管道，引起各种并发症，如胆道蛔虫症、蛔虫性胰腺炎、蛔虫性阑尾炎和肝蛔虫病，甚至可上窜阻塞气管和支气管，造成窒息；也可引起尿道和生殖器官蛔虫病。胆道蛔虫病是临床上最为常见的并发症。

（四）实验室诊断

1. 虫卵检测　由于雌虫产卵量大，一次产卵可达 30 多万个，利用直接涂片法可从感染者粪便中检出，检出率高，也可采用饱和盐水浮聚法或水洗沉淀法等检出。

2. 成虫检测　可从呕吐物或者粪便中检测到虫体。

（五）流行与防治

由于生活史简单、卫生条件差和成虫产卵量高等原因，蛔虫分布较为广泛，主要流行于温暖、潮湿和卫生条件较差的热带和亚热带地区。人群感染的特点为农村高于城市，儿童高于成人。引起蛔虫普遍感染的主要因素是：①雌虫产卵量大；②虫卵对外界抵抗力强；③生活史简单；④施肥方法不当，用未经处理的人粪施肥或随地大便的习惯；⑤不良的卫生行为等。

蛔虫的防治以预防为主，采取综合措施，包括查治感染者、管理粪便和健康教育等。蛔虫感染者可选用苯并咪唑、阿苯达唑、甲苯达唑（甲苯咪唑）等药物。

 考点提示

蛔虫的危害。

> **知识链接**
>
> **阿苯达唑的作用机制**
>
> 　　阿苯达唑别名丙硫达唑，现已被列入WHO基本药物标准清单，是最重要的基本健康药物之一。阿苯达唑于1972年发现，为一种高效低毒的广谱驱虫药，临床可用于驱除蛔虫、蛲虫、绦虫、鞭虫、钩虫、粪类圆线虫等肠道寄生虫。其在体内代谢为亚砜类或砜类后，抑制寄生虫对葡萄糖的吸收，导致虫体糖原耗竭，或抑制延胡索酸还原酶系统，阻碍ATP的产生，使寄生虫无法存活和繁殖，从而达到除虫效果。该药与甲苯咪唑相似，还可引起虫体肠细胞胞质微管变性，并与其微管蛋白结合，造成细胞内运输堵塞，致使高尔基体内分泌颗粒积聚，胞质逐渐溶解，吸收细胞完全变性，引起虫体死亡。该药品有完全杀死钩虫卵和鞭虫卵及部分杀死蛔虫卵的作用。除可杀死、驱除寄生于动物体内的各种线虫外，对绦虫及囊尾蚴亦有明显的杀死及驱除作用。
>
> 　　毒理试验表明，该药品毒性小，安全。小鼠口服LD50大于800 mg/kg，犬口服最大耐受量在400 mg/kg以上。该药对雄小白鼠的生殖功能无影响，对雌小白鼠也无致畸胎作用，在雌大白鼠和雌兔，应用较大剂量[30 mg/(kg·d)]时，可发生胎儿吸收和骨骼畸形等。

二、毛首鞭形线虫

毛首鞭形线虫（*Trichuris trichiura*）简称鞭虫，成虫寄生于人体盲肠，引起鞭虫病。

（一）形态

1. **成虫**　外形似马鞭，前端细（约占总长3/5），后端粗（约占总长2/5），雌虫长30～50 mm，尾端钝圆；雄虫较小，长30～45 mm，尾端向腹面呈螺旋状弯曲。雌雄生殖系统均为单管型（图13-5）。

2. **虫卵**　腰鼓形，大小约（50～54）μm×（22～23）μm，棕黄色，卵壳较厚，两端各具一透明塞状突起，内含一个卵细胞（图13-6）。

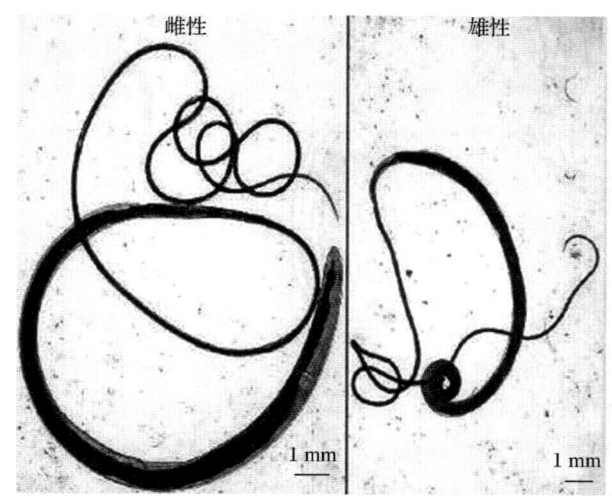

图13-5　鞭虫成虫

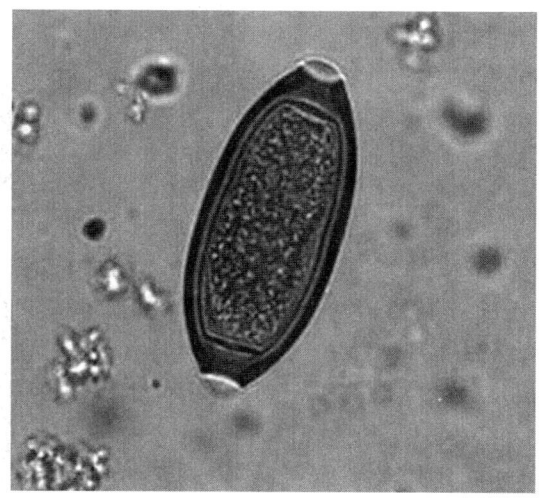

图13-6　鞭虫卵

（二）生活史

成虫寄生于盲肠，也可在结肠和直肠。雌、雄虫交配后，雌虫产卵，虫卵随粪便排出体外，在适宜的土壤中，约经3周发育为含幼虫的感染期卵。人食入被感染期卵污染的食物或水而感染，在小肠内幼虫从卵内孵出，钻入肠黏膜摄取营养，经10天左右，幼虫回到肠腔，再移行至盲肠发育为成虫。成虫利用细长的前端钻入肠壁，以血液和组织液为营养，成虫寿命为3～5年。

（三）致病

成虫钻入肠黏膜、黏膜下层甚至肌层，吸食组织液和血液，加上其分泌物的刺激作用，可致肠黏膜组织出现充血、水肿或出血等慢性炎症反应。轻者多无症状，严重感染可导致腹痛、慢性腹泻、消瘦、贫血、直肠脱垂等症状。

（四）实验室诊断

粪便中检出虫卵为诊断依据，常采用生理盐水直接涂片法或饱和盐水浮聚法。

（五）流行与防治

鞭虫的生活史与蛔虫相似，常与蛔虫感染并存，但虫卵耐干燥不如蛔虫卵。人群感染主要和卫生习惯有关。治疗药物有甲苯咪唑、阿苯达唑、酚嘧啶等。

三、蠕形住肠线虫

蠕形住肠线虫（*Enterobius vermicularis*）又称蛲虫。成虫主要寄生于人体回盲部，可引起蛲虫病。

1. **成虫** 虫体细小，雌虫长8～13 mm，雄虫长2～5 mm，乳白色，线头状，头端有头翼，有食道球（咽管球），雌虫尾端尖细（约占体长的1/3），雄虫尾端卷曲，不易查见（图13-7）。

2. **虫卵** 一侧扁平，一侧凸起，比蛔虫卵小，无色透明，壳较厚，内含一卷曲的幼虫（图13-7）。

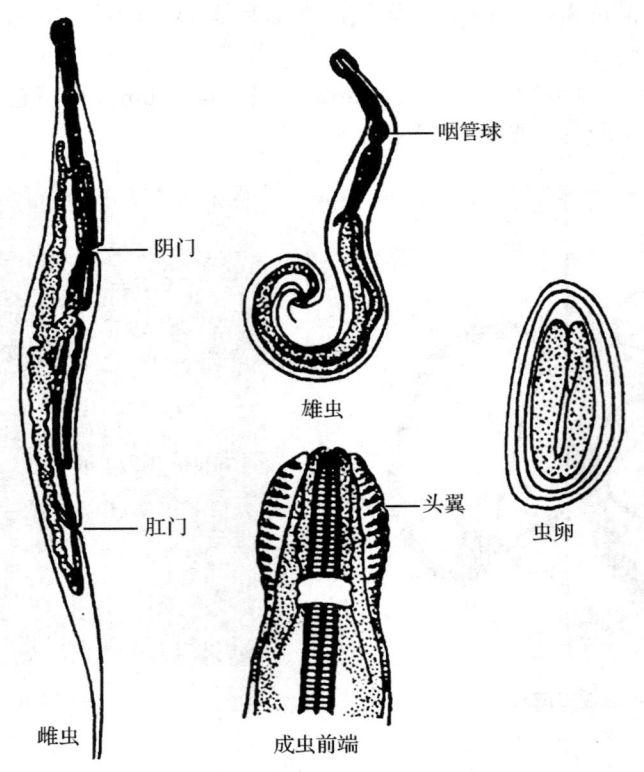

图13-7　蛲虫成虫及虫卵

（二）生活史

蛲虫成虫寄生于人体盲肠、结肠等部位，重度感染时可达小肠上段，雌雄虫交配后，雄虫死亡随粪便排出体外，雌虫产卵并随肠内物质移行到直肠，当宿主入睡后，由于肛门括约肌松弛，部分雌虫移行至肛门外，由于环境的改变，开始大量产卵，雌虫产卵后多数干枯死亡，少数雌虫也可经肛门重新返回肠腔，或进入相邻的泌尿生殖道引起异位感染。成虫寿命为2～3周。

（三）致病

成虫寄生于肠道可造成肠黏膜损伤。轻度感染无明显症状，重度感染可引起营养不良和代谢紊乱。雌虫在肛周产卵，刺激肛门及会阴部使皮肤瘙痒，是蛲虫病的主要症状。患者常表现为烦躁不安、失眠、夜间磨牙、食欲减退、消瘦等。婴幼儿患者表现为夜哭，睡不安宁。长期反复感染，可影响儿童身心健康。蛲虫虽然不是组织内寄生虫，但有异位寄生现象，除侵入肠壁组织外，也可侵入其他器官。如侵入生殖器官，可在局部组织形成以虫体或虫卵为中心的肉芽肿病变，造成严重损害，如阴道炎、子宫内膜炎、输卵管炎和卵巢炎；若虫体进入腹腔，可引起蛲虫性腹膜炎、盆腔炎和肉芽肿，易被误诊为结核和肿瘤；蛲虫侵入尿道、膀胱可引起尿路感染，出现尿频、尿急、尿痛等尿道刺激症状。

（四）实验室诊断

蛲虫的实验室诊断常采用肛门拭子法查虫卵，或者在肛周查雌虫。

（五）流行与防治

蛲虫病呈世界性分布，国内各地都有，城市感染率高于农村，儿童高于成人，主要经粪-口途径传播。治疗药物首选阿苯达唑。

考点提示

蛲虫虫卵的特点。

四、钩虫

寄生于人体的钩虫主要有两种：十二指肠钩口线虫（*Ancylostoma duodenale*），简称十二指肠钩虫；美洲板口线虫（*Necator americanus*），简称美洲钩虫。成虫常寄生于人体的小肠，引起钩虫病。

（一）形态

1. 成虫　虫体细长，长约1cm，半透明，肉红色，死后灰白色，十二指肠钩虫口囊腹侧前缘有2对钩齿，虫体前端和尾端均向背面弯曲，呈"C"形；美洲钩虫有1对板齿，虫体前端向背面仰曲，尾端向腹面弯曲，呈"S"形。雌虫大于雄虫，雌虫尾端尖直，雄虫尾端角皮膨大成交合伞（图13-8）。

2. 虫卵　两种钩虫虫卵极为相似，椭圆形，壳薄，无色透明，随粪便排出时，卵内细胞多为2～4个，卵壳与细胞间有明显间隙（图13-9）。

（二）生活史

两种钩虫的生活史基本相同，成虫寄生于人体小肠上段，以血液、组织液、肠黏膜为食。雌雄虫交配后，雌虫产卵，虫卵随粪便排出体外后，在温暖、潮湿、荫蔽、含氧充足的疏松土壤中发育为丝状蚴，即感染期蚴。感染期蚴具有明显的向温性，当其与人体皮肤接触并受到体温的刺激后，虫体经毛囊、汗腺口或皮肤破损处主动钻入人体，在皮下组织移行并进入小静脉或淋巴管，随血流经右心至肺，穿出毛细血管进入肺泡。此后，幼虫沿肺泡并借助小支气管、

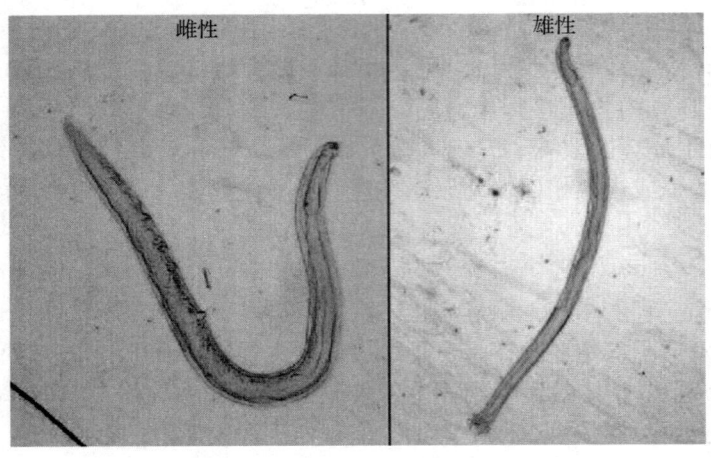
图 13-8 钩虫成虫

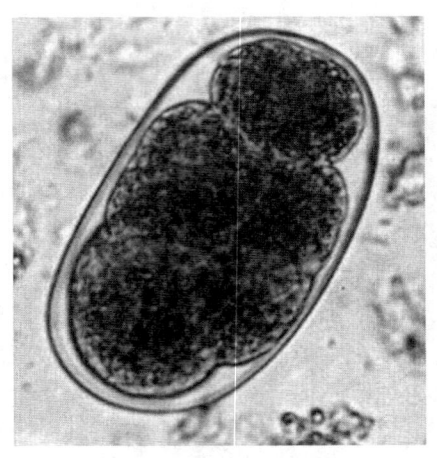
图 13-9 钩虫虫卵

支气管上皮细胞纤毛的摆动向上移行至咽，随吞咽活动经食管、胃到达小肠。后逐渐发育为成虫。钩虫除主要通过皮肤感染人体外，也存在经口感染的可能性，尤以十二指肠钩虫多见。成虫的寿命一般为 3 年左右，十二指肠钩虫最长可活 7 年，美洲钩虫最长可活 15 年。

> 考点提示
>
> 钩虫的致病性。

（三）致病

钩虫的幼虫和成虫都可对宿主造成损伤。

1. 幼虫致病

（1）钩蚴性皮炎：人赤手裸足下地接触土壤，丝状蚴侵入皮肤，数分钟至 1 小时后，局部皮肤出现奇痒和烧灼感，继而见充血斑点或丘疹，1～2 d 内出现红肿、水疱，俗称"粪毒""痒疙瘩"。搔破后常继发细菌感染形成脓疱。

（2）肺部的损伤：大量钩蚴感染，幼虫移行至肺，可损伤肺泡及毛细血管，幼虫分泌物和代谢产物等变应原的作用，引起局部出血及炎症病变和超敏反应，称为钩蚴性肺炎，患者出现咳嗽、痰中带血、发热等症状。重则出现钩蚴性哮喘、咯血、嗜酸性粒细胞增多等。

2. 成虫致病

（1）贫血：成虫侵入肠壁吸食大量血液；且虫体经常更换咬附部位，造成新的损伤；钩虫吸血时不断分泌抗凝素，致使伤口处不断渗血，出血量增加，造成典型的小细胞低色素性贫血。

（2）消化道症状：钩虫以钩齿或板齿咬附于肠黏膜上，且经常更换咬附部位，造成肠黏膜散在出血点及小溃疡，也可形成片状出血性淤斑，其病变可深达黏膜下层或肌层。可引起消化道出血或偶尔大出血。患者表现上腹不适或隐痛，早期食欲亢进，但觉乏力；后期则食欲减退、恶心、呕吐、腹泻、腹痛或便秘；重度感染者可见柏油样黑便等。

（3）异嗜症：少数患者出现喜食生米、生豆、泥土、瓦片、煤渣等异常症状，称为"异嗜症"，若给患者服用铁剂后，症状可自行消失，似与铁的损耗有关。

（4）婴儿钩虫病：1 岁以内的重度感染者，呈重度贫血，预后差。

（四）实验室诊断

钩虫病可以通过虫卵的检查和钩蚴培养法进行诊断。虫卵的检查主要采用粪便直接涂片法和饱和盐水浮聚法。钩蚴培养法对钩蚴病的检出率极高,诊断更准确,而且可以鉴定虫种,可用于流行病的调查。

(五)流行与防治

钩虫病呈世界性分布,农村高于城市。我国南方以美洲钩虫为主,北方以十二指肠钩虫为主,大部分地区为混合感染。

加强个人防护、改革耕作方法可达到较好的预防效果,治疗患者应驱虫和纠正贫血同时进行。驱虫药物以甲苯达唑、阿苯达唑为主。

第二节 吸虫纲

吸虫(trematoda)隶属于扁形动物门,吸虫纲,生活史中有世代交替和宿主转换现象,常见的吸虫有华支睾吸虫、卫氏并殖吸虫、布氏姜片吸虫、日本血吸虫以及斯氏狸殖吸虫等。吸虫除血吸虫外,均为雌雄同体。

一、华支睾吸虫

华支睾吸虫(*Clonorchis Sinensis*)简称肝吸虫。成虫寄生于人或猫、犬等哺乳动物的肝胆管内,引起肝吸虫病。

(一)形态

1. 成虫　虫体狭长,背腹扁平,大小(10~25)mm×(3~5)mm,半透明,前窄后钝圆,呈葵花籽状,雌雄同体(图13-10)。

2. 虫卵　该虫卵是人体寄生虫中最小的蠕虫卵。形似芝麻,黄褐色,壳稍厚,卵盖周围的卵壳增厚,形成肩峰,卵后端有1个疣状突起,卵内为成熟的毛蚴(图13-11)。

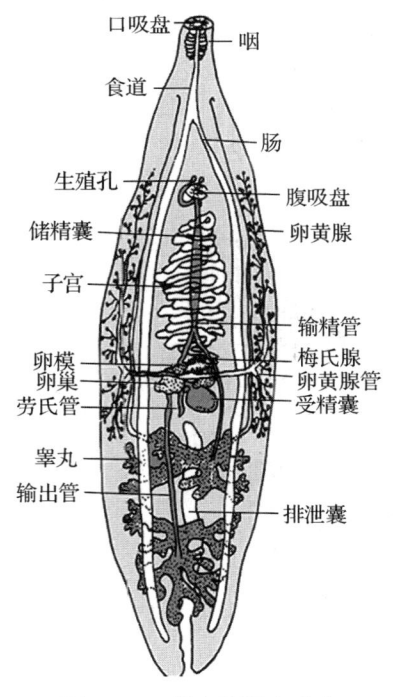

图13-10　华支睾吸虫成虫

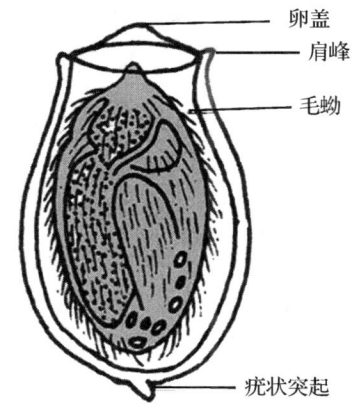

图13-11　华支睾吸虫虫卵

（二）生活史

成虫寄生于人或猫、犬等哺乳动物的肝胆管内。虫卵随胆汁进入肠道，并随粪便排出体外。虫卵入水被第一中间宿主豆螺、沼螺等淡水螺吞食，在消化道内孵出毛蚴，穿肠壁经胞蚴、雷蚴等无性增殖阶段，形成许多尾蚴。尾蚴自螺体逸出，在水中游动，如遇第二中间宿主淡水鱼或虾时，即侵入其体内发育为囊蚴，囊蚴是感染阶段。当终宿主食入含活囊蚴的淡水鱼虾时，囊蚴在消化液的作用下，脱囊为童虫，继而从胆总管或穿过肠壁经腹腔进入肝胆管，发育为成虫。囊蚴进入终宿主体内至发育为成虫约需1个月。成虫寿命约为20～30年（图13-12）。

（三）致病

华支睾吸虫成虫寄生于人体的肝胆管内，引起肝吸虫病。轻度感染者除肝大外，可无其他明显症状；中度感染者可表现为上腹部胀满、食欲缺乏、肝区疼痛、头晕、消瘦、乏力等；重度感染者可出现营养不良、腹痛、腹泻和黄疸等；晚期患者可造成肝硬化、腹水，甚至消化道大出血、肝昏迷而死亡。

（四）实验室诊断

常采用生理盐水直接涂片法检测虫卵，也可用免疫学方法检测相应的抗原抗体。

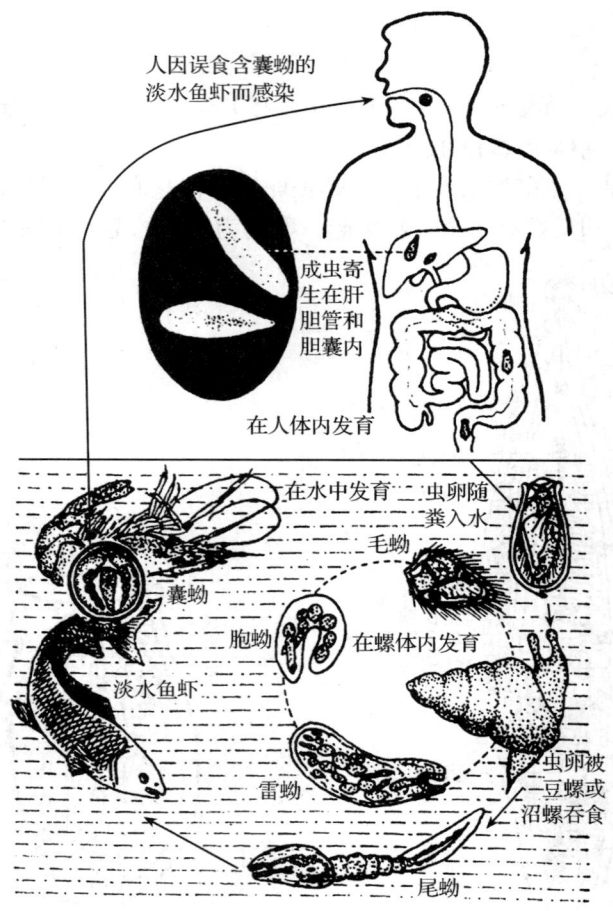

图 13-12　华支睾吸虫生活史

（五）流行与防治

华支睾吸虫主要分布在亚洲，如中国、日本、朝鲜和越南等东南亚国家。我国有25个省、市、自治区有不同程度的发生或流行。加强粪便管理，防止水源污染；改变养鱼习惯；消灭第一中间宿主淡水螺类。开展卫生宣传教育，使群众了解本病的危害性和传播途径，不吃生的或半生的鱼或虾，改进烹调方法及饮食习惯，注意生食、熟食的厨具要分开使用，防止囊蚴感染人体。积极治疗患者、带虫者和保虫宿主，目前应用最多的药物是吡喹酮与阿苯达唑。

二、布氏姜片吸虫

布氏姜片吸虫（*Fasciolopsis buski*）俗称姜片虫或肠吸虫。人感染是因生食水生植物（茭白、荸荠和菱角等）所致，可致姜片虫病。

（一）形态

1. 成虫 长椭圆形，背腹扁平，姜片状。长为20～75 mm，宽为8～20 mm，厚为0.5～3 mm。活体为肉红色，体表有皮棘，腹吸盘呈漏斗状，较口吸盘大4～5倍，肠支分2支。睾丸2个，高度分支。子宫盘曲在卵巢和腹吸盘之间（图13-13）。

2. 虫卵 呈长椭圆形，大小约（130～140）μm×（80～85）μm，淡黄色，卵壳薄而均匀，卵盖较小不明显，内含卵细胞1个，卵黄细胞20～40个（图13-13）。

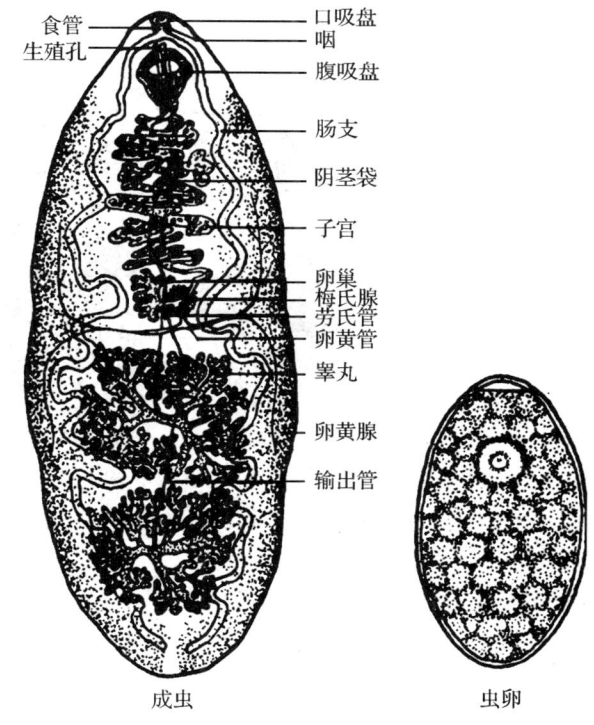

图13-13 布氏姜片吸虫成虫及虫卵

（二）生活史

布氏姜片吸虫成虫寄生于人、家猪等哺乳动物的小肠内，虫卵如有机会入水，在适宜温度（26～30 ℃）下经3～7周发育孵出毛蚴。毛蚴侵入扁卷螺体内，经1～2个月发育和无性繁殖，先后形成胞蚴、母雷蚴、子雷蚴阶段，再形成许多尾蚴，尾蚴自螺体逸出，在水中附着于菱角、荸荠、茭白等水生植物的表面形成囊蚴，囊蚴是感染阶段。终宿主食入含有活囊蚴的水生植物后，在消化液和胆汁的作用下童虫脱囊而出，随后发育成成虫。成虫寿命一般为1～2年，长者可达4～4.5年不等。

（三）致病

由于布氏姜片吸虫虫体吸盘发达，吸附力强，可造成肠黏膜机械性损伤，偶有肠梗阻。虫体分解及代谢产物易引起毒性作用和超敏反应。

（四）实验室诊断

因姜片虫虫卵大、产卵量大，直接涂片检出率高，易诊断。用改良加藤法可作定性检查，又可进行虫卵计数。

（五）流行与防治

我国17个省、市、自治区有病例报道。防治措施主要为不喝生水，不生食菱角、荸荠、茭白等水生植物；加强粪便管理；在流行区开展人和猪的普查普治。治疗药物首选吡喹酮。

三、卫氏并殖吸虫

卫氏并殖吸虫（*Paragonimus westermani*）又称肺吸虫，其成虫寄生于宿主肺内，引起肺吸虫病。肺吸虫病属人畜共患病。

（一）形态

1. 成虫　活体呈红褐色，体肥厚，背凸腹平，呈半粒花生米状，子宫与卵巢并列，1 对睾丸并列（图 13-14）。

2. 虫卵　金黄色，椭圆形，卵盖大，明显并且倾斜，偶见缺盖者。卵内含 1 个卵细胞和 10 多个卵黄细胞。卵细胞常位于正中央（图 13-14）。

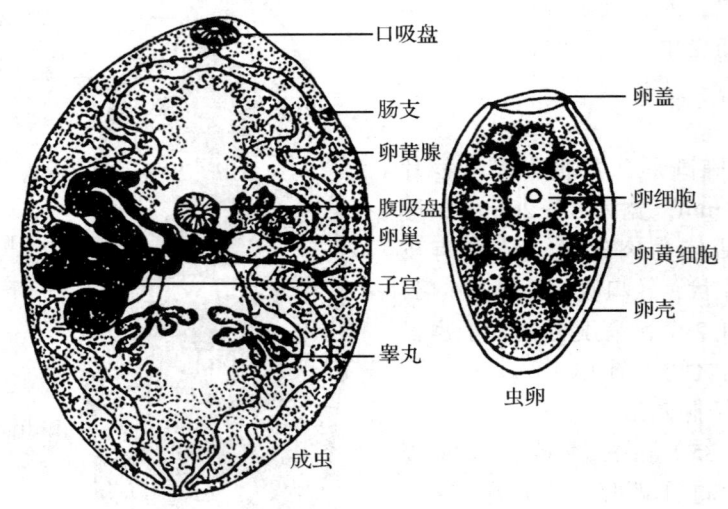

图 13-14　卫氏并殖吸虫成虫及虫卵

（二）生活史

卫氏并殖吸虫成虫寄生于人与肉食性动物的肺内，成虫产出的虫卵随痰或咽下后随粪便排出体外，在第一中间宿主川卷螺、第二中间宿主淡水蟹或蝲蛄等体内发育成具有感染能力的囊蚴。人或猫、犬吃了含有囊蚴的淡水蟹或蝲蛄而感染；囊蚴发育为童虫，童虫移行至肺部逐渐长为成虫。有些童虫亦可侵入其他器官，有的在发育为成虫之前死亡。成虫的寿命一般为 5～6 年。

（三）致病

卫氏并殖吸虫童虫或成虫在组织器官内移行及寄居，造成机械性损伤，其代谢产物亦可引起免疫病理反应。根据致病急缓可分为急性期和慢性期变化。

1. 急性期　主要由童虫移行所致，移行中造成局部出血、炎症反应，轻者有食欲缺乏、乏力、腹痛、腹泻、低热等现象，重者出现全身过敏反应、高热、腹痛、胸痛、咳嗽、气促、肝大并伴有荨麻疹等表现。

2. 慢性期　虫体进入肺后引起病变，其过程大致可分为脓肿期、囊肿期、纤维瘢痕期。脓肿期虫体移行引起组织破坏、出血及继发感染，从而使病变处呈肉眼可见窟穴状或隧道状，因内有血液，随之出现炎性渗出，继之病灶四周产生肉芽组织形成薄膜状囊肿壁。囊肿期时大量细胞浸润，脓肿内充满赤褐色果酱样液体。镜下检查可见坏死组织、夏科-莱登晶体和大量虫卵。因囊壁肥厚，边界有清晰可见的紫色葡萄状结节。纤维瘢痕期虫体死亡或游走于他处，囊肿与支气管相通，排出内容物，余者被吸收，肉芽填充囊腔，发生纤维化，形成瘢痕。

（四）实验室诊断

病原诊断主要是在感染者痰或粪便中查虫卵，查获虫卵即可确诊。也可通过皮下包块或结节手术摘除组织活检，发现童虫或典型的病理变化进行诊断。免疫试验常用方法有皮内试验、酶联免疫吸附试验、循环抗原检测等，可辅助诊断肺吸虫病。

（五）流行与防治

我国24省有病例报告，以山区为主。不生食或半生食溪蟹、蝲蛄及其制品，不生饮疫区水可达到较好预防效果。吡喹酮驱虫效果良好。

四、血吸虫

血吸虫（Schistosoma）也称裂体吸虫，引起血吸虫病。血吸虫病是我国五大寄生虫病之首，病情严重、危害性大，经济损失大。寄生于人体的血吸虫种类较多，主要有日本血吸虫、曼氏血吸虫、湄公血吸虫和埃及血吸虫等。我国仅有日本血吸虫流行。

（一）形态

1. **成虫** 圆柱形，雌雄异体，形似线虫。口腹吸盘位于虫体前端。雄虫乳白色，虫体扁平，自腹吸盘以下，虫体背腹变扁，并略向腹面卷曲，形成抱雌沟，外观呈圆筒状，7个睾丸呈串珠状排列于腹吸盘后的虫体背面。雌虫前细后粗，常居留于抱雌沟内，与雄虫合抱，雌虫生殖系统由卵巢、卵腺、卵模、梅氏腺、子宫等组成，子宫内含虫卵50～300个（图13-15）。

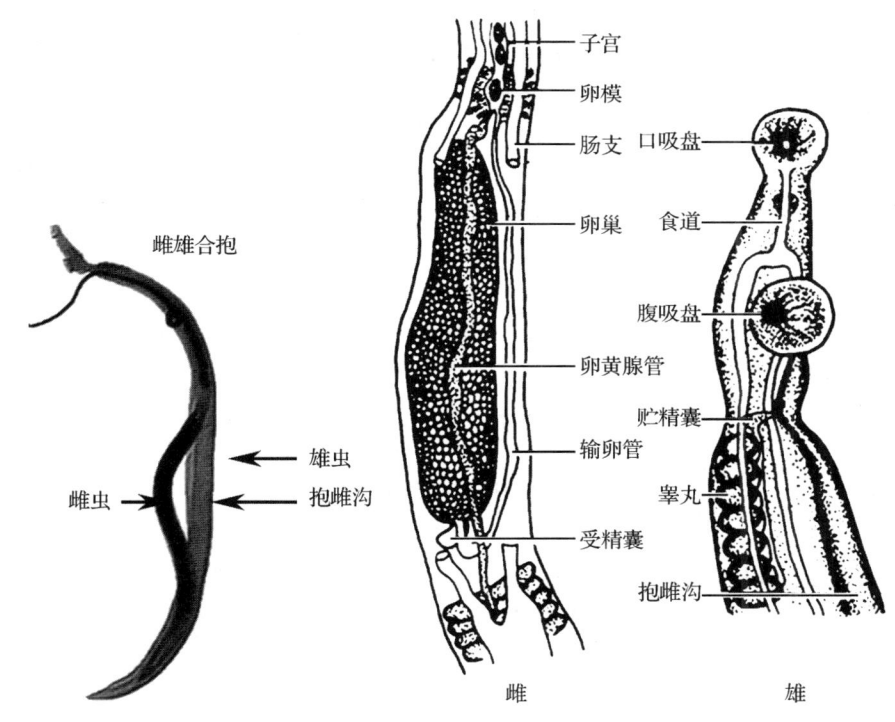

图13-15 血吸虫成虫

2. **虫卵** 椭圆型，淡黄色，卵壳厚薄均匀，无卵盖，卵壳一侧有一小棘，卵内含一成熟毛蚴（图13-16）。

3. **毛蚴** 呈梨形或长椭圆形，左右对称，周身被有纤毛，是其运动器官。钻器位于体前端呈嘴状突起或称顶突；体内前部中央有一个顶腺，为一袋状构造；两个侧腺或称头腺位于顶腺稍后的两侧，呈长梨形，它们均开口于钻器或顶突（图13-16）。

4. 尾蚴　血吸虫尾蚴属叉尾型，由体部及尾部组成，尾部又分尾干和尾叉。体部前端有一个大的单细胞腺体，称为头腺，能产生分泌物，帮助尾蚴钻入宿主皮肤（图13-16）。

（二）生活史

成虫寄生于人体和多种哺乳动物的门脉-肠系膜静脉系统，以血液为食。雌、雄虫交配后，雌虫产卵于肠黏膜下静脉末梢内。一部分虫卵循门静脉系统流至肝门静脉并沉积在肝组织内；另一部分虫卵沉积于肠壁小血管中，虫卵内卵细胞反复分裂，约经11 d发育为毛蚴，此称成熟卵。成熟卵内毛蚴分泌的溶组织物质能透过卵壳微孔释出，引起虫卵周围组织及血管壁炎症、坏死，形成嗜酸性脓肿。由于肠蠕动、腹内压力及血管内压的作用，虫卵随溃破组织落入肠腔，随粪便排出体外。

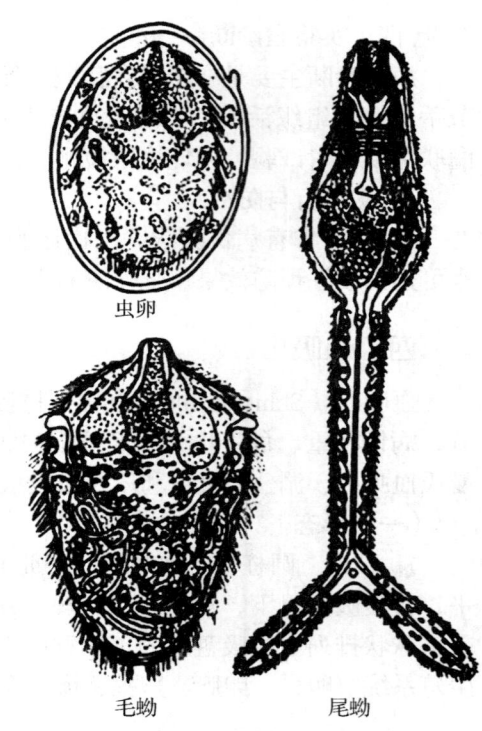

图13-16　血吸虫虫卵、毛蚴、尾蚴形态

在25～30 ℃的水温中，约经2～32 h孵出毛蚴。毛蚴若遇到中间宿主钉螺即钻入体内，经母胞蚴、子胞蚴，最后形成大量尾蚴。尾蚴是感染阶段。尾蚴在水中游动，若遇到人或保虫宿主，则靠穿刺腺分泌的溶组织酶和尾部的摆动，钻入皮肤脱去尾部形成童虫。童虫经小血管或小淋巴管，随血循环经右心到达肺部，经肺静脉、左心进入大循环，而到达全身各部。但只有到达门脉、肠系膜静脉系统血管里的童虫才能发育，雌、雄虫合抱，性器官发育成熟。自尾蚴侵入人体到成虫产卵约需24 d。成虫在人体内的寿命一般为2～5年，最长可达40年。

> 考点提示
>
> 血吸虫的致病性。

（三）致病

血吸虫尾蚴、童虫、成虫、虫卵及其代谢产物等免疫复合物均可致病，以虫卵致病最为严重。

1. 尾蚴及童虫致病　尾蚴穿过皮肤时可引起一过性皮炎，又称尾蚴性皮炎。可出现Ⅰ型和Ⅳ型超敏反应。童虫在宿主体内移行时，亦可使器官出现血管炎，甚至出血。

2. 成虫致病　成虫一般无明显致病作用，少数可引起轻微的机械性损害，如静脉内膜炎等。

3. 虫卵致病　血吸虫病的病变主要由虫卵引起。虫卵主要沉着在宿主的肝及结肠肠壁等组织，所引起的肉芽肿和纤维化是血吸虫病的主要病变。肉芽肿形成和发展的病理过程与虫卵的发育有着密切关系。血吸虫产出虫卵常成簇沉积于组织内，所以虫卵肉芽肿的体积大。虫卵肉芽肿的形成机制是T细胞介导的Ⅳ型超敏反应。随着病程发展，卵内毛蚴死亡，肉芽肿逐渐发生纤维化，进而出现肝硬化。晚期由于肝内静脉广泛阻塞，导致门静脉高压，出现肝脾大，侧支循环，腹壁、食管及胃底静脉曲张，以及上消化道出血与腹水等症状。临床表现：①急性血吸虫病：患者表现为腹痛、腹泻、发热、肝脾大、嗜酸性粒细胞增多等，粪便血吸虫卵检查结果为阳性。②慢性血吸虫病：随着病情发展机体获得了一定的免疫力，转向慢性期，其临床症状不明显，或有时出现肝脾大、间歇性腹泻、乏力、消瘦等。③晚期血吸虫病：由于卵内毛蚴死亡，脓肿逐渐被吸收，肉芽组织逐渐发生纤维化，形成瘢痕组织，肝、肠壁组织纤维化加重，可出现肝硬化、门脉高压症、巨脾、腹水或上消化道出血等。儿童时期反复大量感染可影响腺垂体功能，生长发育受抑制，临床上表现为侏儒症。

4. 循环抗原及免疫复合物致病　血吸虫寄生在宿主静脉内，幼虫、成虫和虫卵的代谢产物、分泌物和排泄物，以及虫体表皮更新的脱落物排入到血液中，并随血液循环至各组织，成为循环抗原，与宿主体内产生的相应抗体结合，形成循环免疫复合物，诱导Ⅲ型超敏反应发生，引起肾损害，常出现蛋白尿、水肿及肾功能减退。

（四）实验室诊断

可用直接涂片法从粪便内检查虫卵，或用毛蚴孵化法孵化毛蚴，以及直肠黏膜活体组织检查虫卵来确诊，还可以采用免疫诊断检测抗原抗体来辅助诊断。

（五）流行与防治

我国长江流域及其以南地区流行较为广泛。预防措施包括查治患者、病畜，消灭传染源，消灭中间宿主钉螺，切断传播途径，加强粪便管理，保护水源，做好个人防护等。常用治疗药物为吡喹酮。

> **知识链接**
>
> **血吸虫的流行情况**
>
> 从湖南长沙马王堆的西汉女尸和湖北江陵的西汉男尸内发现的典型日本血吸虫卵证实，远在2160多年前我国已有血吸虫病流行。
>
> 日本血吸虫主要流行于亚洲的中国、日本、菲律宾及印度尼西亚等国家。据建国初期调查，我国分布于长江流域及其以南的13个省、直辖市、自治区的370个县（市）有血吸虫病流行。累计感染者1160万，血吸虫病流行区人口约占全国总人口1/5。经过40余年的努力，到2005年，广东、上海、广西、浙江和福建等5个省、直辖市、自治区已达到传播阻断标准。按新的行政区划，全国有264个县达到传播阻断标准，66个县达到传播控制标准。目前，我国部分地区的血吸虫病疫情还十分严重，必须全社会和专业人员结合，各种防治措施并重，从防治实际需要出发综合治理，最终达到控制和消灭血吸虫病的目的。

第三节　绦虫纲

绦虫（tapeworm）属于扁形动物门中的绦虫纲。虫体背腹扁平，左右对称，长如带状，大多分节，无口和消化道，缺体腔；除极少数外，均为雌雄同体。生活史中需要1～2个中间宿主。

一、链状带绦虫

链状带绦虫（*Taenia solium Linnaeus*）又称猪带绦虫或有钩绦虫，中国古代医学典籍中称为寸白。成虫寄生于人体肠道内可致猪带绦虫病，幼虫寄生于人体皮下、肌肉、脑、眼等处可致猪囊尾蚴病。

（一）形态

1. **成虫** 乳白色，扁长如带，虫体分节（由头节、颈部和链体组成）。虫体较薄而略透明，长 2~4 m，体壁上有微毛。

（1）头节：细小，球形，直径 0.6~1 mm，有 4 个杯状吸盘和能伸缩的顶突，顶突上有小钩 25~50 个，排成内外两圈。内圈钩较大，外圈钩稍小。

（2）颈部：紧连头节之后，短而纤细，长 5~10 mm，直径约为头节一半，不分节，具有生发功能，能不断向后长出节片。

（3）链体：虫体最显著部分，由 700~1000 个前后相连的节片组成，根据节片发育情况，分成幼节、成节和孕节 3 部分。

1）幼节（未成熟节片）：靠近颈部新长出的节片，较细小，宽而短，生殖器官未发育成熟。

2）成节（成熟节片）：虫体中部，呈方形。每节内有雌雄生殖器官各一套。卵巢分三叶，子宫呈袋状位于中央，无子宫孔，睾丸 150~200 个。

3）孕节：虫体后端，长方形，孕节中为充满虫卵的子宫，其他生殖器官均已退化。子宫向两侧胀大呈树枝状分布，分支不整齐，每侧 7~13 支（图 13-17）。

2. **幼虫（囊尾蚴）** 寄生于猪（人）肌肉结缔组织，白半透明囊状物，黄豆大小，形状如白色"石榴子"，囊内充满透明液体（图 13-18）。

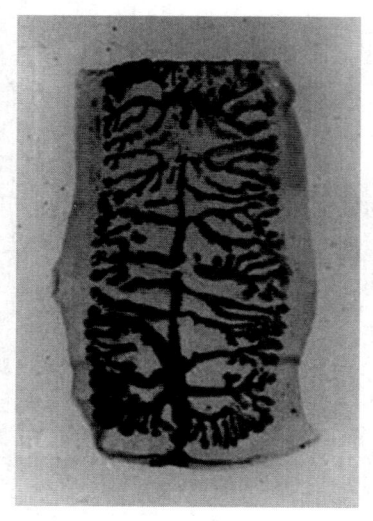

图 13-17　猪带绦虫孕节片

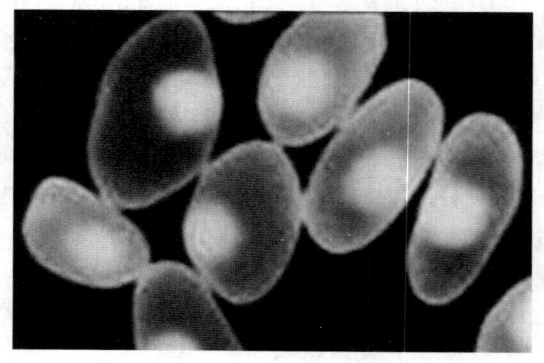

图 13-18　猪带绦虫囊尾蚴

3. **虫卵** 呈球形或近似球形，直径 31~43 μm，呈棕黄色，卵壳很薄，内为胚膜，在光学显微镜下呈放射状的条纹，胚膜内含球形的六钩蚴，有 3 对小钩（图 13-19）。

（二）生活史

人是猪带绦虫的终宿主，也可作为其中间宿主；家猪和野猪是主要的中间宿主。

猪带绦虫成虫寄生于人的小肠上段，以头节上的吸盘和小钩固着肠壁。孕节常单独或 5~6 节相连地从链体脱落，随粪便排出，当虫卵或孕节被家猪或野猪等中间宿主吞食，虫卵在小肠内经消化液作用 24~72 h 后，虫卵胚膜破裂，六钩蚴逸出，然后借其小钩和分泌物的作用，钻入小肠壁，经血液循环或淋巴系统而到达宿主身体各处，最终发育成囊尾蚴。被囊尾蚴寄生的猪肉俗称为"米猪肉"或"豆猪肉"。当人误食生的或未煮熟的含囊尾蚴的猪肉后，

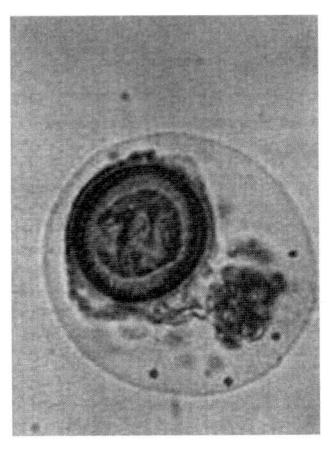
图 13-19（A） 完整猪带绦虫卵

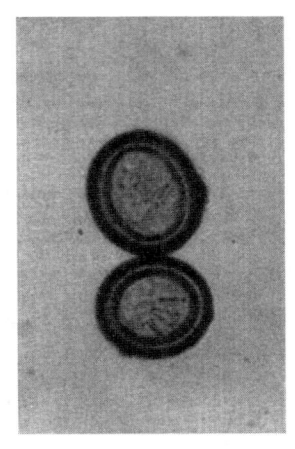
图 13-19（B） 不完整猪带绦虫卵

囊尾蚴在小肠受胆汁刺激而翻出头节，附着于肠壁，经 2～3 个月发育为成虫并排出孕节和虫卵。成虫在人体内寿命可达 25 年以上。

人也可成为猪带绦虫的中间宿主，当人误食入虫卵或孕节后，其可在人体发育成囊尾蚴，但不能继续发育为成虫。感染猪囊尾蚴病有 3 种方式：①自身体内感染，体内成虫寄生时，患者因恶心呕吐，虫卵及孕节可随肠蠕动反流入胃；②自身体外感染，自己排出的虫卵污染食物或手指，误食后引起的囊尾蚴感染；③异体感染，误食他人排出的虫卵而引起的感染。

（三）致病

猪带绦虫成虫、幼虫均致病，但幼虫引起的猪囊尾蚴病危害更大。

1. 成虫　导致猪带绦虫病。成虫虫体头节上吸盘、顶突、小钩及体壁上的微毛可致肠道刺激导致局部肠黏膜损伤，同时掠夺宿主的营养物质。临床上常表现为消化道症状，人体内一般只寄生 1 条，临床症状较轻。

2. 幼虫　导致猪囊尾蚴病，俗称囊虫病。人误食虫卵而感染，主要引起炎症和占位性损伤。危害程度取决于寄生数量和寄生部位。好发部位为皮下组织、肌肉、脑、眼。根据寄生部位不同，人囊虫病主要有三类：①皮下及肌肉囊虫病：囊尾蚴寄生于皮下可形成圆形或椭圆形的皮下结节。以头部和躯干较多，手可触及，硬度似软骨，无压痛，大小约 0.5～1.5 cm。囊尾蚴寄生于肌肉，可致肌肉酸痛无力、麻木、发胀等。②脑囊虫病：囊尾蚴可在脑内的不同部位寄生，虫体机械性压迫脑组织，引起的症状极为复杂。癫痫发作、颅内压增高和精神症状是脑囊尾蚴病的三大临床表现，以癫痫发作最多见。其他可有头痛、恶心、呕吐、神志不清、失语、痴呆等。③眼囊虫病：绝大多数寄生在眼球深部、玻璃体及视网膜下，可引起视力下降。囊尾蚴在眼内可活 1～2 年，囊尾蚴一旦死亡，虫体的分解物可产生强烈刺激，造成眼内组织变性，可使玻璃体混浊，视网膜脱离，视神经萎缩，并发白内障、青光眼、化脓性眼球炎等最终致眼球萎缩而失明。

（四）实验室诊断

1. 猪带绦虫病的诊断　询问患者有无食"米猪肉"及排节片史，可检查孕节子宫侧支的数目确定虫种；检查虫卵可用粪便涂片法、浮聚法或透明胶纸法；疑似患者可试验性驱虫，用淘洗粪便的方法，检查头节、成节和孕节，既可鉴定虫种，又可确定疗效。

2. 囊尾蚴病的诊断　视寄生部位不同而异，皮下或浅表部位的结节可采用手术摘除活检；眼部的囊尾蚴可用眼底镜检查；脑和深部组织的囊毛蚴可用 X 线、B 超、CT 和 MRI 等现代影像设备来检查。免疫学试验具有辅助诊断价值，常用的方法有 IHA、ELISA 试验等。

(五)流行与防治

猪带绦虫主要流行于欧洲、中南美洲国家及亚洲的印度等国。我国流行地区主要在山东、河南、云南和广西等省,以及华北、东北等地区与生食或半生食猪肉、误食虫卵有关。防治猪带绦虫病应采取综合性防治措施。加强卫生宣教,不吃生的或未熟的猪肉。烹调时务必将肉煮熟。切生肉、熟肉或蔬菜的刀和砧板,要分开使用。注意个人卫生和饮食卫生,饭前便后洗手,发现有孕节排出,应尽早驱虫,以防止自体内重复感染囊尾蚴病。管好厕所、猪圈,合理修建与使用厕所,不随地解便,厕所与猪圈分开,牲猪实行圈养,控制人畜互相感染。严格肉类检验,严禁出售"米猪肉"。驱成虫常用槟榔、南瓜子联合应用,其疗效高,副作用小。此外,吡喹酮、甲苯达唑、丙硫咪唑及氯硝柳胺(灭绦灵)等药物也有良好疗效。驱虫后,查见头节是驱虫有效标志。囊虫病常用方法以手术摘除囊尾蚴为主,不能摘除者,仍以药物治疗为主,驱囊尾蚴可用吡喹酮、丙硫咪唑、甲苯达唑。

二、肥胖带绦虫

肥胖带绦虫(*Taenia saginata*)又称牛带绦虫或无钩绦虫。

(一)形态

牛带绦虫的外形与猪带绦虫很相似。但虫体大小和结构有差异,主要区别见表13-1,两种带绦虫的虫卵在形态上难以区别。

表 13-1 猪带绦虫与牛带绦虫比较

区别点	猪带绦虫	牛带绦虫
虫体长	2~4 m	4~8 m
头节	球形、直径约1 mm,具有顶突和2圈小钩	略呈方形、直径1.5~2.0 mm,无顶突及小钩
节片	700~1000节,较薄、略透明	1000~2000节,较厚、透明
成节	卵巢分为3叶,即左右两叶卵巢和中央小叶	只分2叶,子宫前端常可见短小的分支
孕节	子宫分支不整齐、每侧7~13支	子宫分支较整齐、每侧15~30支,支端多有分叉
囊尾蚴	头节具有顶突和小钩、可寄生人体引起猪囊尾蚴病	头节无顶突及小钩,不寄生于人体

(二)生活史

牛带绦虫的终宿主是人。成虫寄生在人的小肠上段,以头节吸附于小肠黏膜,末端孕节常单节从链体脱落,脱落的孕节仍具有显著的活力,可随宿主粪便排出体外,也可自动地从肛门逸出。每一孕节含虫卵8万~10万个。当中间宿主牛吞食到虫卵或孕节后,虫卵内的六钩蚴在小肠内孵出,然后钻入肠壁,随血循环到周身各处,尤其是到运动较多的股、肩、心、舌和颈部等肌肉内,后发育为牛囊尾蚴。

人若生吃或食入未煮熟的含有囊尾蚴的牛肉,在肠消化液的作用下,囊尾蚴的头节即可翻出并吸附于肠壁,逐渐发育为成虫。成虫寿命可达20~30年,甚至更长。

(三)致病及流行与防治

牛带绦虫的幼虫不致病,流行与防治同猪带绦虫。

> **考点提示**
>
> 猪带绦虫与牛带绦虫的区别。

三、细粒棘球绦虫

细粒棘球绦虫（*Echinococcus Granulosus*）又称包生绦虫。其幼虫（棘球蚴）可寄生于人和多种食草动物体内，引起一种严重的人兽共患病，称棘球蚴病或包虫病。

（一）形态

1. **成虫与虫卵** 虫体微小，体长 2～7 mm。除头节和颈部外，整个链体只有幼节、成节和孕节各一节。头节呈梨形，有 4 个吸盘及明显的顶突，有两圈小钩。成节的结构与带绦虫相似，生殖孔位于节片一侧的中部偏后。睾丸 45～65 个，均匀地散布在生殖孔水平线前后方。孕节的生殖孔更靠后，孕节内的子宫具不规则的分支和侧囊，内含 200～800 个虫卵（图 13-20）。虫卵与猪带绦虫卵、牛带绦虫卵相似，镜下检查难以区分。

2. **幼虫（棘球蚴）** 为圆形或形状不规则的囊状物，其直径从数毫米到几百毫米或更大。囊内充满囊液，是棘球蚴生长发育的营养物质。囊壁分两层，外层为角质层，乳白色，无细胞结构，厚约 1 mm，有保护作用；内层为胚层又称生发层，厚约 20 μm，含无数细胞核，胚层向囊内生长出许多原头蚴和生发囊（育囊）等，原头蚴与成虫头节相似。生发囊可分泌出角质层，形成与母囊结构相同的子囊，子囊又可长出原头蚴、生发囊以及与子囊结构相同的孙囊。原头蚴、生发囊、子囊均可自囊壁脱落而悬浮于囊液中，统称为棘球蚴砂（图 13-20）。

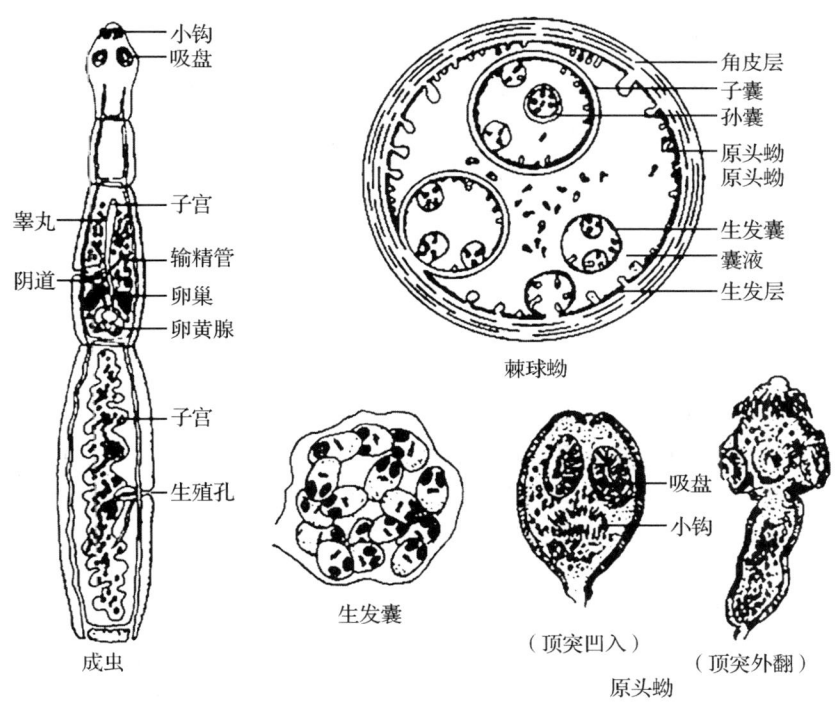

图 13-20 细粒棘球绦虫

（二）生活史

成虫寄生于犬科动物的小肠，脱落的孕节和虫卵随粪便排出体外，污染牧草、水源及周围环境。人或食草类动物食入孕节或虫卵，在十二指肠中孵出六钩蚴并钻入肠壁的血管或淋巴管，随血流至全身各部位，约经 3～5 个月发育成棘球蚴。最多见的部位是肝、肺和腹腔等。含有棘球蚴的牛、羊等食草动物的内脏，被狼、犬等肉食动物吞食后，囊内原头蚴散出，在小肠中约经 8 周发育为成虫，成虫寿命约 5～6 个月。

（三）致病

棘球蚴寄生于人体，引起棘球蚴病是绦虫中危害人体较为严重的一种。其危害程度，与寄生的数量、部位和时间等有密切关系，主要寄生在肝、肺、脑、骨等处引起棘球蚴病。其致病因素主要有机械性压迫和囊液引起的超敏反应。棘球蚴在人体内寄生，逐渐长大压迫器官，破坏周围组织。如寄生在肝，可致肝肿大疼痛；寄生于肺部可出现呼吸急促、胸痛等呼吸道刺激症状；寄生于骨组织，可引起骨折或骨碎裂；穿刺、外伤或手术不慎等使棘球蚴液溢出，可引起过敏性休克，甚至死亡；棘球蚴砂若进入体腔或其他组织，可引起继发性棘球蚴病。

（四）实验诊断

病原学检查可用手术摘除棘球蚴或从痰液、尿液、腹水或胸水中镜检发现棘球蚴砂，即可确诊，但严禁穿刺。免疫学检查是重要的辅助诊断方法，常用的有皮内试验和血清学检查法。

（五）流行与防治

棘球蚴病是人兽共患寄生虫病，世界各地牧区均有分布。我国是世界上棘球蚴病流行最严重的国家之一，主要流行在我国新疆、青海、甘肃、宁夏、西藏、内蒙古和四川 7 省区。迄今全国已有 23 个省、市、区证实有当地感染的患者。

加强卫生宣传，养成良好的卫生习惯，防止食入虫卵；捕杀病犬和定期为牧犬驱虫，以减少传染源；严格处理病畜内脏，焚烧或深埋；治疗患者目前仍以手术治疗为主。早期棘球蚴病可使用阿苯达唑、吡喹酮、甲苯达唑等药物治疗，有一定疗效。

思政园地

血吸虫的防治

血吸虫病是一种传播极广、危害极大的寄生虫病，在我国流行的历史长达两千多年。20 世纪 50 年代，面对血吸虫病疫情的严重危害，毛泽东同志发出"一定要消灭血吸虫病"的号召，亲自领导和部署消灭血吸虫病的斗争，保障人民群众的健康安全，并取得重大胜利。毛泽东在 1958 年 6 月 30 日《人民日报》上读到余江县消灭了血吸虫的消息后写下了组诗作品《七律二首·送瘟神》。第一首诗通过对广大农村萧条凄凉情景的描写，反映了旧社会血吸虫病的猖狂肆虐和疫区广大劳动人民的悲惨遭遇；第二首诗写新社会广大劳动人民征服大自然，治山理水，同时大举填壕平沟，消灭钉螺的动人情景。象征中国人民不仅能消灭血吸虫病，同时也能改变"东亚病夫"和贫穷落后的形象，也能扫除一切大大小小的瘟神和一切害人虫，自立于世界民族之林。在党和政府的领导下，社会全员和防疫工作者的共同参与下，我们通过不懈努力，不怕困难，在消灭血吸虫病的斗争中，取得了重大胜利。

自 测 题

一、单项选择题

1. 似蚓蛔线虫的感染阶段为
   A. 蛔虫受精卵　　　　B. 未受精蛔虫卵　　　　C. 感染期蛔虫卵
   D. 丝状蚴　　　　　　E. 蛔虫受精卵、未受精卵
2. 人感染布氏姜片吸虫的方式是
   A. 生食或半生食猪肉　　　　　　　　B. 生食或半生食牛肉
   C. 生食或半生食淡水鱼、虾　　　　　D. 生食或半生食水生植物
   E. 生食或半生食溪蟹、蝲蛄
3. 下列哪种寄生虫可自体感染
   A. 似蚓蛔线虫　　　　B. 钩虫　　　　　　　　C. 旋毛形线虫
   D. 蠕形住肠线虫　　　E. 毛首鞭形线虫
4. 目前治疗日本血吸虫病首选的药物是
   A. 阿苯达唑　　　　　B. 吡喹酮　　　　　　　C. 甲硝唑
   D. 甲苯咪唑　　　　　E. 苯并咪唑
5. 口囊内有一对半月形板齿的寄生虫为
   A. 十二指肠钩口线虫　B. 美洲板口线虫　　　　C. 似蚓蛔线虫
   D. 蠕形住肠线虫　　　E. 毛首鞭形线虫
6. 带绦虫驱虫治疗后，为观察疗效，应检查的指标是
   A. 虫卵　　　　　　　B. 链体　　　　　　　　C. 头节
   D. 成节　　　　　　　E. 孕节
7. 人体寄生虫中最小的蠕虫卵是
   A. 华支睾吸虫卵　　　B. 卫氏并殖吸虫卵　　　C. 日本血吸虫卵
   D. 布氏姜片吸虫卵　　E. 斯氏狸殖吸虫卵
8. 日本血吸虫的中间宿主为
   A. 赤豆螺　　　　　　B. 扁卷螺　　　　　　　C. 川卷螺
   D. 钉螺　　　　　　　E. 拟钉螺
9. 日本血吸虫成虫寄生于人体的
   A. 肝脏　　　　　　　B. 小肠　　　　　　　　C. 肠系膜动脉
   D. 肠系膜静脉　　　　E. 直肠、乙状结肠
10. 华支睾吸虫的第一中间宿主是
    A. 拟钉螺　　　　　　B. 川卷螺　　　　　　　C. 钉螺
    D. 纹沼螺　　　　　　E. 扁卷螺

二、简答题

1. 比较链状带绦虫与肥胖带绦虫成虫虫体的异同点。
2. 日本血吸虫生活史中哪些阶段可以致病？临床表现及发病机制是什么？

三、案例分析题

患者，男，64岁，农民。下菜地劳动后，手足发痒，次日红肿，形成疱疹，数日后自愈。3个月来腹痛，头晕、乏力，最近1个月来头晕加剧，曾晕厥3次，并每天排出黑色粪便。检查：血色素3.4 g%，红细胞200万/mm^3，粪便潜血试验（＋），钩虫卵（＋）。

请回答：

1. 该患者的诊断是什么？
2. 简述钩虫导致人体贫血的原因。

（杨　乐）

第十四章 医学原虫

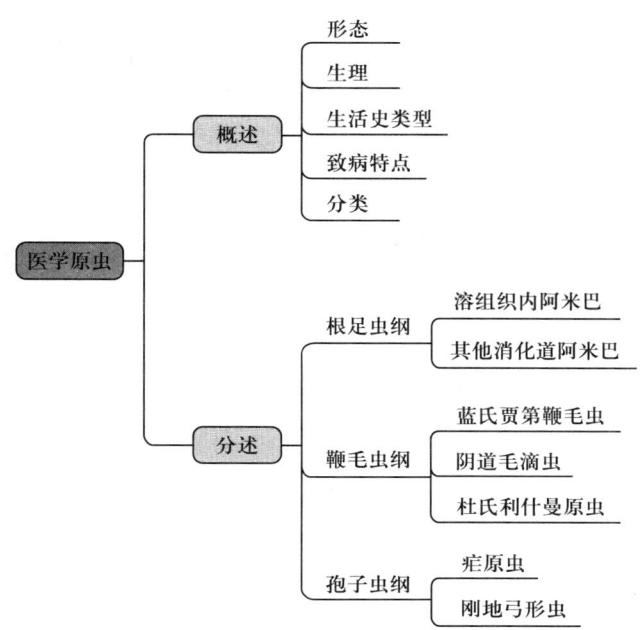

学习目标

1. 简述医学原虫的形态、生活史和实验室检查。
2. 分析医学原虫的致病性和防治原则。
3. 能完成对患者疾病情况的评估,能熟练应用相应的护理操作。
4. 通过理论学习和实践操作,养成良好的卫生习惯和职业素养,树立预防、治疗和护理相结合的大局卫生观。

案例 14-1

患者,女,30 岁,主诉:白带增多 3 天,伴阴道瘙痒 1 天。

病史:患者平时身体健康,阴道分泌物量少,3 天前无诱因出现阴道分泌物增多,呈稀薄泡沫状,自己用温水清洗,没有好转,1 天前出现小腹疼痛,遂来诊。检查:T 36.2 ℃,P 76 次/分,BP 110/75 mmHg,R 18 次/分,神志清楚,精神好,自动体位,体检配合。外阴发育正常,已婚经产式,阴道畅,阴道壁稍充血,内可见大量稀薄泡沫样白带,宫颈光滑,双附件未触及异常。

问题与思考:
1. 该患者可能是什么疾病?
2. 该病原体的感染途径有哪些?

第一节 概 述

原虫（protozoan）指体积微小而能独立完成生命活动全部生理功能的单细胞真核动物。迄今已发现约 65 000 种，大部分营自生生活，少数营共栖或寄生生活。有 40 余种寄生于人体，寄生于人体腔道、体液、组织或细胞内的原虫，称为医学原虫，其中能引起疾病的有 10 余种。

一、医学原虫的形态

原虫大小从 2 μm 至 200 μm 不等，形态各异，但基本结构包括细胞膜、细胞质和细胞核 3 部分。

细胞膜又称为表膜，由单位膜构成，在维持原虫的形态以及执行运动、摄食、排泄、感觉等功能上发挥重要作用。由于其可不断更新，具有很强的免疫原性，与原虫的致病性密切相关。

细胞质由基质、细胞器和内含物构成。有些原虫的基质可分为内质和外质。外质透明，呈凝胶状，参与原虫的运动、摄食、排泄、呼吸、感觉等；内质呈溶胶状，含细胞器和内含物，是原虫代谢和营养储存的主要场所。

细胞核由核膜、核质、核仁和染色质组成，控制着原虫的生长、发育和繁殖。

二、医学原虫的生理

（一）运动与代谢

多数原虫借助运动细胞器伪足、鞭毛和纤毛产生运动，而有一类原虫无明显的运动细胞器，可借助体表构造进行滑动和扭动。原虫可通过吞噬、胞饮或表膜、胞口等摄取营养，其代谢产物可通过表膜、伸缩泡和胞肛等排出，也可在虫体分裂时释放。

（二）生殖

原虫的生殖方式有无性生殖和有性生殖。

1. 无性生殖　原虫的无性生殖包括二分裂、多分裂和出芽生殖等形式。二分裂最为常见，分裂时细胞核先一分为二，然后细胞质再分裂，并包绕每个核，形成 2 个子体，如阿米巴滋养体的增殖；多分裂是细胞核先连续多次分裂，细胞质再分裂，包绕在每个核周围，形成多个子体，如疟原虫在人体内的裂体增殖；出芽生殖是产生与母体大小不等的子体的分裂，如弓形虫滋养体的内芽增殖。

2. 有性生殖　原虫的有性生殖包括配子生殖和接合生殖。配子生殖是雌、雄 2 个性配子结合为合子，再进行孢子增殖，发育为多个新个体，如疟原虫在蚊体内的生殖；接合生殖是同种原虫的 2 个个体暂时性结合在一起，相互交换部分核质后分开，再各自进行分裂增殖，如纤毛虫的增殖。

有些原虫在生活史中无性生殖和有性生殖相互交替出现，这种现象称为世代交替，如疟原虫。

三、医学原虫的生活史类型

原虫的生活史包括原虫生长、发育和繁殖等不同发育阶段以及虫体从一个宿主传播到另一个宿主的全过程。依据所需宿主的情况，医学原虫的生活史可分为以下 3 种类型。

1. 人际传播型　完成生活史只需要一种宿主，通过直接接触或传播媒介的机械携带而传播。某些原虫仅有滋养体期，通过接触而传播，如阴道毛滴虫；多数原虫具有滋养体期和包囊期。滋养体能运动、摄食、分裂增殖。包囊是滋养体在理化环境改变时分泌囊壁而成，不能运动;其抵抗力强,为感染阶段,通过污染食物、饮水而传播。

2. **循环传播型** 完成生活史需要在一种以上的脊椎动物宿主体内分别进行有性生殖和无性生殖,如刚地弓形虫以猫为终宿主,以人、鼠或猪等为中间宿主。

3. **昆虫传播型** 此类原虫完成生活史需在吸血昆虫体内进行有性或无性繁殖,再通过叮咬传播给人或其他动物,如利什曼原虫和疟原虫。

四、医学原虫的致病特点

(一)增殖作用

由于原虫个体微小,所以其侵入人体后,可逃避机体的免疫作用,增殖到相当数量才能引起明显的病理损伤和临床症状。如疟原虫红细胞内期的裂体增殖,仅在虫体数量达到阈值时才能引起疟疾的发作。

(二)播散致病

在建立原发病灶后,多数原虫具有向临近或远处组织器官播散和侵袭的倾向,从而累及多个器官。如寄生在巨噬细胞内的杜氏利什曼原虫,可随巨噬细胞游走,播散到全身各处引起感染。

(三)机会致病

有些原虫在健康人群中多呈隐性感染。但在宿主免疫力下降时,则表现出异常增殖,致病力增强,导致宿主出现明显的临床症状。如刚地弓形虫。

五、医学原虫的分类

根据运动器官的有无和类型,医学原虫可以分为4类:以伪足为运动器官的根足虫纲,如溶组织内阿米巴;以鞭毛为运动器官的鞭毛虫纲,如阴道毛滴虫;无明显运动器官的孢子虫纲,如疟原虫;以纤毛为运动器官的纤毛虫纲,如结肠小袋纤毛虫。具有重要医学意义的原虫主要是前3类。

考点提示

医学原虫的致病特点。

第二节 根足虫纲

根足虫因以伪足作为运动器官做变形运动,故又称之为阿米巴(amoeba)。这类虫体的生活史多具有运动摄食期的滋养体和相对静止期的包囊2个发育阶段。

人体阿米巴主要生活于腔道,一般不致病,只有溶组织内阿米巴能侵入组织引起疾病。

一、溶组织内阿米巴

溶组织内阿米巴(*Entamoeba histolytica* Schaudinn,1903)又称痢疾阿米巴,是阿米巴病的病原体,主要寄生于结肠,在一定条件下可侵入肠壁组织形成溃疡,引起阿米巴痢疾,也可侵入血管,随血流到肝、肺、脑等引起肠外阿米巴病。

(一)形态

溶组织内阿米巴可分包囊和滋养体2个不同时期(图14-1)。成熟的四核包囊为其感染阶段。

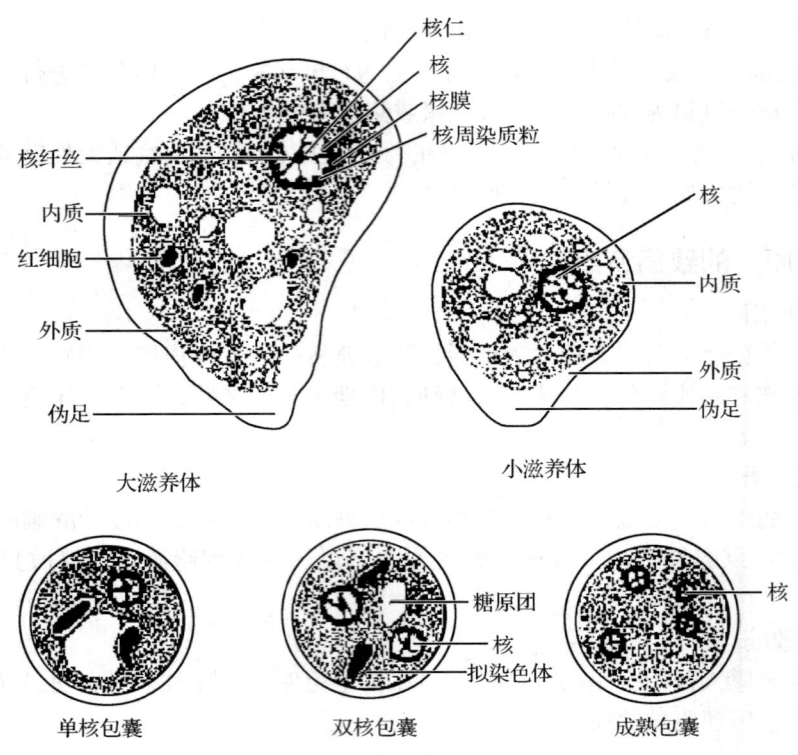

图 14-1 溶组织内阿米巴形态

1. **滋养体** 因形态结构、寄生部位以及致病性的不同，滋养体分为大滋养体和小滋养体 2 种。

（1）大滋养体：又称组织型滋养体，寄生于结肠肠壁及肠外器官组织中，是虫体的致病阶段。虫体形态多变且不规则，直径 20～60 μm。新鲜标本中，常伸出一叶状或舌状伪足，做活泼、定向的阿米巴运动；铁苏木素染色标本中，吞噬的红细胞和细胞核清晰可见。细胞质含红细胞是鉴别溶组织内阿米巴的大滋养体与小滋养体以及其他阿米巴滋养体的重要依据之一。

（2）小滋养体：又称共栖型或肠腔型滋养体，寄生于结肠腔内，无致病性。虫体呈圆形或椭圆形，12～30 μm。新鲜标本中，伪足较小，运动性质同大滋养体，但不活泼；铁苏木素染色标本中，吞噬的细菌与细胞核清晰可见。

2. **包囊** 呈圆球形，直径 10～20 μm。囊壁光滑，加碘液染色呈淡黄色，内含单核、双核或四核，单核、双核为未成熟包囊，细胞质中有营养物质、拟染色体和糖原团。四核为成熟包囊，囊内仅有 4 个细胞核，是原虫的感染阶段。

（二）生活史

根据宿主感染溶组织内阿米巴后状态的不同，生活史有 2 种不同的形式（图 14-2）。

1. **带虫者体内生活史形式** 成熟包囊随污染的食物或水进入人体，行至小肠，经消化液的作用，虫体逸出并分裂为小滋养体。小滋养体在结肠腔内，以细菌、肠黏液和半消化的食物为营养，不断进行二分裂繁殖，形成大量小滋养体。当小滋养体行至结肠下段时，因营养和水分的减少，虫体团缩，分泌囊壁，形成包囊，随粪便排出体外。未成熟包囊排出后可继续发育为成熟包囊。

2. **患者体内生活史形式** 当宿主全身或肠道局部的抵抗力下降时，尤其是在肠内某些细菌的协同作用下，肠腔内的小滋养体可借助于伪足的运动和所分泌的酶与毒素的作用侵入肠壁组织，吞噬红细胞转变为大滋养体。大滋养体进行二分裂繁殖，破坏、溶解肠壁组织，引起液化

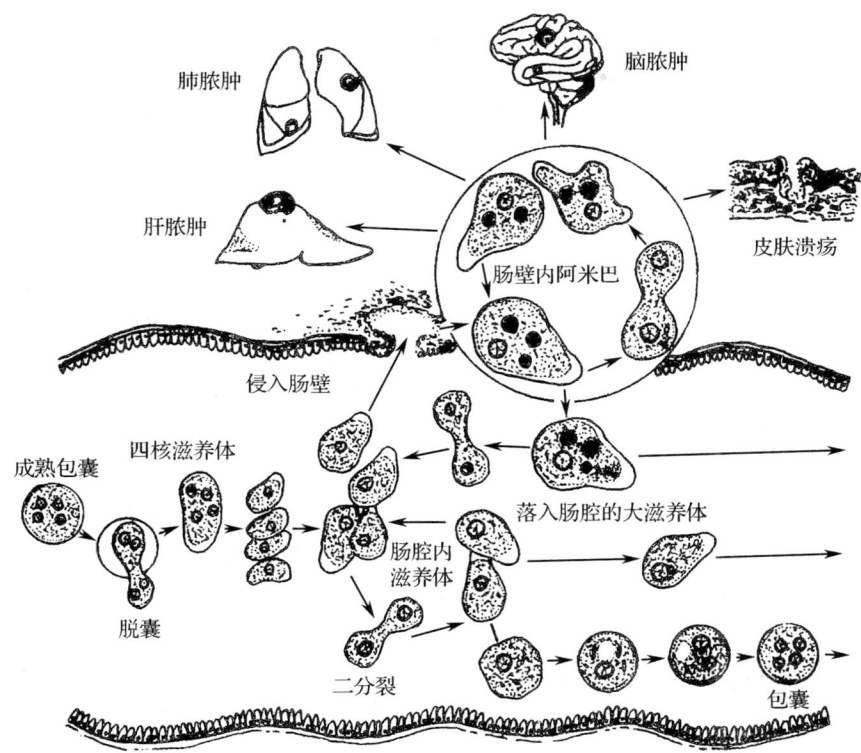

图 14-2 溶组织内阿米巴生活史

性坏死（溃疡），并可随坏死组织等落入肠腔，随粪便排出体外，此时宿主表现为肠阿米巴病（阿米巴痢疾）。有些大滋养体还可侵入血管，随血流至肝、肺、脑等器官组织内寄生，导致不同部位的脓肿，引起肠外阿米巴病。当宿主抵抗力增强时，落入肠腔的大滋养体可转变为小滋养体，但不能直接形成包囊。

（三）致病

人体感染溶组织内阿米巴后，90%的人无症状成为带虫者，只有少数的感染者发病。能否发病，取决于虫株的毒力、数量、肠道菌群的协同作用以及宿主的免疫功能。

1. 肠阿米巴病　肠阿米巴病占阿米巴病患者的多数，主要表现为急性与慢性阿米巴性结肠炎。急性期常见的是阿米巴痢疾，典型症状为腹痛伴里急后重，腹泻，粪便可呈果酱样黏液脓血便，有特别腥臭味，反复发作者可转为慢性。阿米巴痢疾与细菌性痢疾有时难以鉴别，在临床实践中应特别注意予以重视。

 考点提示

阿米巴痢疾与细菌性痢疾的区别。

知识链接

阿米巴痢疾与细菌性痢疾的区别

从病因上看：细菌性痢疾是感染痢疾志贺菌所致，病变多局限在结肠，常经粪-口传播，如果有食物和饮用水污染，可能导致疾病暴发；阿米巴痢疾病变多在近端结肠和盲肠，常经口传播，有营养不良、免疫力低下等情况者更易感染。

> 从症状上看：细菌性痢疾急性发作时，起病急骤，多有发热、头痛、身体乏力及腹痛、肠鸣音亢进等症状，伴有里急后重、腹泻等。而慢性细菌性痢疾多病程较长，可能持续数月或数年，患者会出现不同程度肠道不适，如腹痛、腹泻、便秘、腹胀，大便可有黏液、脓血等。阿米巴痢疾则多有潜伏期，从数天到3周不等，部分患者没有不适症状，多数患者可有腹痛、腹泻、黏液脓血便等，大便多呈果酱样，且有腥臭味，盲肠、升结肠处有压痛。严重时会有中毒症状、虚脱、肠出血、肠穿孔等。
>
> 从检查结果上看：细菌性痢疾检查时可发现肠黏膜上附着有假膜，如果假膜脱落，可出现形状不规则的溃疡，还可通过细菌培养、大便常规等发现白细胞升高或检测到痢疾志贺菌。而阿米巴痢疾患者做粪便涂片、大便常规、血常规等检查时，则可发现阿米巴滋养体或阿米巴滋养体抗体等。

2. **肠外阿米巴病** 肠外阿米巴病中以阿米巴肝脓肿最常见，表现为弛张热、肝大、肝区痛等；肺脓肿常继发于肝脓肿，也可经血流播散引起，患者主要症状为发热、胸疼、咳嗽、咳痰，痰呈咖啡色；脑脓肿患者可出现神经系统的症状和体征，死亡率高。

（四）实验室诊断

1. **病原学检查** 可查找滋养体和包囊。

（1）滋养体的检查：粪便生理盐水直接涂片可以在急性患者的黏液脓血便中镜检到大滋养体，在稀便或水样便中则可镜检到小滋养体；也可用结肠镜从溃疡边缘取活组织做压片或穿刺抽取脓肿壁的坏死组织，镜检大滋养体。

（2）包囊的检查：在慢性患者和带虫者的成形粪便中可查到包囊。检查包囊最常选用的方法为碘液染色法（碘液直接涂片法）。由于间歇性排囊的原因，阴性结果时应间隔2~3天再查一次。

2. **免疫学诊断** 主要用于肠外阿米巴病的辅助诊断和阿米巴感染状况的流行病学调查。常用的检验技术有酶联免疫吸附试验（ELISA）、间接荧光抗体试验（IFA）和间接血凝试验（IHA）。

（五）流行与防治

1. **流行分布** 据WHO估计，全球每年约有5000万人发生侵袭性阿米巴病，致4万~10万人死亡，其死亡率在原虫病中仅次于疟疾。本病呈世界性分布，以热带和亚热带地区多见，与文化水平低、卫生状况差关系密切。溶组织内阿米巴感染在我国呈全国性分布，主要分布在广西、广东、云南等南方地区和黑龙江等东北地区。我国以前是阿米巴性痢疾的高发区，随着经济水平的提高和卫生条件的改善，近年来该病的发病率逐渐降低，2022年报告发病率0.030/10万。

2. **流行因素**

（1）传染源外排包囊的数量大：带虫者和慢性肠阿米巴病患者，每人每天外排包囊100万~3.5亿。

（2）包囊对外界环境的抵抗力强：包囊在粪便中可存活2周以上，自来水中的余氯不能将其杀死，因此饮用水污染成为溶组织内阿米巴感染的重要途径。

（3）传播方式多样：包囊既可直接污染水源、食物等，也可经蝇等媒介节肢动物携带传播。

3. **防治原则** 加强卫生宣传教育，注意饮食、饮水和个人卫生；加强粪便管理和水源防护；消灭媒介节肢动物；查治带虫者和治疗患者。治疗药物首选甲硝唑，大蒜素也有一定的疗效。

二、其他消化道阿米巴

寄生于人体消化道的阿米巴除溶组织内阿米巴外，其余均为腔道共栖原虫，它们一般不侵入人体组织，但在重度感染或宿主防御功能减弱时也可产生不同程度的黏膜浅表炎症，在合并细菌感染时可引起腹泻或肠功能紊乱。

（一）结肠内阿米巴

结肠内阿米巴是人体肠道常见的共栖原虫，常与溶组织内阿米巴共同存在。生活史和流行情况与溶组织内阿米巴相似，成熟包囊经口感染，寄生在结肠内，不侵入组织，亦无临床症状（图 14-3）。

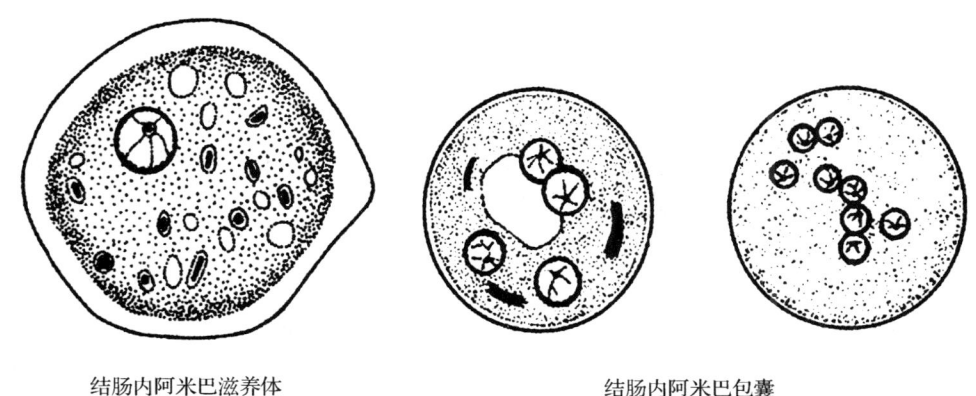

结肠内阿米巴滋养体　　　　　　结肠内阿米巴包囊

图 14-3　结肠内阿米巴

（二）齿龈内阿米巴

齿龈内阿米巴为人及许多哺乳动物齿龈部的共栖型阿米巴，生活史中仅有滋养体期，形态与溶组织内阿米巴相似。齿龈内阿米巴偶有子宫内感染的报告，但仅在置有宫内节育器和细菌感染时发生。

第三节　鞭毛虫纲

鞭毛虫以鞭毛作为运动器官，有 10 余种可寄生于人体，致病的主要有蓝氏贾第鞭毛虫、阴道毛滴虫和杜氏利什曼原虫。

一、蓝氏贾第鞭毛虫

蓝氏贾第鞭毛虫（*Giardia lamblia* Stile）又称贾第虫，主要寄生于人体小肠，引起以腹泻为主要症状的贾第虫病。贾第虫病在旅游人群中发病率比较高，故又有"旅游者腹泻"之称。蓝氏贾第鞭毛虫也可寄生于家畜和野生动物体内，因此贾第虫病也属于人畜共患寄生虫病。

（一）形态

蓝氏贾第鞭毛虫生活史中有滋养体和包囊 2 个发育阶段（图 14-4）。

1. **滋养体**　滋养体大小为（9.5～20）μm×（5～15）μm，形似半个纵切的梨，两侧对称，前端钝圆，后部渐细，背面隆起，腹面凹陷并于其前部形成 2 个吸盘。在新鲜标本中，虫体透明或微带蓝绿色，做直线翻滚运动。染色后可见 1 对并列于吸盘底部卵圆形的细胞核，核内有

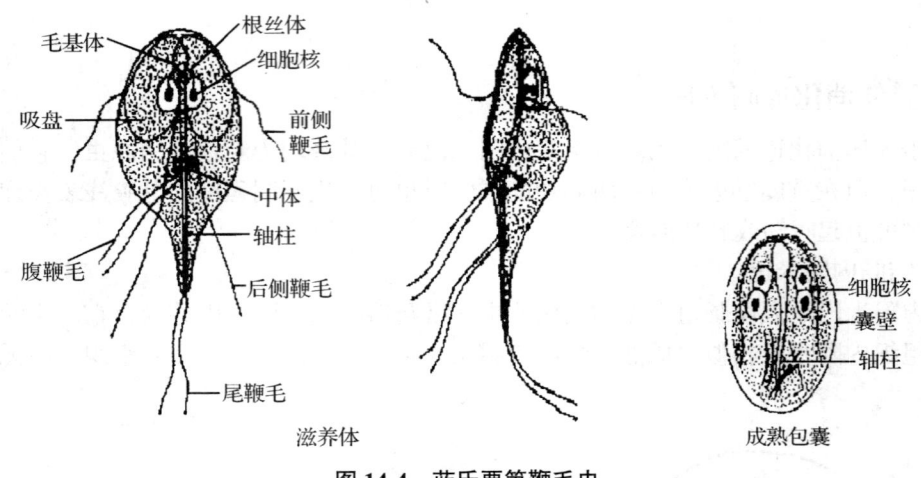

图14-4 蓝氏贾第鞭毛虫

1个大而圆的核仁。1对轴柱，平行纵贯虫体，其中部有1对羊角状中体，另有4对鞭毛。

2. 包囊 包囊椭圆形，大小为（10～14）μm×（7.5～9）μm，厚的囊壁与虫体之间有均匀明显的空隙，细胞核常偏于一端。未成熟包囊有2个核，成熟包囊有4个核，为虫体的感染阶段。囊内还可见鞭毛、轴柱的早期结构。

（二）生活史

四核包囊随被污染的食物、水等进入人体，在十二指肠内脱囊形成2个滋养体。滋养体吸附于肠黏膜，以二分裂方式大量分裂增殖。落入肠腔的滋养体，在宿主生理功能正常的情况下于回肠下段或结肠内分泌囊壁形成包囊，随成形粪便排出体外；若宿主肠蠕动增快，滋养体则直接随稀便、软便排出体外。

（三）致病

大量滋养体覆盖于小肠黏膜表面，吸盘吸附以及虫体分泌物与排泄物的化学性刺激，使小肠上皮细胞的微绒毛受损，从而影响了小肠对营养物质尤其是对可溶性脂肪物质的吸收。患者主要表现为腹痛、腹胀、腹泻等。粪便恶臭呈水样，一般无脓血，含较多的脂肪颗粒。若治疗不及时或宿主免疫力低则容易转为慢性，表现为周期性稀便，病程可长达数年。

（四）实验室诊断

1. 病原学检查 常用生理盐水直接涂片法检查滋养体，碘液染色法检查包囊。确诊的依据是在粪便或十二指肠引流液中检获虫体。

2. 免疫学诊断 主要应用于流行病学调查和临床辅助诊断。酶联免疫吸附试验（ELISA）、间接荧光抗体试验（IFA）等具有较高的敏感性和特异性。

（五）流行与防治

蓝氏贾第鞭毛虫呈世界性分布，发展中国家的感染人数居多，感染状况与卫生条件和医疗水平关系密切，好发于儿童、旅游者及免疫缺陷的人群。

作为传染源的带虫者和慢性患者，大量排出抵抗力强的包囊，既可直接污染水源、食物，也可经媒介节肢动物携带传播。

加强粪便管理，保护水源，改善环境卫生；注意饮食饮水卫生；查治患者和带虫者是预防该虫体流行的主要措施。首选治疗药物为甲硝唑。

二、阴道毛滴虫

阴道毛滴虫（*Trichomonas vaginalis* Donne，1837）简称阴道滴虫，主要寄生于女性的阴道和尿道，也可感染男性的泌尿道和前列腺，造成相应部位的炎症。

（一）形态与生活史

阴道毛滴虫的发育阶段仅有滋养体期。

滋养体大小为（7～32）μm×（10～15）μm，呈水滴样。在新鲜标本中，虫体无色透明，做旋转运动。染色后可见一椭圆形的细胞核，4根前鞭毛和1根与波动膜连接的后鞭毛，另有一透明的轴柱纵贯虫体并于后端伸出体外（图14-5）虫体生活史简单，作为致病和感染阶段的滋养体以二分裂方式繁殖，通过直接接触即性接触和间接接触方式在人群中传播。

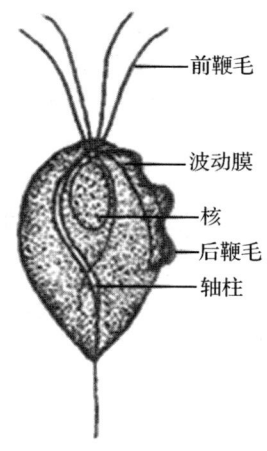

图14-5 阴道毛滴虫

（二）致病

1. 致病机制 阴道毛滴虫的致病力与虫体的毒力以及宿主的生理状态有关。由于阴道的自净作用，正常情况下健康女性体内的滴虫难以大量繁殖，多数人表现为带虫状态；当机体的生理功能发生变化，如妊娠及月经后期，阴道内pH值升高，滴虫借机生长繁殖消耗了阴道上皮细胞中的糖原，妨碍了乳酸杆菌的酵解作用，乳酸生成减少，阴道内环境趋于中性或碱性，从而有利于滴虫及其他病原菌的生长繁殖，导致炎症的发生。

2. 临床表现 滴虫性阴道炎常见症状为外阴瘙痒或烧灼感，白带增多，典型白带呈黄色泡沫状、有臭味，严重时会混有血液。若感染累及尿道，患者可出现尿频、尿急、尿痛等症状。男性感染者多呈带虫状态，可导致配偶的重复感染。

（三）实验室诊断

阴道毛滴虫的实验室诊断主要依赖病原学检查。根据患者的病情不同，可分别取阴道壁或阴道后穹窿分泌物、初始尿液、前列腺分泌物查检滋养体。门诊和普查多采用生理盐水直接涂片镜检，必要时可用铁苏木素、瑞氏或姬氏染色后镜检。

（四）流行与防治

1. 流行分布 阴道毛滴虫呈世界性分布，在我国流行也很广泛，近年来感染有上升趋势。女性以20～40岁年龄组感染率最高，平均为28.2%。

2. 流行因素 阴道毛滴虫的传染源为患者和带虫者，传播方式为直接和间接接触传播。间接接触传播是指通过公共浴池、浴具、公用泳衣裤、坐式马桶等媒介物品传播。滋养体抵抗力较强，在各种潮湿的媒介物品上可以存活较长的时间，因而在卫生水平差、卫生习惯不良尤其是集体生活的人群中容易传播。

3. 防治原则 改善卫生条件、注意公共卫生、个人卫生以及规范个人行为是预防感染的重要措施。治疗的首选药物为甲硝唑，同时使用1%乳酸或0.5%乙酸冲洗阴道以保持局部的酸性环境。

 考点提示

阴道毛滴虫的致病机制和临床表现。

三、杜氏利什曼原虫

杜氏利什曼原虫（*Leishmania donovani*），生活史有前鞭毛体和无鞭毛体2个时期。无鞭毛体寄生在人和脊椎动物的肝、脾、骨髓、淋巴结等器官的巨噬细胞内，常引起发热、肝脾大、贫血、鼻出血等全身症状。患者皮肤常有暗的色素沉着，并有发热，故称黑热病。

（一）形态

1. **无鞭毛体** 又称利杜体、黑热病原虫。虫体卵圆形，大小（2.9～5.7）μm×（1.8～4.0）μm，常见于巨噬细胞内。瑞氏染色后，细胞质呈淡蓝或深蓝色，内有一个较大的圆形核，呈紫红色。动基体位于核旁，着色较深，细小、杆状，动基体之前有一点状的基体与根丝体相连（图14-6）。

2. **前鞭毛体** 寄生于白蛉消化道内。虫体呈梭形，长11.3～15.9 μm（有时可达20 μm），核位于虫体中部，动基体在前部。基体在动基体之前，由此发出一根鞭毛游离于虫体外（图14-6）。前鞭毛体运动活泼，鞭毛不停地摆动。在培养基内其鞭毛常缠绕在一起，虫体聚集成菊花状。经染色后，着色特性与无鞭毛体相同。

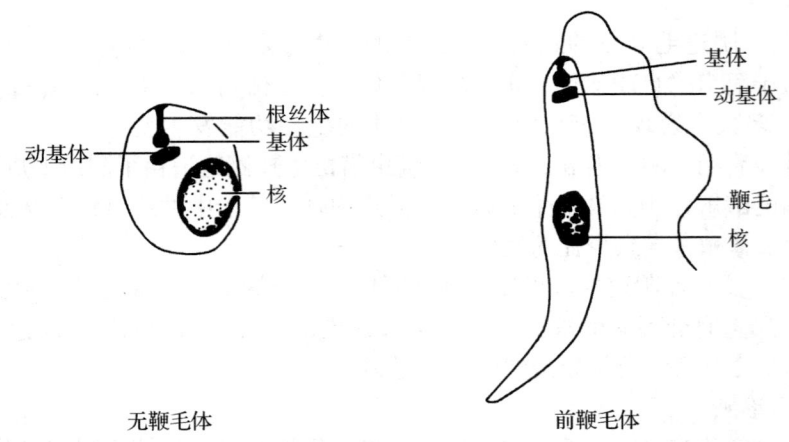

图14-6 杜氏利什曼原虫

（二）生活史

1. **发育过程** 杜氏利什曼原虫的发育包括在白蛉体内发育和在人体内发育2个阶段。

（1）在白蛉体内发育：当雌性白蛉叮刺患者或被感染的动物时，无鞭毛体随血液被吸入白蛉胃内，3～4天后，长出鞭毛，发育成前鞭毛体。前鞭毛体活动明显加强，并以纵二分裂法繁殖。因数量激增，虫体逐渐向白蛉食道和咽部移动。第7天时，大量聚集于白蛉的喙，当白蛉叮刺健康人时，前鞭毛体即随白蛉唾液进入人体。

（2）在人体内发育：进入人体或哺乳动物体内的前鞭毛体，一部分被多形核白细胞吞噬消灭，另一部分则被巨噬细胞吞噬，进入巨噬细胞后虫体逐渐变圆，失去鞭毛，形成无鞭毛体。无鞭毛体在巨噬细胞内分裂增殖，导致巨噬细胞破裂。游离的无鞭毛体又可侵入其他巨噬细胞，重复上述增殖过程（图14-7）。

2. **生活史特点**

（1）生活史中需要2个宿主，人（或哺乳动物）和白蛉。
（2）无鞭毛体寄生于人（或哺乳动物）的巨噬细胞内，前鞭毛体寄生于白蛉体内。
（3）患者和病犬为重要的传染源。
（4）白蛉为传播媒介，人被白蛉叮咬而感染。

（三）致病

人体感染杜氏利什曼原虫后，无鞭毛体在巨噬细胞内繁殖，使巨噬细胞大量被破坏和增生。浆细胞也大量增生，引起脾、肝、淋巴结肿大，尤以脾大最常见。随后，肝肾功能减退，肝合成的白蛋白明显减少，球蛋白增加，导致患者血浆内白蛋白与球蛋白的比例倒置。由于脾

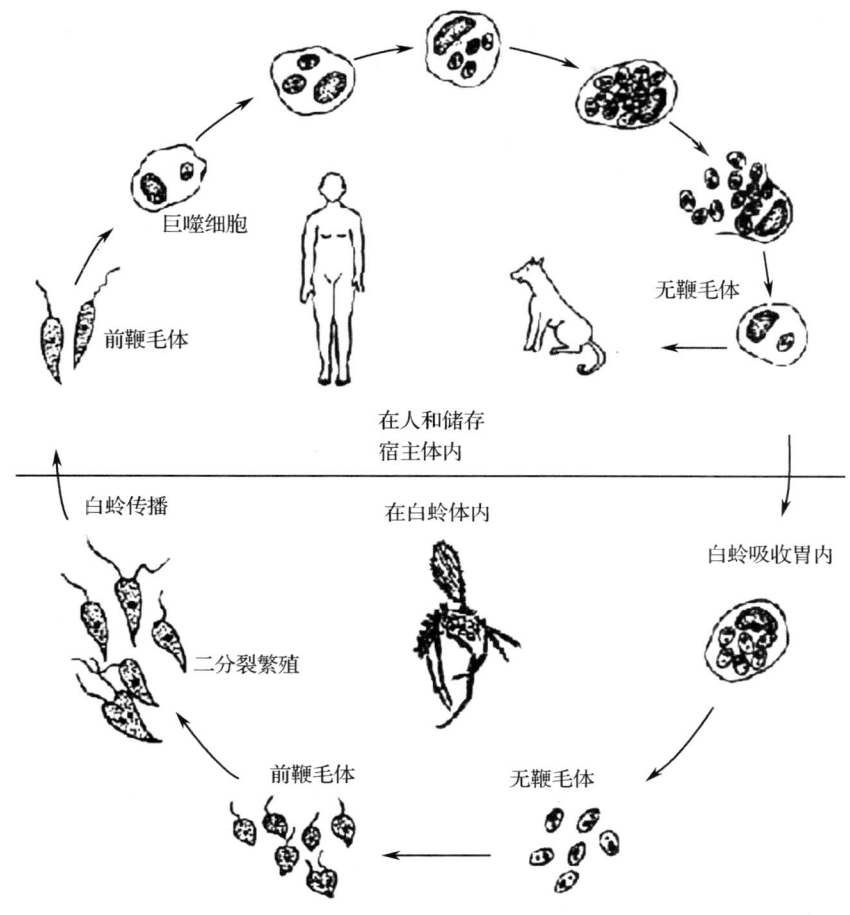

图 14-7 杜氏利什曼原虫生活史

功能亢进，血细胞在脾内遭到大量破坏，使血液中红细胞、白细胞及血小板减少，患者出现长期不规则发热、鼻出血、牙龈出血等症状。脾被切除后血象可迅速好转。因此，脾大、贫血是黑热病最主要的体征。

我国的杜氏利什曼原虫感染除内脏黑热病外，还可引起皮肤型黑热病。皮肤损伤除少数为褪色型外，多数为结节型。结节呈大小不等的肉芽肿，或呈暗色丘疹状，常见于面部及颈部，在结节内可查到无鞭毛体。皮肤型黑热病易与瘤型麻风混淆。

（四）实验室诊断

1. 病原学检查　可进行骨髓、淋巴结或脾穿刺，以穿刺液涂片染色镜检。对于皮肤型黑热病，在皮肤结节处用消毒针头刺破皮肤，取少许组织液或刮取少许组织做涂片染色镜检。也可将穿刺物接种于人工培养基上进行培养，或接种易感动物进行动物实验。

2. 免疫诊断法　可采用酶联免疫吸附试验（ELISA）、对流免疫电泳（CIE）、间接荧光抗体试验（IFA）、直接凝集试验等检测患者血清中的抗原或抗体，阳性检出率高，但假阳性时有发生。

3. 分子生物学诊断　近年来用 DNA 探针技术进行检测，取得较好的效果。敏感性、特异性高。

（五）分布与流行

1. 分布　黑热病为人畜共患寄生虫病之一，可在人与人、人与动物、动物与动物间传播。

主要流行于印度及地中海沿岸国家。在我国，黑热病曾流行于长江以北的广大农村，新中国成立后开展了大规模的防治工作，取得了显著成绩。该病在我国的主要流行区已基本消灭，2019年中国黑热病发病率仅为0.0108/10万。

2. 流行　患者、病犬以及某些野生动物均可为本病的传染源。主要通过白蛉叮刺传播，偶可经口腔黏膜、破损皮肤、胎盘或输血传播。人群普遍易感，病后免疫力持久。根据传染源的差异，黑热病在流行病学上可大致分为人源型、犬源型和自然疫源型3种不同的类型。

（六）防治措施

我国黑热病虽已基本消失，但仍有散在发生，仍需要加强疫情监测，以达到控制和消灭的目的。治疗首选药物为葡萄糖酸锑钠，低毒高效，疗效可达97.4%。也可用括戊脒胺（喷他脒）、二脒替等，具有抗利什曼原虫活力的作用，但药物毒性大，疗程长，故仅用于抗锑患者。在流行区采取查治患者，杀灭病犬和消灭白蛉的综合措施是预防黑热病的有效办法。

考点提示

黑热病临床表现。

第四节　孢子虫纲

孢子虫无明显运动器官，全部营寄生生活，主要寄生于宿主细胞内。其生活史复杂，有世代交替现象。对人类健康危害严重的种类有疟原虫和刚地弓形虫。另外，隐孢子虫在宿主免疫功能低下时可导致比较严重的感染。

一、疟原虫

疟原虫寄生于人体的肝细胞和红细胞内，引起疟疾。疟疾俗称"打摆子""冷热病"，主要表现为周期性发作的发冷、发热、出汗。

寄生于人体的疟原虫有4种，分别为间日疟原虫（*Plasmodium vivax*）、恶性疟原虫（*Plasmodium falciparum*）、三日疟原虫（*Plasmodium malariae*）和卵形疟原虫（*Plasmodium ovale*）。

我国以间日疟原虫多见，恶性疟原虫次之，其他两种少见。

（一）形态

在外周血的红细胞内发现原虫是诊断疟疾的依据。经瑞氏或姬氏染色后，虫体的细胞质呈蓝色，细胞核呈红色或紫红色，代谢产物疟色素不着色，仍呈棕褐色。4种疟原虫形态不完全相同，但基本结构相似，现以间日疟原虫为例描述其各期特征。

1. 滋养体　包括有小滋养体和大滋养体2种。

（1）小滋养体：又称早期滋养体或环状体，是疟原虫在红细胞内的早期发育阶段。虫体细胞质呈环状，中央为一空泡；细胞核为点状，位于细胞质的一边，红细胞没有明显的变化。

（2）大滋养体：又称晚期滋养体或阿米巴样体。虫体细胞质增多，有时伸出伪足，形状不规则，上有丝状疟色素；细胞核增大，形状与位置不定。红细胞胀大，并出现红色细小的薛氏小点。

2. 裂殖体　虫体继续增大，细胞质逐渐变圆，若细胞核分裂成2～10个，增多的疟色素分布不均匀，此期为未成熟裂殖体；若细胞核继续分裂成12～24个，细胞质也随之分裂，且每一部分细胞质包绕1个细胞核，形成12～24个裂殖子，疟色素聚集成团，此期为成熟裂殖体。

3. 配子体　虫体呈圆形或卵圆形，有1个细胞核，疟色素均匀分布。雌配子体又称大配子体，虫体较大，细胞质深蓝色，细胞核深红色，较致密，常偏位；雄配子体又称小配子体，虫体较小，细胞质浅蓝略带红色，细胞核浅红色，较疏松，常居中央。

（二）生活史

4种疟原虫的生活史基本相同，在中间宿主人体内进行裂体增殖并形成雌雄配子体，在终宿主雌性按蚊体内进行配子生殖和孢子生殖（图14-8）。

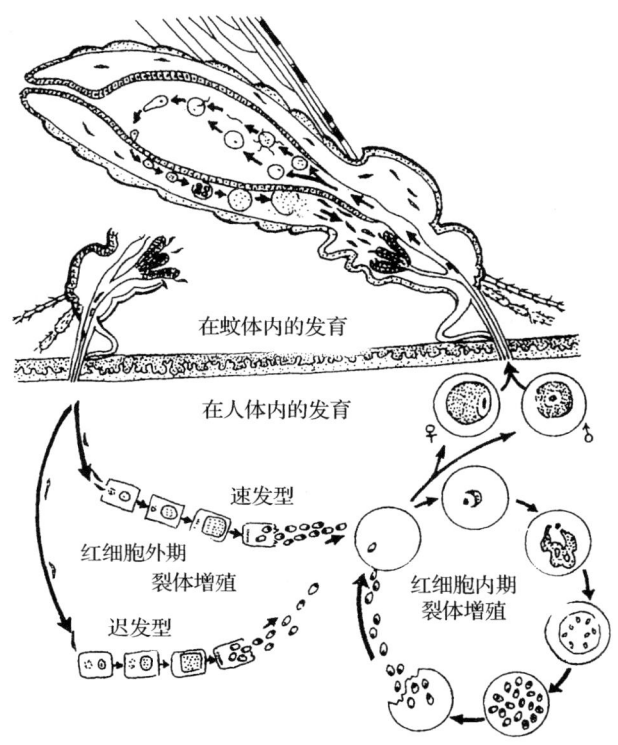

图 14-8　疟原虫生活史

1. 在人体内的发育　疟原虫在人体的发育包括肝细胞内和红细胞内的发育。在肝细胞内发育阶段称红细胞外期，在红细胞内的发育阶段称红细胞内期。

（1）红细胞外期：子孢子是疟原虫的感染阶段。当蚊叮咬人体时，子孢子随蚊唾液进入人体血循环，经约 30 min 侵入肝细胞。目前认为，间日疟原虫和卵形疟原虫的子孢子具有速发和迟发 2 种不同的遗传型。速发型子孢子进入肝细胞后，首先进行裂体增殖形成大量的裂殖子并胀破肝细胞，部分裂殖子被吞噬细胞吞噬，其余则侵入红细胞内发育；而迟发型子孢子因种、株的不同，则要经过一段或长或短的休眠期后，才能完成红细胞外期的裂体增殖，再侵入红细胞内发育，导致疟疾的复发。

（2）红细胞内期：来自红细胞外期的裂殖子侵入红细胞后，先转变为小滋养体，再依次发育为大滋养体和裂殖体。裂殖体成熟后胀破红细胞，释出的裂殖子，部分被吞噬细胞吞噬，部分侵入其他正常红细胞，重复裂体增殖过程。如此反复进行，不断造成红细胞的破裂引起疟疾的发作。间日疟原虫和卵形疟原虫完成 1 代红细胞内期裂体增殖需 48 h，恶性疟原虫需 36～48 h，而三日疟原虫则需 72 h。红细胞内期疟原虫经过 3～5 代的裂体增殖后，部分裂殖子侵入红细胞不再进行裂体增殖，而分别发育为雌、雄配子体。

2. 在蚊体内的发育　当蚊刺吸感染者血液时，疟原虫随血流进入蚊胃，仅雌、雄配子体能存活，并逐渐发育为雌、雄配子。雌、雄配子结合成为合子，合子转变成动合子后，穿过胃壁，在弹性纤维膜下形成卵囊。虫体在卵囊内迅速进行孢子增殖，形成成千上万个子孢子。子孢子成熟后胀破卵囊，进入蚊的血腔进而侵入其唾液腺。当蚊叮咬人体时，子孢子随唾液进入人体。

（三）致病

疟原虫的致病是由于红细胞内期的裂体增殖所致。其致病力与虫种、虫株的种类、数量以及人体的免疫状态有关。

1. **潜伏期** 指疟原虫子孢子侵入人体到初次出现临床症状的时段，包括红细胞外期发育时间和最初数代红细胞内期裂体增殖使虫体数量达到发作阈值所需的时间。潜伏期的长短与疟原虫种株以及宿主免疫力不同有密切关系，一般间日疟原虫短者为 11～25 天，长者为 6～12 个月甚至更长，而恶性疟原虫潜伏期为 7～27 天。

2. **发作** 疟原虫裂殖体在红细胞内发育成熟后胀破红细胞，大量裂殖子、疟原虫代谢产物、残余变性的血红蛋白及红细胞碎片等一并进入血流，作用于体温调节中枢，导致宿主出现周期性寒战、高热和出汗的典型症状。疟疾发作的周期与疟原虫红细胞内期裂体增殖的周期一致，即与裂殖子从所寄生的红细胞释出的时间一致，因此间日疟与卵形疟疾隔日发作一次，恶性疟疾 36～48 h 发作一次，三日疟疾则隔 2 天发作一次。但初发患者、儿童、同一种疟原虫的重复感染、不同种疟原虫的混合感染以及曾服过抗疟药的患者，发作的症状与周期性均不典型，常易误诊，应注意鉴别。

3. **脾大与贫血** 脾大为疟疾的必发症状，在疾病的早期即可出现，是由于疟原虫及其代谢产物的刺激、脾充血以及单核-巨噬细胞系统增生所致。同时因疟原虫对红细胞的直接破坏、免疫病理损伤、骨髓造血功能被抑制以及脾功能亢进等原因，宿主会出现不同程度的贫血。

4. **再燃与复发** 急性疟疾患者发作停止后，在无重新感染的情况下，红细胞内残存的疟原虫因抗原变异和机体免疫力下降，重新大量繁殖，引起的疟疾发作称为再燃。疟疾初发后，红细胞内的原虫已被消灭，在无重新感染的情况下，肝细胞内迟发型子孢子结束休眠状态，经裂体增殖而导致的疟疾发作称为复发。恶性疟原虫和三日疟原虫因无迟发型子孢子，故不引起复发。

5. **凶险型疟疾** 免疫力低下的严重感染者可出现持续性的高热、抽搐、昏迷、腹痛、腹泻或肾衰竭等症状，来势凶猛，极易误诊，死亡率高。此型疟疾多由恶性疟原虫所致，偶见于间日疟原虫。另外，还有妊娠期疟疾、先天性疟疾、输血性疟疾等临床类型。

（四）实验室诊断

1. **病原学检查** 病原学检查的主要方法是采末梢血涂片染色，常在同一张载玻片上做薄血膜和厚血膜涂片，经姬氏或瑞氏染色后镜检。在薄血膜上，虫体形态结构完整、清晰，易于辨认；而在厚血膜上，红细胞被溶解，原虫皱缩、变形，形态辨认比较困难，但虫体集中易于发现。采血时间：间日疟原虫以发作前、后数小时至 10 余小时为宜，恶性疟原虫以发作开始时为宜。

2. **免疫学与分子生物学诊断** 免疫学方法检测抗体和循环抗原可用于疟疾的辅助诊断、流行病学调查、防治效果评估及输血对象的筛选。近年来采用的 DNA 探针以及 PCR 技术以特异性强、敏感性高等优点为疟原虫的诊断开辟了更广阔的前景。

（五）流行与防治

1. **流行与分布** 据 WHO 发布的《世界疟疾报告 2021》数据显示，2020 年全世界估计有 2.41 亿疟疾病例和 62.7 万疟疾死亡病例。

疟疾曾经也是我国流行历史最久远、危害最严重的传染病之一。经历了重点调查与防治（1949—1959年）、控制严重流行（1960—1979年）、降低发病率（1980—1999年）、巩固防治成果（2000—2009年）和消除疟疾（2010—2020年）5个阶段。2016年，我国报告最后一例本地原发疟疾病例。我国实现了消除疟疾的目标。但是境外输入疟疾引起再传播的风险持续存在。

2. 流行因素　疟疾的传染源是外周血液中有配子体的患者和带虫者，传播媒介为按蚊。除了遗传因素、高疟区婴儿可以从母体获得短暂的先天免疫力外，其他人群均为易感者。另外，温度、雨量是影响疟疾传播非常重要的因素。

3. 防治原则　防治疟疾必须实施综合性措施，包括灭蚊、防蚊、控制传染源，解决抗疟药的研制和生产供应问题，严格执行流动人口疟疾管理制度，因地制宜、分类指导，对易感人群进行药物预防等。

疫苗接种将是人类控制疟疾流行的理想途径。抗疟药物主要包括：杀灭红细胞内期裂体增殖期原虫的氯喹、磷酸氯喹、青蒿素等，用于控制临床发作；杀灭红细胞外期原虫及红内期配子体的伯氨喹、乙胺嘧啶，具有抗复发和切断传播的作用。

二、刚地弓形虫

刚地弓形虫（*Toxoplasma gondii*）简称弓形虫，广泛寄生于人和猫等多种动物的有核细胞内，引起人畜共患的弓形虫病。弓形虫的感染与围生医学、优生优育以及某些重要的免疫缺陷疾病的发生密切相关，因此越来越受到人们的关注。

（一）形态

弓形虫生活史中有速殖子、包囊、裂殖体、配子体和卵囊5种形态。在终宿主体内5种形态均存在，而在中间宿主体内则仅有速殖子和包囊。与致病和感染密切相关的发育阶段为速殖子、包囊和卵囊（图14-9）。

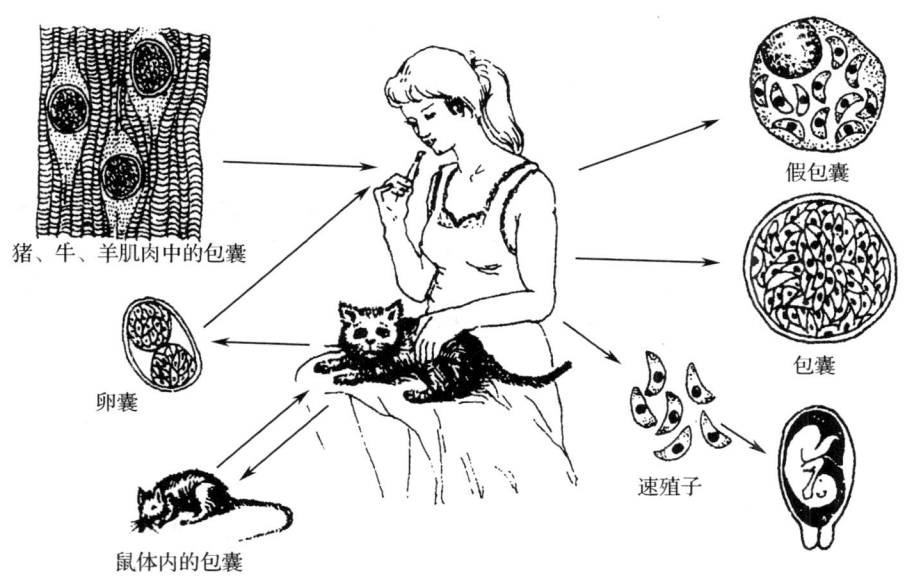

图14-9　刚地弓形虫形态与生活史

1. 速殖子　呈弓形或新月形，大小为（4~7）μm×（2~4）μm，运动方式多样，滑动、旋转或翻筋斗。经瑞氏或姬氏染色后，虫体细胞质呈蓝色，核呈紫红色，位于虫体中央稍后。

速殖子可单个或数个散在于体液中，也可在宿主细胞内形成数个至10余个速殖子的集合体，即假包囊。速殖子见于急性期感染者的体液与组织细胞内。

2. 包囊　圆形或椭圆形，直径为5～100 μm，外具一层坚韧的囊壁，内含数个至数千个形态与速殖子相似的缓殖子。包囊多见于隐性感染者的组织内。

3. 卵囊　圆形或椭圆形，直径为10～12 μm，具双层光滑透明的囊壁。成熟的卵囊内含2个孢子囊，每个孢子囊内含4个构造似速殖子的子孢子。卵囊见于猫科动物粪便中。

（二）生活史

弓形虫生活史的完成需要转换宿主。终宿主为猫科动物，特别是家猫。中间宿主广泛，有爬行类、鸟类、鱼类、人及其他的哺乳类，包括猫科动物。

弓形虫生活史中的卵囊、包囊、假包囊对终宿主和中间宿主都具有感染性。

1. 在中间宿主体内的发育　当成熟的卵囊、包囊、假包囊被中间宿主吞食后，子孢子、缓殖子、速殖子在肠腔逸出，侵入肠壁经血或淋巴扩散到脑、眼、骨骼肌等组织细胞内进行无性繁殖，形成假包囊。随着宿主细胞的胀破，释出的速殖子又侵入新的细胞，不断繁殖。免疫功能正常的机体，速殖子的繁殖受到抑制，形成包囊。包囊为虫体在中间宿主体内的最终形式，可存活数月、数年甚至终身。当宿主的免疫力下降，包囊释出的缓殖子又可转变成速殖子，造成新的播散。

2. 在终宿主体内的发育　当成熟的卵囊、包囊、假包囊被猫科动物吞食后，虫体释出，少部分可通过肠黏膜，随血液或淋巴液扩散到全身的组织细胞内寄生。大部分侵入小肠绒毛上皮细胞，进行裂体增殖。经过几代裂体增殖后，部分裂殖子发育成雌、雄配子体，再发育为雌、雄配子，继而受精形成合子，发育为卵囊。卵囊落入肠腔，随粪便排出体外，在外界发育成熟。

（三）致病

速殖子是弓形虫的主要致病时期，其迅速分裂繁殖，导致大量组织细胞的破坏，引起局部组织的炎症、水肿和坏死。根据感染途径的不同，弓形虫病分为先天性与获得性两类。

1. 先天性弓形虫病　母亲在孕期感染弓形虫，虫体通过胎盘致使胎儿感染。孕早期感染后果严重，常可引起早产、流产、死胎和畸形；孕中期感染，出生婴儿多表现为隐性感染，有的出生后数月或数年甚至成年才出现脑钙化灶、视网膜脉络膜炎、精神运动障碍等症状；孕晚期胎儿已发育成熟，病损多数较轻。

2. 获得性弓形虫病　由于宿主食入含包囊、假包囊的肉类或被卵囊污染的食物和水所致。多数感染者呈带虫状态，仅表现为血清抗体阳性。当机体免疫功能受损时，可出现急性期病变，引起脑、眼、肌组织等多组织、多器官损害，表现为淋巴结肿大、视网膜脉络膜炎、脑炎、脑膜炎等，其中脑部病变是导致死亡的主要原因。

知识链接

优生四项检查

优生四项检查又称为TORCH检查，TORCH为刚地弓形虫（toxoplasma，TOX）、风疹病毒（rubella virus，RV）、巨细胞病毒（cytomegalovirus，CMV）、单纯疱疹病毒（herpes simplex virus，HSV）病原体的简称，常作为妇女怀孕期生殖道感染的常规检查项目。该检查主要进行风疹病毒、单纯疱疹病毒、弓形虫、巨细胞病毒的筛查。在怀孕早期，这4种病原体感染，容易导致胚胎停止发育或者胎儿畸形。

孕妇在感染TORCH后，自身症状多很轻微，甚至无明显症状和体征，但这几种病原体都可通过胎盘垂直传播，最为常见的危害为损伤胎儿中枢神经系统，导致围生期出现胎死宫内、生长发育迟缓、早产、流产、小脑畸形、脑积水、脑内钙化、耳聋、白内障、视网膜脉络膜炎等诸多围生儿不良结局，造成终身后遗症。因此，孕前及孕早期诊断对优生优育十分重要。目前，国际上公认的最方便、最先进的早期诊断方法是检测人体血清中的特异性IgM、IgG抗体，以判断受到感染的情况。世界上许多发达国家已经将TORCH列为孕期常规检查项目，在优生优育方面发挥着重要作用，预防孕前及孕期TORCH感染是保证优生优育的基础。随着科学技术的发展和人民生活水平的提高，人们对优生优育的认识逐步提高，TORCH检测越来越受到重视。

（四）实验室诊断

1. 病原学检查　取急性期患者的脑脊液、胸水、羊水或眼房水等体液进行离心沉淀，取沉渣涂片；或取活组织穿刺物直接涂片，经姬氏或瑞氏染色后镜检速殖子，但检出率比较低。动物接种分离或细胞培养是目前比较常用的病原检查方法，但操作复杂。

2. 免疫学诊断　由于病原检查难度较大，所以免疫学诊断成为目前诊断本病的重要方法。常用的检查技术是酶联免疫吸附试验（ELISA）和间接血凝试验（IHA）等。此外DNA探针和PCR技术更灵敏、特异，为弓形虫感染的诊断开辟了新的途径。

（五）流行与防治

1. 流行分布　弓形虫分布广泛，动物和人的感染普遍，全球人类弓形虫的感染率约为33%，我国约为5.3%。近年来，由于放疗、化疗、免疫抑制剂等影响机体免疫力的治疗手段不断应用，以及艾滋病等可以导致机体免疫缺陷的疾病存在，弓形虫的感染有升高趋势，在某些区域甚至出现过暴发流行。

2. 流行因素　弓形虫广泛流行的因素有：①传染源广泛，且生活史的多个发育阶段都具有感染性；②传播方式多样，可经口、胎盘、损伤的皮肤黏膜及输血发生感染；③卵囊排放量大，且对环境的抵抗力强；④包囊在中间宿主体内可长期存活，不同宿主之间的交叉感染极易发生。

3. 防治原则　本病的控制应以预防为主。

加强对畜、禽饲养的管理及监测，强化对肉类的检疫及食品卫生的管理，不食未煮熟的肉类及蛋、乳制品，防止猫粪污染食物及饮水。定期对孕妇进行血清学检查，一旦发现感染，应及时治疗或终止妊娠，防止先天性弓形虫病的发生。对免疫力低下者，应警惕本病的发生和传播。常用的治疗药物有磺胺类、乙胺嘧啶，孕妇则首选螺旋霉素。

 考点提示

先天性弓形虫病的危害。

思政园地

屠呦呦与青蒿素

瑞典当地时间2015年12月7日下午1时，诺贝尔生理学或医学奖得主、中国科学家屠呦呦在卡罗林斯卡医学院发表题为《青蒿素的发现：传统中医献给世界的礼物》的演讲。

屠呦呦多年从事中药和西药相结合的研究，其突出贡献是创制新型抗疟药青蒿素和双氢青蒿素。1972 年成功提取分子式为 $C_{15}H_{22}O_5$ 的无色结晶体，命名为青蒿素。2011 年 9 月，因发现青蒿素，挽救了全球特别是发展中国家数百万人的生命，屠呦呦获得拉斯克临床医学研究奖。2015 年，屠呦呦获得诺贝尔生理学或医学奖。

WHO 认为，青蒿素是治疗疟疾效果最好的药物，以青蒿素类药物为主的联合疗法，也是当下治疗疟疾最有效、最重要的手段。近年来随着研究的深入，青蒿素其他作用也越来越多被发现和应用，包括抗肿瘤、治疗肺动脉高压、抗糖尿病、胚胎毒性、抗真菌、免疫调节等。

屠呦呦几次面对公众和媒体，都会谈到团结协作的力量，这个团队传承了"两弹一星"团队对国家使命的高度责任感与担当，"正是有了这种精神，才有了奋斗与奉献，才有了团结与协作，才有了创新与发展，才使得青蒿素联合疗法挽救了众多疟疾患者的生命。"

自 测 题

一、单项选择题

1. 溶组织内阿米巴的感染阶段是
   A. 单核包囊　　　　　B. 双核包囊　　　　　C. 四核包囊
   D. 大滋养体　　　　　E. 小滋养体
2. 溶组织内阿米巴的致病阶段是
   A. 单核包囊　　　　　B. 双核包囊　　　　　C. 四核包囊
   D. 大滋养体　　　　　E. 小滋养体
3. 阴道毛滴虫的传播方式为
   A. 粪 - 口传播　　　　B. 昆虫媒介传播　　　C. 皮肤传播
   D. 接触传播　　　　　E. 胎盘传播
4. 杜氏利什曼原虫在人体哪种细胞内寄生
   A. 肝细胞　　　　　　B. 红细胞　　　　　　C. 巨噬细胞
   D. 血小板　　　　　　E. 神经细胞
5. 间日疟原虫在人体内的发育最确切的是
   A. 红细胞前期及外期　B. 红细胞前期及内期　C. 红细胞前期及后期
   D. 红细胞内期及外期　E. 红细胞内期及后期

二、简答题

1. 简述阴道毛滴虫的实验室检查方法。
2. 简述医学原虫的生活史类型。

三、案例分析题

患者，男，40 岁，农民。自述：10 天前开始出现寒战、高热、出汗后退热等不适症状，间隔一天又重复发作一次。查体：T 38.9 ℃，精神、饮食、睡眠差，巩膜黄染，全身皮肤黏膜未见出血点，未见肝掌及蜘蛛痣。实验室检查：血液 WBC 5.3×10^9/L，HB 71 g/L，RBC 2.5×10^9/L，外周血涂片及骨髓涂片红细胞内发现了疟原虫。

请回答：

1. 该患者可能患的是什么病？
2. 解释患者规律性发热退热的原因。
3. 如何预防和治疗本病？

（郜乐乐）

第十五章 医学节肢动物

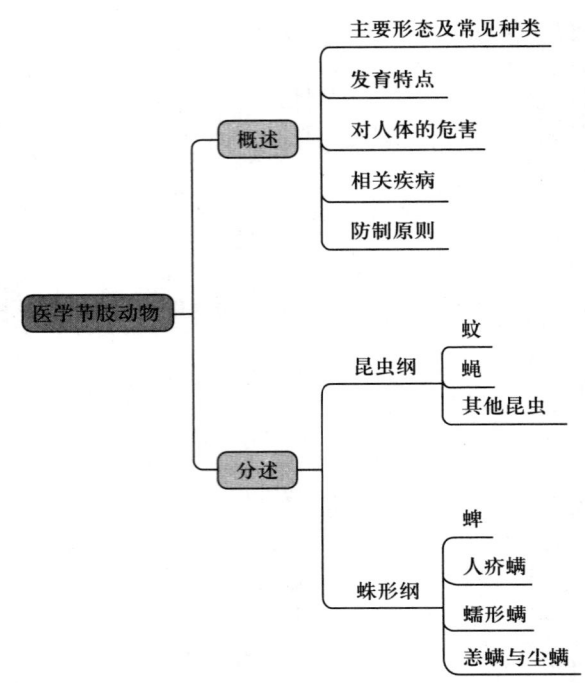

学习目标

1. 描述医学节肢动物的形态。
2. 简述医学节肢动物的生活史、实验室检查。
3. 分析医学节肢动物的致病性和防制原则。
4. 能完成对患者疾病情况的评估，能熟练应用相应的护理操作。
5. 通过理论学习和实践操作，养成良好的卫生习惯和职业素养，树立预防、治疗和护理相结合的大局卫生观。

案例 15-1

患者，女，18 岁。因半年来鼻翼皮肤发红、微痒、时有轻微刺痛而前来就诊。观察发现鼻两翼皮肤有鲜红色斑片，鲜红色斑片中有若干散在性小丘疹。丘疹大小约 1 mm。

问题与思考：
1. 本病例拟诊断为什么病？
2. 如何进一步确诊？

第一节 概 述

医学节肢动物（medical arthropod）是指通过骚扰、吸血、螯刺、寄生、传播多种疾病而危害人体健康的节肢动物。包括蛛形纲（Arachnida）、昆虫纲（Inasecta）、甲壳纲（Crustacea）、唇足纲（Chilopoda）、倍足纲（Diplopoda）和五口纲（Pentastomida）。

研究医学节肢动物的目的是通过掌握其形态特征、生活习性及与疾病的关系，通过实施环境治理、物理防制、化学防制等综合性措施有效控制医学节肢动物及其传播的疾病。

一、医学节肢动物的主要形态特征及常见种类

医学节肢动物的主要形态特征为：身体分节，两侧对称；体表由坚韧的外骨骼组成；附肢成对、分节。常见医学节肢动物有昆虫纲、蛛形纲、甲壳纲，其形态特征及主要种类见表15-1和图15-1。重要的医学节肢动物分属于昆虫纲和蛛形纲。

表 15-1 医学节肢动物形态特征与代表种类

分类	身体分节	触角	足	翅	代表种类
昆虫纲	头、胸、腹	1 对	3 对	1~2 对	蚊、蝇、白蛉、蚤
蛛形纲	头胸部与腹部或头胸腹部愈合为颚体和躯体	无	成虫或若虫、幼虫 3 对	3 对	蜱、螨、蜘蛛、蝎子
甲壳纲	头胸部与腹部	2 对	5 对	无	蟹、蝲蛄、剑水蚤

二、医学节肢动物的发育

节肢动物由卵到成虫的发育过程中所经历的形态、生理和生活习性等一系列的改变，称为变态发育。变态发育分为完全变态发育和不完全变态发育 2 种类型。

1. 完全变态发育　是指发育过程经历卵、幼虫、蛹、成虫 4 个时期，其中幼虫、成虫的形态和生活习性等完全不同，如蚊、蝇的发育。

2. 不完全变态发育　是指发育过程中无需经历蛹期，成虫前发育期的若虫在形态和生活习性等方面与成虫相似，仅表现为虫体较小，生殖器官未发育成熟的发育过程，如虱、臭虫的发育。

三、医学节肢动物对人体的危害

医学节肢动物对人体的危害包括直接危害和间接危害。直接危害是指医学节肢动物直接对人体造成的损害。间接危害是指以医学节肢动物作为传播媒介，传播病原体，从而导致人体感染某种疾病。间接危害往往比直接危害严重。

（一）直接危害

1. 叮刺、吸血和骚扰　蚊、白蛉、蠓、虻、蚋、蚤、臭虫、虱、蜱、螨等都能叮刺、吸血、骚扰人体，影响工作和休息，重者还可出现丘疹样荨麻疹。

2. 螯刺与毒害　某些医学节肢动物通过分泌毒性物质或叮刺时将毒液注入人体造成危害，轻者局部红、肿、痒、痛，重者可致全身症状，甚至死亡。如松毛虫的毒毛及毒液可引起皮炎、结膜炎，硬蜱叮刺后可使机体出现蜱瘫痪，毒隐翅虫的体液接触皮肤可致线状皮炎。

3. 过敏反应　某些节肢动物的唾液、分泌物、排泄物和脱落的表皮等可作为过敏原，接触敏感体质的人，可导致人体发生局部或全身性的过敏反应，如尘螨引起的哮喘、鼻炎等。

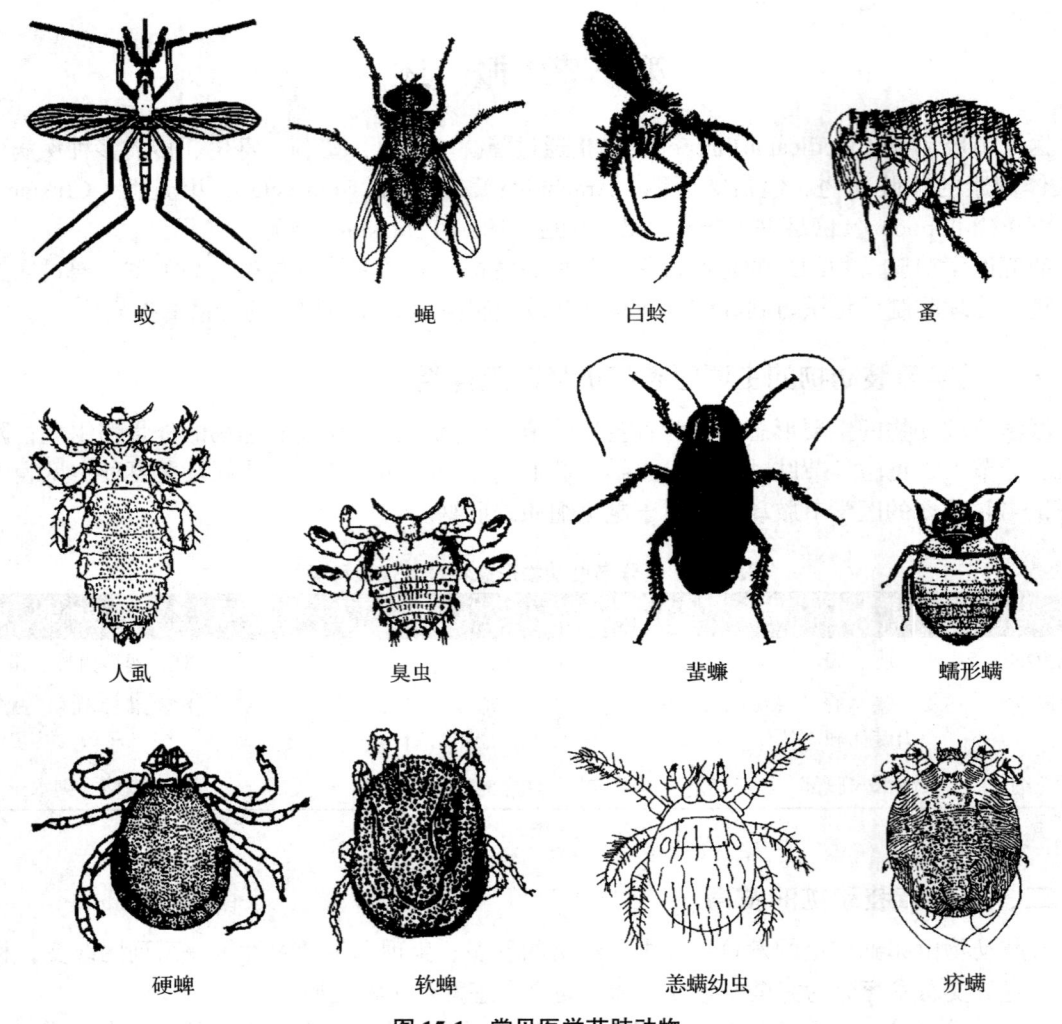

图 15-1 常见医学节肢动物

4. 寄生 有些医学节肢动物可作为体表或体内寄生虫引起损害。如蝇类幼虫寄生引起的蝇蛆病，疥螨寄生引起的疥疮，蠕形螨寄生引起的蠕形螨病等。

（二）间接危害

医学节肢动物携带病原体使其在人与动物之间传播，这种由医学节肢动物传播的疾病称虫媒病。传播疾病的医学节肢动物称传播媒介或病媒昆虫。根据病原体与医学节肢动物的关系不同，医学节肢动物传播虫媒病的方式可分为两大类。

1. 机械性传播 医学节肢动物在传播虫媒病时，病原体在媒介节肢动物体内或体表没有形态或数量变化，医学节肢动物在病原体传播过程中只起携带播散的作用，这种传播方式称为机械性传播。病原体可以附着于其体表、口器或通过消化道播散，如蝇和蜚蠊传播肠阿米巴病。

2. 生物性传播 病原体在医学节肢动物体内经历发育和（或）增殖阶段，才具有感染性，可感染新的宿主完成其生活史，这种传播方式称为生物性传播。根据病原体在医学节肢动物体内发育、增殖的情况，生物性传播分为以下 4 种传播方式。

（1）发育式：病原体在医学节肢动物体内只发育而无繁殖的过程。例如，丝虫的微丝蚴在蚊体内的发育。

（2）繁殖式：病原体以医学节肢动物作为繁殖场所，在其体内不断增加数量，但无形态的变化。例如，登革病毒在伊蚊体内、鼠疫耶尔森菌在蚤体内的繁殖。

（3）发育繁殖式：病原体在医学节肢动物体内必须经历发育和繁殖2个过程，既有形态的变化，又有数量的增加。例如，疟原虫在雌性按蚊体内的发育。

（4）经卵传递式：有些病原体不仅在医学节肢动物体内增殖，而且侵入雌虫的卵巢，经卵传递，导致医学节肢动物的下一代也具有感染性，这种传播方式也称垂直传播。经卵传递式多见于蜱、螨类及蚊和白蛉等。如蜱体内的森林脑炎病毒、贝氏立克次体等，蚊体内的乙型脑炎病毒和登革病毒，都可经卵传递。

医学节肢动物对人类最大的危害是传播虫媒病。虫媒病不但能在人与人之间传播，也能在动物与动物以及动物与人之间传播，引起人畜共患病。医学节肢动物既是某些疾病的传播媒介，也是某些病原体的长期储存宿主。

 考点提示

医学节肢动物对人体的危害。

四、医学节肢动物及其相关疾病

我国虫媒病种类很多，一些重要医学节肢动物及其相关疾病见表15-2。

表15-2 常见医学节肢动物及其相关疾病

节肢动物	虫媒病
蚊	疟疾、丝虫病、流行性乙型脑炎、登革热等
蝇	细菌性、病毒性消化道疾病和蝇蛆病等寄生虫病
白蛉	黑热病
蚤	鼠疫、地方性斑疹伤寒
蜚蠊	消化道、皮肤的细菌性、病毒性和寄生虫性疾病
虱	流行性斑疹伤寒、虱性回归热、战壕热等
蜱	森林脑炎、克里米亚-刚果出血热、蜱媒回归热等
恙螨	恙虫病
革螨	流行性出血热、森林脑炎、立克次体病等
疥螨	疥疮
蠕形螨	螨虫病

五、医学节肢动物的防制原则

医学节肢动物种类繁多，生态习性复杂，应贯彻综合防制的原则并结合当地的实际情况以达到有效防制的目的。医学节肢动物综合防制的方法包括环境治理、物理防制、化学防制、生物防制、遗传防制及法规防制等方面。

（一）环境治理

环境治理是指根据医学节肢动物的生态习性，通过改变环境达到减少医学节肢动物孳生的目的，从而预防和控制虫媒病，这是最有效的防制方法。如搞好环境卫生、清除无用积水、修整沟渠、平整土地以消除蚊蝇孳生地。此外，改善人们的居住条件，减少或避免人、医学节肢动物、病原体三者的接触机会，以此阻断虫媒病的传播途径。

（二）物理防制

物理防制是指利用各种机械、热、光、声、电等手段，捕杀、隔离或驱赶害虫。如安装纱窗纱门防止蚊蝇等进入居室、挂蚊帐防蚊、高温灭虱、捕蝇纸诱捕蝇等。

（三）化学防制

化学防制是指使用天然或合成的对医学节肢动物有毒的物质，诱杀、毒杀或驱避医学节肢动物。该方法见效快，使用简单，但易造成环境污染及耐药性的产生。常用的化学杀虫剂有以下4类。

1. 有机氯类　一般称为第一代杀虫剂，包括滴滴涕（DDT）、六六六（BHC）和氯丹等。由于化学性质稳定，能在自然界和人、动物体内蓄积，并且污染环境，已被禁止或限制使用。

2. 有机磷类　是目前使用较多的一类杀虫剂，具有快速触杀和胃毒作用，有的兼具熏杀、空气触杀或内吸作用。有机磷杀虫剂的代表品种有敌敌畏、美曲膦脂、马拉硫磷、辛硫磷、倍硫磷、毒死蜱等。主要用于公共场所、疫区以及垃圾处理场等地，该类杀虫剂易降解，对环境污染较小。

3. 拟除虫菊酯　具有强烈的触杀作用，蒸汽有熏蒸和驱赶害虫的作用，高效广谱，对人畜低毒，降解快，不污染环境，对害虫能快速击倒。适合于家庭、畜舍及仓储害虫的防制。主要产品包括溴氰菊酯、胺菊酯、丙烯菊酯、苄呋菊酯、二氯苯醚菊酯等。

4. 昆虫生长调节剂　是人工合成的类昆虫激素样物质，通过阻碍或干扰节肢动物的正常发育而致死亡。优点是生物活性高，特异性强，对非靶标生物无毒或毒性小，如甲氧保幼激素和灭幼脲。

（四）生物防制

生物防制是指利用其他生物（如节肢动物的天敌、寄生物）或生物的代谢产物防制害虫。生物防制不污染环境，对害虫有长期抑制作用。包括生物杀虫剂，如苏云金杆菌；捕食性生物，如养鱼捕食蚊幼虫。

（五）遗传防制

遗传防制是通过改变昆虫的遗传物质，降低其繁殖势能或生存竞争力，达到控制或消灭整个种群的目的。如采用辐射法、化学杂交不育法等方法处理雄虫达到绝育目的，促使其种群自然递减。

（六）法规防制

法规防制是指利用法律或条例规定，对某些重要害虫实行监管，防止其传播，或采取强制性措施消灭某些害虫，包括检疫、卫生监督和强制防制3个方面。

考点提示

医学节肢动物的防制原则。

第二节　昆虫纲

昆虫纲是节肢动物中种类最多、数量最大的类群，与人类关系最为密切，构成医学节肢动物中最重要的部分。

一、蚊

蚊（mosquito）体长 1.6～12.6 mm，体色呈灰褐、棕褐或黑褐色。其种类繁多，分布广泛。在我国与医学有关的主要蚊种有按蚊、库蚊和伊蚊 3 属。

（一）生活史

蚊的发育为完全变态，生活史包括卵、幼虫、蛹、成虫 4 个阶段。雌蚊于积水中产卵，经幼虫发育至蛹期，蛹羽化形成的成虫生活于陆地上。在温度等环境因素适宜的条件下，蚊完成一代生活史需 1～2 周的时间。

（二）生态

3 属主要蚊种幼虫的孳生地不同：按蚊孳生于稻田、小溪等大型清洁水体；库蚊孳生于低洼地面积水、下水道等污水体；伊蚊孳生于树洞、盆等清洁容器型水体。雄蚊多栖息于野外杂草和树丛中，以植物汁为食；雌蚊栖息于阴暗、潮湿及不通风的场所，吸食人或动物血液。除伊蚊外，其他蚊种多在清晨、黄昏或黑夜活动。

（三）与疾病的关系

蚊对人类的危害除叮咬吸血、骚扰睡眠外，更重要的是作为媒介传播疟疾、丝虫病、流行性乙型脑炎和登革热等多种疾病，严重危害人类健康。

二、蝇

蝇（fly）体长 5～10 mm，多呈灰、褐、黑等颜色，有些种类带金属光泽。蝇能够携带病原体的主要结构有多毛的体表，口器末端唇瓣上的许多凹沟式小管即假气管，及足末节密布黏毛并能分泌黏液的爪垫。

（一）生活史

蝇的发育为完全变态。多数蝇种于人畜粪便、垃圾以及腐败的动物、植物中产卵，卵孵化出的幼虫发育成熟后，离开孳生地钻入周围干松的土壤中静止化蛹，蛹羽化为蝇。在温度等环境因素适宜的条件下，蝇完成一代生活史需 20～30 天。

（二）生态

蝇有趋光性，多在白天活动，夜间常栖息在天花板、电线或悬空的绳索等处。杂食性蝇类以各种腐烂食物、人畜的分泌物、排泄物等为食，且具有取食频繁，边吃边吐、边吃边排便、边吃周身细毛边不断摆动的习性，从而释放、传播所携带的多种病原体。

（三）与疾病的关系

除蝇蛆可寄生于人体组织器官引起胃肠道、眼、皮肤以及泌尿生殖道等部位的蝇蛆病（myiasis）外，蝇主要是通过机械性方式传播细菌性痢疾、霍乱等细菌性疾病，甲型肝炎等病毒性疾病，以及阿米巴痢疾、蛔虫病等寄生虫性疾病，从而成为多种消化道和呼吸道传染病的重要传播媒介。

三、其他昆虫

（一）蚤

蚤（flea）体型小，一般为 1～3 mm，棕黄色，左右侧扁，足发达善跳，无翅。蚤发育为完全变态，幼虫孳生于宿主的窝巢及活动场所，成虫可在宿主的体表和窝巢内外自由活动。蚤雌雄均频繁吸血，且有边吸血边排便的特点，其体内的病原体可经叮刺吸血或随粪便污染皮肤伤口进入宿主体内。蚤类对宿主的选择不严格，当宿主体温升高或下降时，即离去另觅宿主，极易造成疾病在不同宿主之间的传播。蚤传播的主要疾病有鼠疫、地方性斑疹伤寒、膜壳绦虫病等。蚤的综合性防制措施包括消除孳生地，注意个人卫生和环境卫生，加强防护，药物灭蚤等。

（二）虱

虱（louse）是一种永久性体表寄生虫。虱体呈灰白色或灰褐色，小而无翅，背腹扁平，足粗壮。寄生于人体的虱有体虱、头虱、阴虱3种。体虱、头虱形态相似，皆为菱形，长约4.4 mm，头虱略小，体色稍深；而阴虱则为蟹形，长1.5～2.0 mm。虱为不完全变态发育，生活史发育历经卵、若虫和成虫3个时期。体虱主要生活于贴身衣裤的缝隙中，头虱主要寄生于人头发间，而阴虱则主要寄生于阴毛根部。虱的若虫与成虫均吸血，并有边吸血边排粪的习性。虱体内的病原体可随粪便或压碎后溢出的体液污染皮肤伤口进入人体内。虱对温度极为敏感，当人体体温升高或下降时，即离去另觅宿主，这一习性有利于虱的散播与疾病的传播。虱除叮刺吸血致皮炎、继发感染外，主要传播流行性斑疹伤寒、战壕热、虱性回归热等疾病。对于虱的控制关键在于预防，要注意个人卫生，勤洗衣、洗澡、洗头；灭虱方法主要有高温或冷冻处理有虱的衣物，局部涂药等。

（三）臭虫

臭虫（bedbug）俗称壁虱，因成虫体内有臭腺而得名。虫体宽椭圆形，背腹扁平，红褐色，长4～5 mm。臭虫发育为不全变态。臭虫喜群居，生活在家具、床板、墙壁、地板等缝隙中，白天隐匿于暗处，夜间则活动吸血。臭虫对人类的危害主要是叮刺吸血、骚扰等直接危害，其能否在自然条件下传播疾病，至今未能证实。搞好居室卫生，药物喷洒或开水烫浇孳生地、栖息地等措施可以有效地防制臭虫。

（四）白蛉

白蛉（sandfly）体长1.5～4.0 mm，体灰黄色，全身密布细毛，胸部背面隆起似驼背，静态时，翅与体成45°，呈倒"八"字样。白蛉发育为完全变态，幼虫多孳生于洞穴、人房、厕所、畜舍、墙缝、岩洞等土壤中，成虫多栖息在墙边、洞穴、畜舍、土洞、人房等阴暗无风、安静的环境。白蛉雌体叮刺人体吸血可损伤组织引起皮炎，同时传播黑热病。采用药物杀灭成虫，改造环境，做好个人防护等措施，控制效果明显。

（五）蜚蠊

蜚蠊（cockroach）俗称蟑螂，体呈椭圆形，大小因种而异，多为15 mm左右。虫体背腹扁平，棕红或棕褐色。蜚蠊的发育为不完全变态，活动及隐匿的场所极为广泛，主要在室内、厨房、饭馆及仓库等无光、温暖的狭缝内，昼伏夜行。蜚蠊嗜食含糖和淀粉的食品、人和动物的排泄物、分泌物以及腐败的动物尸体，因而其体表或体内可沾染多种病原体，加之虫体具有频繁排粪和饮水的习性，从而极易传播疾病。蜚蠊以机械性方式传播的疾病主要有伤寒、霍乱、细菌性痢疾、阿米巴痢疾等，另外它还可作为缩小膜壳绦虫等蠕虫的中间宿主。搞好环境卫生，清除孳生地是防制蜚蠊的重要措施。

第三节　蛛形纲

蛛形纲节肢动物种类较多，与人类关系最密切的是蜱和螨。

蜱、螨为一类小型节肢动物，小者仅0.1 mm，大者可达1 cm以上，多呈圆形或卵圆形，由不分节的躯体和其前端或前端腹面的颚体2部分组成，无触角和翅，成虫有4对足。虫体生活史可分为卵、幼虫、若虫和成虫4个基本时期，属于不完全变态发育。

一、蜱

蜱（tick）属于专性体表寄生虫。虫体椭圆形，表皮革质，体长多为 2～15 mm，呈黄色、浅灰色或褐色。蜱根据躯体背面有无坚硬的盾板，分为硬蜱（hard tick）和软蜱（soft tick）两大类。

硬蜱多生活在森林、草原、牧场、灌木、山地、耕田等处，软蜱多栖息于家畜的圈舍、野生动物洞穴内。

蜱的幼虫、若虫和成虫均嗜吸人等多种动物的血液，其携带的病原体随叮刺伤口进入宿主体内，引起感染，同时病原体还可以经其卵细胞传给下一代虫体，因此蜱不仅是多种人畜共患病原体的传播媒介，而且是重要的储存宿主。蜱对人体的直接危害有叮刺吸血致皮炎或继发感染，有些种类还能分泌神经毒素，引起上行性肌麻痹，甚至窒息死亡，称为蜱瘫痪。蜱传播的常见疾病有森林脑炎、克里米亚 - 刚果出血热、蜱媒回归热等。

消除孳生地、药物杀虫、加强个人防护是其主要的防制措施。

二、人疥螨

人疥螨（sarcoptid mite）俗称疥虫，寄生于人体皮肤表皮层引起疥疮。虫体类圆形，乳白色或淡黄色，体长 0.2～0.5 mm。躯体背面隆起，上有横纹、皮棘和刚毛；躯体腹面较平，有 4 对粗短的足，足末端有吸垫或长刚毛。

人疥螨选择皮肤薄嫩处寄生，如指间、腕内侧、腋窝、腹股沟、乳房下等部位，在皮下开掘与皮肤纹理平行的隧道，导致机械性损伤、过敏及炎症反应，引起疥疮。疾病初期，局部皮肤出现针尖大小、淡红色小丘疹，后转化为水疱，若继发感染可形成脓疱，患者皮损处剧烈瘙痒，夜晚加剧，睡后更甚。

疥疮流行于世界各地，多发于学龄前儿童及青年集体，通过直接或间接接触传播。

用针挑法或刮片法取材，镜检查找虫体进行确诊。

预防措施包括加强卫生宣教，注意个人卫生，避免与患者接触或使用患者的衣物、毛巾等，患者用过的物品需煮沸或蒸汽消毒处理。治疗时常用 10% 硫软膏、10% 苯甲酸卞酯搽剂等涂擦患处。

 考点提示

感染人疥螨的症状。

知识链接

疥疮与其他皮肤疾病的区别

疥疮：疾病初期，局部皮肤出现针尖大小、淡红色小丘疹，后转化为水疱，若继发感染可形成脓疱，患者皮损处剧烈瘙痒，夜晚加剧，睡后更甚。

湿疹：为多形性皮损，常融合成片，倾向湿润渗出。无一定好发部位。

脓疱疮：好发于儿童，以头面部等露出部位为多，初发为小脓疱，破后复有黄色脓痂，夏秋常见。

丘疹样荨麻疹：为多数散在性小丘疹、丘疱疹或坚硬小疱，搔抓后形成小风团，风团消退后仍为小丘疹。患儿多为过敏性体质，常伴有胃肠功能障碍及扁桃体肿大，昆虫刺咬后易于发生。

皮肤瘙痒症：发无定处，指缝少见。患者主要为皮肤瘙痒，皮损多为继发抓伤。发病常与情绪波动、内脏疾病或更年期有关。

虱病：皮损主要为继发性抓伤，以腋窝两胁、腰围、阴部等以及与衣缝皱褶接触皮肤多见，可查到虱及虱卵。

三、蠕形螨

蠕形螨（demodicid mite）俗称毛囊虫，是一种永久性皮肤寄生螨。寄生于人体的种类有毛囊蠕形螨（*Demodex folliculorum*）和皮脂蠕形螨（*Demodex brevis*）。虫体细小呈蠕虫状，乳白色，半透明，长 0.1～0.4 mm。颚体宽短，躯体分为足体和末体 2 部分。毛囊蠕形螨较长，皮脂蠕形螨略短。虫体主要寄生于人体的额、鼻、鼻沟、头皮、下颏、口周围等部位的毛囊和皮脂腺内。引起皮肤潮红、充血、红斑、丘疹、毛囊炎、皮脂腺炎等损害，酒糟鼻、痤疮、脂溢性皮炎、睑缘炎等患者蠕形螨的感染率较高。蠕形螨呈世界性分布，各年龄组均可感染，通过直接或间接接触传播。常用透明胶纸法、挤压涂片法进行实验诊断。注意个人卫生，避免与患者共用脸盆、毛巾及衣物等是预防感染的主要措施。治疗可内服甲硝唑及维生素 B_2，外擦 2% 甲硝唑霜和 10% 硫软膏等。

 考点提示

蠕形螨的检查方法。

四、恙螨与尘螨

（一）恙螨

恙螨（chigger mite）又称恙虫，仅幼虫营寄生生活。幼虫多为椭圆形，背腹扁平，0.2～0.5 mm，呈红、橙、淡黄或乳白色，背面有盾板及背毛，腹面有 3 对足。幼虫的宿主范围广泛，以鼠类为主，有些种类可侵袭人体，于皮肤薄嫩而湿润部位，如腰、腋窝、腹股沟、阴部等处叮咬，造成周围组织凝固性坏死，产生炎症性损害，称为恙螨皮炎。叮咬时，同时将携带的恙虫病立克次体注入人体引起恙虫病。搞好个人防护和环境卫生，防鼠、灭鼠和药物杀虫为主要防制措施。

（二）尘螨

尘螨（dust mite）呈长椭圆形，乳黄色，长 0.2～0.5 mm。主要有屋尘螨和粉尘螨 2 种，前者多见于居室的尘埃、枕头、被褥、沙发、地毯等处，后者则在面粉厂、棉纺厂、中药厂、粮食仓库等环境中大量孳生，春秋季节为其繁殖的高峰时段。尘螨及其分泌物、排泄物是强烈的过敏原，可引起过敏性哮喘、过敏性鼻炎和过敏性皮炎等变态反应性疾病。在询问病史的基础上，可采用皮内试验、皮肤挑刺试验、黏膜激发试验等免疫学检查方法进行诊断。可以通过消除螨的孳生地、药物灭螨等措施进行预防。治疗手段主要是用尘螨浸液进行脱敏治疗以及用抗过敏药物对症处理。

> **考点提示**
>
> 尘螨的预防和治疗方法。

知识链接

隐翅虫

隐翅虫,又称为"青腰虫",身长0.6~0.8 cm,是鞘翅目隐翅虫科甲虫的通称,属昆虫纲,鞘翅目,隐翅虫科。鞘翅极短,因该科大多数种类其后翅藏匿于前翅之下而不易察觉而得名。隐翅虫的发育为完全变态,多孳生在隐蔽潮湿的环境内,如水沟、池塘、杂草丛、水稻等作物田中,以小型昆虫、植物花粉、腐烂的有机质为食。其明显的向光性(特别是对荧光),光亮越强,招来的虫子越多。同时还具有向高性,隐翅虫总是喜欢飞向高处。其爬行速度很快,飞进室内后便在天花板、墙壁、家具、衣物、人体表面四处爬行,使人染病。隐翅虫夜间活动的频率受气温、风向、光亮等诸多因素影响,虫体外没有毒腺,不会蜇人,但是体内有毒液(强酸性毒汁,pH1~2),在被打死后毒液会流出来,毒液会引起急性皮肤炎症,痊愈后伤口颜色与周围皮肤会有差异。要注意保持室内外卫生,防止蚊虫孳生,关好纱窗,关灯睡觉;尽量采取各种驱蚊措施,如点灭蚊器、擦花露水等;若隐翅虫停留在皮肤上,切记不要用手直接拍打它,应用嘴吹气将其赶走;到郊外游玩时,尽量穿长袖衣裤等。

思政园地

医学昆虫学家何琦

何琦(1903—1970),原何琦名存章,字希韩,义乌东河人。1927年毕业于燕京大学生物学系。著名医学昆虫学家、疟疾学家。

何琦一生致力于双翅目昆虫的研究。双翅目中不少种类是传播细菌、寄生虫、病毒、立克次体等病原体的媒介昆虫;同时,种蝇、叶潜蝇、果实蝇、麦瘿蝇等的幼虫,又是农业的重要害虫。为了摸清双翅目昆虫的生活习性、种类,何琦的足迹遍及全国各省、市、区。他采集、制作了数以百计的蝇蚊种群标本,编集了许多卡片,绘制了各种图形,然后作出系统分类和形态描绘,精心研究鉴定。

何琦生于黑暗的旧社会,他懂得,科学不一定能救中国,但没有科学却一定不能救中国。1938年,面对外国机构的高薪利诱,度过种种险阻与难关,他毅然决然地回到了千疮百孔百废待兴的祖国;临近解放,国民党以高职位和出国考察为诱饵,要他跟随到台湾,但何琦没有动摇留在大陆的决心,以到北方讲学为名,只身赶赴东北解放区参加革命工作;解放后,他把全部心血都倾注到科学事业上,在医学昆虫研究的百草园里奋力耕耘,在多年学习研究中,严格遵守科学工作的"三严"精神,一丝不苟,在生活上平易近人,关心青年的成长。

无论怎样荆棘丛生,无论怎样风袭雨淋,何琦都没有放弃他的这份执着,可以用他自己的话来说明,那就是"爱国家,爱真理,向往人类最高理想,是指导我一生行动的三条纲领"。

自 测 题

一、单项选择题

1. 医学节肢动物对人最主要的危害是
   A. 寄生　　　　　　　B. 骚扰　　　　　　　C. 吸血
   D. 引起超敏反应　　　E. 传播疾病
2. 属于完全变态的节肢动物是
   A. 蜱　　　　　　　　B. 虱　　　　　　　　C. 蚤
   D. 疥螨　　　　　　　E. 蠕形螨
3. 医学节肢动物对人的直接危害不包括
   A. 吸血骚扰　　　　　B. 毒质损害　　　　　C. 致敏作用
   D. 寄生侵害　　　　　E. 传播疾病
4. 下面属于不完全变态发育的昆虫是
   A. 蚤　　　　　　　　B. 蝇　　　　　　　　C. 虱
   D. 蚊　　　　　　　　E. 白蛉

二、简答题

1. 简述医学节肢动物的防制原则。
2. 简述医学节肢动物对人体的危害。

三、案例分析题

患儿，女，6岁。主诉：鼻痒、喷嚏、咳嗽、喘息2天。病史：患儿平时身体健康，2天前出现上呼吸道过敏症状，继而出现喘息、呼吸困难等，伴有咳嗽、喘息、呼吸困难等表现，偶有烦躁不安，端坐呼吸，鼻翼扇动等表现，遂来诊。检查：T 36.5 ℃，P 90次/分，R 23次/分，BP 110/70 mmHg。神志清，口唇无发绀，无颈静脉怒张。双肺呼吸音粗，可闻及散在干啰音，未闻及湿啰音，心率90次/分，律齐，未闻及杂音。实验室检查：酸性粒细胞增高。过敏原皮肤点刺试验：户尘螨（＋），杨树花粉（－），粉尘螨（＋），鸡蛋（－），牛奶（－），猫狗毛皮屑（－），血清特异性IgE测定值为100 U/ml。

请回答：
1. 该患者可能是什么疾病？
2. 如何对家属进行健康教育？

（郜乐乐）

下篇

医学免疫学

第十六章 医学免疫学概论

第十六章数字资源

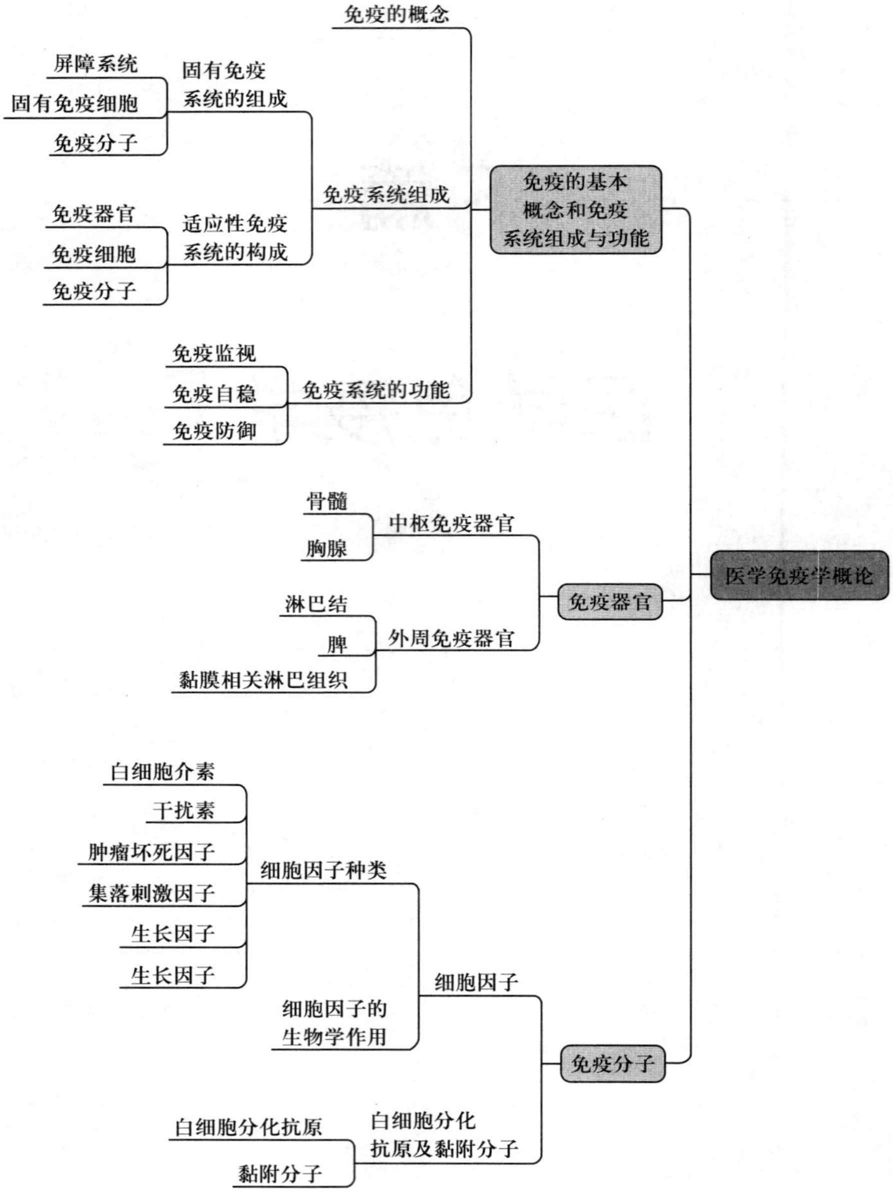

```
                                        ┌─ 免疫的概念
                      ┌─ 屏障系统   ┌─ 固有免疫
                      ├─ 固有免疫细胞─┤ 系统的组成
                      └─ 免疫分子   │                 ┌─ 免疫的基本
                                  ├─ 免疫系统组成 ──┤ 概念和免疫
                      ┌─ 免疫器官   ┌─ 适应性免疫     │ 系统组成与功能
                      ├─ 免疫细胞 ──┤ 系统的构成      │
                      └─ 免疫分子   │                │
                                  │                │
                      ┌─ 免疫监视   │                │
                      ├─ 免疫自稳 ──┴─ 免疫系统的功能  │
                      └─ 免疫防御                    │
                                                   │
                      ┌─ 骨髓                       │
                      ├─ 胸腺 ───── 中枢免疫器官    │── 医学免疫学概论
                                                   │
                      ┌─ 淋巴结                     │
                      ├─ 脾 ──────┬ 外周免疫器官 ── 免疫器官
                      └─ 黏膜相关淋巴组织             │
                                                   │
                      ┌─ 白细胞介素                  │
                      ├─ 干扰素                     │
                      ├─ 肿瘤坏死因子 ── 细胞因子种类  │
                      ├─ 集落刺激因子                │
                      ├─ 生长因子                   ├─ 细胞因子 ── 免疫分子
                      └─ 生长因子                   │
                                细胞因子的           │
                                生物学作用           │
                                                   │
                      ┌─ 白细胞分化抗原 ── 白细胞分化  │
                      └─ 黏附分子         抗原及黏附分子
```

224

第十六章 医学免疫学概论

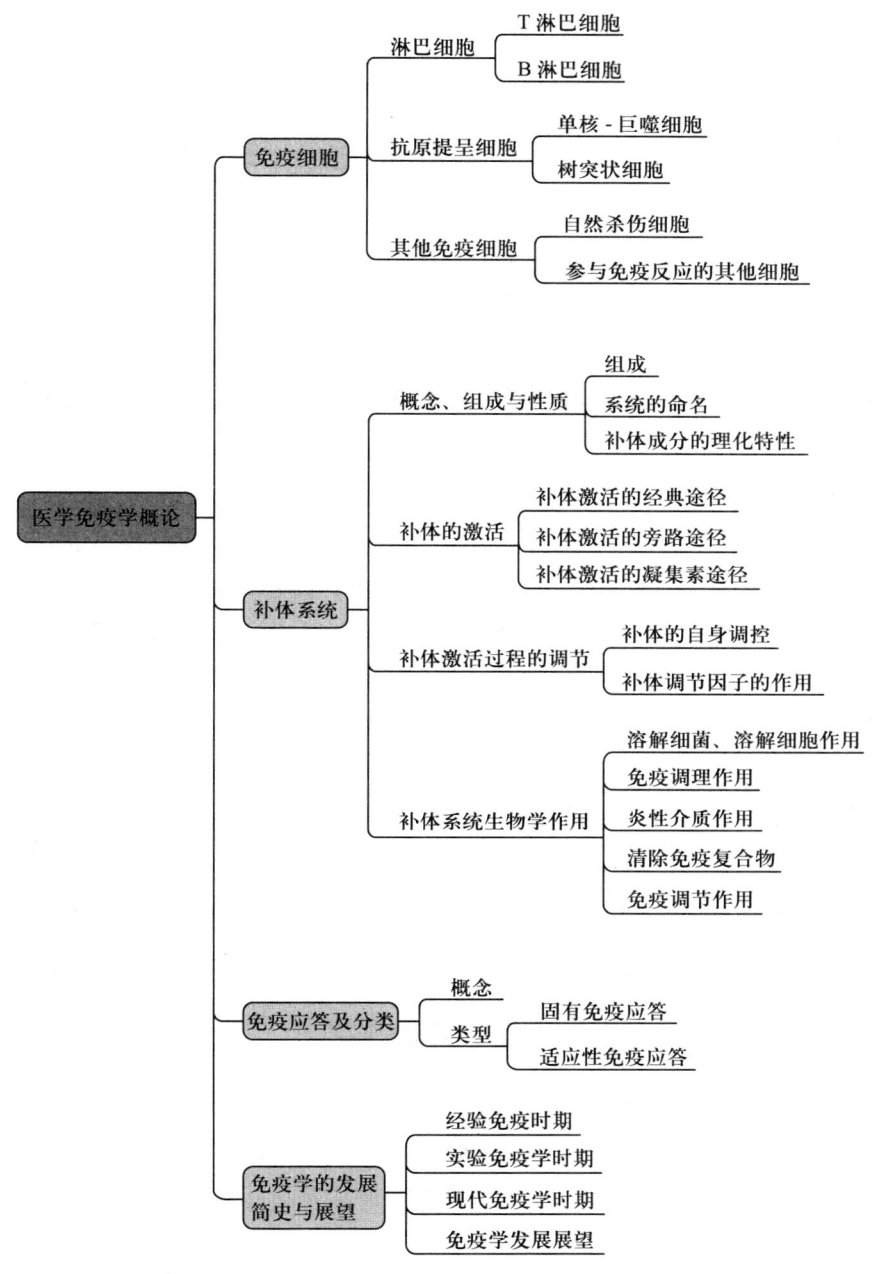

学习目标

1. 说出免疫系统的组成及免疫器官的功能，T 细胞和 B 细胞主要特点和功能，补体系统的组成及生物学作用，细胞因子种类和功能，解释补体的概念、白细胞分化抗原及黏附分子的概念。

2. 分析补体激活的激活物及 3 条途径的异同；总结其他免疫细胞特点和功能；黏附分子参与机体多种重要的生理功能和病理过程。

3. 运用所学知识进行基本的免疫器官、免疫细胞形态学检查。

4. 培养严谨细致、不畏艰难，为患者负责的职业素养。

案例 16-1

患者，男性，30岁，未婚。自述有注射药瘾史2年余，1年前体重明显减轻、近3个月发热、干咳，因近日感觉呼吸不畅，到医院就诊。体格检查：腿部及手臂皮肤多个紫褐色结节，直径约为1 mm～1 cm，大小不等、触痛；口咽部白膜合并溃疡；全身浅表淋巴结肿大。$CD4^+T$淋巴细胞数量为75个/ml。HIV抗体阳性。口腔涂片发现白假丝酵母菌。HIV mRNA水平为20 000拷贝/ml。

问题与思考：

1. 该患者$CD4^+T$淋巴细胞数量显著减少与发病有何关系？
2. T淋巴细胞可分为哪些亚群？

第一节 免疫的基本概念和免疫系统的组成与功能

一、免疫的基本概念

免疫（immunity）是人们在生活和工作中长期与传染病斗争逐渐建立起来的，传统免疫的概念即是机体抗传染病的一种能力，也就是抗感染免疫。随着对免疫机制研究的深入，人们发现了很多与感染无关的免疫现象，如血型不合引起的输血反应、对青霉素过敏等都属于免疫现象，但都不是传染病。所以人们对免疫的认识也发生了改变，到20世纪六七十年代出现了现代免疫的概念。现代免疫的概念是：机体识别"自己"与"非己"，对"自己"产生免疫耐受，对"非己"产生免疫应答并清除"非己"的生理功能。

医学免疫学主要研究机体免疫系统的组成、结构与功能，免疫应答发生机制，疾病的诊断、预防和治疗，是一门医学基础学科。医学免疫学发展迅猛，现在已经形成了基础免疫学、免疫病理学、免疫遗传学、临床免疫学、移植免疫学、肿瘤免疫学和分子免疫学等分支学科，成为生命科学研究领域的前沿学科，也成为生命科学领域工作者必修的一门重要学科。

思政园地

人痘接种预防天花

天花是一种由天花病毒（smallpox virus）引起的烈性传染病，传染性极强，正常人一旦接触患者，均会感染发病。天花的病死率极高，被称为"死神的忠实帮凶"。患病后即使侥幸存活，也会在脸上留下满布的凹陷性瘢痕（俗称麻点）。史册多次记载了天花大规模流行时的悲惨情景。大约在3世纪的魏晋时期，天花从南亚、东南亚传入我国。晋代葛洪的《肘后备急方》称天花为"虏疮"，隋代巢元方《诸病源候论》称其为"豌豆疮（痘疮）"，明代以后则称之为"痘症"。明清时期，儿科疾病以天花最为猖獗，痘疹类传染病成为儿科医家研究和防治的重点。

大约在11世纪的宋代，我国开始用人痘接种预防天花；到16世纪的明代，人痘接种已经得到广泛应用。痘苗从"时苗"（天花患者现取痂）发展到"种苗"（接种发出来的痘作为种苗）、"熟苗"（反复接种传代六七代后毒力大大减低），并提到痘苗保存环境要阴凉、干净、密闭。在18世纪的清代，人痘接种经中东地区传到欧洲，对接种牛痘苗预防天花的发明有启迪作用。因此，我国人痘接种预防天花开创了人工免疫预防之先河，为人类预防烈性传染病的发展贡献了"中国智慧"。

二、免疫系统的组成与功能

 考点提示

免疫的概念；免疫系统的组成；免疫系统的功能。

免疫系统是机体执行免疫功能的物质基础。免疫系统各组分彼此依存，协调一致发挥免疫反应和免疫调节等功能，与神经-内分泌系统形成调节网络，共同维持机体内环境的相对稳定。

（一）免疫系统的组成

免疫系统（immune system）包括免疫器官和组织、免疫细胞、免疫分子，根据其主要参与的免疫应答类型可人为分成固有免疫系统和适应性免疫系统。

1. 固有免疫系统的构成　固有免疫系统包括屏障系统、固有免疫细胞和固有分子。

（1）屏障系统：主要包括机体特定部位的组织结构及其特有的物理、化学、生物学因素构成的防御结构。人体重要的屏障系统有：①皮肤黏膜屏障：健康完整的皮肤和黏膜构成阻挡微生物的机械屏障；皮肤和黏膜的分泌物有多种杀菌/抑菌物质，如汗腺分泌的乳酸、皮脂腺分泌的不饱和脂肪酸、胃液中的胃酸以及呼吸道、消化道和泌尿生殖道所分泌黏液中的溶菌酶、抗菌肽等，形成化学屏障；定植在皮肤黏膜的正常微生物群可阻止某些致病菌的入侵和感染，形成微生物屏障。②血-脑屏障、胎盘屏障：阻止病原菌进入神经系统或胎儿体内。

（2）固有免疫细胞：涉及体内多种免疫细胞，如单核-巨噬细胞、树突状细胞、中性粒细胞、固有淋巴细胞（自然杀伤细胞、NKT细胞、γδT细胞、B1细胞）及粒细胞、肥大细胞等。它们都具有识别谱宽泛的模式识别受体（pattern recognition receptor，PRR）或类似功能的受体，识别和结合对应分子组分而活化，并通过吞噬、胞内杀菌机制以及细胞毒作用等方式清除病原体以及自身死亡细胞。

（3）固有免疫分子：包括表达于免疫细胞膜表面的膜分子和存在于体液中的可溶性分子。前者主要表达于细胞膜上的受体分子，如模式识别受体、补体受体、细胞因子受体；后者主要存在于体液中可直接抑杀病原体或以介导炎症等方式参与清除病原体的补体系统、细胞因子和抑病原体作用的溶菌酶、防御素、乙型溶素等碱性多肽与蛋白质。

2. 适应性免疫系统的构成　适应性免疫系统包括免疫器官、免疫细胞和免疫分子。

（1）免疫器官：分为中枢免疫器官和外周免疫器官。中枢免疫器官包括骨髓、胸腺，是免疫细胞发生、分化、发育和成熟的场所；外周免疫器官和组织包括淋巴结、脾和皮肤黏膜相关淋巴组织，是成熟免疫细胞定居的部位，也是适应性免疫应答发生的主要场所。

（2）免疫细胞：是免疫应答的主要执行者。适应性免疫细胞主体是在胸腺分化成熟的T淋巴细胞和在骨髓分化成熟的B淋巴细胞。其发挥功能需抗原提呈细胞（树突状细胞、单核-巨噬细胞等）辅助才能启动，发挥效应也常依赖固有免疫细胞及分子的参与。

（3）免疫分子：主要分为表达于免疫细胞膜表面的膜分子和存在于体液中的可溶性分子。前者包括T、B细胞膜表面的抗原受体（TCR、BCR）、CD分子、黏附分子、主要组织相容性复合体编码分子和各类受体分子（如补体受体、细胞因子受体）等；后者有抗体、补体和细胞因子等。

固有免疫和适应性免疫是有序发生的，相辅相成。固有免疫启动适应性免疫，适应性免疫效应依赖固有免疫细胞和分子的参与，以彻底清除入侵的病原体。

（二）免疫的功能与表现

免疫的功能及主要表现列于表 16-1。

表 16-1　免疫功能及表现

免疫功能	正常表现	异常表现
免疫防御	对病原体等非己抗原识别、清除	超敏反应（高）；免疫缺陷病（低）
免疫稳定	对自身衰老及损伤细胞识别、清除	自身免疫病（失调）
免疫监视	对突变细胞识别、清除病毒	持续感染或易患肿瘤（低）

第二节　免疫器官

一、中枢免疫器官

人体中枢免疫器官包括骨髓和胸腺，主要是免疫细胞分化、发育、成熟的场所。由于血液和淋巴循环相通，在中枢免疫器官内发育成熟的淋巴细胞能够迁移到外周免疫组织内，行使免疫功能，也使外周免疫器官之间免疫细胞能进行循环和迁移。

（一）骨髓

骨髓是造血器官，是各类血细胞和免疫细胞的发源地，也是人类和其他哺乳动物 B 细胞发育成熟的场所。骨髓中的造血干细胞（hemopoietic stem cell，HSC）可分化为各种血细胞。骨髓是 B 细胞生成的部位，是 HSC 分化发育为功能性 B 细胞的唯一器官。淋巴样干细胞及淋巴样祖细胞也是由 HSC 分化而来，它们可经血液循环进入胸腺，发育为功能性 T 细胞。

骨髓的功能：①各类血细胞和免疫细胞发生的场所；② B 细胞和 NK 细胞分化成熟的场所；③体液免疫应答发生的场所。骨髓是发生再次体液免疫应答后产生抗体的主要部位。骨髓功能缺陷时，不仅会严重损伤机体的造血功能，而且会导致严重的细胞免疫和体液免疫功能缺陷。

（二）胸腺

胸腺（thymus）是 T 细胞分化、发育、成熟的场所。老年期胸腺明显缩小，皮质和髓质被脂肪组织取代，胸腺微环境改变，T 细胞发育成熟减少，导致老年人的免疫功能减退。胸腺由胸腺细胞和胸腺基质细胞组成。胸腺细胞是处于不同分化阶段的 T 细胞。胸腺微环境主要由胸腺基质细胞、细胞外基质及局部活性因子组成，是决定 T 细胞分化、增殖和选择性发育的重要条件。骨髓的淋巴样干细胞经血液循环进入胸腺，在胸腺素及多种细胞因子的作用下，分化成熟为 T 细胞。胸腺功能低下或缺陷时，可导致机体 T 细胞数量减少或细胞免疫功能下降。

胸腺的功能：① T 细胞分化、成熟的场所；②免疫调节作用；③自身免疫耐受的建立与维持。

 考点提示

中枢免疫器官及功能；外周免疫器官及功能。

二、外周免疫器官

外周免疫器官是成熟淋巴细胞（T 细胞、B 细胞）定居的场所，也是淋巴细胞对外来抗原产生免疫应答的主要部位。外周免疫器官包括淋巴结、脾和位于胃肠道、呼吸道及泌尿生殖道的黏膜相关淋巴组织等。

（一）淋巴结

淋巴结是重要的外周免疫器官，成群分布在浅表的颈部、腋窝、腹股沟、深部的纵隔及腹腔内。淋巴结为T细胞的主要定居地，是淋巴系统的主要组成部分，可截获来自组织液和淋巴液中的抗原。淋巴结内的淋巴细胞大约75%是T细胞，25%为B细胞。

淋巴结的功能：①是成熟T细胞和B细胞的重要定居部位；②参与淋巴细胞再循环；③具有过滤作用；④是发生免疫应答的主要场所。

（二）脾

脾是人体最大的外周免疫器官，是对血源抗原产生免疫应答的主要场所和B细胞的主要定居地。脾包含白髓和红髓，白髓为T、B细胞及巨噬细胞的定居场所。红髓主要含B细胞、巨噬细胞和树突状细胞等。脾是淋巴细胞的定居地，B细胞约占脾淋巴细胞总数的60%，T细胞占脾淋巴细胞总数的40%。

脾的主要生理功能：①是成熟T细胞和B细胞居住的主要场所之一；②是免疫应答发生场所，是机体产生抗体的主要器官，在免疫系统中，脾负责对血源抗原产生免疫应答；③过滤作用，血液流经脾，通过脾内的巨噬细胞和网状内皮细胞的吞噬作用，清除血液中的病原体和衰老的红细胞等，净化血液。

（三）黏膜相关淋巴组织

黏膜相关淋巴组织包括扁桃体、阑尾、肠系膜淋巴结、肠集合淋巴结以及呼吸道、消化道、泌尿生殖道黏膜下分散的淋巴小结和弥散的淋巴组织。黏膜相关淋巴组织中的B细胞多为IgA产生细胞，受抗原刺激后，直接将sIgA分泌到黏膜表面，执行局部特异免疫作用。

第三节 免疫细胞

按其在体内的作用不同，可分为两大类，即淋巴细胞和免疫辅助细胞，后者包括单核-巨噬细胞、树突状细胞和其他免疫应答的相关细胞，如中性粒细胞、嗜酸性粒细胞、嗜碱性粒细胞和肥大细胞。

一、淋巴细胞

淋巴细胞（lymphocyte）是免疫系统的主要细胞，包括T细胞、B细胞和自然杀伤细胞（natural killer cells，NK）。成熟T细胞来源于胸腺，定居于外周免疫器官，介导细胞免疫应答；成熟B细胞来源于骨髓，定居于外周免疫器官，介导体液免疫应答。T和B淋巴细胞经抗原活化后，胞体变大，进行增殖、分化，产生特异性免疫应答，称为免疫活性细胞。

（一）T淋巴细胞

T细胞又称为胸腺依赖淋巴细胞（thymus-dependent cell），在发育的不同阶段，细胞表面可表达不同种类的受体和T细胞抗原，这些受体和抗原与细胞功能密切相关，也是鉴别T细胞及其活化状态的重要标志。成熟T细胞离开胸腺迁移至外周淋巴组织，介导细胞免疫。

1. T细胞受体（T cell receptor，TCR） 又称T细胞抗原受体，TCR是T细胞特有的表面标志，可表达于所有成熟T细胞表面。

2. CD4和CD8分子 CD4和CD8分子是成熟T细胞重要的表面标志，Th细胞具有CD4分子，Tc细胞具有CD8分子。CD4和CD8分子可参与T细胞在胸腺内的发育、分化及成熟。

3. 共刺激分子 CD28分子是T细胞表面的一种重要的共刺激分子，其配体是位于抗原提呈细胞表面的B7分子，CD28与B7结合产生共刺激信号，促进T细胞活化。

4. 有丝分裂原受体 T细胞表面有植物血凝素（phytohemagglutinin，PHA）受体，刀豆蛋白A（ConA）受体及美洲商陆受体，接受相应丝裂原刺激后，可活化、增殖、分化为淋巴母细胞。

5. 细胞因子受体 活化的T细胞都会表达多种细胞因子受体，可接受细胞因子的作用，参与调节T细胞的活化、增殖和分化。

根据T细胞表面标志和免疫功能不同主要分为：辅助性T细胞（helper T cell，Th细胞）、细胞毒性T细胞（cytotoxic T cell，Tc细胞）、调节性T细胞（regulatory T cell，Tr细胞）、记忆性T细胞（memory T cell，Tm细胞）。这些细胞实际上是初始$CD4^+$T细胞或初始细胞$CD8^+$T细胞活化后分化成的效应细胞。

考点提示

免疫细胞的分类及功能。

（二）B淋巴细胞

B细胞又称骨髓依赖淋巴细胞（bone marrow deperdent cell），是免疫系统中的抗体产生细胞。B细胞存在于血液、淋巴结、脾、扁桃体及其他黏膜组织；介导体液免疫。B细胞的功能是：产生抗体、提呈抗原、以及分泌细胞因子参与免疫调节。

1. B细胞抗原受体（B cell receptor，BCR） B细胞抗原受体为B细胞特异性识别抗原的受体。该受体是镶嵌于细胞膜表面的免疫球蛋白（SmIg），是B细胞的特征性表面标志。成熟B细胞表面可同时表达mIgM和mIgD，BCR能与相应的抗原特异性结合。而由BCR与Igα/Igβ异二聚体组成BCR复合物，具有转导抗原识别信号的作用。

2. 共刺激因子 共刺激因子为提供B细胞活化第二信号的辅助分子，主要包括CD40，与T细胞表面CD40L结合，传递细胞活化的第二信号，促进B细胞产生免疫应答。

3. Fc受体（FcR） Fc受体是细胞表面能与免疫球蛋白Fc段相结合的结构。多数B细胞表面表达IgG Fc受体Ⅱ（FcγRⅡ），与免疫复合物中的IgG Fc段结合，从而抑制其表面mIg介导的信号转导，对B细胞免疫应答产生调节作用。

4. 补体受体 成熟B细胞主要表达CR1和CR2，分别与相应的配体C3b和C3d结合促进B细胞的活化。

5. 丝裂原受体 B细胞表面有脂多糖受体、葡萄球菌A蛋白受体与T细胞共有的美洲商陆受体。可直接诱导B细胞活化、增殖与分化。

6. 细胞因子受体 B细胞表面具有多种细胞因子受体，如IL-1、IL-2和IFN-γ，与不同的细胞因子结合后可产生相应的生物学效应。

根据B细胞表面是否表达CD5分子，将B细胞分为B1（$CD5^+$）和B2（$CD5^-$）细胞2个亚群。在个体发育中B1细胞出现较早，主要分泌IgM型抗体，不产生免疫记忆，无再次应答；B2细胞在体内出现较晚，主要产生IgG型抗体，产生免疫记忆，是参与体液免疫的主要细胞。

二、抗原提呈细胞

抗原提呈细胞（antigen presenting cell，APC）是指能摄取、加工、处理抗原，并将抗原信息提呈给特异性淋巴细胞的一类细胞。APC可分为2类：一类是专职APC，包括单核-巨噬细胞、树突状细胞和B细胞；另一类是非专职APC，包括内皮细胞、成纤维细胞和上皮细胞等。

> **知识链接**
>
> **树突状细胞的发现**
>
> 拉尔夫·斯坦曼（Ralph M. Steinman），美国免疫学家和细胞生物学家，他在1973年发现一种与免疫有关的新细胞，并将其命名为树突状细胞，提出了树突状细胞的概念。通过进一步研究，斯坦曼证实这种细胞具有激活并调节适应性免疫系统的作用。2011年，斯坦曼凭借"发现树突状细胞及其在后天免疫系统中的作用"成为诺贝尔生理学或医学奖获得者之一。

（一）单核-巨噬细胞

单核-巨噬细胞包括血液中的单核细胞和组织中的巨噬细胞。单核-巨噬细胞表面具有多种受体，如IgG Fc受体、补体C3受体，这些受体与其发挥多种免疫功能有关。单核-巨噬细胞在机体免疫中的主要作用主要有：吞噬、杀伤作用；处理、提呈抗原；参与免疫应答的调节。

（二）树突状细胞

树突状细胞（dendritic cell，DC）是一类成熟时具有许多树突样突起的、广泛分布于脑以外的全身组织和器官，占人外周血单个核细胞的1%。DC是体内最强的抗原提呈细胞，其通过摄取、加工、处理抗原和抗原提呈，直接激活T细胞应答反应。

三、其他免疫细胞

（一）自然杀伤细胞

自然杀伤细胞（natural killer cell，NK细胞）是来源于骨髓的淋巴干细胞，是不同于T、B细胞的第三类淋巴细胞。NK细胞主要分布于血液和脾，占外周血淋巴细胞的5%～10%。

NK细胞表面具有IgG Fc受体，当靶细胞膜上的抗原与抗体IgG特异性结合时，IgG通过与NK细胞的Fc受体结合，触发NK细胞对靶细胞的杀伤作用。另外，NK细胞还可直接杀伤某些肿瘤细胞或病毒感染的细胞，在机体抗肿瘤、抗病毒感染中发挥重要作用。

（二）参与免疫反应的其他细胞

参与免疫反应的其他细胞有中性粒细胞、嗜酸性粒细胞、嗜碱性粒细胞、肥大细胞、血小板和红细胞等，在免疫应答中发挥着不同的作用。

第四节 补体系统

补体（complement，C）是存在于人和脊椎动物血清与组织液中的一组经活化后具有酶活性的蛋白质。补体包括30余种可溶性蛋白和膜结合蛋白，故称为补体系统（complement system）。补体系统参与机体抗感染和免疫调节，也可介导免疫病理反应。

> **知识链接**
>
> **补体作用的发现**
>
> 1895年比利时医生Jules Bordet发现在可以溶解细菌的新鲜的免疫血清中，除了含有溶菌素及抗体外，还存在一种热不稳定的物质，在抗体存在的条件下，具有溶菌或溶细胞作用，这种非特异性、能补充和加强抗体溶菌、溶细胞作用的物质称为补体，并被

应用于血清学诊断中，建立了补体结合试验，这一发现阐明的特异性免疫应答清除抗原的补体依赖性机制，又把特异性免疫与非特异性免疫在功能上联系起来。为此 Bordet 荣获 1919 年诺贝尔生理学或医学奖。

一、概述

（一）补体系统的组成

构成补体系统的成分按其生物学功能分为 3 类。

1. **补体固有成分** 指存于体液中、参与补体活化级联反应的补体成分，包括经典激活途径的 C1q、C1r、C1s、C4、C2；旁路激活途径的 B 因子、D 因子；甘露聚糖凝集素激活途径的甘露聚糖凝集素、丝氨酸蛋白酶；上述 3 条途径的共同末端通路的 C3、C5、C6、C7、C8 和 C9。

2. **补体调节蛋白** 以可溶性或膜结合形式存在。包括备解素、C1 抑制物、I 因子、C4 结合蛋白、H 因子、S 蛋白、Sp40/40、衰变加速因子、膜辅助因子等。

3. **补体受体** 通过介导补体活性片段调节蛋白生物学效应。包括 CR1～CR5、C3aR、C4aR、C5aR 等。

（二）补体系统的命名

1. **补体固有成分的命名** 参与补体经典激活途径的固有成分，按其发现的先后分别命名为 C1（q、r、s）、C2……C9；补体系统的其他成分以英文大写字母表示，如 B 因子、D 因子、P 因子、H 因子；补体调节蛋白多以其功能命名，如 C4 结合蛋白、衰变加速因子。

2. **补体片段的命名** 补体活化后的裂解片段，以该成分的符号后面附加小写英文字母表示，如 C3a、C3b。具有酶活性的成分，在其符号上划一横线表示，如 $\overline{C1}$、$\overline{C4b2a}$；灭活的补体片段，在其符号前加英文字母 i 表示，如 iC3b。

（三）补体成分的理化特性

体内多种组织细胞均能合成补体蛋白，其中肝细胞和巨噬细胞是补体的主要产生细胞。补体成分均为糖蛋白，大多是 ß 球蛋白，少数为 α 或 γ 球蛋白，其中血清中 C3 含量最高。补体成分的性质不稳定，易受各种理化因素的影响，如 56 ℃温育 30 min 即被灭活。在 0～10 ℃，补体活性只能保持 3～4 天，故补体应保存在 –20 ℃以下或冰冻干燥保存。

二、补体的激活

在生理情况下，血清中大多数补体成分均以非活性状态存在，只有在某些激活物的作用下或在特定的固相表面上，补体各成分按一定顺序，以连锁的酶促反应依次激活，才能表现各种生物学活性。补体的激活过程分为 3 条途径：经典途径、旁路途径和 MBL 途径。

 考点提示

补体系统 3 条激活途径的异同点；补体系统生物学功能。

（一）补体激活的经典途径

经典途径又称传统途径。IgG（IgG1、IgG2、IgG3）或 IgM 类抗体与相应抗原结合形成的免疫复合物，是经典激活途径的主要激活物。此复合物与 C1 结合启动，依次连锁激活补体 C4、C2、C3、C5～C9。经典途径的激活过程可分为识别、活化和膜攻击 3 个阶段（图 16-1）。

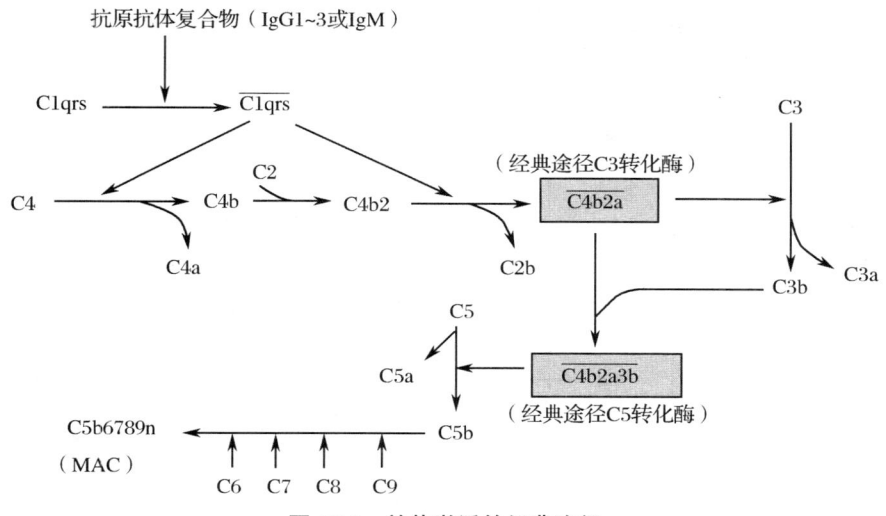

图 16-1 补体激活的经典途径

(二) 补体激活的旁路途径

旁路途径又称 C3 途径。其不经 C1、C4、C2 途径,而是由 C3、B 因子、D 因子参与的激活过程,然后完成 C5～C9 的活化的连锁反应。旁路途径激活物质主要是细菌的脂多糖、酵母多糖、葡萄糖、凝聚的 IgA 和 IgG4 等。整个激活过程分为准备、活化和膜攻击 3 个阶段(图 16-2)。

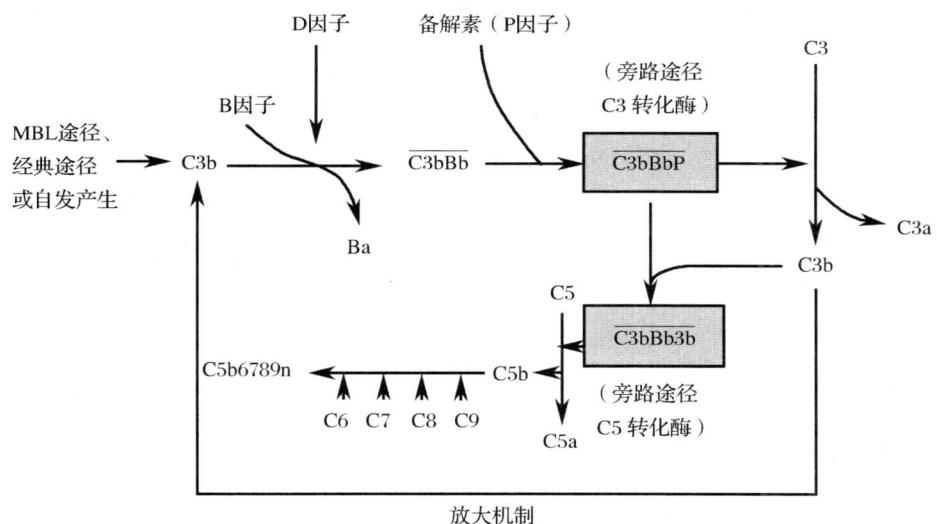

图 16-2 补体激活的旁路途径

(三) 补体激活的甘露糖结合凝集素途径

甘露糖结合凝集素(mannose-binding lectin,MBL)途径又称凝集素途径,与经典途径的激活过程相似。其激活起始于炎症期产生的蛋白质与病原体结合之后。在病原微生物感染的急性期,肝细胞合成与分泌急性期蛋白 MBL 和 C 反应蛋白。MBL 是一种钙依赖性糖结合蛋白,属于凝集素家族。正常血清中的 MBL 含量极低,在急性感染期其水平明显升高。MBL 可与病原体表面的甘露糖等残基结合,随后构象发生改变,活化与之相连的 MBL 相关丝氨酸蛋白酶(MBL-associated serine protease,MASP)。活化的 MASP 能以类似于 C1 的方式裂解 C4 和 C2,形成 C3 转化酶,之后的激活与经典途径相同(图 16-3)。

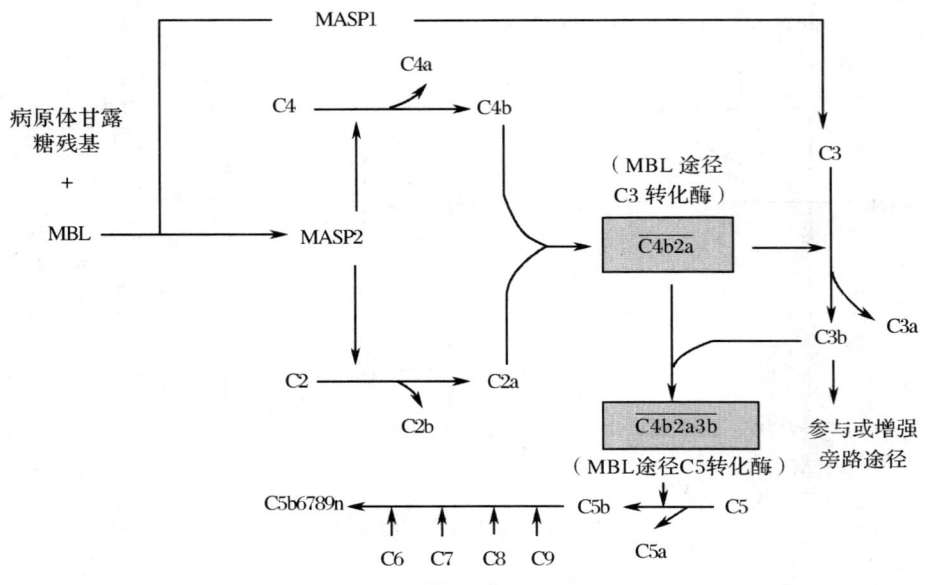

图 16-3 补体激活的 MBL 途径

3 条补体激活途径的比较见表 16-2。

表 16-2 补体激活的 3 条途径的比较

	经典途径	旁路途径	MBL 途径
激活物质	抗原抗体复合物	某些细菌、G⁻菌内毒素、酵母多糖、葡聚糖，凝聚的 IgA、IgG4	病原微生物表面的 N-氨基半乳糖或甘露糖
起始分子	C1	C3	MBL
参与成分	C1、C4、C2、C3、C5～C9	C3、B 因子、D 因子、P 因子、C5～C9	MBL、MASP、C4、C2、C3、C5～C9
C3 转化酶	C4b2a	C3bBb	C4b2a
C5 转化酶	C4b2a3b	C3bBb3b	C4b2a3b
作用	适应性体液免疫	固有免疫	固有免疫
意义	后期或者再次感染防御	早期抗感染	早期抗感染

三、补体激活过程的调节

补体系统激活是一种高度有序的级联反应。不受控制的补体激活会过度消耗补体成分甚至对自身组织细胞造成损伤。正常情况下，补体系统激活受到严密调控，从而有效地维持机体的自稳功能。

（一）补体的自身调控

补体激活过程中生成的某些中间产物极不稳定，易发生衰变，成为级联反应的重要自限因素，如 C4b 自行衰变，影响 C3 转化酶（C4b2a）的形成，从而限制 C3 裂解后及后续的酶促反应；与细胞膜结合的 C3b、C4b 和 C5 衰变，可阻断补体级联反应。而旁路途径的 C3 转化酶则仅在特定的细胞或颗粒表面才具有稳定性，人体血液循环中一般不会发生过强的补体自发性激活。

（二）补体调节因子的作用

体内补体调节因子可与不同补体成分相互作用，使补体的激活与抑制处于精细的平衡状态，既防止对自身组织造成损害，又能有效杀灭外来病原微生物。目前已发现的可溶性或膜结合性补体调节蛋白有10余种，按其作用特点可分为3类：防止或限制补体在液相补体自发激活的抑制剂、抑制或增强补体对底物正常作用的调节剂、保护机体组织细胞免遭补体破坏作用的抑制剂。具体包括：C1抑制物、C4结合蛋白与补体受体I、H因子、I因子、S蛋白、膜辅助蛋白、衰变加速因子、同源限制因子等。

四、补体系统生物学作用

补体系统具有多种生物学作用，既参与非特异性免疫，又参与特异性免疫应答。补体的主要作用包括补体在细胞膜表面形成攻膜复合物（membrane-attack complex，MAC）导致溶细胞作用，以及补体激活过程中所产生的各种水解片段介导的生物学效应。

（一）溶解细菌、溶解细胞作用

补体系统激活后，在靶细胞表面形成攻膜复合物，从而导致靶细胞溶解。补体的溶细胞效应不仅可以抗细菌，也可以抗其他致病微生物及寄生虫感染。在补体缺陷时，机体易受病原微生物的感染。

（二）免疫调理作用

补体激活过程中产生的C3b、C4b、iC3b都是重要的调理素，可结合中性粒细胞或巨噬细胞表面相应受体，因此，在微生物细胞表面发生的补体激活，可促进微生物与吞噬细胞的结合，并被吞噬及杀伤。

（三）炎性介质作用

在补体活化过程中产生的炎症介质作用的活性片段，C3a、C4a和C5a等又称为过敏毒素，与相应细胞表面的受体结合，激发细胞脱颗粒，释放组胺之类的血管活性物质，从而增强血管的通透性并刺激内脏平滑肌收缩。C5a还是一种有效的中性粒细胞趋化因子。

（四）清除免疫复合物

机制为：①补体与Ig的结合在空间上干扰Fc段之间的作用，抑制新的IC形成或使已形成的IC解离；②循环IC可激活补体，产生的C3b与抗体共价结合，IC借助C3b与表达CR1和CR3的细胞结合而被肝细胞清除。

（五）免疫调节作用

1. C3可参与捕捉、固定抗原，使抗原易被APC处理与递呈。
2. 补体成分可与多种免疫细胞相互作用，调节细胞的增殖与分化。
3. 补体参与调节多种免疫细胞效应功能，如杀伤细胞结合C3b后，可增强对靶细胞的ADCC作用。

第五节　免疫分子

免疫分子是免疫系统的重要组成部分，主要包括由活化的免疫细胞产生的效应分子，如抗体、补体、细胞因子，以及免疫细胞表面表达的各类膜分子，如TCR、白细胞分化抗原、主要组织相容性复合体、黏附分子、细胞因子受体、补体受体以及存在于血清中的其他分子等。

一、细胞因子

细胞因子（cytokine）是由细胞分泌的具有生物活性的小分子蛋白物质的总称。多种免疫细胞间的相互作用是通过细胞因子介导的，细胞因子的种类繁多，生物学作用各异。绝大多数细胞因子是低分子量（15～30 kD）的蛋白质或糖蛋白。细胞因子可以旁分泌、自分泌或内分泌的方式发挥作用。一种细胞可产生多种细胞因子，不同类型的细胞也可产生一种或几种相同的细胞因子。

（一）细胞因子种类

细胞因子主要包括白细胞介素、干扰素、肿瘤坏死因子、集落刺激因子、生长因子和趋化因子等。

1. 白细胞介素　白细胞介素（interleukin，IL）是一类在白细胞间起免疫调节作用的细胞因子。白细胞介素主要由淋巴细胞、单核-巨噬细胞产生。大多数白细胞介素对免疫细胞有激活、趋化、诱导产生细胞因子，促进T和B细胞增殖和分化的作用；部分能促进造血及介导炎症反应；少数有免疫抑制作用。

2. 干扰素　干扰素（interferon，IFN）是由病毒或其他干扰素诱导剂使机体细胞产生的一类糖蛋白，具有广泛的抗病毒、抗肿瘤和免疫调节作用。根据来源和理化性质的不同，可将干扰素分为IFN-α、IFN-ß和IFN-γ。IFN-α和IFN-ß主要由白细胞、成纤维细胞和病毒感染细胞产生，抗病毒能力强；IFN-γ由活化T细胞和NK细胞产生，具有较强的抑制肿瘤细胞增殖和免疫调节作用。

3. 肿瘤坏死因子　肿瘤坏死因子（tumor necrosis factor，TNF）是一类使肿瘤组织坏死并能杀伤肿瘤细胞的细胞因子。肿瘤坏死因子分为TNF-α和TNF-ß两种，前者主要有活化的单核-巨噬细胞产生；后者主要有活化的T细胞产生。TNF具有抗肿瘤、抗病毒、免疫调节及诱发炎症反应等作用。

4. 集落刺激因子　集落刺激因子（colony stimulating factor，CSF）是一组能够选择性刺激多能造血干细胞分化成特定谱系细胞的细胞因子。CSF主要包括单核-巨噬细胞集落刺激因子、粒细胞集落刺激因子和粒细胞-巨噬细胞集落刺激因子。此外，干细胞生长因子、红细胞生成素和血小板生成素也属于集落刺激因子。

5. 生长因子　生长因子（growth factor，GF）是具有刺激细胞生长作用的细胞因子，如转化成长因子、表皮生长因子、血管内皮生长因子。

6. 趋化因子　趋化因子（chemokine）主要有白细胞与造血微环境中的基质细胞分泌，可结合在内皮细胞的表面，具有对中性粒细胞、单核细胞、淋巴细胞、嗜酸性粒细胞的趋化和激活作用。

（二）细胞因子的生物学作用

细胞因子在生理条件下，可发挥免疫调节、促进造血、抗感染、抗肿瘤等作用，介导炎症反应、诱导肿瘤及某些自身免疫反应。

1. 抗感染和抗肿瘤作用　具有抗感染、抗肿瘤作用的细胞因子，可以直接作用于组织或肿瘤细胞产生效应，亦可通过激活效应细胞间接发挥作用。

2. 免疫调节作用　在免疫应答过程中，免疫细胞通过分泌细胞因子形成网络调节机体的免疫功能，维持机体免疫功能的平衡。

3. 刺激造血功能　自造血干细胞到成熟血细胞的分化发育过程中，每一阶段均需要有细胞因子参与，其中起主要作用的是各类集落刺激因子。

4. 介导炎症反应　IL-1、IL-8、IL-16、TNF等细胞因子，能促进单核-巨噬细胞和中性粒细胞等炎症细胞聚集，并激活炎症细胞和血管内皮细胞表达黏附分子和释放炎症介质，加重炎症反应。

二、白细胞分化抗原及细胞黏附分子

（一）白细胞分化抗原

白细胞分化抗原（leukocyte differentiation antigen，LDA）是指细胞在分化成熟为不同谱系、不同分化阶段和细胞活化过程中，出现或消失的细胞表面分子。白细胞分化抗原不仅可表达于白细胞表面，还可表达于红系和巨核细胞/血小板谱系，而且还广泛分布于血管内皮细胞、成纤维细胞、上皮细胞等非造血细胞。

大多数白细胞分化抗原是跨膜的蛋白质或糖蛋白，少数为糖类。根据白细胞分化抗原胞外区的结构特点，可将其分为不同家族或者超家族，如免疫球蛋白超家族、肿瘤坏死因子受体超家族、肿瘤坏死因子超家族、细胞因子家族等。白细胞分化抗原不仅在免疫应答的各个阶段发挥重要作用，还参与细胞的生长、成熟、分化、发育、迁移、激活等。

自20世纪80年代以来，单克隆抗体制备技术的诞生，促进了白细胞分化抗原的发现、鉴定及临床应用。应用以单克隆抗体鉴定为主的方法，将来自不同实验室的单克隆抗体所识别的同一种分化抗原归为同一个分化群称为CD（cluster of differentiation）。白细胞分化抗原以CD命名，根据其性质、功能及所表达的细胞，CD分子分为T细胞、B细胞、髓样细胞、NK细胞、非谱系、血小板、内皮细胞、黏附分子、细胞因子受体、树突状细胞、干/祖细胞、红细胞和基质细胞共14个组。

CD分子参与机体诸多生理和病理过程，如CD4、CD8、CD19、CD21、CD79和CD80等参与了免疫细胞间的相互识别，免疫细胞对抗原的识别，自身的活化、增殖、分化及免疫效应等；CD90、CD114、CD115、CD123、CD135、CD164等参与造血细胞的分化和造血过程；CD11、CD62、CD87、CD162等参与了炎症反应；CD44等与淋巴细胞的归巢和肿瘤细胞的转移密切相关。

（二）细胞黏附分子

细胞黏附分子（cell adhesion molecules，CAM）能介导细胞间或细胞与细胞外基质间相互接触和结合的一类糖蛋白或糖脂，简称黏附分子。黏附分子作为跨膜蛋白，以受体-配体结合的方式发挥作用，在细胞的识别活化、增殖分化、信号转导及生长分化移动等过程中发挥极为重要的作用。黏附分子不仅在正常的生理过程中发挥重要作用，还参与一些病理过程，如炎症发生、血栓形成、肿瘤转移等过程。

黏附分子参与机体多种重要的生理功能和病理过程。

1. 免疫细胞识别中的辅助受体和协同活化信号　辅助受体（co-receptor）和协同活化信号是指免疫细胞在接受抗原刺激的同时，还必须有辅助的受体接受辅助活化信号才能被活化。

2. 炎症过程中白细胞与血管内皮细胞黏附　特定黏附分子及其相应配体的表达水平和结合的亲和力是不同类型炎症发生过程中重要的分子基础。

3. 促使淋巴细胞归巢　淋巴细胞归巢（lymphocyte homing）是淋巴细胞的定向游动，包括淋巴干细胞向中枢淋巴器官归巢，成熟淋巴细胞向外周淋巴器官归巢，淋巴细胞再循环，以及淋巴细胞向炎症部位的迁移。其分子基础是被称为淋巴细胞归巢受体（lymphocyte homing receptor，LHR）的黏附分子与内皮细胞上相应的地址素（addressin）黏附分子的相互作用。

第六节　免疫应答及分类

一、免疫应答的概念

免疫应答（immune response）是指免疫系统识别和清除"非己"物质的整个过程。根据应答效应的差异，免疫应答分为固有免疫应答（innate immune response）和适应性免疫应答

（adaptive immune response）两大类型。

二、免疫应答的类型

（一）固有免疫应答

固有免疫应答亦称先天性免疫应答，是生物在长期进化中逐渐形成的抵御病原体入侵的第一道防御机制。固有免疫能迅即发挥防御作用，主要特点是：①防御谱宽：通过模式识别受体（pattern recognition receptor，PRR）或类似功能的受体结合结构保守的、特定的病原体相关分子模式（pathogen associated molecular pattern，PAMP），对拥有相同PAMP的多种病原体发挥广泛的防御作用。②无记忆性：应答模式和强度不随接触病原体的次数而改变。

（二）适应性免疫应答

适应性免疫应答亦称获得性免疫应答，指体内T、B淋巴细胞受到"非己"抗原性物质刺激后，活化、增殖、分化为效应细胞，产生一系列生物学效应（如清除抗原）的全过程。适应性免疫需经复杂的应答过程才能发挥作用，主要特点是：①特异性：T、B淋巴细胞具有单一特异性的抗原识别受体（TCR/BCR），可对特定抗原表位进行精细的识别，激活增殖后形成的效应物也仅针对该抗原发挥免疫效应。②记忆性：T、B淋巴细胞在应答过程中产生记忆细胞，可在再次接触相同抗原时，产生比初次应答更快速、强烈的免疫效应。

根据应答效应产物与作用机制的差异，可分为T细胞介导的细胞免疫应答和B细胞介导的体液免疫应答。前者以T细胞分化形成的效应T细胞主导，特异性细胞毒作用是最具特征性的效应；后者为B细胞分化成浆细胞、分泌产生的特异性抗体主导，抗体通过特异性结合抗原，从而形成一系列生物学效应。

固有免疫应答和适应性免疫应答的效应机制不同，通常相辅相成，共同发挥作用，高效并特异性地处理各种"非己"异物。

第七节　免疫学的发展简史与展望

免疫学起源于抗感染免疫，所以在很长一段时期内，一直围绕着抗感染而附属于医学微生物学之中。20世纪以后，随着免疫系统的非防御功能和相对独立结构被发现或明确，免疫学逐步脱离了微生物学发展成为一门独立学科，并在1971年第一届国际免疫学会联合会的会议上得到了确认。免疫学的发展史大致可划分为以下3个时期。

一、经验免疫时期

经验免疫时期，应该从中医学最早文献记载的应用免疫方法防治传染病开始。如晋代医学家葛洪（283—363年）在《肘后备急方》中，就记有"疗猘犬咬人方，乃杀所咬犬，取脑敷之，则后不发"，这种疗法与现代的狂犬疫苗接种来预防狂犬病的原理基本一致。对后世影响最大的是我国利用"种痘术"预防天花的实践。文献追述最早种痘法在隋唐年间已开始出现，11世纪宋真宗时期，已明确用患者痘痂粉入鼻或穿患者衣服（痘衣）的预防方法，17世纪初（明隆庆时期）则已广泛应用。18世纪末（1796年），英国医生Jenner观察到牛患"牛痘"，局部痘疹酷似人类天花，挤奶女工为患"牛痘"的病牛挤奶，手臂上也患"牛痘"，但不得天花。于是他意识到接种"牛痘"可以预防天花，发明了"种痘术"（vaccine）并试种成功，在预防天花上取得了重大突破，并逐渐在世界范围推广应用。Jenner本人被后人尊为免疫学奠基者。

二、实验免疫学时期

随着19世纪后半叶高效显微镜的应用，致病微生物的存在得到明确，经典免疫学作为微生物学的一个分支进入了快速发展轨道，并取得了一系列重要成果。有的教科书将该期称为科学免疫学时期。

1. 经典疫苗的研制　　1880年和1881年Pasteur在否定了生命自然发生理论的基础上，有力地推动了疫苗的研究，成功地研制出减毒鸡霍乱杆菌、炭疽杆菌菌苗等，1885年他使用制备的减毒狂犬病疫苗接种，成功地防治了人类狂犬病，成为人工主动免疫的先驱。

2. 抗体发现与抗原、抗体概念建立　　19世纪80年代后期，在研究病原菌的过程中，发现白喉棒状杆菌及其分泌的白喉毒素致病，进而发现再感染者的血清中有"杀菌素"。1890年，Behring和Kitasato发现免疫接种动物血清中含抗白喉的物质，并将其称为抗体。鉴于细菌分泌的蛋白性毒素可致抗体产生，当时的科学家就把能刺激宿主产生抗体的物质称为抗原，形成并建立了抗原、抗体概念。其后陆续建立了基于抗原与抗体特异性结合的一系列血清学试验方法。如1896年Gruber和Durham建立的特异性凝集反应，1897年Kraus进行的沉淀试验等。

3. 补体的发现　　1889年Buchner发现补体，1895年Bordet明确溶菌现象中补体和抗体的作用。1906年Wassermann建立了梅毒补体结合反应等。

4. 经典免疫学理论形成　　1883年Metchnikoff提出细胞免疫学说，1896年Ehrlich提出体液免疫学说，1890年Koch发现变态（超敏）反应，1902年Richet发现继发过敏现象等。19与20世纪之交的组织移植排斥反应与ABO血型系统（1901年Landsteiner）的发现，对抗感染免疫观念有所冲击，但由于抗感染免疫的观念仍占主导地位。因此，微生物学框架内的免疫学成了其进一步发展的束缚。

三、现代免疫学时期

20世纪40年代后，免疫自身识别作为免疫识别的基础逐渐被明确，免疫学开始突破抗感染免疫的束缚，过渡到现代免疫学时期。在免疫功能进一步得到较全面认识的基础上，伴随免疫系统的确立，免疫学开始成为独立的学科。

1. 现代免疫学理论的奠基　　1945年Owen发现了异卵双生牛的天然免疫耐受现象，明确了自身识别问题；1949年Burnet提出免疫耐受理论；1953年Medawar实验证实胚胎期耐受理论。1955年Jerne提出天然抗体选择学说，并最终（1974年）完成免疫网络学说。1957年Burnet和Talmage完善克隆选择学说，初步确定了免疫能区分"自我"与"非我"的观念。

2. 免疫系统的确立　　1957年Glick发现禽类腔上囊（bursa）的免疫功能，并将来源于此器官的细胞称为B细胞（bursa字头）；1961—1962年Good和Miller明确了胸腺（thymus）是T细胞（thymus字头）发育成熟的器官；1959—1962年Porter和Edelman发现了抗体的分子结构；1978年Tonegawa进一步阐明了免疫球蛋白基因重排机制；20世纪60年代末以后，大量免疫细胞因子及其作用被认识、白细胞分化抗原（CD）等被明确。

3. 免疫遗传学的研究　　1948年Snell、1958—1962年Dausset、1963年Benacrraf明确了主要组织相容性复合体（major histocompatibility complex，MHC）与免疫的关系。其后MHC的基因结构（1980年）、T细胞受体基因结构（1983—1986年）等被阐明。

4. 免疫机制的深入了解　　1966年Claman等发现了T、B细胞间的协作关系，1974年Doherty和Zinkernagel发现了有关免疫细胞识别机制（MHC限制性）。接着免疫细胞个体发育阶段性（阳性选择和阴性选择）、树突状细胞和巨噬细胞等的抗原提呈作用，第二信号系统的作用，免疫细胞活化、凋亡及失能，免疫效应细胞与效应分子对靶细胞作用等机制相继被阐明。

5. 免疫应用技术的突破　1960年Yalow等建立了放射免疫技术，1975年Kohler和Milstein建立了单克隆抗体的杂交瘤技术等，高效免疫抑制剂的开发与应用，免疫细胞因子及其受体基因陆续被克隆，进一步完善了现代免疫治疗等。

免疫学经历了一个漫长、并逐步加速的发展历程，尤其是分子生物学的兴起，使免疫学得到了迅猛发展。在基因、分子、细胞、整体等不同层次上，研究免疫细胞生命活动基本规律的机制，揭示了细胞分化、细胞活化、信号转导、细胞凋亡、细胞活动的分子调节等根本问题。免疫学自身也发展成为生命科学的前沿和支柱学科，开拓了认识生命奥秘的诸多重要研究途径，免疫学在医学乃至生命科学领域的发展态势蓬勃并受到瞩目，基础免疫学的发展使免疫机制得到更加深刻和完整的阐释，许多免疫机制逐渐被揭示；免疫学与医学相关学科交叉、融合，形成了许多分支学科，如肿瘤免疫学感染免疫学和移植免疫学；新的免疫方法和技术的出现，使免疫学在临床疾病的诊断、治疗和预防方面的应用更加深入。

自 测 题

一、单项选择题

1. 免疫是指
   A. 机体识别自己　　　　　　　　　　B. 机体识别非己
   C. 机体清除非己　　　　　　　　　　D. 维持机体内环境稳定
   E. 机体对自身正常组织产生耐受对非己组织清除，以维持机体内环境稳定
2. 免疫防御的含义是
   A. 机体识别病原微生物　　　　　　　B. 机体清除病原微生物
   C. 机体对衰老细胞识别及清除　　　　D. 机体对突变细胞识别及清除
   E. 机体识别和清除病原微生物
3. 固有免疫应答发挥作用主要是在
   A. 感染早期　　　　B. 感染晚期　　　　C. 感染的任何时期
   D. 感染中期　　　　E. 感染后期
4. 人类B淋巴细胞发育成熟的中枢免疫器官是
   A. 脾脏　　　　　　B. 骨髓　　　　　　C. 法氏囊
   D. 胸腺　　　　　　E. 卵黄囊
5. 哪种细胞的成熟需胸腺的微环境
   A. Th细胞　　　　　B. B细胞　　　　　C. 粒细胞
   D. 单核细胞　　　　E. 肥大细胞
6. T细胞能识别特异性抗原的表面标志是
   A. CD4　　　　　　B. CD8　　　　　　C. TCR
   D. 共刺激分子　　　E. BCR
7. 具有CD8抗原的细胞有
   A. Tc细胞　　　　　B. Th1细胞　　　　C. B淋巴细胞
   D. Th2细胞　　　　E. 巨噬细胞

8. 关于NK细胞,下列哪种说法是错误的
   A. 它来源于骨髓前体细胞
   B. 它又称为自然杀伤细胞
   C. NK细胞的杀伤活性可由抗体介导
   D. 可非特异性杀伤肿瘤细胞
   E. 在杀伤作用时由表面TCR识别抗原
9. 成熟B细胞
   A. 只产生μ链
   B. 是T、B细胞的前体
   C. 表面表达IgM或IgD
   D. 表面只表达IgM
   E. 必须经过胸腺才能成熟
10. 树突状细胞的特征是
    A. 典型树突状形态
    B. 膜表面高度表达MHC Ⅱ类分子
    C. 是功能最强的抗原提呈细胞
    D. 以上都是
    E. 以上都不是
11. B细胞的功能有
    A. 产生抗体
    B. 提呈抗原
    C. 分泌细胞因子
    D. 表达MHC Ⅱ类分子
    E. 以上都有
12. 补体旁路激活途径中不包括
    A. 膜攻击复合物的形成
    B. C4裂解为C4a和C4b
    C. C5裂解为C5a和C5b
    D. C3裂解为C3a和C3b
    E. 过敏毒素的产生
13. 补体经典激活途径各补体成分激活顺序是
    A. C123456789
    B. C124536789
    C. C145236789
    D. C142356789
    E. C124356789
14. 既是过敏毒素又是趋化因子的补体片段是
    A. C3a
    B. C4a
    C. C4b
    D. C5b
    E. C4b
15. 细胞因子主要特点不包括
    A. 产生方式有多向性
    B. 旁分泌、自分泌或内分泌的方式发挥作用
    C. 是低分子量的蛋白
    D. 具有多效性
    E. 具有抗体作用

二、简答题

1. 简述免疫系统的功能及表现。
2. 简述免疫器官的组成及其主要作用。
3. 简述T淋巴细胞的来源、分布、表面标志及主要功能。
4. 比较补体激活3条途径的异同点并说出补体的生物学功能。

三、案例分析题

患者,11岁,因高热、头痛,右侧腹股沟疼痛,行走不便而入院。患者于6天前参加夏令营活动时,不慎右足底被刺伤,未作任何处理。3天后伤口有轻度肿痛,第5天开始出现高热,右侧腹股沟疼痛,行走明显不便,未进行任何治疗,第6天就诊入院。

体格检查：右足底伤口及右侧腹股沟皮肤红肿、触之微热，腹股沟淋巴结肿大，生理反射存在，病理反射未引出。白细胞计数为 12×10^9/L，其中中性杆状核粒细胞 12%，中性分叶核粒细胞 76%、淋巴细胞 10%、单核细胞 2%。

请回答：

从免疫学的角度考虑，患儿右足底被刺伤后，局部感染，为什么右侧腹股沟淋巴结会出现肿大、疼痛及高热？

（张丹丹）

第十七章 固有免疫应答

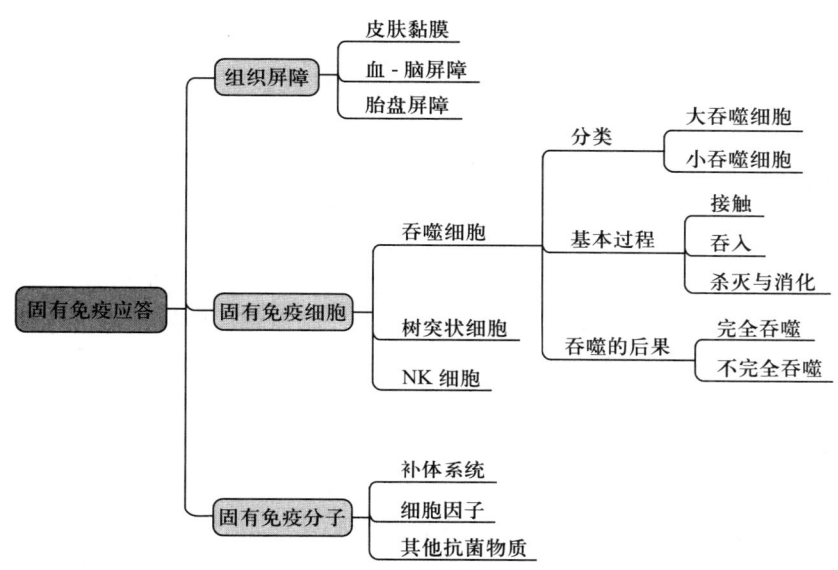

学习目标

1. 说出固有免疫应答的概念及特点。
2. 列举固有免疫应答的组成。
3. 通过免疫系统诠释合作精神。

案例 17-1

患儿，男，5 个月，反复发热伴呕吐 12 天。就诊查体：T 38.8 ℃，P 140 次 / 分，R 42 次 / 分，精神差，进食差，烦躁不安，目光呆滞，前囟饱满，张力稍高。血常规：白细胞和中性粒细胞明显增高，C 反应蛋白升高。脑脊液穿刺：脑脊液混浊，脑脊液细菌培养阳性，细菌鉴定为脑膜炎球菌。

思考与问题：

为什么婴儿易发生中枢神经系统感染？

人体的免疫系统覆盖全身，时刻保护着机体，抵抗病原微生物的入侵（图 17-1）。免疫系统分为固有和特异性免疫两部分。固有免疫应答（innate immune response）又称非特异性免疫、天然免疫，是机体在种系发育过程中与病原生物接触，逐渐建立起来的防御功能。其特点是：①经遗传而获得；②相对稳定；③对各种入侵病原体迅速且无选择性的应答；④是适应性免疫的基础。固有免疫的系统包括组织屏障（皮肤黏膜系统、血 - 脑屏障、胎盘屏障等）、固有免疫细胞（吞噬细胞、杀伤细胞、树突状细胞等）、固有免疫分子（补体、细胞因子、溶菌酶等）。

第一节 参与固有免疫应答的成分

一、组织屏障

（一）皮肤黏膜及附属物的屏障作用

1. 物理屏障　健康完整的皮肤和黏膜有阻挡和排除病原体的作用。如呼吸道黏膜上皮的纤毛运动、口腔吞咽和肠蠕动等，使病原体难以定居而被及时排除。

2. 化学屏障　皮肤和黏膜可分泌多种杀菌物质。如汗腺分泌的乳酸、皮脂腺分泌的脂肪酸、眼睛分泌的泪水，不同部位的黏膜分泌的溶菌酶、抗菌肽、胃酸、蛋白酶等都具有杀菌作用。

3. 微生物屏障　寄居在皮肤和黏膜表面的正常菌群，可通过与病原体竞争受体和营养物质以及产生抗菌物质等方式，阻止病原体在上皮细胞表面的黏附和生长。

（二）血-脑屏障

血-脑屏障（blood-brain barrier）由脉络丛毛细血管壁和星形胶质细胞等围成的神经胶质膜构成的血浆与脑脊液之间的屏障。其组织结构致密，能阻挡病原体和毒素经血液进入脑组织或脑脊液，从而维护大脑内环境稳定，保护中枢神经系统。婴幼儿因血-脑屏障发育不完善，故易发生脑膜炎等中枢神经系统感染。

（三）胎盘屏障

胎盘屏障（placental barrier）由母体子宫内膜的基蜕膜和胎儿绒毛膜滋养层细胞共同组成。胎盘屏障可防止母体内的病原体进入胎儿体内，保护胎儿免受感染，同时允许养分和免疫球蛋白等物质通过，让胎儿获得免疫力。在妊娠3个月内，胎盘屏障尚未发育完善，此时若母体发生感染，病原体则有可能通过胎盘侵犯胎儿，干扰其正常发育，造成畸形甚至死亡。药物也可通过屏障不完善的胎盘影响胎儿。因此，在妊娠期间尤其是早期，应尽量防止感染并尽可能不用或少用副作用大的药物。

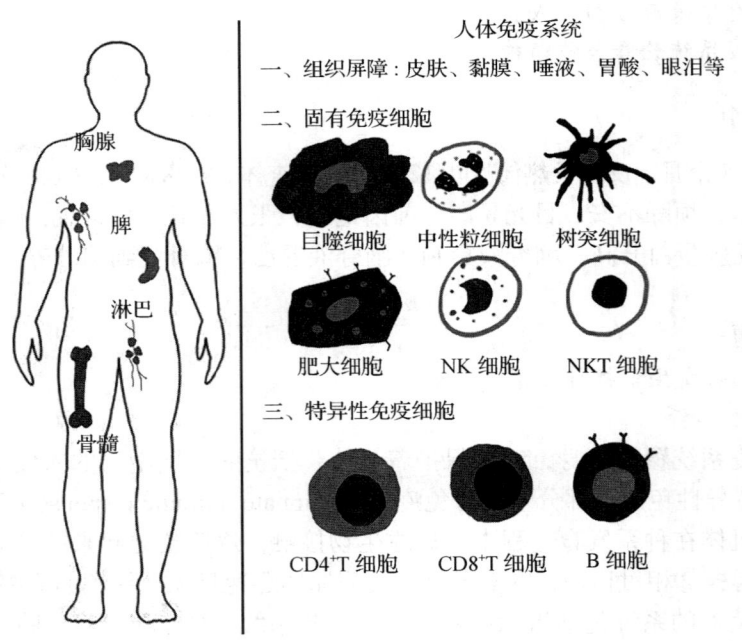

图 17-1　人体免疫系统

二、固有免疫细胞

(一) 吞噬细胞

病原体突破皮肤或黏膜屏障侵入体内后，首先遭遇吞噬细胞的吞噬作用（phagocytosis）。吞噬细胞分为两大类，一类是小吞噬细胞，主要指外周血中的中性粒细胞；另一类是大吞噬细胞，即单核-巨噬细胞系统（mononuclear phagocyte system，MPS），包括血液中的单核细胞（monocyte，Mo）和各种组织器官中的巨噬细胞（macrophage，Mφ）。它们能够非特异性吞噬、杀伤和消化侵入的病原体。

1. 吞噬和杀菌过程包括以下几个步骤（图17-2）。

（1）接触：吞噬细胞与病原体的相互接触，可通过促炎和趋化因子（C5a、C3a、某些细胞因子、菌体成分等）的作用，诱导吞噬细胞进入感染区域与病原体接触。吞噬细胞还可通过识别病原菌共有的分子结构来介导吞噬，这种结构被称为病原体相关分子模式（pathogen-associated molecular pattern，PAMP），常见的PAMP包括肽聚糖、鞭毛蛋白、脂多糖等。

（2）吞入：吞噬细胞在与病原体结合后，接触部位细胞膜内陷同时伸出伪足包裹病原体并摄入细胞质内，形成由部分细胞膜包绕成的吞噬体，称为吞噬。对病毒等较小病原体，只在其附着处的细胞膜向细胞质内陷形成吞饮体，将病毒包裹在内，是为吞饮。

（3）杀灭与降解：当吞噬体形成后，吞噬体酸化（pH值降至4～5）形成早期抗菌环境，细胞质中的溶酶体与吞噬体融合形成吞噬溶酶体。溶酶体中含有的氧化酶、杀菌性蛋白质、溶菌酶、蛋白酶、核酸酶等，均可直接对细菌发挥杀伤、消化或分解作用，最后未消化的残渣通过外吞囊泡从细胞排出。

中性粒细胞主要吞噬存在于细胞外的细菌和其他小颗粒物质。而单核-巨噬细胞则主要吞噬细胞内寄生物、较大颗粒物质和衰老细胞；兼备抗原加工提呈作用；活化后具有杀瘤效应，同时还释放细胞因子参与免疫调节。

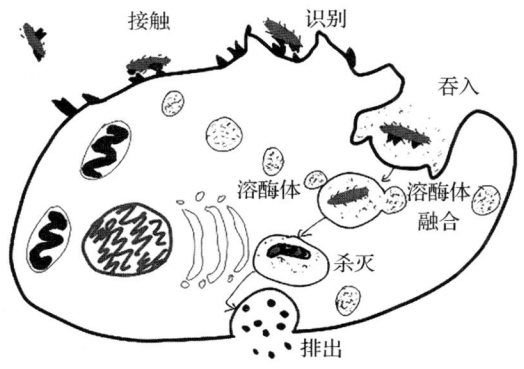

图17-2 吞噬细胞吞噬过程

2. 吞噬作用的后果　包括完全吞噬和不完全吞噬，同时还会造成组织损伤。

（1）完全吞噬：病原体在吞噬溶酶体中被杀灭和消化，未消化的残渣被排出胞外。

（2）不完全吞噬：尽管吞噬可摧毁大部分病原体，但有些病原体依然能存活，甚至还可以利用这一防御机制在体内繁殖并引起感染，如由利什曼原虫引发的感染。这类被吞噬却不被杀死的吞噬过程，称为不完全吞噬。不完全吞噬在免疫力低下的宿主中易发生，常见于对结核分枝杆菌、嗜肺军团菌、病毒等的吞噬中。不完全吞噬对机体不利，因病原体在吞噬细胞内得到保护，可以免受体液中非特异抗菌物质、特异性抗体和抗菌药物等的作用；有的病原体甚至能在吞噬细胞内生长繁殖，导致吞噬细胞死亡，或随游走的吞噬细胞经淋巴液或血液扩散到人体其他部位。被适应性免疫活化后的巨噬细胞杀伤能力增强，可将不完全吞噬转变为完全吞噬。

（3）组织损伤：吞噬细胞在吞噬过程中，溶酶体释放的多种水解酶和活性氧等生物活性物质也会破坏邻近的正常组织细胞，造成组织损伤和炎症反应。

（二）树突状细胞

树突状细胞（dendritic cell，DC）广泛分布于脑以外的全身组织和脏器，数量较少，仅占人外周血单核细胞的1%，因细胞的树状突起外观而得名。DC是免疫系统中关键的抗原提呈细胞，其主要功能是摄取、加工处理和提呈抗原，成熟的DC由外周组织迁入次级淋巴器官与T细胞接触并启动适应性免疫应答。

树突状细胞也是体内重要的免疫调节细胞，可通过分泌不同的细胞因子参与固有和适应性免疫应答。例如：①有些DC可分泌以IL-12为主的细胞因子，诱导或促进初始T细胞分化为Th1细胞，增强细胞免疫应答；②有些DC可分泌以Ⅰ型干扰素为主的细胞因子，发挥抗感染和免疫调节等作用；③在有些情况下，DC可通过分泌IL-10和TGF-β等细胞因子，诱导B细胞发生Ig类别转换，产生IgA类抗体，也可通过分泌以IL-1β为主的细胞因子，促进T、B细胞活化。

（三）自然杀伤细胞

自然杀伤细胞（natural killer cell，NK细胞）来源于骨髓淋巴系祖细胞，其发育成熟依赖于骨髓和胸腺微环境。NK细胞主要分布于外周血和脾，在淋巴结和其他组织中也有少量存在。NK细胞可通过两种机制杀伤靶细胞：一是通过自然细胞毒性（不依赖抗体直接杀伤）；二是通过抗体依赖细胞介导的细胞毒作用（antibody-dependent cell mediated cytotoxicity，ADCC）。NK细胞的靶细胞主要为肿瘤细胞、病毒感染细胞，杀伤介质主要有穿孔素、细胞毒素因子、TNF等。此外，活化后的NK细胞可合成和分泌多种细胞因子来发挥免疫调节和杀伤靶细胞的作用。

（四）肥大细胞

肥大细胞（mast cell）存在于各种与外界接触的黏膜和组织之中，通过合成和分泌多种细胞因子和生物活性物质，发挥多种生理功能。细胞表面有IgE受体，G蛋白偶联受体，当受到外界刺激后，肥大细胞可以迅速释放细胞质中的颗粒（促炎因子，如蛋白酶、组胺、白三烯、前列腺素），在组织内引起速发型超敏反应。

三、固有免疫分子

（一）补体系统

补体系统（complement system）是存在于血清、组织液和细胞膜表面的一组参与非特异性免疫应答的蛋白质分子。补体被激活后成为具有溶菌、溶细胞等免疫活性的酶。补体可通过3条途径激活：经典途径、旁路途径和凝集素反应途径。旁路途径补体激活主要通过细菌的细胞壁成分，如脂多糖、肽聚糖、磷壁酸和凝聚的IgA，因此旁路激活途径在细菌感染早期即可发挥重要的抗感染作用。

（二）细胞因子

细胞因子（cytokine）是免疫原、病原体等刺激诱导多种组织细胞合成和分泌的可溶性小分子蛋白质。细胞因子包括白介素、干扰素、肿瘤坏死因子、趋化因子、集落刺激因子、生长因子等，具有调节固有免疫和适应性免疫、促进血细胞生成和修复损伤组织等功能。

1. **诱导产生抗病毒作用的细胞因子** 炎症起始由浆细胞样树突状细胞产生IFN-α/β，随后由活化的NK细胞等产生IFN-γ。干扰素是诱导机体产生抗病毒作用的主要细胞因子，可诱导宿主细胞产生抗病毒蛋白质,并通过干扰病毒蛋白质合成的作用方式,抑制病毒增殖或扩散;亦可通过激活 NK 细胞和巨噬细胞的作用方式,杀伤破坏病毒感染的靶细胞,间接发挥抗病毒作用。

2. 诱导和促进炎症反应的细胞因子　由活化的 Mo/Mφ 产生的 IL-1、IL-6、TNF 和趋化性细胞因子 IL-8、MCP-1 等是促进抗菌性炎症反应的主要细胞因子,又称促炎细胞因子,可介导产生如下炎症效应:①使局部血管扩张,通透性增强,同时促进吞噬细胞和局部血管内皮细胞表达黏附分子,增强二者之间的黏附作用,促进炎症细胞穿越毛细血管内皮细胞,到达炎症部位;②介导炎症细胞聚集于感染部位,并使之活化,增强其吞噬杀伤能力;③刺激骨髓干细胞生成并释放大量中性粒细胞入血,以提高机体抗感染免疫应答能力;④刺激肝细胞合成分泌多种急性期蛋白质,其中 C 反应蛋白（C reactive protein,CRP）和甘露糖结合凝集素作为一种分泌型模式识别受体能与某些 PAMP 结合,并通过激活补体产生调理作用和溶菌效应;⑤ IL-1、IL-6 和 TNF 作为内源性热原,可作用于下丘脑体温调节中枢引起发热。

3. 诱导和增强抗肿瘤作用的细胞因子　巨噬细胞本身杀瘤作用较弱,但经细菌脂多糖和某些细胞因子如 IFN-γ 和 GM-CSF 作用激活后,能有效杀伤肿瘤细胞;INF-γ、IL-1 和 IL-12 能促进 NK 细胞增殖并使之活化,可有效增强其杀瘤作用。

(三)防御素

防御素（defensins）是一类具有抗菌作用的阳离子小分子多肽,对细菌、真菌和某些有包膜病毒具有直接杀伤作用。根据二硫键位置不同将防御素分为 α 防御素、β 防御素和 θ 防御素三类。人和哺乳动物体内的防御素主要由中性粒细胞、上皮细胞和潘氏细胞产生,可通过以下作用机制杀伤某些细菌和有包膜病毒:①通过与病原体带负电荷的成分,如 G⁻ 菌的脂多糖、G⁺ 菌的磷壁酸和病毒包膜脂质的静电作用,使病原体膜屏障破坏、通透性增加,导致病原体死亡;②诱导病原体产生自溶酶,干扰 DNA 和蛋白质合成;③具有致炎和趋化作用,可增强吞噬细胞对病原体的吞噬杀伤和清除作用。

(四)溶菌酶

溶菌酶（lysozyme）是一类序列保守的碱性蛋白质,广泛存在于动物、植物和微生物中,是一种天然有效的抗菌酶。动物中溶菌酶存在于各种体液、外分泌液和吞噬细胞溶酶体中。溶菌酶能够水解 G⁺ 菌细胞壁中 N-乙酰葡萄糖胺与 N-乙酰胞壁酸之间的 β-1,4 糖苷键,使细胞壁的重要组分肽聚糖被破坏,从而导致细菌细胞溶解破坏。G⁻ 菌由于肽聚糖含量少,且在其肽聚糖外还有脂多糖和脂蛋白包裹,所以对溶菌酶不敏感。但在相应抗体和补体存在条件下,G⁻ 菌也可被溶菌酶溶解破坏。

 考点提示

固有免疫、组织屏障的组成及作用,吞噬细胞、自然杀伤细胞、树突状细胞、肥大细胞、固有免疫分子的概念及其在固有免疫中的作用。

知 识 链 接

CAR-T 疗法

CAR-T 疗法（chimeric antigen receptor T cell,嵌合抗原受体 T 细胞免疫疗法）,是一种治疗肿瘤的精准靶向疗法。通过基因修饰技术,将带有特异性抗原识别结构域及 T 细胞激活信号的遗传物质转入 T 细胞,使 T 细胞直接与肿瘤细胞表面的特异性抗原相结合而被激活，通过释放穿孔素、颗粒酶素 B 等直接杀伤肿瘤细胞，同时还通过释放细胞因子募集人体内源性免疫细胞杀伤肿瘤细胞，从而达到治疗肿瘤的目的。同时 CAR-T 在体内可持续增殖形成免疫记忆 T 细胞，能为患者提供长效的抗肿瘤机制。

虽然 CAR-T 疗法在一些难治肿瘤中表现出了惊人的效果，但在治疗过程中，也可能会出现副作用，临床上常见的为细胞因子风暴和神经毒性。

第二节　固有免疫应答的作用时相

一、瞬时固有免疫应答阶段

固有免疫应答发生于感染后 0～4 h。皮肤黏膜及其分泌液中的抗菌物质和正常菌群作为物理、化学和微生物屏障，可阻挡外界病原体对机体的入侵，具有即刻免疫防卫作用。当少量病原体突破机体屏障结构，进入皮肤或黏膜下组织后，可被局部存在的巨噬细胞迅速吞噬清除。有些病原体如 G⁻ 菌可通过直接激活补体旁路途径而被溶解破坏；补体活化产物 C3b、C4b 可介导调理作用，显著增强吞噬细胞的吞噬杀菌能力；C3a、C5a 则可直接作用于组织中肥大细胞，使之脱颗粒释放组胺、白三烯和前列腺素 D2 等血管活性胺类物质和炎症介质，导致局部血管扩张、通透性增强。中性粒细胞是机体抗细菌、抗真菌感染的主要效应细胞，中性粒细胞浸润是细菌感染性炎症反应的重要特征。在感染部位组织细胞产生的促炎细胞因子（IL-8、IL-1、TNF 等）和其他炎症介质作用下，局部血管内中性粒细胞可被活化，并迅速穿过血管内皮细胞进入感染部位，发挥强大吞噬杀菌效应，通常绝大多数病原体感染终止于此时相。

二、早期固有免疫应答阶段

早期固有免疫应答发生于感染后 4～96 h。此时，在某些细菌成分如脂多糖（lipopolysaccharide，LPS）和感染部位组织细胞产生的 IFN-γ、MIP-1α 和 GM-CSF 等细胞因子作用下，感染周围组织中的巨噬细胞被募集到炎症反应部位，并被活化，以增强局部抗感染免疫应答能力。与此同时，活化巨噬细胞又可产生大量促炎细胞因子和其他低分子量炎症介质，如白三烯、前列腺素和血小板活化因子，进一步增强扩大机体固有免疫应答能力和炎症反应，产生以下主要反应：①在低分子量炎症介质作用下，局部血管扩张、通透性增强，有助于血管内补体、抗体等免疫效应分子和吞噬细胞进入感染部位发挥抗感染免疫作用。②在 MIP-1α/β 和 MCP-1 等趋化性细胞因子作用下，血管内单核细胞和周围组织中更多的吞噬细胞聚集至感染部位，使局部抗感染免疫作用显著增强。③TNF 和血小板活化因子可使局部血管内皮细胞和血小板活化，引起血凝，形成血栓封闭血管，从而有效阻止局部病原体进入血流向全身扩散。④促炎细胞因子 TNF-α、IL-1 和 IL-6 作为内源性热原，可作用于下丘脑体温调节中枢引起发热，对体内病原体的生长产生抑制作用。⑤促炎细胞因子也是引发急性期反应的主要物质，可促进骨髓细胞生成并释放大量中性粒细胞入血，以提高机体抗感染免疫应答能力；还可刺激肝细胞合成分泌一系列急性期蛋白，如 C 反应蛋白、甘露糖结合凝集素和脂多糖结合蛋白（LPS-binding protein，LBP）等，其中 CPR 和 MBL 可激活补体，进一步增强调理作用和产生溶菌效应。此外，B1 细胞接受某些细菌共有多糖抗原，如脂多糖、荚膜多糖刺激后，可在 48 h 之内产生以 IgM 为主的相应抗菌抗体，此种抗体在血清补体协同作用下，可对少数进入血液的表达上述共有多糖抗原的病原菌产生杀伤溶解作用；NK 细胞、γδT 细胞和 NKT 细胞则可对某些病毒感染和胞内寄生菌感染的细胞产生杀伤破坏作用，在早期抗感染免疫过程中发挥作用。

三、适应性免疫应答的诱导阶段

适应性免疫应答的诱导阶段发生于感染 96 h 之后。此时，活化巨噬细胞和树突状细胞作为专职抗原提呈细胞，可将摄入的外源性抗原或内源性抗原加工处理为具有免疫原性的小分子多肽，并以抗原肽 -MHC 分子复合物的形式表达于细胞表面，同时表面共刺激分子（如 B7 和 ICAM）表达上调，为适应性免疫应答的启动作好准备；然后经淋巴、血液循环进入外周免疫器官，通过与抗原特异性淋巴细胞之间的相互作用，诱导产生适应性免疫应答。

第三节　固有免疫应答与适应性免疫应答的关系

一、启动适应性免疫应答

巨噬细胞作为重要的固有免疫细胞，在吞噬和杀伤清除病原体等异物的同时，也启动了抗原加工和提呈的过程。抗原提呈细胞将抗原降解为小分子肽段，并以抗原肽-MHC 复合物的形式表达于细胞表面，供 T 细胞识别从而产生 T 细胞活化第一信号。与此同时，巨噬细胞通过表面 PRR（如 Toll 样受体）识别结合病原体后，其表面共刺激分子表达增加，结合 T 细胞表面的共刺激分子（CD28、LFA-1），为 T 细胞活化提供第二信号。在上述两种信号作用下，T 细胞被活化并启动适应性免疫应答。单核细胞亦可吞噬处理病原体及其组成成分，并在 GM-CSF 及 IL-4 等细胞因子诱导下，分化为树突状细胞，提呈抗原活化 T 细胞应答。

二、影响适应性免疫应答类型

固有免疫细胞通过表面 PRR 对不同种类病原体的识别，可启动不同类型的适应性免疫应答。研究表明，不同的固有免疫细胞通过表面 PRR 接受不同的配体分子刺激后，可产生不同的细胞因子。这些不同的细胞因子可调节特异性免疫细胞的分化方向，从而决定了适应性免疫应答的类型。如巨噬细胞接受胞内寄生菌刺激后，可产生以 IL-12 和 IFN-γ 为主的细胞因子，此类细胞因子可诱导初始 T 细胞分化为 Th1 细胞；Th1 细胞分泌以 IL-2、IFN-γ 和 LTα 为主的 I 型细胞因子，此类细胞因子可诱导活化 Th 细胞和 CTL 细胞增殖分化为效应 T 细胞，产生细胞介导的免疫应答。NKT 细胞和肥大细胞接受某些寄生虫刺激后，可产生以 IL-4 为主的细胞因子，此种细胞因子可诱导初始 T 细胞分化为 Th2 细胞；Th2 细胞分泌以 IL-4、IL-5、IL-6、IL-10 为主的 II 型细胞因子，此类细胞因子可诱导活化 B 细胞增殖分化，产生抗体介导的免疫应答。

三、协助适应性免疫应答产物发挥免疫效应

B 细胞增殖分化为浆细胞后，通过分泌抗体产生免疫效应。但抗体本身不能直接杀菌和清除病原体。只有在固有免疫细胞（如吞噬细胞和 NK 细胞）和固有免疫分子（如补体）参与下，通过调理吞噬、ADCC 等机制，才能有效杀伤并清除病原体等异物。$CD4^+$ 效应 Th1 细胞通过分泌 IL-2、IFN-γ、TNF-β 等细胞因子和表达 FasL 诱导产生细胞免疫效应。其中除 FasL 和少数细胞因子，如 TNF-β 可直接诱导受感染的靶细胞或其他细胞发生凋亡外，多数细胞因子通过活化吞噬细胞和 NK 细胞，使其吞噬杀伤功能增强，从而有效清除入侵的病原体。

> **知识链接**

过敏反应

过敏反应（allergy）的实质是免疫系统对正常无害物质的不适当反应。特点是发作迅速、反应强烈、消退较快，有明显的遗传倾向和个体差异。通常，过敏会导致打喷嚏、眼睛流泪和发痒、流鼻涕、皮肤发痒，并出现皮疹。

正常情况下，免疫系统（包括抗体、白细胞、肥大细胞、补体等）会保护机体免受外来物质（抗原）的侵袭。然而，有些人在暴露于对多数人无害的环境化学物质（过敏原）、食物或药物时会刺激免疫系统反应过度。免疫系统首次接触抗原时产生抗体 IgE，IgE 与血液中的嗜碱性粒细胞、肥大细胞结合，导致患者对过敏原敏感（称为致敏），但不引起症状。当致敏的患者再次接触过敏原时，嗜碱性粒细胞和肥大细胞释放一些物质（如组胺、前列腺素和白三烯）导致周围组织肿胀或发炎，持续刺激和损伤组织。

> **思政园地**

细菌学、微生物学、免疫学专家余㵑

1903 生于北京的余㵑在我国医学微生物学和免疫学领域创造了许多第一。从美国哈佛医学院取得博士学位后，余㵑教授把西方先进的研究理论及实验技术带回国内，积极推动我国免疫学及微生物学的发展，奠定了我国免疫学研究的早期基础，与汤飞凡、李涛合作翻译了秦思尔的专著《秦氏细菌学》，又撰写了我国最早阐述病原微生物的专著《病原学》。1933 年，发表论文《上海霍乱菌的调查》，用详实的调查资料、大量的实验数据，驳斥了外国学者关于"上海是霍乱弧菌发源地"的错误观点，指出上海的霍乱菌是由国外传入，并给出了防止霍乱在上海蔓延的方法。20 世纪 50 年代，我国因麻疹而并发肺炎死亡的儿童每年超过 10 万人。余㵑领导的"麻疹研究小组"成功研制出麻疹疫苗，不仅填补了国内空白，更在当时处于国际领先地位，每年挽救 5 万名以上麻疹患儿的生命，更使几百万儿童获得免疫。

自 测 题

一、单项选择题

1. 下列哪一项不属于固有免疫
   A. β 防御素　　　　　B. 鼻黏膜分泌物　　　　C. Treg 细胞
   D. NK 细胞　　　　　E. 血-脑屏障
2. 溶菌酶能够水解（　　），使革兰氏阳性菌的细胞溶解
   A. 脂质双分子层　　　B. β-1,4 糖苷键　　　　C. 肽键
   D. 磷壁酸　　　　　　E. O 特异侧链
3. 对固有免疫系统描述错误的是
   A. 相对稳定　　　　　B. 反应慢　　　　　　　C. 有遗传性
   D. 作用范围广　　　　E. 反应快

4. 通过抗体依赖介导细胞毒性的细胞是
   A. NK 细胞　　　　　B. 巨噬细胞　　　　　C. 树突细胞
   D. 白细胞　　　　　　E. 粒细胞
5. 既具有吞噬杀菌作用又具有抗原加工提呈作用的细胞是
   A. 巨噬细胞　　　　　B. B 细胞　　　　　　C. 树突细胞
   D. 中性粒细胞　　　　E. 白细胞
6. 适应性免疫应答一般发生在感染（　　）小时后
   A. 48　　　　　　　　B. 84　　　　　　　　C. 120
   D. 72　　　　　　　　E. 96

二、简答题

1. 简述固有免疫应答的概念及特点。
2. 简述组织屏障的组成。
3. 简述固有免疫细胞的类型和作用。

（王　黎）

第十八章 适应性免疫应答

- 适应性免疫应答
  - 概述
    - 概念
    - 类型
    - 基本过程
  - 抗原
    - 概念与分类
      - 概念
      - 分类
    - 特性与交叉反应
      - 抗原决定基
      - 共同抗原与交叉反应
        - 共同抗原
        - 交叉反应
      - 影响抗原免疫原性的因素
    - 医学上的重要抗原：主要组织相容性抗原、自身抗原、异嗜性抗原、肿瘤抗原、超抗原
  - 抗原的加工处理和提呈
    - 抗原呈递和识别阶段
    - 主要组织相容性复合体及其编码产物
  - T淋巴细胞
    - 发育
    - 选择
    - T淋巴细胞受体
    - T淋巴细胞亚群与功能
  - T细胞介导的细胞免疫应答
    - 抗原提呈与识别阶段
    - 活化增殖、分化阶段
    - 效应阶段
    - 细胞免疫应答的生物学效应
  - B淋巴细胞
    - 发育
    - B淋巴细胞受体
    - B淋巴细胞亚群及功能
  - B淋巴细胞介导的体液免疫应答
    - B淋巴细胞对TDAg的应答
    - B淋巴细胞对TIAg的应答
    - 抗体和免疫球蛋白
      - 概念
      - 免疫球蛋白的基本结构
      - 免疫球蛋白的其他结构
      - 免疫球蛋白的水解片段
      - 免疫球蛋白的功能
      - 各类免疫球蛋白的特点与功能：IgG、IgMIgA、IgD、IgE
    - 体液免疫应答的生物学作用
  - 免疫耐受与免疫调节

第十八章 适应性免疫应答

学习目标

1. 能阐述抗原的概念及特性、抗原表位及抗原的分类，细胞免疫应答和体液免疫应答的基本过程，免疫球蛋白的基本结构和生物学功能，免疫耐受的概念。
2. 能列举抗原的特异性和异物性，T淋巴细胞和B淋巴细胞的表面分子，各类免疫球蛋白的特性，MHC的功能。
3. 能大致描述影响抗原免疫原性的因素，T淋巴细胞和B淋巴细胞的发育过程，MHC的遗传特点，免疫耐受及免疫调节的机制。

案例 18-1

患者，男，23岁，发热、寒战、咽痛、头痛、猩红热样或红斑样皮疹；出现神志恍惚、意识模糊、腹泻、腹痛、尿少、顽固性休克、心悸、呼吸困难等症状。

体格检查：血压降低，脉速；皮肤发花、弥漫性潮红，出现充血性小丘疹或日晒样、烫伤样皮疹、瘀点或疱疹；蜂窝织炎；发绀及吸氧亦不能缓解的呼吸困难；心律不齐、腹部压痛。

实验室检查：血液标本中检验出葡萄球菌，检测血清TSST-1抗体阳性。临床诊断：葡萄球菌中毒性休克综合征。

思考与问题：
1. 该患者诊断为葡萄球菌中毒性休克综合征的依据是什么？
2. 血清TSST-1抗体阳性的机制是什么？

适应性免疫应答（adaptive immune response）是指抗原提呈细胞加工、处理和呈递抗原，T、B淋巴细胞特异性识别抗原后自身活化、增殖、分化，产生免疫效应的过程，又称特异性免疫应答和获得性免疫应答。适应性免疫应答具有特异性、多样性、记忆性等特点。根据其效应机制可分为T淋巴细胞介导的细胞免疫应答和B淋巴细胞介导的体液免疫应答。

知识链接

联合免疫缺陷病（combined immunodeficiency disease，CID）是因T细胞和B细胞数量不足或功能缺陷导致的细胞免疫和体液免疫功能的联合缺陷。CID的主要临床特征是：患者多为婴幼儿，常反复发生难以控制的细菌、病毒和真菌感染，患者一般在2岁内死亡。

适应性免疫应答过程可分为3个阶段，分别是：

1. **抗原呈递和识别阶段（感应阶段）** 抗原呈递和识别阶段是抗原提呈细胞对抗原的摄取、处理、呈递和T淋巴细胞、B淋巴细胞通过其受体TCR和BCR识别特异性抗原的过程。
2. **活化、增殖和分化阶段（反应阶段）** T淋巴细胞和B淋巴细胞识别抗原后，在细胞间多种共刺激分子和细胞因子作用下，发生活化和克隆扩增，并分化为效应细胞（效应T淋巴细胞和浆细胞），产生效应分子（细胞因子和抗体）。有部分细胞中途停止分化形成记忆细胞。记忆细胞再次接触相同抗原后，可迅速增殖分化为效应细胞，发挥效应作用。若T淋巴细胞和B淋巴细胞识别抗原后不能有效活化，则诱导抗原特异性细胞的凋亡或克隆无能。
3. **效应阶段** 效应细胞和效应分子共同发挥作用，产生细胞免疫效应和体液免疫效应。清除免疫原性异物，从而维持机体正常生理状态。病理情况下也可引发免疫相关性疾病。

第一节 抗 原

抗原（antigen，Ag）是一类能诱导机体发生免疫应答，并能与相应的免疫应答产物（抗体和致敏淋巴细胞）在体内外发生特异性结合的物质。抗原的特性有两个，即免疫原性和免疫反应性。免疫原性（immunogenicity）是指抗原可刺激特定的免疫细胞，产生抗体和形成效应淋巴细胞的特性。免疫反应性（immunoreactivity）是指抗原能与相应的免疫效应物质（抗体和效应淋巴细胞）在体内外发生特异性结合的特性。根据抗原的性能，抗原分为完全抗原与半抗原，完全抗原是具有免疫原性和免疫反应性的物质；半抗原是无免疫原性，只有免疫反应性的物质，又称不完全抗原。使半抗原变成完全抗原的物质称为载体。

一、抗原的性质

（一）抗原的异物性

异物是指与宿主自身成分不同或机体免疫活性细胞从未接触过的物质。具有异物性的物质有3类。

1. 异种物质　包括微生物及其代谢产物、异种动物蛋白和植物蛋白等。种系关系越远，免疫原性越强。

2. 同种异体物质　同种生物不同个体之间，由于基因不同，组织结构也有差异，如ABO血型抗原。

3. 自身物质　正常无免疫原性，异常自身成分结构改变具有免疫原性。

（二）抗原的特异性

抗原的特异性既表现在免疫原性上，也表现在免疫反应性上，即一种抗原决定簇只能诱导机体产生一种特异性抗体或效应淋巴细胞，并只能与相应抗体或效应淋巴细胞特异性结合发生免疫应答。

1. 抗原决定簇（antigenic determinant，AD）　指抗原分子中决定抗原特异性的特殊化学基团，又称表位（epitope），一般由5～15个氨基酸、单糖或核苷酸残基组成。抗原决定簇的性质、数量和空间构型决定了抗原的特异性，一种抗原决定簇决定抗原的一种特异性。

2. 抗原决定簇的分类

（1）功能性抗原决定簇与隐蔽性抗原决定簇：位于分子表面的决定簇，易被相应的淋巴细胞识别而启动免疫应答，称为功能性决定簇。位于抗原分子内部的决定簇，不能直接激发免疫应答，称为隐蔽性决定簇。抗原结合价是指能和抗体分子结合的功能性决定簇的数目。半抗原为一价抗原；大多数天然抗原的分子表面有多个相同或不同的抗原决定簇，是多价抗原。

（2）T淋巴细胞抗原决定簇与B淋巴细胞抗原决定簇：在免疫应答中供T淋巴细胞抗原受体（TCR）识别的决定簇称T淋巴细胞抗原决定簇；供B淋巴细胞抗原受体（BCR）或抗体识别的决定簇称B淋巴细胞抗原决定簇。T淋巴细胞抗原决定簇由8～18个氨基酸残基线状排列构成，多位于抗原分子内部，必须由抗原提呈细胞或靶细胞将抗原分子加工处理为小分子肽段才能被T淋巴细胞识别。B淋巴细胞抗原决定簇一般由4～6个氨基酸或糖基组成，一般位于抗原分子表面的氨基酸长链或糖链弯曲折叠处。

3. 共同抗原与交叉反应　天然抗原表面常有多种抗原决定簇，也存在某一抗原决定簇同时出现在不同抗原物质上的情况，这种共有的决定簇称为共同抗原决定簇；带有共同抗原决定簇的抗原称为共同抗原（common antigen）。由共同抗原决定簇刺激机体产生的抗体分别与

2 种抗原（共同抗原）结合发生反应，称为交叉反应（cross reaction）（图 18-1）。

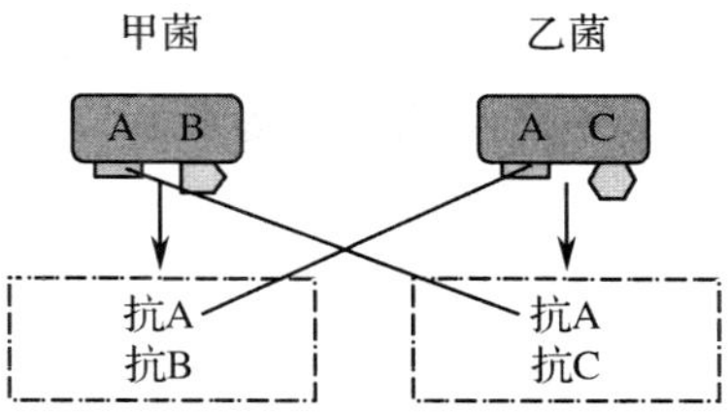

图 18-1 交叉反应示意图

二、影响抗原免疫原性的因素

（一）抗原的理化性质

1. 分子量　一般而言，抗原的分子量越大，免疫原性越强。小于 10 kD 为弱免疫原性，低于 4 kD 无免疫原性。
2. 化学组成及结构
（1）氨基酸组成：含芳香族氨基酸（特别是酪氨酸）的抗原免疫原性强。
（2）结构：具有环状结构的抗原免疫原性强；具有直链结构的抗原免疫原性弱。
3. 物理性状　聚合状态的抗原较其单体免疫原性强；颗粒性抗原的免疫原性强于可溶性抗原。
4. 易接近性　越容易接近的抗原决定簇，其在抗原免疫原性中的决定作用越大。

（二）宿主因素

1. 遗传因素　抗原免疫原性与宿主遗传性有关。
2. 年龄、性别和健康状态。

（三）免疫方法

1. 剂量　剂量太低或太高均不引起免疫应答。
2. 途径　重复进入，引起强免疫应答。

三、抗原的分类

（一）根据抗原与机体的亲缘关系分类

1. 异种抗原　指来自另一物种的抗原物质。
2. 同种异型抗原　是指在同一种属不同个体之间存在的抗原物质。
3. 自身抗原　是指能引起自身免疫应答的自身组织成分，包括修饰的自身抗原和隐蔽的自身抗原。

（二）根据抗原激活 B 淋巴细胞是否需要 T 淋巴细胞协助分类

1. 胸腺依赖性抗原（thymus dependent antigen，TD-Ag）　指在刺激 B 淋巴细胞产生抗体时需要 T 淋巴细胞辅助的抗原。大多数蛋白质抗原属于 TD-Ag。
2. 非胸腺依赖性抗原（thymus independent antigen，TI-Ag）　指在刺激 B 淋巴细胞产生抗体时不需要 T 淋巴细胞辅助的抗原。少数多糖抗原物质属于 TI-Ag。

（三）根据抗原来源分类

1. 外源性抗原　来源于细胞外的抗原，如各种病原生物抗原、动植物蛋白等。
2. 内源性抗原　包括被病毒感染细胞合成的病毒蛋白和肿瘤细胞合成的蛋白抗原。

（四）抗原的其他分类

根据抗原的性能分为完全抗原和半抗原；根据抗原的获得方式分为天然抗原、人工抗原；根据抗原的化学组成分为蛋白质抗原、脂蛋白抗原、糖蛋白抗原、多糖抗原等。

四、医学上重要的抗原物质

（一）异种抗原

1. 病原微生物　病原微生物的化学组成极为复杂，每种病原微生物均是多种抗原组成的复合体，如细菌有表面抗原、菌体抗原、鞭毛抗原及菌毛抗原。

2. 细菌的外毒素和类毒素　某些病原菌的代谢产物外毒素是蛋白质，毒性很强，又具有很强的免疫原性。外毒素丧失毒性的保留抗原性即为类毒素。

3. 异种动物血清　异种动物血清是用类毒素免疫动物而获得的，临床用于紧急预防和治疗外毒素引起的疾病。动物免疫血清对人而言是异种蛋白，具有免疫原性，可引起超敏反应。

（二）同种异型抗原

1. 红细胞血型抗原　人类的 ABO 血型系统有 A、B、AB 和 O 4 型。如果输入异型血，可出现免疫溶血反应，后果十分严重。Rh 血型在人群有两型，大多数人为 Rh 阳性，在某些情况下（如输血或妊娠），Rh 阳性红细胞进入 Rh 阴性的机体内可刺激机体产生抗 Rh 抗体，引起严重的溶血反应。

2. 人白细胞抗原（human leukocyte antigen，HLA）　是人体最为复杂的同种异型抗原，也是临床上引起移植排斥反应的重要抗原。

（三）自身抗原

1. 隐蔽抗原　体内某些与免疫系统处于隔绝位置的抗原，如眼晶状体蛋白、甲状腺球蛋白及精子。当在外伤、感染、手术等因素作用下，这些组织成分接触免疫系统，引起免疫应答导致自身免疫性疾病。

2. 修饰改变的自身抗原　机体自身组织成分及结构受理化和生物因素作用发生改变，称为修饰改变的自身抗原。其可以刺激机体产生免疫应答，严重者可引起自身免疫性疾病。

（四）异嗜性抗原

异嗜性抗原是一类与种属特异性无关，存在于人、动植物以及微生物间的共同抗原。某些病原微生物与人体某些组织间存在着此类抗原，如乙型溶血性链球菌的细胞壁与人体心肌组织或肾小球基底膜存在着异嗜性抗原，反复感染后可引起风湿病或肾小球肾炎；大肠埃希菌的脂多糖与人的结肠黏膜存在异嗜性抗原，与溃疡性结肠炎的发病有关。

（五）肿瘤抗原

肿瘤抗原是细胞在癌变过程中出现的新抗原及过度表达的抗原物质的总称。

1. 肿瘤特异性抗原（tumor specific antigen，TSA）　指肿瘤细胞特有的或只存在于某种肿瘤细胞而正常细胞不表达的抗原。目前已在人类黑色素瘤、结肠癌、乳腺癌等肿瘤细胞表面检测出此类抗原。

2. 肿瘤相关抗原（tumor associated antigen，TAA）　指非肿瘤细胞所特有的，在正常细胞也可表达，但在细胞发生癌变时含量可明显增高的抗原。最常见的肿瘤相关抗原是胚胎抗原，如肝细胞癌变时产生的甲胎蛋白（alpha-fetoprotein，AFP）和肠癌产生的癌胚抗原（carcinoembryonic antigen，CEA）。癌胚抗原在直肠癌、结肠癌等患者血清中含量明显增高，也可以用于辅助诊断。

（六）超抗原

超抗原（super antigen，SAg）是一类对淋巴细胞有强大刺激功能的蛋白质，极微量即可活化多克隆 T 淋巴细胞，是迄今为止发现的能力最强的 T 淋巴细胞丝裂原。

第二节　抗原提呈

一、抗原提呈细胞（antigen presenting cell，APC）

能够加工抗原，并以抗原肽 -MHC 分子复合物形式将抗原肽提呈给 T 淋巴细胞的一类细胞，在机体的免疫识别、免疫应答与免疫调节中起重要作用。

1. 提呈外源性抗原的APC　表面表达MHC Ⅱ分子，可分为专职性APC和非专职性APC。专职性APC表达MHC Ⅱ类分子，直接摄取、加工和提呈抗原，包括树突状细胞、单核-巨噬细胞、B淋巴细胞，其中树突状细胞的抗原提呈能力最强；非专职性APC通常不表达或者低表达MHC Ⅱ类分子，但在炎症过程中或某些细胞因子的作用下，可被诱导表达，抗原的加工和提呈功能较弱。包括内皮细胞、上皮细胞、成纤维细胞等。

2. 提呈内源性抗原的APC　通常是被胞内寄生病原体感染的细胞或发生突变的细胞，这些细胞可诱导性表达MHC Ⅰ类分子，也可被CD8⁺T淋巴细胞作为靶细胞所杀伤。

二、抗原提呈途径

APC可将摄取入胞内的外源性抗原或胞质内自身产生的内源性抗原降解并加工处理成一定大小的多肽片段，使多肽适合与MHC分子结合，然后以抗原肽-MHC复合物的形式表达于APC表面。表达于APC表面的抗原肽-MHC复合物被TCR识别，形成TCR-抗原肽-MHC分子三元复合物，从而将抗原信息提呈给T淋巴细胞（图18-2）。

1. MHC Ⅱ类分子途径（外源性抗原提呈途径）　外源性抗原被APC识别和摄取后形成吞噬体，吞噬体与溶酶体融合后，外源性抗原被降解为10～15个氨基酸残基的抗原肽，并转移至内质网；在内质网中外源性抗原肽与MHC Ⅱ类分子结合形成稳定的抗原肽-MHC Ⅱ类分子复合物，转运至细胞膜表面，提呈给CD4⁺T淋巴细胞。

2. MHC Ⅰ类分子途径（内源性抗原提呈途径）　内源性抗原在胞质中被蛋白酶体降解为8～10个氨基酸残基抗原肽，并转移至内质网腔；在内质网腔，抗原肽与MHC Ⅰ类分子组合形成复合物，经高尔基体转运至细胞膜上，提呈给CD8⁺T淋巴细胞。

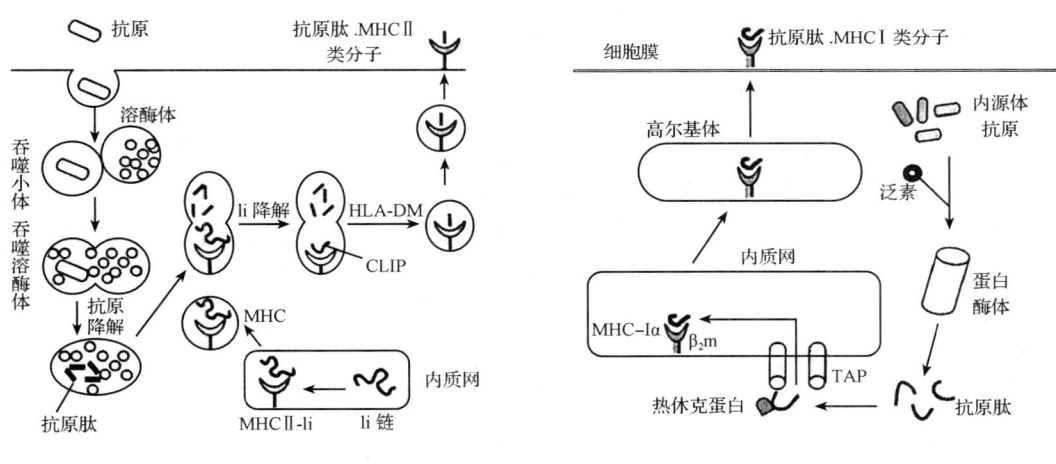

图18-2　抗原提呈途径示意图

三、主要组织相容性复合体及其编码产物

（一）主要组织相容性复合体

1. 主要组织相容性复合体及其编码抗原　编码主要组织相容性抗原的基因是一组紧密连锁的基因群，称为主要组织相容性复合体（major histocompatibility complex，MHC）。不同种属的哺乳类动物，其MHC及编码的抗原系统有不同的命名。

2. 人白细胞抗原复合体及其编码抗原　人类的主要组织相容性抗原首先在白细胞上发现，

故称为人白细胞抗原（human leukocyte antigen，HLA），编码人 HLA 的基因群称为 HLA 复合体，即人类的 MHC。HLA 复合体位于人类 6 号染色体短臂，约长 4000 kbp，按照 HLA 基因座位的定位和编码产物的特点，可将 HLA 基因群分为 Ⅰ 类基因（包括 K、D、L）、Ⅱ 类基因和 Ⅲ 类基因，其中 Ⅰ 类和 Ⅱ 类基因参与免疫应答的遗传调控。HLA 复合体的遗传特点有高度多态性、单体型遗传和连锁不平衡。

（二）MHC 分子的功能

1. 参与抗原提呈　MHC Ⅰ 类和 MHC Ⅱ 类分子的主要生物学功能是提呈抗原肽。内源性抗原如自身抗原、肿瘤抗原及病毒抗原等在细胞内降解为抗原肽，并与 MHC Ⅰ 类分子结合，形成抗原肽 -MHC Ⅰ 类分子复合物表达于细胞表面，提呈给 $CD8^+T$ 淋巴细胞。外源性抗原在抗原提呈细胞（APC）内降解成抗原肽，并与 MHC Ⅱ 类分子结合，形成抗原肽 -MHC Ⅱ 类分子复合物，运送至 APC 表面，供 $CD4^+T$ 淋巴细胞识别、活化。

2. 限制免疫细胞间的相互作用　T 淋巴细胞在识别抗原时，除其抗原受体（TCR）识别抗原肽外，还需识别与抗原肽结合的 MHC Ⅰ 类分子或 MHC Ⅱ 类分子，这一现象称为 MHC 限制性。

3. 参与 T 淋巴细胞的分化过程　MHC 分子参与 T 淋巴细胞发育过程中阳性和阴性选择，对 T 淋巴细胞 MHC 限制性的获得和自身免疫耐受的形成起重要作用。

4. 参与移植排斥反应　在同种异体间进行器官移植，MHC Ⅰ 类或 MHC Ⅱ 类分子作为同种异型抗原，可诱导机体产生强烈的移植排斥反应。

5. 参与免疫应答的调节　MHC 分子通过抗原提呈、MHC 限制性及参与体细胞分化成熟等多环节来调节免疫应答，有助于维持免疫稳定。

（三）HLA 与临床

1. HLA 与器官移植　在器官移植后，移植物存活率的高低主要取决于供体和受体的 HLA 型别吻合的程度。器官移植前应进行 HLA 配型，以寻找合适的供体。

2. HLA 与临床疾病　突变细胞表面的 HLA Ⅰ 类分子表达减少或缺失，导致不能有效地激活特异性 $CD8^+T$ 淋巴细胞，造成肿瘤逃脱免疫监视。已经发现有 60 多种人类疾病与 HLA 相关。如强直性脊柱炎患者中 HLA-B27 抗原阳性率高达 90%，而健康对照人群中仅为 8%。

4. HLA 与法医学　HLA 系统显示多态性的遗传特性使得两个无亲缘关系的个体之间 HLA 型别完全相同的机会几乎为零，且每个人所拥有的 HLA 型别一般终身不变。由此，法医学上用于亲子鉴定和验明死者的身份。

第三节　T 淋巴细胞

一、T 淋巴细胞的发育

胸腺细胞在胚胎期从胚肝，或成年期从骨髓受胸腺上皮细胞分泌的趋化因子吸引入胸腺，在胸腺微环境下，由皮质到髓质分化发育为产生 T 淋巴细胞。每个 T 淋巴细胞通过其抗原识别受体特异性识别相应抗原，所有 T 淋巴细胞克隆的总和，组成 T 淋巴细胞库，T 淋巴细胞库中的 T 淋巴细胞有以下特点：表达功能性 TCR、具有 MHC 限制性、自身耐受性。

T 淋巴细胞发育过程包括以下 3 个阶段。

1. 功能性 TCR 表达　发生在胸腺被膜下区、皮质，由 $CD4^-CD8^-$ 双阴性细胞（double negative，DN）发育为 $CD4^+CD8^+$ 双阳性细胞（double positive，DP）细胞由增殖活跃到停止增殖，TCR 完成表达。

2. 自身MHC限制性形成（阳性选择） 在胸腺皮质发生，胸腺上皮细胞的参与，凡表达的TCR能被胸腺上皮细胞表达的MHC Ⅰ类分子或Ⅱ类分子识别并结合的细胞克隆，可扩增并分化为$CD4^+$或$CD8^+$的单阳性细胞（signal positive，SP），获得MHC限制性。在此过程中，大部分双阳性胸腺细胞因不能识别胸腺上皮细胞表达的自身MHC分子而发生凋亡。

3. 自身耐受形成（阴性选择） 发生在胸腺皮质、皮髓质交界区、髓质区，树突状细胞以及巨噬细胞参与，凡表达的TCR可与树突状细胞以及巨噬细胞表达的自身抗原-MHC复合物识别并结合的DN与SP，均发生凋亡，反之则存活，获得自身耐受性。

经过以上过程的成熟T淋巴细胞经外周血循环进入外周免疫器官定居。

二、T淋巴细胞的表面标记

（一）TCR-CD3复合物

TCR是T淋巴细胞表面特异性识别和结合抗原的部位。大多数的T淋巴细胞的TCR是由α、β两条肽链组成的异二聚体，每条肽链有V和C两个功能区；C区与细胞膜相连，而V区在细胞外则为抗原结合部位。少数T淋巴细胞（1%~3%）的抗原受体由γ、δ两条肽链组成。CD3分子由5条肽链组成，分别称γ、δ、ε、ζ、η链。TCR和CD3分子形成TCR-CD3复合体，TCR特异性识别抗原提呈细胞提呈的抗原肽；CD3分子具有稳定TCR，并通过胞质区的免疫受体酪氨酸活化基序（immunoreceptor tyrosine-based activation motif，ITAM），将抗原刺激信息传送入T淋巴细胞内并使之活化。

（二）T淋巴细胞共受体

成熟的T淋巴细胞表面只表达CD4或CD8，$CD4^+$T淋巴细胞为辅助性T细胞，$CD8^+$T淋巴细胞主要是细胞毒性T淋巴细胞。CD4和CD8是T淋巴细胞TCR-CD3识别抗原的辅助受体，分别与APC表达的MHC Ⅱ类分子及MHC Ⅰ类分子结合，参与信号转导。此外，CD4可与HIV的gp120蛋白结合，是HIV感染$CD4^+$T淋巴细胞的重要机制。

（三）共刺激分子

共刺激分子是为T淋巴细胞和B淋巴细胞完全活化提供共刺激信号的细胞表面分子及其配体，可分为正性共刺激分子和负性共刺激分子。

1. CD28 表达在90%的$CD4^+$T淋巴细胞和50%的$CD8^+$T淋巴细胞表面，是B7家族的B7-1（CD80）和B7-2（CD86）的受体，可作为辅助刺激分子，提供T淋巴细胞活化的第二信号，是目前已知的一组最强、最重要的共刺激分子。

2. CD152（CTLA-4） 表达在活化的$CD4^+$和$CD8^+$T淋巴细胞表面，与抗原提呈细胞表面的B7-1/B7-2（CD80/CD86）分子结合，下调或终止T淋巴细胞活化。

3. PD-1 表达在活化的T淋巴细胞表面，可与配体PD-L1和PD-L2结合，抑制T淋巴细胞的增殖及IL-2和IFN-γ等细胞因子的产生，抑制B淋巴细胞的增殖、分化和Ig的分泌。

4. CD40L 主要表达在活化的$CD4^+$T淋巴细胞表面，与B淋巴细胞表面的CD40结合，提供B淋巴细胞活化的共刺激信号。

三、T淋巴细胞亚群及功能

（一）根据T淋巴细胞所处的活化阶段分类

1. 初始T淋巴细胞 从未接受过抗原刺激的成熟T淋巴细胞，存活期短，参与淋巴细胞再循环，主要功能是识别抗原。

2. 效应T淋巴细胞 表达高水平高亲和力IL-2R，存活期较短，主要向外周炎症部位或某些器官组织迁移，发挥效应功能。

3. 记忆性T淋巴细胞 具有免疫记忆功能，存活期长，介导再次免疫应答。

（二）根据表达TCR分类

1. αβT淋巴细胞 通常认为的T淋巴细胞，占总数的95%以上。
2. γδT淋巴细胞 多数为$CD4^-CD8^-$，主要分布于皮肤和黏膜组织。该群T淋巴细胞的TCR缺乏多样性，只能识别多种病原体表达的共同抗原成分，无MHC限制性。可发挥抗感染、抗肿瘤作用，并参与免疫调节作用和介导炎症反应。

（三）根据表达CD4或CD8分子分类

1. $CD4^+$T淋巴细胞 表面$CD3^+CD4^+CD8^-$，受自身MHC Ⅱ类分子限制，可识别外源性抗原，活化后分化的效应细胞主要为辅助性T淋巴细胞（helper T lymphocyte，Th）。
2. $CD8^+$T淋巴细胞 表面$CD3^+CD4^-CD8^+$，受自身MHC Ⅰ类分子限制，可识别内源性抗原，活化后分化的效应细胞为细胞毒性T淋巴细胞（cytotoxic T lymphocyte，CTL）。

（四）根据免疫效应功能分类

1. 辅助性T淋巴细胞 表达$CD4^+$，可从未收到抗原刺激的Th0分化为Th1和Th2，其中Th1分泌IFN-γ、TNF及IL-2，促进细胞免疫应答；Th2分泌IL-4、IL-5、IL-6和IL-10，促进体液免疫应答。
2. 细胞毒性T淋巴细胞 表面均表达$CD8^+$，可特异性识别内源性抗原肽-MHC Ⅰ类分子复合物，通过分泌穿孔素、颗粒酶直接杀伤靶细胞，也可通过表达的Fas与靶细胞表面的FasL结合促进靶细胞凋亡。
3. 调节性T淋巴细胞（regulatory T cell，Treg） 一群$CD4^+CD25^+Foxp3^+$的T淋巴细胞，可通过直接接触、分泌TGF-β及IL-10等抑制性细胞因子，负调控免疫应答。

第四节 T淋巴细胞介导的细胞免疫应答

细胞免疫是指由免疫细胞发挥效应以清除异物的免疫应答过程。细胞免疫应答由T淋巴细胞介导，参与的细胞有APC、$CD4^+$T淋巴细胞和$CD8^+$T淋巴细胞以及单核-巨噬细胞等。细胞免疫有两种基本形式：一是$CD8^+$的CTL介导的对靶细胞的特异性杀伤作用；二是$CD4^+$的Th1通过释放细胞因子引起的慢性炎症反应。

一、抗原的提呈与识别

T淋巴细胞识别的抗原决定簇是隐蔽于天然蛋白质分子内部的氨基酸顺序决定簇，不能识别天然蛋白质分子表面的构象决定簇，这需要APC对抗原进行加工处理。APC将摄取入胞内的外源性抗原或胞质内自身产生的内源性抗原降解并加工处理成一定大小的多肽片段，然后以抗原肽-MHC复合物的形式表达于APC表面。表达于APC表面的抗原肽-MHC复合物被TCR所识别，形成TCR-抗原肽-MHC分子三元复合物，从而将抗原信息提呈给T淋巴细胞。

二、T淋巴细胞的活化、增殖和分化

（一）T淋巴细胞的活化

T淋巴细胞的活化需要两个信号，第一信号是T淋巴细胞抗原受体（TCR）识别APC表面的MHC分子-抗原肽段复合物，信号通过CD3分子传递到细胞内；在此过程中，CD4分子与MHC Ⅱ类分子、CD8分子与MHC Ⅰ类分子结合，促进第一信号的转导。T淋巴细胞活化的第二信号是APC表面的共刺激分子与T淋巴细胞表面相应受体结合（B7-CD28），刺激产生

共刺激信号。若只有第一信号没有第二信号，则 T 淋巴细胞进入无反应状态。此外，细胞因子在其活化中也有重要作用，可促进 T 淋巴细胞的活化。

（二）T 淋巴细胞的增殖和分化

T 淋巴细胞活化后合成和分泌多种细胞因子，发挥免疫调节作用。

$CD4^+Th0$ 细胞可在细胞因子的作用下进行分化，IL-12、IFN-γ 可诱导 Th0 细胞向 Th1 细胞分化，IL-4 可诱导 Th0 细胞向 Th2 细胞分化，TGF-β、IL-10 可诱导 Th0 向 Treg 细胞分化。部分细胞可停止增殖，形成记忆性 T 淋巴细胞。

$CD8^+T$ 淋巴细胞的活化、增殖、分化需要 Th1 细胞及其释放的细胞因子 IL-2、TNF-α、IFN-γ 的作用，活化的 CTL 在上述细胞因子的作用下克隆扩增并分化为细胞毒性 T 淋巴细胞（CTL）和记忆性 T 淋巴细胞。

三、效应阶段

（一）Th1 细胞的效应

主要是诱导细胞免疫反应。

1. Th1 细胞对巨噬细胞的作用　产生 IL-3 和 GM-CSF 诱导干细胞向单核细胞分化；产生 TNF-α、LT-α 和 MCP-1 等细胞因子募集巨噬细胞；产生 IFN-γ 等细胞因子及通过 CD40L-CD40 结合，激活巨噬细胞。

2. Th1 细胞对淋巴细胞的作用　产生 IL-2 等，促进 Th1、Th2、CTL 和 NK 细胞等活化和增殖，从而放大免疫效应；分泌 IFN-γ 促使 B 淋巴细胞产生具有调理作用的抗体，进一步增强巨噬细胞的吞噬作用。

3. Th1 细胞对中性粒细胞的作用　产生淋巴毒素和 TNF-α，活化中性粒细胞，促进杀伤病原体效应。

（二）Th2 细胞的效应

主要是诱导体液免疫反应。

1. 辅助体液免疫应答产生　分泌 IL-4、IL-5、IL-10、IL-13 等细胞因子促进 B 淋巴细胞增殖分化为浆细胞，产生抗体。

2. 参与超敏反应性炎症　分泌细胞因子激活肥大细胞、嗜碱性粒细胞和嗜酸性粒细胞，参与超敏反应的发生和抗寄生虫感染。

3. CTL 细胞的效应　效应性 CTL 必须与靶细胞直接接触才有杀伤作用，CTL 只能杀伤带有特异性抗原的靶细胞，并有 MHC Ⅰ类分子限制，可杀伤自身来源的靶细胞。CTL 的杀伤机制：一是效应性 CTL 释放穿孔素及颗粒酶，导致靶细胞形成跨膜孔道，使细胞外水分进入细胞内，而电解质和大分子物质流出细胞外，最终使靶细胞裂解及细胞凋亡；二是 CTL 通过表达 FasL，与靶细胞表面的 Fas 结合，引起细胞程序性死亡。

四、细胞免疫应答的生物学效应

1. 抗感染作用　主要针对细胞内寄生的病原体，如结核分枝杆菌、病毒。
2. 抗肿瘤作用　是机体抗肿瘤的重要因素。
3. 免疫损伤作用　如迟发型超敏反应、移植排斥、自身免疫病等。

第五节 B 淋巴细胞

一、B 淋巴细胞的发育

哺乳动物的 B 淋巴细胞是在骨髓中发育成熟的，其发育阶段经历了祖 B 淋巴细胞、前 B 淋巴细胞、小前 B 淋巴细胞、未成熟 B 淋巴细胞和成熟 B 淋巴细胞等 5 个阶段。骨髓基质细胞表达的细胞因子和黏附分子在 B 淋巴细胞的发育中发挥关键作用。祖 B 淋巴细胞到发育为前 B 淋巴细胞，完成 BCR 重链的编码，可形成替代性 BCR；在未成熟 B 淋巴细胞可表达完整的 mIgM，此时接受抗原刺激，形成自身免疫耐受；成熟 B 淋巴细胞同时表达 mIgM 和 mIgD，接受抗原刺激后可发生免疫应答。未成熟的 B 淋巴细胞仅表达 mIgM，成熟 B 淋巴细胞表达 mIgM 和 mIgD，B 淋巴细胞活化后 mIgD 逐渐消失。

二、B 淋巴细胞的表面标记

（一）BCR 复合物

BCR 是 B 淋巴细胞的特征性表面标志，主要是单体 IgM 和 IgD，可识别结合特异性抗原。BCR 与 B 淋巴细胞膜上 Igα（CD79a）和 Igβ（CD79b）组成复合体。Igα、Igβ 可通过胞质区的 ITAM，将 BCR 结合抗原后的活化信号转导到细胞内。

（二）B 淋巴细胞共受体

B 淋巴细胞共受体即 CD19/CD21/CD81 复合体，CD21 即 CR2，可结合 C3d，形成 CD21-C3d-Ag-BCR 复合物，发挥共受体作用；CD19 胞质区可传递活化信号；CD19/CD21/CD81 复合体可增强 BCR 与抗原结构的稳定性，并与 Igα/Igβ 共同传递第一信号。

（三）共刺激分子

B 淋巴细胞激活过程中，Th 细胞和 B 淋巴细胞表面的共刺激分子可相互结合，转导活化信号。

1. CD40　表达于成熟 B 淋巴细胞，与 T 淋巴细胞的 CD40L 结合，提供 B 淋巴细胞活化的共刺激信号。

2. CD80 和 CD86　CD80/CD86 分子分别是 B7 家族中的 B7-1 和 B7-2，在活化的 B 淋巴细胞表面表达增加，其配体是 T 淋巴细胞的 CD28 分子，为 T 淋巴细胞的活化提供重要的共刺激信号。

三、B 淋巴细胞亚群与功能

根据 B 淋巴细胞表型的不同，将 B 淋巴细胞分为 B1 和 B2 两个亚群。

1. B1 细胞　数量少数，表面 $CD5^+$，主要分布在腹膜腔、胸膜腔和肠道黏膜固有层。该群细胞 BCR 可变区保守，识别谱窄，无需 T 淋巴细胞参与、无 Ig 类别转换，产生低亲和力 IgM，表现为多反应性。B1 细胞参与固有免疫，在免疫应答早期发挥作用。B2 细胞是体液免疫的主要细胞，广泛分布于外周免疫器官。

2. B2 细胞　表面 $CD5^-$，BCR 具有高度多样性，可特异性识别抗原，分泌产生抗体，具有免疫记忆功能；此外 B2 细胞还可发挥提呈抗原作用，分泌细胞因子参与免疫调节。

第六节 B淋巴细胞介导的体液免疫应答

体液免疫应答主要是由B淋巴细胞在抗原刺激下活化、增殖、分化为浆细胞，合成并分泌抗体并由抗体完成免疫效应的过程，此过程可由TD抗原或TI抗原诱发。TD抗原需要APC和T淋巴细胞的协助，而TI抗原直接被B淋巴细胞识别，不需T淋巴细胞协助即可引起体液免疫应答。

一、对TD抗原的体液免疫应答

（一）抗原的提呈和识别

1. B淋巴细胞对抗原的识别　B淋巴细胞能识别蛋白质、核酸、多糖、脂类等多种抗原，可识别完整抗原的天然构象，或抗原降解所暴露的表位的空间构象。B淋巴细胞识别的抗原无需经APC的加工处理，无MHC限制性。

2. B淋巴细胞的抗原提呈　B淋巴细胞是再次应答时主要的抗原提呈细胞，B淋巴细胞内化与BCR结合的特异性抗原（可溶性抗原），并进行加工处理，形成抗原肽-MHC Ⅱ类分子复合物，提呈给抗原特异性Th2细胞识别。

（二）B淋巴细胞的活化、增殖、分化与成熟

1. B淋巴细胞的活化　B淋巴细胞活化的第一信号来自BCR和抗原（或半抗原）的特异性结合，经由CD79a/b传导入胞内，B淋巴细胞共受体（CD19/CD21/CD81）加强信号的传导；B淋巴细胞活化的第二信号即共刺激信号是由活化的Th细胞与B淋巴细胞表面的共刺激分子相互作用产生的，主要是Th细胞活化后表达的CD40L与B淋巴细胞表面的CD40结合。此外，Th细胞分泌的IL-4、IL-5、IL-21等细胞因子可促进B淋巴细胞的活化、增殖和分化。

2. B淋巴细胞的增殖、分化　经双信号和细胞因子刺激后，活化的B淋巴细胞经历体细胞高频突变、Ig亲和力成熟和类别转换，可分化为浆细胞分泌抗体；也可以分化为记忆B淋巴细胞，记忆B淋巴细胞不产生Ig，但再次与同一抗原相遇时可迅速活化，产生大量抗原特异的Ig，发挥免疫效应。

3. T、B淋巴细胞的相互作用　在针对TD抗原的免疫应答中，Th细胞可辅助B淋巴细胞免疫应答，一方面，Th细胞提供B淋巴细胞活化的第二信号（CD40-CD40L），另一方面Th细胞分泌多种细胞因子促进B淋巴细胞的活化、增殖和分化。同时，T淋巴细胞和B淋巴细胞的作用是相互的，活化的B淋巴细胞也作为APC，将抗原肽-MHC Ⅱ类分子复合物提呈给T淋巴细胞，提供T淋巴细胞活化的第一信号，此外，活化的B淋巴细胞可表达B7分子与T淋巴细胞表面的CD28结合，提供T淋巴细胞活化的第二信号（图18-3）。

二、对TI抗原的体液免疫应答

TI抗原活化B淋巴细胞的机制与TD抗原完全不同，TI抗原主要激活B1细胞，其活化信号来自TI抗原与B淋巴细胞膜受体的广泛交联，产生的抗体主要为IgM，且抗体与抗原的亲和力较低，也不产生免疫记忆。

三、抗体产生的一般规律

抗体的产生经过潜伏期、对数期、平台期和下降期。

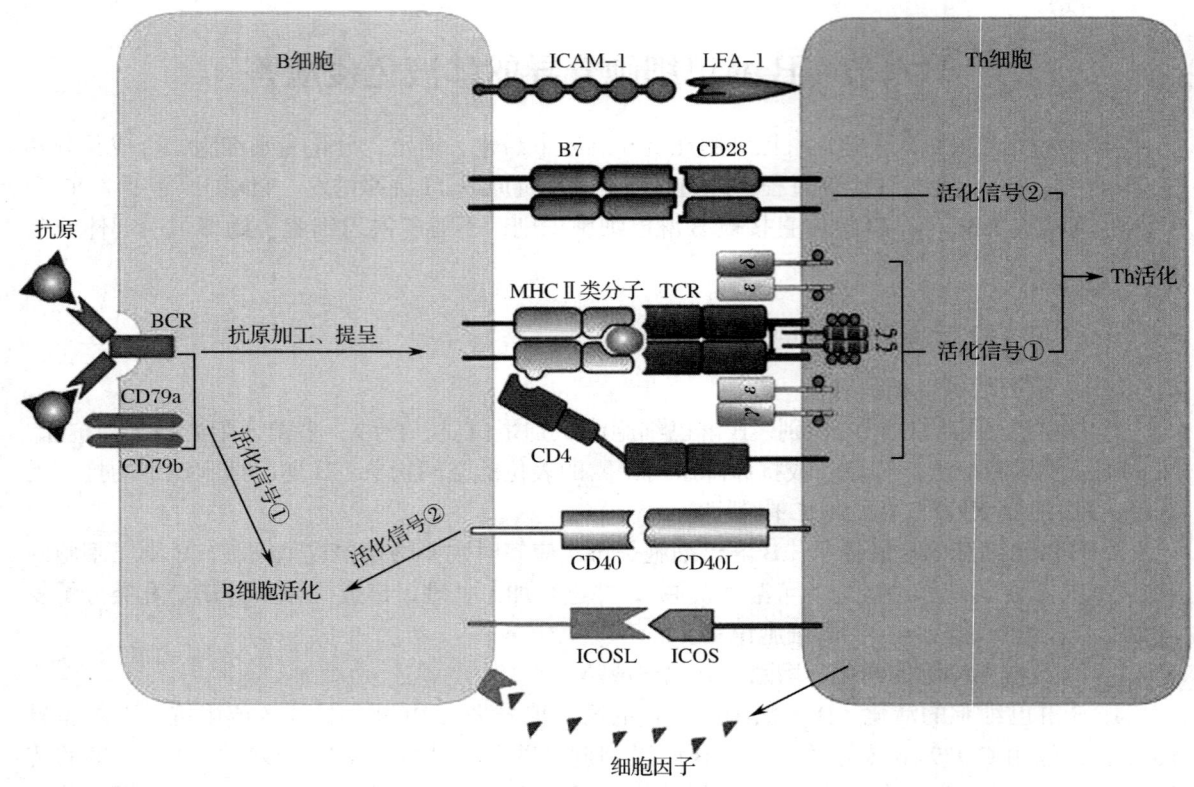

图 18-3　Th 细胞与 B 细胞的相互作用

1. 初次免疫应答　当适量抗原第一次进入机体，需经过一定潜伏期才能在血液中出现抗体，且含量低，维持时间短，很快下降。产生的抗体以 IgM 为主，与抗原结合力低。

2. 再次免疫应答　当再次接受相同抗原刺激时，机体可发生再次免疫应答。与初次应答的不同有：①用较少量抗原刺激即可诱发，潜伏期短，大约为初次应答潜伏期时间的一半；②抗体浓度增加快，能较快到达平台期，且维持的时间较长；③产生的抗体主要为 IgG，抗体的亲和力高，且较均一（图 18-4）。

四、免疫球蛋白的结构与功能

抗体（antibody，Ab）是 B 淋巴细胞受抗原刺激后，活化、增殖、分化为浆细胞所分泌的球蛋白，能与相应抗原发生特异性结合。具有抗体活性或化学结构与抗体相似的球蛋白称为免疫球蛋白（immunoglobulin，Ig）。Ig 分为分泌型和膜型，前者主要分布于血液及组织液、外分泌液中，具有多种生物学功能；后者主要分布于某些细胞膜表面。

（一）免疫球蛋白的基本结构

Ig 的基本结构是由 2 条完全相同的重链和 2 条完全相同的轻链通过二硫键连接而成的"Y"字形单体。每条肽链分别由 2~5 个约含 110 个氨基酸、序列相似但功能不同的结构域（又称功能区）组成（图 18-5）。

1. 重链和轻链

（1）重链（heavy chain，H 链）：由 450~550 个氨基酸残基组成，分子量 50~75 kD。根据抗原的差异，重链可分为 γ 链、α 链、μ 链、δ 链和 ε 链 5 类，这五类重链与轻链组成的 Ig 依次称为 IgG、IgA、IgM、IgD 和 IgE（图 18-6）。不同种类的 Ig 具有不同的特征。依据铰链区氨基酸组成和重链二硫键的数目、位置不同，同一类 Ig 又可分为不同的亚类，如人 IgG

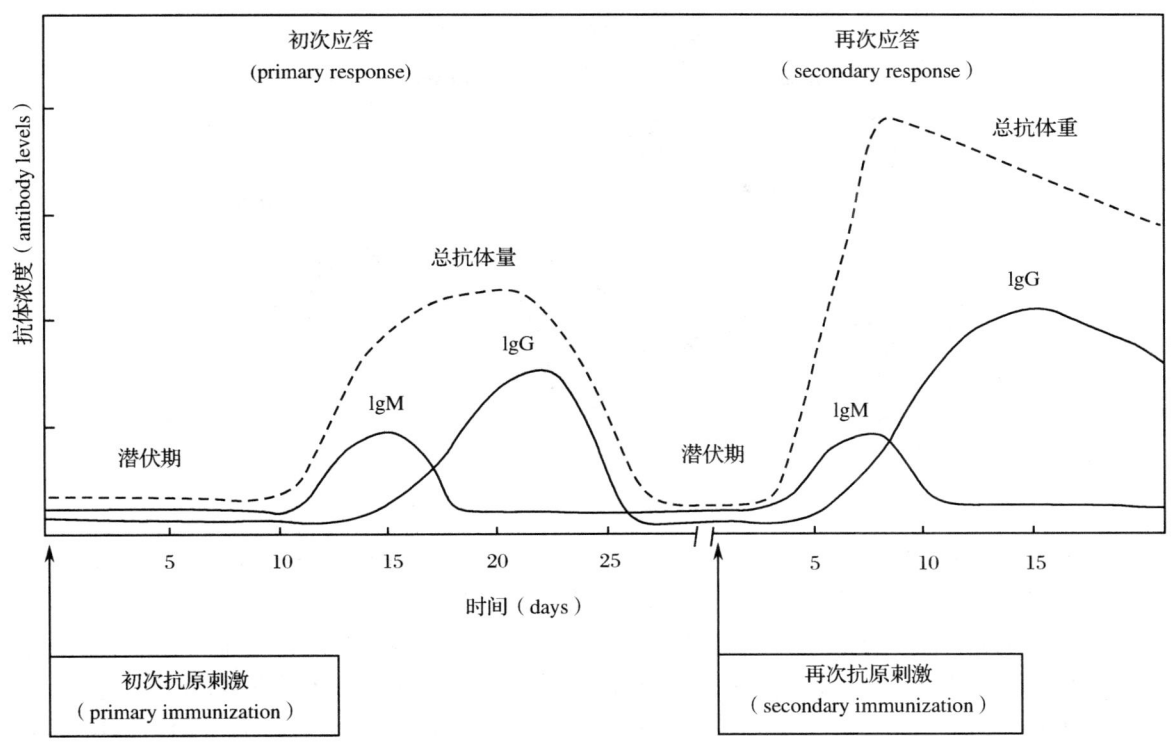

图 18-4　初次与再次免疫应答抗体产生的一般规律

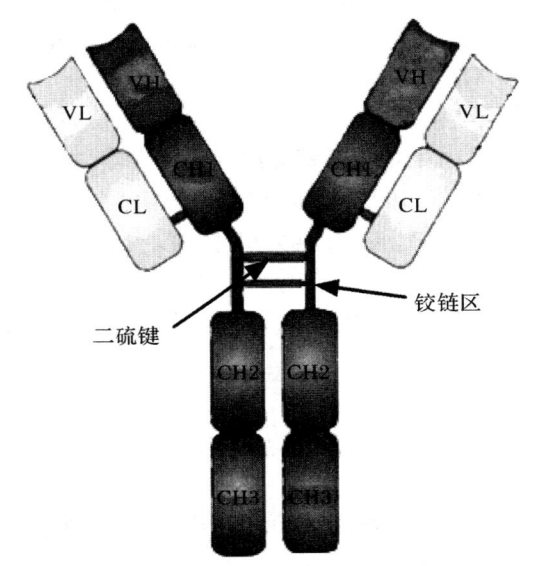

图 18-5　免疫球蛋白单体结构及功能区组成示意图

可分为 IgG1、IgG2、IgG3 和 IgG4，IgA 可分为 IgA1 和 IgA2。IgM、IgD 和 IgE 没有亚型。

（2）轻链（light chain，L 链）：由 214 个氨基酸残基组成，分子量约 25 kD。轻链有 κ 和 λ 两种。一个天然 Ig 分子上两条轻链的型别总是相同的。正常人血清 κ：λ 约为 2：1，比例异常可能反映免疫系统异常。

2. 可变区与恒定区

（1）可变区（variable region，V 区）：Ig 分子中重链和轻链靠近 N 端约 110 个氨基酸的组成及排列顺序变化较大，称为可变区，约占重链的 1/4 和轻链的 1/2。重链与轻链的 V 区用

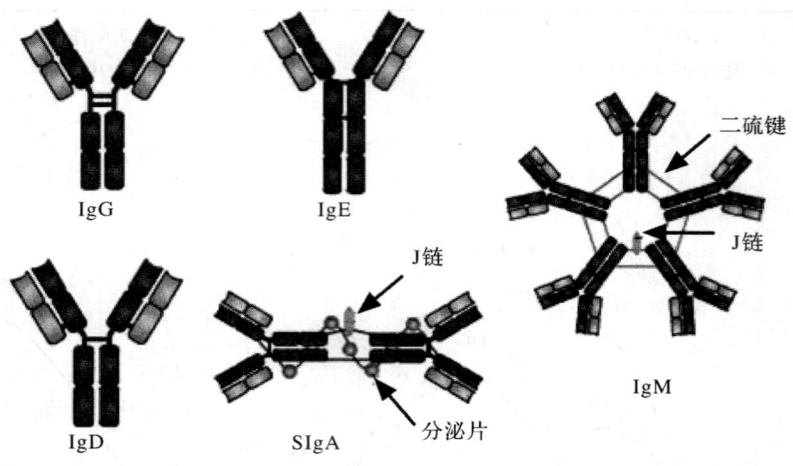

图 18-6　五类免疫球蛋白的结构示意图

VH、VL 表示，VH 和 VL 中各有 3 个区域氨基酸组成和排列顺序高度可变，称高变区，决定抗体的特异性，负责识别及结合抗原，进而发挥免疫效应。

（2）恒定区（constant region，C 区）：Ig 分子中近 C 端的氨基酸组成及排列顺序相对恒定，称恒定区，约占重链的 3/4 和轻链的 1/2。重链与轻链的 C 区以 CH、CL 表示，IgG、IgA、IgD 重链的 C 区有 CH1、CH2 和 CH3 等 3 个结构域，IgM 和 IgE 重链的 C 区有 CH1、CH2、CH3 和 CH4 等 4 个结构域（图 15-2）。

3. 铰链区　铰链区位于 CH1 与 CH2 之间，富含脯氨酸，易伸展弯曲，能改变"Y"形两臂之间的距离，有利于两臂同时结合 2 个相同的抗原表位。铰链区对蛋白酶敏感，易被木瓜蛋白酶、胃蛋白酶水解，产生不同的水解片段。

（二）免疫球蛋白的其他结构

1. J 链　由浆细胞合成，由 124 个氨基酸组成，富含半胱氨酸。J 链主要功能是将 Ig 单体分子通过二硫键连接为二聚体或多聚体。5 个 IgM 单体由 1 条 J 链连接成五聚体，2 个 IgA 单体由 J 链连接成二聚体。IgG、IgD 和 IgE 常为单体，没有 J 链。

2. 分泌片　由黏膜上皮细胞合成、分泌，并结合到 IgA 二聚体上，形成分泌型 IgA（SIgA）（图 18-6），其作用是介导分泌型 IgA 转运、分泌到黏膜表面，并保护分泌型 IgA 的铰链区免受蛋白酶的水解。

（三）免疫球蛋白的水解片段

在一定条件下，Ig 分子肽链的某些部分容易被蛋白酶水解。最常用的 2 种蛋白酶是木瓜蛋白酶和胃蛋白酶。

1. 木瓜蛋白酶水解片段　木瓜蛋白酶可于重链链间二硫键近 N 端切断 Ig，将其水解为 2 个相同的抗原结合片段（fragment of antigen binding，Fab）和 1 个可结晶片段（fragment crystallizable，Fc）。Fab 由一条完整的轻链和部分重链组成，具有单价抗体活性，能与相应抗原结合。Fc 包括 CH2 和 CH3 功能区，不能结合抗原，是 Ig 与细胞表面 Fc 受体相互作用的部位（图 18-7）。

2. 胃蛋白酶水解片段　胃蛋白酶可于重链链间二硫键近 C 端切断 Ig，将其水解为 1 个大分子片段 F（ab'）$_2$ 和若干小分子片段 pFc'。F（ab'）$_2$ 由 2 个 Fab 及铰链区组成，可同时结合 2 个抗原表位，形成凝集或沉淀反应。后者为 Fc 的水解碎片，无生物学活性。用胃蛋白酶水解抗毒素，所得到的 F（ab'）$_2$ 既保留了中和毒素的活性，又可避免 Fc 段抗原性可能引起的副作用和超敏反应（图 18-7）。

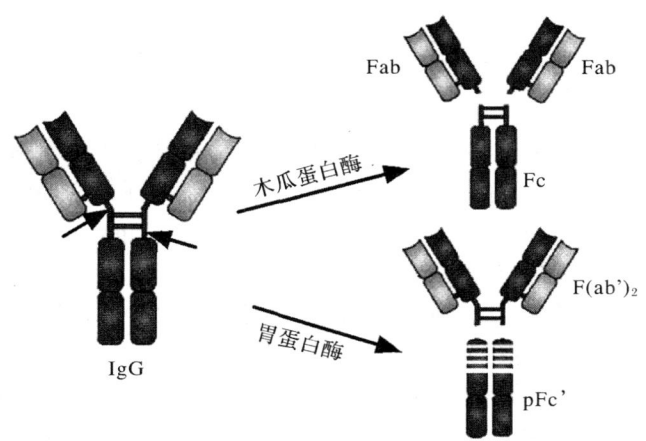

图 18-7 免疫球蛋白水解片段示意图

（四）免疫球蛋白的功能

1. V 区的功能　识别并特异性结合抗原是 V 区的主要功能，V 区的高变区是 Ig 与抗原表位互补结合的区域，Ig 结合抗原表位的数目称为抗原结合价。V 区与抗原结合后，在体内可发挥中和毒素、阻断病原体入侵等作用。

2. C 区的功能

（1）激活补体：IgG1～IgG3 和 IgM 与相应抗原结合后，暴露位于 CH2、CH3 区的补体结合位点，激活补体经典途径，产生多种生物学效应。IgG4、IgE、IgA 的聚集物可经旁路途径激活补体。

（2）结合 Fc 受体：IgFc 段可与多种细胞表面的 Fc 受体结合，产生多种生物学效应。

1）调理作用：IgG 的 Fab 段与细菌等颗粒性抗原表位结合后，Fc 段与巨噬细胞及中性粒细胞表面的 FcγR 结合，促进吞噬细胞对细菌的吞噬（图 18-8）。

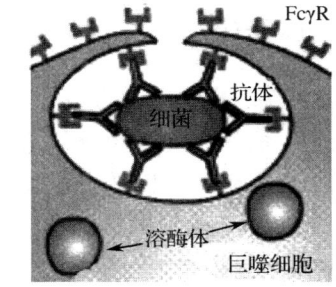

图 18-8　抗体介导的调理作用示意图

2）抗体依赖细胞介导的细胞毒作用（antibody dependent cell mediated cytotoxicity，ADCC）：IgG 的 Fab 段与靶细胞表面相应抗原特异结合后，其 Fc 段与 NK 细胞表面的 FcγR 结合，介导 NK 细胞对靶细胞的杀伤作用（图 18-9）。

3）介导 I 型超敏反应：IgE 可通过 Fc 段与肥大细胞和嗜碱性粒细胞表面的 Fc 受体结合，使机体致敏。若相同变应原再次进入机体，可与肥大细胞和嗜碱性粒细胞表面的 IgE 结合，促使细胞合成与释放生物活性介质，引起 I 型超敏反应。

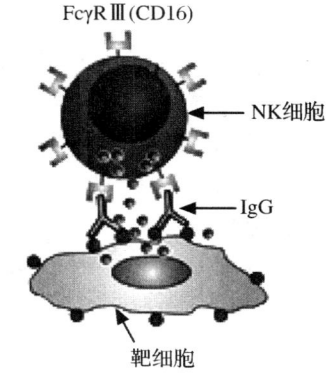

图 18-9　NK 细胞介导的 ADCC 效应示意图

（3）穿过胎盘和黏膜：IgG 是人类唯一能通过胎盘进入到胎儿体内的 Ig，在新生儿抗感染中具有重要意义。分泌型 IgA 可穿越黏膜上皮细胞，被转运到呼吸道、消化道等黏膜表面，在黏膜局部免疫中发挥重要作用。

（五）各类免疫球蛋白的特性

1. IgG　主要由脾和淋巴结中的浆细胞合成，是血液和组织液中含量最高的 Ig。婴儿出生后3个月开始合成IgG，3～5岁接近成人水平。IgG半衰期为20～23天，是再次免疫应答产生的主要抗体，是机体抗感染的"主力军"。IgG与抗原结合后，可激活补体，介导调理作用及ADCC。

2. IgM　分为膜型（mIgM）和血清型。膜型IgM为单体，表达于B淋巴细胞表面；血清型IgM为五聚体，主要存在于血液中，是分子量最大的Ig，又称巨球蛋白。IgM是个体发育过程中最早合成的抗体，脐血IgM升高提示胎儿发生宫内感染。IgM也是初次免疫应答中最早产生的抗体，是机体抗感染的"先头部队"，检测IgM水平可用于传染病的早期诊断。

3. IgA　分为血清型和分泌型。血清型为单体，分泌型IgA为二聚体，由J链连接，含分泌片，由呼吸道、消化道、泌尿生殖道等处黏膜固有层中的浆细胞产生，并分泌至胃肠道和支气管分泌液、初乳、唾液及泪液等外分泌液中。分泌型IgA参与黏膜局部免疫，阻止病原体黏附到细胞表面，在局部抗感染中发挥重要作用，是机体抗感染的"边防军"。婴儿可从初乳中获得，新生儿易患呼吸道、胃肠道感染可能与IgA合成不足有关。

4. IgD　分为血清型和膜型，均以单体形式存在。血清型IgD含量低，半衰期短，功能尚不清楚。膜型IgD（mIgD）是B淋巴细胞分化发育成熟的标志，未成熟B淋巴细胞只表达mIgM，成熟B淋巴细胞同时表达mIgM和mIgD。B淋巴细胞活化后其表面的mIgD逐渐消失。

5. IgE　正常人血清中含量最低的Ig。IgE为单体，是亲细胞性抗体，易与肥大细胞、嗜碱性粒细胞上的高亲和力FcεRⅠ结合，参与Ⅰ型超敏反应，与抗寄生虫免疫有关。

知识链接

人工制备抗体

抗体在疾病诊断、免疫防治及基础研究中应用广泛，人工制备抗体是大量获得抗体的重要途径。目前人工制备的抗体有：

1. 多克隆抗体　针对多种不同抗原表位的抗体混合物，称多克隆抗体（polyclonal antibody，pAb）。获得多克隆抗体的途径主要有动物免疫血清、恢复期患者血清或免疫接种人群。多克隆抗体作用全面、来源广泛、制备容易，但特异性不高，易出现交叉反应，在实际应用中受到限制。

2. 单克隆抗体　针对某一特定抗原表位所产生的特异性抗体称单克隆抗体（monoclonal antibody，McAb）。获得单克隆抗体的途径是将经抗原免疫的小鼠的B淋巴细胞与骨髓瘤细胞融合形成杂交瘤细胞，可在体外无限扩增，并合成和分泌特异性抗体。单克隆抗体特异性强、性质纯、效价高，现已广泛应用。

3. 基因工程抗体　通过基因工程技术制备抗体，包括人-鼠嵌合抗体、人源化抗体、双特异性抗体、小分子抗体及人抗体等。基因工程抗体克服了单克隆抗体的鼠源性弊端，又具有均一性及特异性强的优点，具有更广泛的应用前景。

第七节　免疫耐受与免疫调节

一、免疫耐受

免疫耐受（immunological tolerance）是指机体免疫系统对特定抗原所表现出的特异性免疫无应答状态。诱导耐受形成的抗原称为耐受原（tolerogen）。免疫耐受具有高度的抗原特异性，对某种抗原产生免疫耐受的个体，对其他抗原仍能产生良好的免疫应答。免疫耐受是机体保持对自身抗原不应答从而避免自身免疫病的主要机制。

(一) 免疫耐受的类型

1. 天然免疫耐受与获得性免疫耐受

(1) 天然免疫耐受：个体在胚胎发育期或新生期，未成熟的 T、B 淋巴细胞遭遇抗原刺激（不论是自身抗原还是外来抗原）而形成免疫耐受；出生后如再遇相同抗原，免疫系统对其将产生不应答或低应答，并长期持续，不会轻易被打破。

> **知识链接**
>
> **天然耐受的发现**
>
> 1954 年，Owen 发现自异卵双生的两头小牛个体内有两种血型红细胞共存，称之为血型细胞镶嵌现象。这种不同血型细胞，在彼此体内互不引起免疫反应，把这种现象称之为天然耐受。这是一个重要的发现，同时也提出一个耐人深思的问题：为什么在胚胎期接受异种抗原刺激，不引起免疫反应而形成免疫耐受现象？澳大利亚著名学者 Burnet 从生物学角度提出了一种假说解释这个现象。他认为宿主淋巴细胞有识别"自己"与"非己"的能力。如在机体免疫功能成熟之前引入异物，可作为"自己"成分加以识别，故在成年后该异物不引起免疫反应。其后 Billingham 和 Medawar 等人在小鼠体内成功地进行了人工诱导耐受实验，给予 Burnet 学说以有力支持。

(2) 获得性免疫耐受：原本具有应答能力的 T、B 淋巴细胞克隆，受多种因素的影响而丧失应答能力，产生对某种抗原的特异性无应答或低应答状态；这种耐受状态可持续一段时间，但会随着诱导因素的消失而逐渐解除，重新恢复对相应抗原的免疫应答。

2. 中枢免疫耐受与外周免疫耐受

(1) 中枢免疫耐受：在胚胎期及出生后 T、B 淋巴细胞在中枢免疫器官发育的过程中，遇到自身抗原所形成的免疫耐受。

(2) 外周免疫耐受：成熟的 T、B 淋巴细胞在外周淋巴器官中遇到外源性或内源性抗原而形成的免疫耐受。T、B 淋巴细胞的免疫耐受既可在中枢免疫器官形成，也可外周免疫器官形成。

(二) 免疫耐受的形成及维持机制

1. 中枢免疫耐受的机制　在中枢免疫器官（胸腺、骨髓）中。T、B 淋巴细胞处于未完全成熟阶段时，经历阴性选择过程而导致识别自身抗原的 T、B 淋巴细胞发生克隆清除（clone deletion），从而建立对自身抗原的中枢耐受。

(1) T 淋巴细胞的中枢免疫耐受：T 淋巴细胞在胸腺发育过程中，经历阳性选择过程发育为 $CD4^+$ 或 $CD8^+$ 单阳性胸腺细胞，并迁移至皮质髓质交界处。此类细胞若通过其表面 TCR-CD3 复合物和 CD4/CD8 分子与胸腺上皮细胞（thymus epithelial cell，TEC）或胸腺 DC 表面表达的自身抗原肽-MHC 分子复合物呈高亲和力结合，可启动细胞程序性死亡（阴性选择），导致自身反应性 T 淋巴细胞的克隆清除，形成 T 淋巴细胞的中枢免疫耐受。因此，出生后体内因缺乏自身抗原特异性 T 淋巴细胞而形成自身免疫耐受。

(2) B 淋巴细胞的中枢耐受：B 淋巴细胞在骨髓内发育的过程中，未成熟 B 淋巴细胞通过表面抗原受体（仅表达 mIgM）与骨髓微环境基质细胞表达的共同自身抗原结合。若 BCR 能与自身抗原呈高亲和力结合，BCR 的广泛交联产生抑制信号，可启动细胞程序性死亡，导致自身反应性 B 淋巴细胞的克隆清除，形成 B 淋巴细胞的中枢免疫耐受。

2. 外周免疫耐受的机制　T、B 淋巴细胞的阴性选择往往是不完全的，自身反应性 T、B 淋巴细胞克隆输出至外周免疫器官后，机体可通过下列多种机制抑制反应性，维持自身免疫耐受。

（1）克隆清除：识别组织特异性自身抗原的自身反应性T、B淋巴细胞在外周虽可高亲和力与APC提呈的组织特异性自身抗原肽结合而获得第一信号，但因某种原因不能提供足够强度的第二信号，细胞不仅不能被活化，反而会被诱导凋亡及克隆清除。

（2）免疫忽视：免疫系统对低浓度抗原或低亲和力抗原不发生免疫应答的现象称为免疫忽视。

（3）克隆失能：T、B淋巴细胞的活化需要双信号，仅有第一信号而缺乏第二信号时，细胞不能活化，处于无反应状态，这种无反应性称为克隆失能。失能的淋巴细胞易发生凋亡及克隆清除。

（4）免疫调节细胞的作用：调节性T淋巴细胞、调节性B淋巴细胞、调节性DC、髓源性抑制细胞是具有负向免疫调节作用的细胞，在外周免疫器官发挥抗原特异性或非特异性免疫抑制作用。

（5）免疫豁免：某些特殊部位，如脑及眼的前房部位，由于存在生理屏障，该部位细胞不能穿越屏障进入淋巴循环及血液循环；同样，免疫效应细胞亦不能进入该部位，这些隔离部位称为免疫豁免部位。

（三）免疫耐受的意义

免疫耐受参与机体正常生理活动，且与多种临床疾病的发生、发展及转归密切相关。探讨免疫耐受的机制，诱导机体对自身抗原的无应答和低应答，重建对自身抗原的生理性耐受，可用于自身免疫病的防治。诱导机体恢复正常免疫应答，清除病原体和杀伤肿瘤细胞，打破病理性耐受，可用于慢性持续性感染和肿瘤的防治。同时，在临床上，可通过口服过敏原等方法诱导机体免疫耐受，用于超敏反应的防治。诱导器官移植受者T、B淋巴细胞对供者器官组织特异性抗原的特异性免疫耐受（但仍维持对其他外来抗原的应答），可降低器官移植排斥反应的发生。

二、免疫调节

免疫调节（immune regulation）是指免疫应答过程中免疫细胞间、免疫细胞与免疫分子间以及免疫系统与神经内分泌系统的相互作用，构成一个相互协调与制约的网络，使机体免疫应答处于适度的水平，从而维持机体内环境相对稳定的生理过程。免疫调节贯穿于免疫应答的全过程，包括正向调节和负向调节两个方面，其中任何一个环节发生失衡，将会导致全身或局部免疫功能异常，出现自身免疫病、超敏反应、持续性感染或肿瘤等疾病。

（一）分子水平的免疫调节

1. 抗体或免疫复合物的免疫调节作用　在免疫应答后期，抗体可对体液免疫应答产生抑制作用，其机制是抗体与抗原结合，通过FcγR介导的调理作用，加快吞噬细胞对抗原的吞噬和清除，降低抗原对活化的免疫细胞或免疫记忆细胞的刺激，减少抗体进一步产生；同时IgG抗体可以与BCR特异性竞争结合抗原，抑制抗原对B淋巴细胞的刺激与活化。

2. 补体的免疫调节作用　补体活化后产生的某些活性片段具有上调免疫应答的效应。同时补体系统自身存在抑制补体过度活化的负反馈调节机制，可通过调节补体活化的启动、补体活性片段的自发性衰变、MAC复合物的形成等，严格控制补体活化的强度和持续时间，避免对自身组织和细胞的损伤。

3. 细胞因子的免疫调节作用　免疫应答过程中，免疫细胞可产生多种促炎细胞因子启动和加速免疫应答。同时也产生多种抑炎细胞因子抑制多种免疫细胞的激活、增殖、分化和功能，对免疫应答发挥负调节作用。

（二）免疫细胞的免疫调节作用

1. T淋巴细胞亚群的免疫调节作用　Th1和Th2可互相调控，Th17通过诱导中性粒细胞局部浸润和炎症效应，在清除胞外病原体及抗真菌感染中发挥重要的作用。调节性T淋巴细胞（Treg）可下调免疫应答、维持自身免疫耐受以及抑制自身免疫病发生等作用。

2. 巨噬细胞的免疫调节作用　巨噬细胞作为一种具有可塑性和多能性的细胞群体，在体内外不同的微环境影响下，表现出明显的功能差异。有一类巨噬细胞主要通过分泌抑制性细胞因子下调免疫应答，在肿瘤免疫逃逸中发挥重要的作用。

4. 活化诱导的细胞死亡对效应细胞的调节　活化诱导的细胞死亡指免疫细胞活化并发挥免疫效应后，诱导的一种自发性细胞凋亡。这是一种高度特异性的生理性反馈调节，仅针对被抗原活化并发生克隆扩增的免疫细胞，其目的是限制抗原特异淋巴细胞克隆的容量。

（三）神经-内分泌-免疫系统的相互作用和调节

神经系统、内分泌系统和免疫系统是机体稳态调节的核心组成部分。这三大系统通过相互协调、相互制约形成多维的调控网络，维持机体正常的生理功能。神经递质、神经肽及激素可影响机体的免疫应答；免疫细胞可合成某些神经肽或激素影响神经系统及内分泌系统的功能；神经细胞及内分泌细胞还可合成及分泌细胞因子作用于免疫系统。许多临床疾病的发生和发展与神经系统、内分泌系统及免疫系统的交互作用密切相关。

> **思政园地**
>
> **中医的阴阳平衡与免疫调节**
>
> 阴阳学说是中医学的特色理论之一，其认为阴阳、五行相互协调而维持机体相对的平衡性。现代医学的免疫学说也是通过机体的细胞、体液免疫的反应过程，使机体出现相对的平衡。中医理论与现代医学所认为的免疫系统的功能不谋而合。免疫系统对抗原物质发生免疫应答，最终消灭抗原物质，起到抗传染免疫的效应。若机体的防御功能发生缺损，极易患传染性或感染性疾病。中医理论认为阴阳相对协调平衡，则健康无病，若阴阳失和，失于调节与稳定则发为疾病。由此可见，阴平阳秘，阴阳的协调配合，相互为用，是维持正常生理状态的最高标准。淋巴细胞能识别并区分哪些是"非己"，哪些是"自己"的抗原物质，因此对传染因子、肿瘤细胞产生免疫应答，从而达到消灭"非己"的目的，而对自身组织的抗原物质处于无应答状态，呈自身耐受。中医阴阳理论中，属于机体自身正常的阴阳，能互根互用，消长平衡。阴阳不和，偏胜偏亏，都能使平衡破裂，此时机体不能及时识别或无力驱邪，则会造成邪气侵淫体内，引起疾病。中医的阴阳理论是一个庞大的系统，将阴平阳秘作为机体的最佳状态，通过各种手段达到这种完美状态。而西医的免疫学说在宏观上也是通过调动免疫器官，激发免疫功能，通过各种手段恢复免疫平衡，使机体恢复良好的状态。

自　测　题

一、单项选择题

1. 下列物质免疫原性最强的是
   A. 蛋白质　　　　　　　B. 多糖　　　　　　　　C. 脂质
   D. 核酸　　　　　　　　E. 无机物

2. 机体抗感染中最主要作用的抗体是
   A. IgG　　　　　　　　 B. IgA　　　　　　　　 C. IgM

D. IgD E. IgE
3. 唯一能够通过胎盘的抗体是
   A. IgG B. IgA C. IgM
   D. IgD E. IgE
4. 血清中含量最高的抗体是
   A. IgG B. IgA C. IgM
   D. IgD E. IgE
5. 婴儿通过母亲初乳获得的抗体是
   A. IgG B. IgA C. IgM
   D. IgD E. IgE
6. 机体感染后最早产生的抗体是
   A. IgG B. IgA C. IgM
   D. IgD E. IgE
7. T细胞特异性识别抗原的表面标志是
   A. TCR B. CD4 C. CD8
   D. CD3 E. CD28
8. 能够与MHC I 类分子结合增强第一信号转导的表面分子是
   A. TCR B. CD4 C. CD8
   D. CD3 E. CD28
9. B细胞表面最重要的标志是
   A. BCR B. CD40 C. CD80
   D. CD79 E. FcR
10. ABO血型抗原属于
    A. 异嗜性抗 B. 异种抗原 C. 同种异型抗原
    D. 自身抗原 E. 独特型抗原

二、简答题

1. 抗体的基本结构与功能。
2. 简述适应性免疫应答的基本过程。
3. 简述Th细胞和CTL细胞的主要功能。
4. 简述初次应答和再次应答抗体产生的特点。

三、案例分析题

小明周末在家帮妈妈做家务时看到自己的预防接种手册，发现从出生开始父母就按照计划免疫程序为自己进行预防接种。手册上记载着：卡介苗接种2次，乙肝疫苗接种3次，百白破三联疫苗接种3次，麻疹疫苗接种1次等。

请回答：
1. 小明接种的疫苗分别是哪种类型的抗原？
2. 请推测疫苗接种后至机体产生的体内过程。

（陶 涛）

第十九章 病理性免疫应答

第十九章数字资源

- 病理性免疫应答
  - 概念
  - 种类
    - 超敏反应
      - 概念
      - 分类
        - Ⅰ型超敏反应
          - 特点
          - 发生机制
          - 常见疾病
            - 过敏性休克
            - 消化道过敏反应
            - 呼吸道过敏反应
            - 皮肤过敏反应
          - 防治原则
            - 避免接触变应原
            - 脱敏疗法
            - 药物治疗
        - Ⅱ型超敏反应
          - 特点
          - 发生机制
          - 常见疾病
            - 输血反应
            - 新生儿溶血症
            - 药物过敏性血细胞减少症
            - 自身免疫性溶血性贫血
            - 肾小球肾炎
            - 风湿热
            - 毒性弥漫性甲状腺肿
        - Ⅲ型超敏反应
          - 特点
          - 发生机制
          - 常见疾病
            - 局部免疫复合物病
            - 全身免疫复合物病
              - 急性链球菌感染后肾小球肾炎
              - 初次注射血清病
              - 类风湿性关节炎
              - 系统性红斑狼疮
        - Ⅳ型超敏反应
          - 特点
          - 发生机制
          - 常见疾病
            - 传染性超敏反应
            - 接触性皮炎
            - 移植排斥反应
      - 特点
        - 两次接触变应原
        - 特异性
        - 记忆性
        - 遗产倾向
    - 自身免疫病
    - 免疫缺陷病
    - 肿瘤免疫
    - 移植免疫

📖 **学习目标**

1. 掌握超敏反应的概念、分型，各型超敏反应的特点、各型超敏反应所致的常见疾病。
2. 熟悉自身免疫病、免疫缺陷病、肿瘤免疫和移植免疫的发生机制、特征及分类。
3. 了解各种病理性免疫应答的防治原则。

📝 **案例 19-1**

患者，男，34岁，肺炎，医嘱青霉素治疗。患者在青霉素皮试后 2 min 突然出现胸闷、呼吸困难、面色苍白、手足发凉等。

问题与思考：
1. 该患者最可能是发生了什么？
2. 这属于哪一型超敏反应，并简述其发病机制。

第一节 超敏反应

超敏反应又称变态反应，是指机体对某些抗原初次应答后，再次接触相同抗原刺激时发生的一种以生理功能紊乱或组织细胞损伤为主要表现的病理性免疫应答。1963年，Gell 和 Coombs 根据超敏反应发生机制和临床特点的不同，将超敏反应分为四型：Ⅰ型超敏反应，又称速发型超敏反应；Ⅱ型超敏反应，即细胞毒型或细胞溶解型超敏反应；Ⅲ型超敏反应，又称免疫复合物型或血管炎型超敏反应；Ⅳ型超敏反应，即迟发型超敏反应。引起超敏反应的抗原称为变应原，抗体称为变应素。

一、Ⅰ型超敏反应

Ⅰ型超敏反应是临床中最常见的类型，主要由 IgE 抗体介导发生，肥大细胞和嗜碱性粒细胞是关键的效应细胞，其释放的生物活性介质是引起各种临床表现的重要分子基础。Ⅰ型超敏反应的特点是：①发作迅速、强烈，但消退亦快，故又称速发型超敏反应；②患者通常出现生理功能紊乱，但无严重的组织细胞损伤；③有明显的个体差异，并和机体的遗传背景有关；④效应器官主要病变表现为毛细血管扩张、通透性增加、腺体分泌增强、平滑肌收缩等。

（一）主要参与成分

1. **变应原** 引起Ⅰ型超敏反应的变应原又称过敏原。临床常见的参与Ⅰ型超敏反应的变应原种类繁多，主要有：①吸入性变应原，如植物花粉、真菌孢子、粉尘、皮屑、羽毛、螨等；②食入性变应原，如鱼、虾、贝、蟹、蛋、奶、食品添加剂、防腐剂、保鲜剂等；③某些药物或化学物质，如破伤风抗毒素、青霉素、磺胺、普鲁卡因、有机碘化合物等，其本身有免疫反应性，但没有免疫原性，进入机体后其抗原表位与某种蛋白质结合而获得免疫原性，才能成为变应原；④近几年发现有些酶类物质也可作为变应原引起Ⅰ型超敏反应，如尘螨中的半胱氨酸蛋白，是一种与木瓜蛋白酶同源的变应原，可引起呼吸道过敏反应。

2. **变应素** 参与Ⅰ型超敏反应的抗体主要是 IgE 类抗体。正常人血清中 IgE 的含量低于 1 μg/ml，而在过敏患者体内特异性 IgE 含量异常增高，可超过 1000 μg/ml。IgE 主要由鼻咽、扁桃体、气管和胃肠道黏膜下固有层淋巴组织中的 B 细胞产生，这些部位也是变应原易于侵入引起过敏反应的部位。细胞因子可调节 IgE 的产生，如 Th2 细胞分泌的 IL-4 可促进 IgE 的合成，而 Th1 细胞分泌的 IFN-γ 可抑制 IgE 的合成。IgE 属于亲细胞抗体，可通过其 Fc 段与肥大细胞和嗜碱性粒细胞膜上的高亲和力 IgE Fc 受体（FcεRI）结合而使机体处于致敏状态，可维持数月。

3. 效应细胞　肥大细胞和嗜碱性粒细胞是参与Ⅰ型超敏反应的主要细胞，其细胞表面均有高亲和力的IgE Fc受体，能与IgE Fc段牢固结合。肥大细胞和嗜碱性粒细胞内含大量颗粒，当IgE与FcεRⅠ结合后，再受抗原刺激时可合成和释放多种生物活性介质，包括组胺、肝素、白三烯、激肽酶原、前列腺素和血小板活化因子等。嗜酸性粒细胞在Ⅰ型超敏反应时数量会明显增多，下调Ⅰ型超敏反应或参与Ⅰ型超敏反应晚期相的形成和维持。

（二）发生机制（图19-1）

1. 致敏阶段　变应原初次进入机体，可选择刺激特异性B细胞产生IgE类抗体，特异性IgE抗体通过其Fc端结合肥大细胞及嗜碱性粒细胞膜上的IgE Fc受体，使机体处于致敏状态。机体受变应原刺激两周后即可被致敏，此状态可维持数月甚至更长，如果长期不接触同种变应原，致敏状态可逐渐消失。

2. 发敏阶段　当同一变应原再次进入已致敏的机体，迅速与肥大细胞或嗜碱性粒细胞表面的IgE Fab段结合，使致敏的靶细胞活化并脱颗粒，释放已合成的介质（原发介质），主要有组胺、肝素、嗜酸性粒细胞趋化因子等；或迅速生成和释放新介质（继发介质），主要有白三烯、前列腺素、血小板活化因子、细胞因子等。

3. 效应阶段　生物活性介质作用于局部或全身的效应器官和组织，基本变化为：①平滑肌收缩，以气管、支气管及胃肠道平滑肌为甚；②小血管扩张，毛细血管通透性增加，血浆外渗，发生局部水肿及以嗜酸性粒细胞浸润为主的炎症；③黏膜腺体分泌增加。这些变化致使靶器官及组织出现生理功能紊乱，表现出相应的临床症状。早期并无器质性损害，如能及时解除变应原的刺激，临床症状可迅速消退。

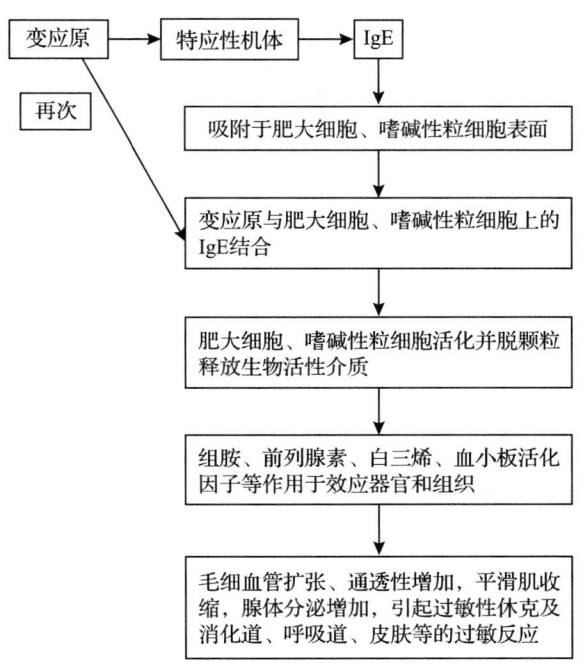

图19-1　Ⅰ型超敏反应发生机制

> **考点提示**
>
> Ⅰ型超敏反应的特点和发生机制。

(三)临床常见的Ⅰ型超敏反应性疾病

1. 过敏性休克　患者多在接触变应原后数分钟内出现症状,如头皮、颈部、下腹部发痒,喉发干,结膜充血、肿胀,剧烈的喷嚏、刺激性咳嗽、声音嘶哑以至失音,继而出现全身皮肤,尤其是脸部高度充血,多处出现约 1.5 cm 大小的风团、有痒感,出现明显的吸气性呼吸困难、呕吐、大量流涎等。重者血压下降,甚至出现昏厥、意识丧失,可能在 16 min～2 h 之间死亡。引起过敏性休克的原因包括:①药物过敏性休克,以青霉素过敏性休克最常见;②血清过敏性休克,如破伤风抗毒素血清和白喉抗毒素血清,这些血清来源于异种动物,如马、牛。

> **知识链接**
>
> **青霉素的发现**
>
> 　　1928 年的夏天,英国生物学家弗莱明正在专心撰写一篇有关葡萄球菌的回顾性论文,出于需要他在实验室里培养大量的金黄色葡萄球菌(S.aureus)。7月下旬的某一天不知什么原因一个霉菌孢子恰好掉进了培养皿中,恰好当时的弗莱明回乡下度假了。当 9 月 3 日他返回实验室的时候发现培养基角落长了一块菌斑,仔细观察后,他发现周围居然没有细菌滋长,聪明的弗莱明马上意识到这个霉菌肯定不一般,于是他将污染的东西进行培养最终发现这就是青霉菌,而它释放出一种物质可以杀死很多致病菌。弗莱明给这种物质取名为:青霉素。随后弗莱明把这个现象发表在 1929 年 2 月 13 日的英国《实验病理学杂志》上。

2. 呼吸道过敏反应　因吸入植物花粉、尘螨、真菌和动物皮屑等变应原或由呼吸道病原微生物感染引起。临床以过敏性鼻炎和支气管哮喘常见。

3. 消化道过敏反应　有些人在食入鱼、虾、蟹等食物或服用某些药物后可出现恶心、呕吐、腹痛、腹泻等胃肠道过敏反应。研究表明,这可能与这些人胃肠道黏膜表面缺乏 SIgA 和蛋白酶有关。

4. 皮肤过敏性反应　可由药物、食物、油漆、羽毛和肠道寄生虫等引起,主要表现为皮肤荨麻疹、湿疹和血管性水肿等。

> **考点提示**
>
> Ⅰ型超敏反应的临床常见疾病。

(四)Ⅰ型超敏反应的防治原则

1. 查明变应原,避免再接触　可通过询问病史或进行皮肤试验查明变应原。对已确定的变应原,如青霉素等药物,要避免接触。

2. 脱敏疗法和减敏疗法

(1)脱敏疗法:在使用抗毒素治疗某些外毒素引起的疾病时,若皮肤试验呈阳性反应,可采用小剂量、短间隔(20～30 min)、连续多次注射的方法进行治疗,称为脱敏疗法。

(2)减敏疗法:对某些已查明但日常生活中又难以避免的变应原(如植物花粉、尘螨),可采用小剂量、间隔时间较长(1 周左右)、多次皮下注射相应变应原的方法进行治疗,称为减敏疗法。

3. 皮肤试验　皮肤试验(skin test)是在皮肤进行的体内免疫学试验,简称皮试。当变应原通过皮肤挑刺、划痕、皮内注射等途径进入致敏者皮肤时,与吸附在肥大细胞和嗜碱性粒细胞上的 IgE 特异性结合,导致肥大细胞或嗜碱性粒细胞脱颗粒,释放生物活性介质。在

20～30 min 内局部皮肤出现红晕、红斑、风团以及瘙痒感，数小时后消失。出现此现象者判断为皮试阳性，即对该变应原过敏；反之为阴性，即对该变应原不过敏。最常用的部位是前臂屈侧或上臂伸侧，因这些部位的皮肤较光滑细腻，便于实验操作与结果观察。

> **考点提示**
>
> 考点提示：Ⅰ型超敏反应的防治原则。

二、Ⅱ型超敏反应

Ⅱ型超敏反应又称细胞毒型或细胞溶解型超敏反应，是发生于组织细胞膜上的抗原抗体反应。其特点有：①靶细胞主要是血细胞和某些自身组织细胞；②抗体主要为 IgG 或 IgM；③补体、巨噬细胞和 NK 细胞参与反应，破坏靶细胞。

（一）发生机制（图 19-2）

1. 引起Ⅱ型超敏反应的抗原主要有：

（1）细胞膜固有抗原：①同种异型抗原，如 ABO 血型抗原、Rh 抗原和 HLA 抗原；②异嗜性抗原，如溶血性链球菌的某些组分与人心肌、心瓣膜、肾小球基底膜间的共同抗原；③改变的自身抗原或释放的隐蔽抗原。

（2）外来抗原和半抗原：外来抗原或药物等小分子半抗原进入机体后，可吸附或结合于细胞表面，诱导针对该抗原的免疫应答，产生相应抗体。

2. 抗体介导靶细胞损伤机制　组织细胞表面的抗原（或半抗原）刺激机体产生相应的抗体（IgG、IgM），产生的抗体或针对体内组织细胞特定抗原成分的抗体与组织细胞上相应抗原（或半抗原）结合后，通过以下 3 种途径造成靶细胞裂解和组织损伤：①激活补体，导致细胞溶解；②调理吞噬作用，吞噬细胞将靶细胞吞噬杀灭，或通过活化的吞噬细胞释放溶酶体酶等介质引起组织损伤；③NK 细胞等效应细胞发挥 ADCC 杀灭靶细胞。

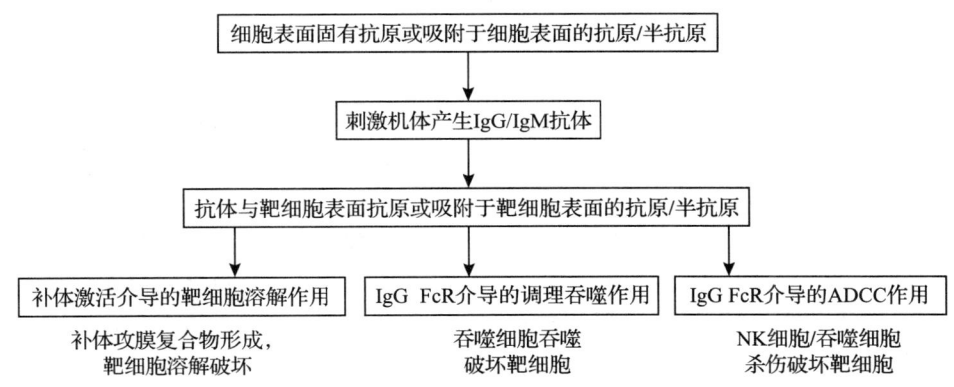

图 19-2　Ⅱ型超敏反应发生机制

（二）临床常见疾病

1. 输血反应　常发生于 ABO 血型不符的输血。如将 A 型血输入到 B 型血的人体内，由于 A 型血人的红细胞上有 A 抗原，B 型受血者血浆中有天然抗 A 抗体（IgM），两者结合后，在补体参与下引起溶血反应。患者很快出现寒战、意识障碍、血红蛋白尿，甚至死亡，后果非常严重。

2. 新生儿溶血症　母子间 Rh 血型不符是引起新生儿溶血症的主要原因。多发生于孕妇为

Rh⁻、胎儿为 Rh⁺ 血型。Rh⁻ 母亲如曾接受输血、人工流产或曾孕育过 Rh⁺ 胎儿，则机体受 Rh 抗原刺激，产生 IgG 类抗体，当该母亲再次妊娠，且胎儿又为 Rh⁺ 时，该抗体通过胎盘进入胎儿体内，引起流产、死产或严重的新生儿溶血症。母子间 ABO 血型不符引起的新生儿溶血症很常见，但症状很轻。发生于母亲为 O 型，胎儿为 A 型、B 型，由于在自然界广泛存在 A、B 型抗原物质，所以 ABO 型血型不合的新生儿溶血症可以在第一胎发病。

> **思政园地**
>
> 　　林巧稚（1901—1983），福建厦门人，医学家、医学教育家，中国科学院学部委员（院士），生前是北京协和医院妇产科主任，中国医学科学院副院长，与新中国第一代西医金宝曙等一同被誉为"中国近现代史上的 20 位杰出女性"。
>
> 　　1962 年，林巧稚收到一名孕妇的求助信：称自己是怀了第五胎的人，前四胎都没活成，其中后三胎都是出生后发黄夭折。根据信中所说的症状，林巧稚判断她的孩子是新生儿溶血。对于新生儿溶血，做出诊断并不难，但问题是，这种病当时全国都没有治愈的先例，超出能力范围，林巧稚本可以拒绝，但婴儿一个接一个死去的惨状，却刺痛着她的心。她遍查全世界最新的医学期刊，搜寻有关治疗新生儿溶血的有关资料，最后决定用婴儿脐带换血的手术，来挽救新生儿的生命。果然，孩子出生不到 3 小时，就出现了全身黄疸，生理指标也越来越差。林巧稚决定，即刻进行换血手术。最终，中国第一例新生儿溶血手术成功了！
>
> 　　2022 年 7 月 4 日，曾经的新生儿溶血患者周先生冒雨赶来北京协和医院，在林巧稚大夫雕像前放置了一面迟到近 60 年的锦旗，感谢她"换血重铸生命，爱心创造奇迹"之恩。多年来，林巧稚大夫雕像前的信笺、锦旗、鲜花不断，她亲手接生过的孩子、救治过的家庭用感激和思念浇筑的丰碑，让大家时刻感觉林大夫从未走远……

　　3. 药物过敏性血细胞减少症　药物为半抗原，结合于血液有形成分的表面获得免疫原性，形成细胞-药物复合物并导致细胞毒抗体的产生。例如青霉素吸附在红细胞上引起溶血性贫血，氨基比林吸附在粒细胞上引起粒细胞减少症，奎宁吸附在血小板上引起血小板减少性紫癜。

　　4. 自身免疫性溶血性贫血　服用甲基多巴类药物或某些病毒（如流感病毒、EB 病毒）感染后，可使红细胞膜表面成分改变，形成自身抗原，刺激机体产生抗红细胞的自身抗体后导致自身免疫性溶血性贫血。

　　5. 肾小球肾炎和风湿热　见于感染 A 群溶血性链球菌后，可发生肾小球肾炎、风湿性心脏病或风湿性关节炎。这是由于链球菌与肾小球基底膜、心肌心瓣膜之间存在异嗜性抗原，链球菌感染后刺激机体产生的抗体，可与肾小球基底膜、心肌、心瓣膜结合，发生交叉反应，激活补体，引起肾小球病变或心肌细胞损伤或关节滑膜出现炎症。

　　6. 自身免疫性甲亢　又称 Graves 病。患者血清中可检出抗甲状腺刺激素（TSH）受体的 IgG 类自身抗体，此抗体高亲和力结合并持续激活甲状腺细胞表面的 TSH 受体，使甲状腺细胞合成分泌大量的甲状腺素，从而导致甲状腺功能亢进。

 考点提示

　　考点提示：Ⅱ型超敏反应临床常见疾病。

三、Ⅲ型超敏反应

Ⅲ型超敏反应又称免疫复合物型或血管炎型超敏反应。其特点是：①可溶性抗原与抗体形成中等大小的免疫复合物，是引起Ⅲ型超敏反应的关键；②抗体以 IgG、IgM 为主；③补体参与反应。

（一）发生机制（图 19-3）

一般情况下，循环中的免疫复合物（immune complex，IC）是机体清除抗原物质的一种形式，并不会导致组织的免疫性损伤。只有当形成的免疫复合物未及时清除并沉积到某些组织部位时才造成组织损伤，引起Ⅲ型超敏反应性疾病。循环 IC 只有沉积于血管壁，并不直接损伤组织，而是沉积后激活补体系统产生的 C3a、C5a 使肥大细胞、嗜碱性粒细胞脱颗粒，释放组胺等炎性介质，引起毛细血管通透性增加，渗出增多，造成水肿；补体激活产生的 C5a 吸引中性粒细胞到达 IC 沉积部位，释放溶酶体酶，在溶解 IC 的同时也会对血管基底膜及周围组织造成损伤；免疫复合物和 C3b 可使血小板活化，释放血管活性胺类物质，导致血管扩张、通透性增强，进一步加重水肿，同时还可使血小板聚集，并通过激活凝血机制形成微血栓，引起局部组织缺血、出血。

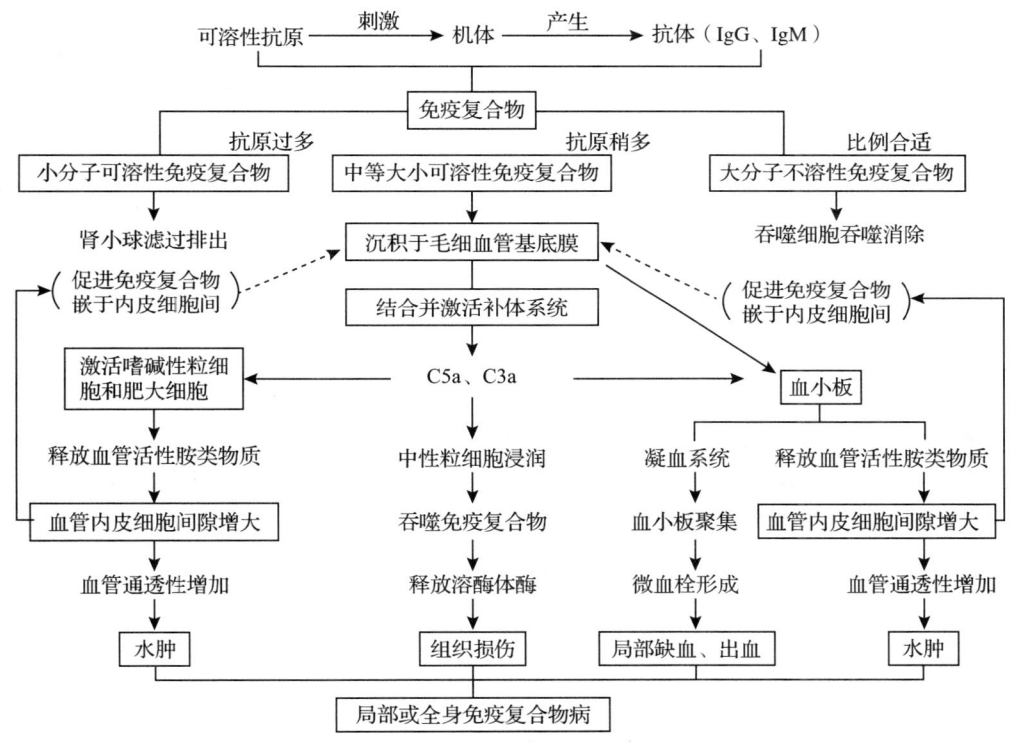

图 19-3　Ⅲ型超敏反应发生机制

（二）临床常见Ⅲ型超敏反应性疾病

1. 局部免疫复合物病

（1）Arthus 反应：1903 年 Arthus 将马血清经皮下反复注射给家兔数周后，当再次注射马血清时，在注射局部组织出现充血、水肿、血栓及缺血性坏死等剧烈炎症反应，此现象称为 Arthus 反应。其原因为循环抗体与注入的抗原结合形成的中等大小 IC 沉积于注射局部的小动脉而引起局部皮肤坏死性血管炎。

（2）类 Arthus 反应：可见于胰岛素依赖型糖尿病患者，因局部反复注射胰岛素可刺激机体产生相应抗体，若再继续注射胰岛素，即可在注射局部出现红肿、出血和坏死等与 Arthus 反应类似的局部炎症反应。

2. 全身免疫复合物病

（1）血清病：通常发生在初次使用大量异种血清（如抗毒素）后。此时体内已产生了相应的抗体，而血中的抗原尚未被清除，两者结合形成中分子 IC，随血清运行至全身各处并沉积，引起发热、关节疼痛、皮疹、蛋白尿及淋巴结肿大等临床症状。此外，大剂量使用青霉素、磺胺药等也可出现血清病，称为药物热。

（2）类风湿性关节炎（rheumatoid arthritis，RA）：其发生机制可能是在病毒、细菌、支原体持续感染的情况下，体内 IgG 分子发生了变性，从而刺激机体产生了抗变性 IgG 的 IgM 类抗体，即类风湿因子。类风湿因子与变性 IgG 结合，形成中分子 IC 沉积于小关节滑膜后引起炎症损害。

（3）系统性红斑狼疮（systemic lupus erythematosus，SLE）：患者体内出现多种自身抗体，如抗核抗体。这些抗体与自身成分结合成 IC，沉积在全身多处血管基底膜，造成肾小球肾炎、关节炎等全身多脏器损害。

> **考点提示**
>
> Ⅲ型超敏反应临床常见疾病。

四、Ⅳ型超敏反应

Ⅳ型超敏反应是由效应 T 细胞受到抗原再次刺激而造成的免疫病理损伤，经 24～72 h 才出现炎症反应。又称为迟发型超敏反应（delayed-type hypersensitivity，DTH）或细胞介导型超敏反应，是致敏 T 细胞与相应抗原作用后，引起的以淋巴细胞、单核-巨噬细胞系统浸润和组织细胞损伤为主要特征的炎症反应。

（一）发生机制（图 19-4）

1. T 细胞致敏　引起Ⅳ型超敏反应的抗原主要有病毒、细胞内寄生菌（如结核分枝杆菌、麻风分枝杆菌）、寄生虫、真菌、细胞抗原（如肿瘤细胞、移植组织细胞）、小分子半抗原（油漆、染料）等。抗原经 APC 加工处理后，刺激 $CD4^+Th$ 细胞和 $CD8^+Tc$ 细胞活化、增殖、分化为效应 Th1 细胞和效应 Tc 细胞。

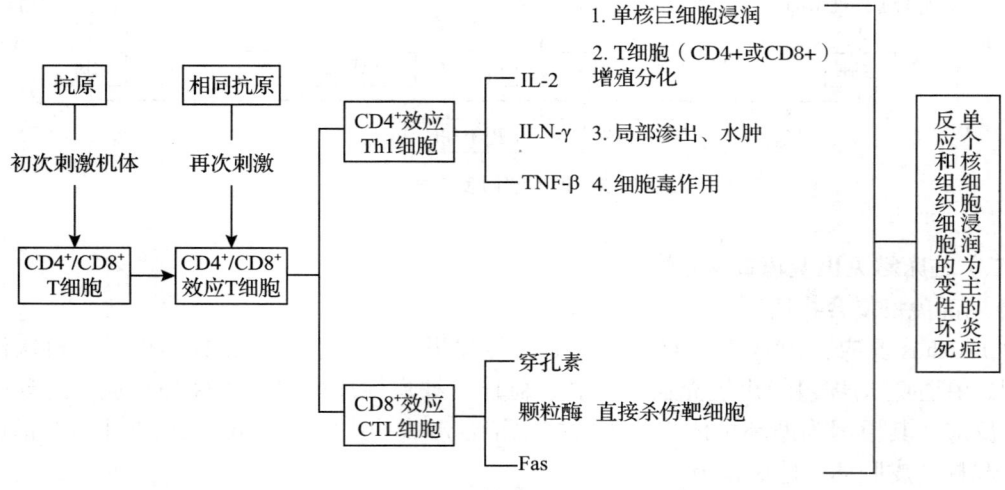

图 19-4　Ⅳ型超敏反应发生机制

2. 效应Th1细胞介导的炎症反应和组织损伤　效应Th1细胞再次接触相同变应原后，可释放IFN-γ、TNF-β、IL-2等细胞因子，使巨噬细胞在抗原部位聚集并活化产生以单个核细胞浸润为主的炎症反应。

3. 效应Tc细胞介导的细胞毒作用　效应Tc细胞可直接与靶细胞表面的相应抗原作用，释放穿孔素和丝氨酸蛋白酶，溶解破坏靶细胞；也可诱导靶细胞表达凋亡分子（Fas），与Tc细胞表面表达的相应配体（FasL）结合，引起靶细胞凋亡。

（二）临床常见Ⅳ型超敏反应性疾病

1. 传染性超敏反应　胞内寄生菌（结核分枝杆菌、伤寒沙门菌等）、病毒、真菌及寄生虫等在感染过程中引起的Ⅳ型超敏反应称传染性超敏反应。如肺结核继发感染时，病灶局限，很少播散，但局部组织损伤较重，可发生坏死、液化和空洞等，一般认为前者归于细胞免疫效应，而后者是由Ⅳ型超敏反应所致。

2. 接触性皮炎　某些人皮肤接触油漆、染料、农药、化妆品、药物或某些化学物质后可发生接触性皮炎。多在24 h后局部出现红斑、丘疹、水疱等皮肤损害，严重者可表现为剥脱性皮炎。

3. 移植排斥反应　进行同种异体组织或器官移植时，因供者与受者之间组织相容性抗原不同，可刺激受者机体产生Ⅳ型超敏反应，2～3周后移植物被排斥、坏死、脱落。

考点提示

Ⅳ型超敏反应临床常见病。

第二节　其他病理性免疫应答

一、自身免疫病

（一）自身免疫耐受与自身免疫

免疫系统在正常情况下，具有区分"自己"和"非己"的能力，对侵入机体的病原微生物和其他外来抗原能够产生多层次的免疫应答，对自身抗原物质则处于免疫无应答状态，即自身免疫耐受。在某些内因或外因诱导下，若自身免疫耐受状态被打破，会导致自身免疫病的发生。自身免疫是指机体对自身抗原发生免疫应答，产生针对自身成分的抗体或效应淋巴细胞的现象，这种现象可以是生理性的，也可以是病理性的。正常情况下自身免疫耐受和自身免疫维持在一个平衡水平。当某种原因使自身免疫应答过分强烈时，会导致相应的自身组织器官损伤或功能障碍，称为自身免疫病（autoimmune disease，AID）。

（二）自身免疫病的共同特征

自身免疫病诱因各不相同，种类很多，其临床表现和诊断标准也不同，但有如下共同特征：①患者体内可检出高效价的自身抗体和（或）自身反应性T细胞；②自身抗体和（或）自身反应性T细胞介导对自身组织成分的免疫应答，造成相应组织器官的病理性损伤或功能障碍；③多呈反复发作和慢性迁延趋势；④病情转归与自身免疫应答强度密切相关，应用免疫抑制剂治疗有效；⑤女性发病率高于男性，多数自身免疫病的病因不清；⑥有明显的遗传倾向。

（三）自身免疫病的分类

1. 按自身抗原分布范围分类　自身免疫病可分为器官特异性自身免疫病和非器官特异性自身免疫病两大类（表19-1）。器官特异性自身免疫病（organ specific autoimmune disease）的自身抗原为某一器官的特定成分，其病变常局限于该器官。非器官特异性自身免疫病（nonorgan specific autoimmune disease）又称全身性或系统性自身免疫病，其自身抗原是非器官组织特异的，例如细胞核成分、线粒体等，其病变可遍及多器官组织，又称结缔组织病或胶原病。一般来说，器官特异性自身免疫病预后较好，而非器官特异性自身免疫病病变广泛，预后不良。

表 19-1 自身免疫病按自身抗原分布范围分类

自身免疫病	自身抗原
器官特异性自身免疫病	
慢性甲状腺炎	甲状腺球蛋白、微粒体、细胞膜表面抗原、第二胶质抗原（CA2）
毒性弥漫性甲状腺肿（Graves病）	甲状腺细胞表面TSH受体
原发性慢性肾上腺皮质功能减退症（Addison病）	肾上腺皮质细胞
恶性贫血	壁细胞、内因子
慢性溃疡性结肠炎	结肠上皮细胞
免疫性不育	精子
胰岛素依赖型糖尿病	胰岛细胞
伴共济失调-毛细血管扩张的胰岛素抵抗型糖尿病	胰岛素受体
重症肌无力	乙酰胆碱受体
自身免疫性溶血性贫血	红细胞
特发性血小板减少性紫癜	血小板
干燥综合征	唾液腺管、细胞核、甲状腺球蛋白
非器官特异性自身免疫病	
类风湿性关节炎	变性IgG
系统性红斑狼疮	细胞核成分

2. 按疾病累及的系统分类（表19-2）

表 19-2 自身免疫病按疾病累及的系统分类

不同系统疾病	自身免疫病举例
结缔组织疾病	类风湿性关节炎、系统性红斑狼疮、皮肌炎、硬皮病
神经肌肉疾病	多发性硬化、重症肌无力、脱髓鞘疾病
内分泌性疾病	原发性慢性肾上腺皮质功能减退、慢性甲状腺炎、胰岛素依赖型糖尿病
消化系统疾病	慢性非特异性溃疡性结肠炎、慢性活动性肝炎、恶性贫血与萎缩性胃炎
泌尿系统疾病	自身免疫性肾小球肾炎、肺出血肾炎综合征
血液系统疾病	自身免疫性溶血性贫血、特发性血小板减少性紫癜、特发性白细胞减少症

二、免疫缺陷病

免疫缺陷病（immunodeficiency disease，IDD）是由于先天遗传或后天因素，使得免疫系统在发育、分化、代谢或相互调节等环节上发生障碍，导致免疫功能障碍所引起的临床综合征。

(一)基本特征

1. 易感染 体液免疫缺陷易发生胞外菌感染,如病原性球菌引起的呼吸系统感染;细胞免疫缺陷易发生病毒、真菌、胞内寄生菌感染。患者非常容易发生感染,对病原体的易感性增加,反复发作,难以治愈,是导致患者死亡的主要原因。

2. 易发生肿瘤 免疫缺陷病患者发生恶性肿瘤的概率比正常人高出 100~300 倍。

3. 易发自身免疫病 免疫缺陷病患者易发生自身免疫病,发病概率较高,如系统性红斑狼疮、类风湿性关节炎。

4. 具有遗传倾向 免疫缺陷病存在一定的遗传倾向。

(二)免疫缺陷病的分类

按照发病的原因分为原发性免疫缺陷病和继发性免疫缺陷病。原发性免疫缺陷病是由于免疫系统的遗传缺陷(即相关基因的突变或缺失)或先天性发育不全所致。按其受累的免疫成分不同又可分为原发性 B 细胞缺陷病(体液免疫缺陷)、原发性 T 细胞缺陷病(细胞免疫缺陷)、原发性联合免疫缺陷病(T、B 细胞缺陷)、原发性吞噬细胞缺陷病和原发性补体系统缺陷病。各型所占比例为:原发性 B 细胞缺陷病约占 50%;原发性 T 细胞缺陷病约占 18%;原发性联合免疫缺陷病占 20%。继发性免疫缺陷病是后天因感染、肿瘤、营养不良、代谢性疾病等其他疾病引起的免疫功能低下,所引起的缺陷多为暂时的,消除病因后多数免疫功能可以恢复正常。

三、肿瘤免疫

肿瘤免疫(tumor immunology)是一门研究肿瘤的抗原性,机体的肿瘤免疫机制与肿瘤发生、发展的相互关系,以及免疫诊断和免疫防治的科学。机体的抗肿瘤免疫主要针对肿瘤抗原。肿瘤抗原指肿瘤发生、发展过程中出现的新抗原或过度表达的抗原物质。

机体抗肿瘤免疫包括细胞免疫和体液免疫,这两种机制相辅相成,共同协作杀伤肿瘤细胞。一般认为,细胞免疫是抗肿瘤免疫的主要方式,体液免疫通常仅在某些情况下起协同作用。对于大多数免疫原性强的肿瘤,特异性免疫应答是主要的,而对于免疫原性弱的肿瘤,非特异性免疫应答具有更重要的意义。

四、移植免疫

移植是指用异体或自体正常的细胞、组织、器官来置换病变或功能缺损的细胞、组织、器官,以维持和重建机体生理功能的过程。移植术已成为治疗多种终末期疾病的有效手段。被移植的部分称为移植物,献出移植物的个体称供者,接受移植物的个体称受者或宿主。根据移植物的来源及遗传背景不同可将移植分为 4 种类型:①自体移植;②同系移植;③同种异体移植;④异种移植。其中同种异体移植是目前临床上最重要的手段。

自 测 题

一、单项选择题

1. 使支气管平滑肌强烈而持久收缩的生物活性物质是
   A. 白三烯 B. 组胺 C. 前列腺素
   D. 激肽 E. 过敏毒素

2. 关于 I 型超敏反应的特点不正确的是
   A. 发生快、消失快 B. 个体差异不明显 C. 主要由 IgE 介导

D. 无补体参与　　　　　　E. 往往有遗传的倾向性

3. 下列各项中无 T 细胞参与的是
   A. 肿瘤免疫　　　　B. 接触性皮炎　　　　C. 移植排斥反应
   D. 哮喘病　　　　　E. 乙型肝炎

4. 下列能检出抗 HLA 抗体的是
   A. 多次妊娠的妇女　　　　　　　　B. 反复接受过输血的患者
   C. 曾接受器官移植的患者　　　　　D. A+B+C
   E. B+C

5. 有补体参与的超敏反应有
   A. Ⅱ型　　　　　　B. Ⅰ型　　　　　　C. Ⅲ型
   D. Ⅳ型　　　　　　E. Ⅱ型 + Ⅲ型

6. 患者，男，40 岁，入院诊断为"破伤风"，遵医嘱用破伤风抗毒素治疗，静脉点滴 2 周后病人出现了发热、皮疹、淋巴结肿大、关节肿痛等症状。病人可能发生的超敏反应类型是哪一型？
   A. Ⅰ型　　　　　　B. Ⅱ型　　　　　　C. Ⅲ型
   D. Ⅳ型　　　　　　E. Ⅴ型

二、简答题

1. 分析四型超敏反应的不同。
2. 总结自身免疫病的特征。

三、案例分析题

一女性在某超市买了某个品牌的化妆品，用了 3 天后，面部出现红斑、皮疹、水疱等症状。

请回答：

1. 该患者所患疾病可能是什么？
2. 其发病机制是什么？

（刘　祺）

第二十章 免疫学检验与免疫学防治

第二十章数字资源

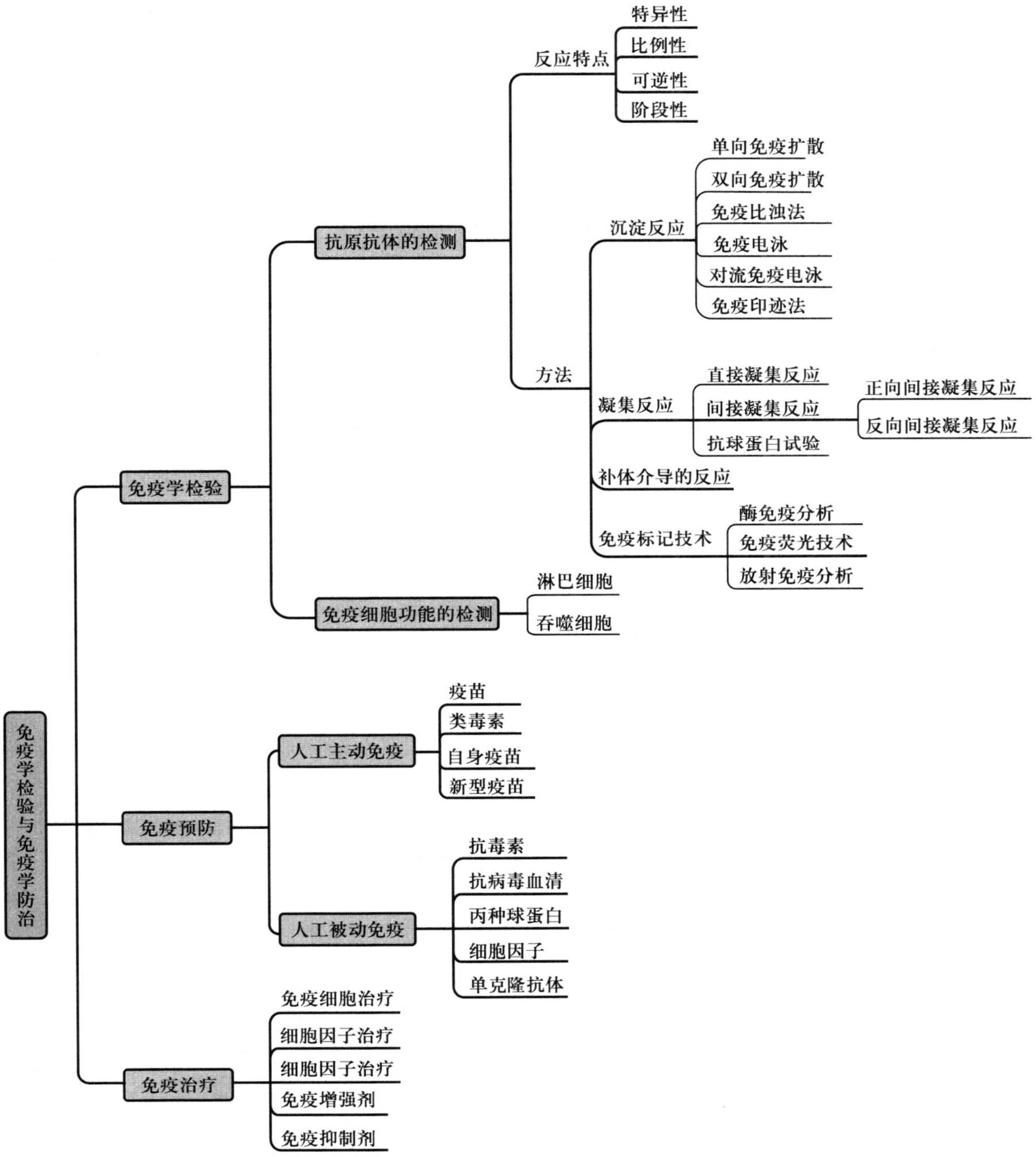

- 免疫学检验与免疫学防治
  - 免疫学检验
    - 抗原抗体的检测
      - 反应特点
        - 特异性
        - 比例性
        - 可逆性
        - 阶段性
      - 方法
        - 沉淀反应
          - 单向免疫扩散
          - 双向免疫扩散
          - 免疫比浊法
          - 免疫电泳
          - 对流免疫电泳
          - 免疫印迹法
        - 凝集反应
          - 直接凝集反应
          - 间接凝集反应
            - 正向间接凝集反应
            - 反向间接凝集反应
          - 抗球蛋白试验
        - 补体介导的反应
        - 免疫标记技术
          - 酶免疫分析
          - 免疫荧光技术
          - 放射免疫分析
    - 免疫细胞功能的检测
      - 淋巴细胞
      - 吞噬细胞
  - 免疫预防
    - 人工主动免疫
      - 疫苗
      - 类毒素
      - 自身疫苗
      - 新型疫苗
    - 人工被动免疫
      - 抗毒素
      - 抗病毒血清
      - 丙种球蛋白
      - 细胞因子
      - 单克隆抗体
  - 免疫治疗
    - 免疫细胞治疗
    - 细胞因子治疗
    - 细胞因子治疗
    - 免疫增强剂
    - 免疫抑制剂

学习目标

1. 能说出抗原抗体反应的特点。
2. 列举接种疫苗的注意事项。
3. 掌握人工主动免疫和人工被动免疫的基本概念及意义。
4. 了解生物应答调节剂和免疫抑制剂的特点,免疫学诊断与防治的常用方法。

案例 20-1

患者,男,40岁,恶心、呕吐、尿色变深2天。既往无肝炎病史。查体:巩膜黄染,肝肋下2cm。实验室检查:ALT 800 U/L,抗 HAV IgM(-),HBsAg(+),抗 HBc IgM(+)。

临床诊断:急性乙型肝炎。

问题与思考:

1. 临床上检测乙型肝炎病毒常用哪一种免疫学技术?
2. 预防乙肝的免疫学措施有哪些?

第一节 免疫学检验

近年来免疫学检验飞跃发展,它作为一种微量化学分析方法,以特异性强、敏感性高、稳定便捷和快速的优势,在多种疾病的诊断中起着重要的作用。由于新技术的发展,许多与免疫无关的物质亦可作为免疫原,制备其相应抗体并用于这些物质的测定。利用抗原抗体反应来测定标本中微量物质的方法称为免疫测定(immunoassay)。免疫测定具有高度的特异性和敏感性,在临床检验中已用于测定各种蛋白质、酶、激素、药物和毒品等。

一、抗原或抗体的检测

(一)抗原抗体反应的特点

1. **特异性** 是指一种抗原分子通常只能与其刺激机体后产生的抗体结合,这种抗原与抗体结合反应的专一性称为特异性。若两种不同的抗原分子具有部分相同或相似的抗原表位时,则可与彼此相应的抗血清发生交叉反应。

2. **比例性** 是指抗原与抗体发生可见反应需要遵循一定的量比关系,只有当二者浓度比例适当时,才形成较大的抗原抗体复合物。因此,在抗原抗体反应的试验中,如无可见反应现象,一方面要考虑是否有相对应的抗原与抗体存在,另一方面还必须注意抗原和抗体浓度的比例是否恰当。

3. **可逆性** 抗原与相应抗体结合形成复合物后,在一定条件下又可解离为游离抗原与抗体的特性称为抗原抗体结合的可逆性。例如,外毒素与相应抗毒素结合,毒素被中和,但经稀释或冻融可使两者解离,外毒素恢复其毒性。

4. **阶段性** 抗原抗体反应可分为两个阶段:第一阶段为抗原与抗体发生特异性结合的阶段,此阶段反应快,仅需几秒至几分钟,一般不为肉眼可见;第二阶段为反应可见阶段,根据参加反应的抗原的物理性状不同,可出现凝集、沉淀和细胞溶解等现象。反应可见阶段所需时间较长,数分钟、数小时到数日不等,且受电解质、温度和酸碱度等因素的影响。

考点提示

抗原抗体反应的特点及影响因素。

（二）抗原或抗体检测的方法

1. 沉淀反应　是指可溶性抗原与相应抗体在适当条件下发生特异性结合而出现的沉淀现象，这种抗原抗体反应称为沉淀反应（precipitation reaction）。

（1）单向免疫扩散（single immunodiffusion）：是在凝胶中混入一定量的抗体，使待测的抗原溶液从局部向琼脂内自由扩散，在一定区域内形成可见的沉淀环。本方法简便，易于观察结果，可测定抗原的灵敏度（最低浓度）为 10～20 μg/ml，常用于定量测定人或动物血清 IgG、IgM、IgA 和 C3 等，其缺点是需 1～2 天才能得到结果。

（2）双向免疫扩散（double immunodiffusion）：是让抗原和抗体双方都在琼脂中各自向对方扩散，在比例恰当之处形成抗原抗体沉淀线，观察这种沉淀线的位置、形状以及对比关系，可对抗原或抗体进行定性分析。本法常用于抗原或抗体的定性或定量检测，或用于两种抗原材料的抗原相关性分析。

（3）免疫比浊法（immunonephelometry）：是在一定的抗体浓度下，加入一定体积的样品，经过一段时间，用光散射浊度计（nephelometry）测量反应液体的浊度，来推算样品中的抗原含量。本法敏感、快速简便，可取代单向免疫扩散法定量测定免疫球蛋白的浓度。

（4）免疫电泳（immunoelectrophoresis）：分成 2 个步骤，即先进行电泳，再进行琼脂扩散。先将样品加入琼脂中电泳，将抗原各成分依电泳速度不同而分散开。然后在适当的位置上沿电泳方向挖一直线形槽，于槽内加入含有针对各种抗原的混合抗体液，让各抗原成分与相应抗体进行双向免疫扩散，可形成多条沉淀线。常用此法进行血清的蛋白质种类分析。对于免疫球蛋白缺乏或增多疾病的诊断或鉴别诊断有重要意义。

（5）对流免疫电泳（counter immunoelectrophoresis）：实质上是将双向免疫扩散与电泳相结合的定向加速的免疫扩散技术。实验时在琼脂板上打两排孔，标记上正极与负极，于负极侧的孔内加入抗原，于正极侧的孔内加入抗体，通电后，带负电荷的抗原向正极泳动，而抗体借电渗作用向负极泳动，在两者之间或抗体的一侧（抗原过量时）形成沉淀线。本试验简便、快速，灵敏度比双向免疫扩散法高 8～16 倍，可测出蛋白质的浓度达 μg/ml。

（6）免疫印迹法（immunoblotting）：是一种将高分辨率凝胶电泳和免疫化学分析技术相结合的杂交技术。免疫印迹法具有分析容量大、敏感度高、特异性强等优点，是检测蛋白质特性、表达与分布的一种最常用的方法，如组织抗原的定性定量检测、多肽分子的质量测定及病毒的抗体或抗原检测等。

2. 凝集反应　是指细菌和红细胞等颗粒性抗原或表面包被抗原的颗粒性载体与相应抗体结合后，在一定条件下形成肉眼可见的凝集团块的现象。可用已知抗原检测未知抗体或用已知抗体检测未知抗原。可定性，也可定量。

（1）直接凝集反应（direct agglutination）：是指细菌、螺旋体和红细胞等颗粒抗原，在适当电解质参与下可直接与相应抗体结合出现肉眼可见的凝集现象。常用于肥达氏试验（Widal test）和外斐氏试验（Weil-Felix test）以及 ABO 血型鉴定和交叉配血试验。

（2）间接凝集反应（indirect agglutination）：是将可溶性抗原（或抗体）先吸附于适当大小的颗粒性载体的表面，然后与相应抗体（或抗原）在适宜的电解质存在的条件下，出现的特异性凝集现象。如用丙种球蛋白包被乳胶颗粒检测类风湿性关节炎患者血清中的类风湿因子，用甲状腺球蛋白包被乳胶颗粒检测甲状腺球蛋白抗体。也可以将抗体吸附到乳胶颗粒上检查临床标本中的抗原，如细菌或真菌性脑膜炎抗体包被的乳胶颗粒，一旦与含有相应抗原的脑脊液混合，便可发生凝集，可进行快速诊断。故该反应既可测定抗原，也可测抗体。

（3）抗球蛋白试验（antiglobulin test，Coombs test）：又称为 Coombs 试验，是检测抗红细胞不完全抗体的有效方法。包括直接 Coombs 试验和间接 Coombs 试验，分别检测红细胞上的不完全抗体和游离在血清中的不完全抗体。

 考点提示

沉淀反应和凝集反应各包括哪些试验。

3. 补体介导的反应　这一类反应主要包括溶血反应（hemolytic assay）、补体介导的细胞毒试验（complement mediated cytotoxicity test）及补体结合试验（complement fixation test）。在敏感的抗原、抗体检测方法（如酶标方法）出现之前补体结合试验曾广泛用于检测各种细菌、病毒或螺旋体（如梅毒螺旋体）的抗原或抗体，但由于影响因素多、结果不稳定，现已被新的检测方法代替。

4. 免疫标记技术　是指用荧光素、同位素或酶标记抗体或抗原，用于抗原或抗体检测的方法，是目前广泛应用的敏感、可靠的方法。本方法可用于定性、定量或定位检测。

（1）酶免疫技术（enzyme immunoassay，EIA）：是当前应用最广泛的免疫检测方法。本法是将抗原抗体反应的特异性和酶高效催化反应的专一性相结合的一种免疫检测技术。它是将酶与抗体或抗原结合成酶标记抗体或抗原，此结合物既保留了抗体或抗原的免疫学活性，同时又保留了酶对底物的催化活性。在酶标记抗体（抗原）与抗原（抗体）的特异性反应完成后，加入酶的相应底物，通过酶对底物的显色反应，对抗原或抗体进行定位、定性或定量的测定分析。酶免疫技术按实际应用目的可分为酶免疫测定和酶免疫组织化学技术两大类，前者主要用于液体标本中抗原或抗体的定性和定量，后者主要用于组织切片或其他标本中抗原的定位。本法既没有放射性污染又不需昂贵的测试仪器，所以极易推广。

（2）免疫荧光技术（immunofluorescence technique）：是用化学方法使荧光素标记的抗体（或抗原）与组织或细胞中的相应抗原（或抗体）结合，从而定性定位检查抗原或抗体的方法。

（3）放射免疫分析（radioimmunoassay，RIA）：是以放射性核素标记的抗原与反应系统中未标记抗原竞争结合特异性抗体为基本原理来测定待检样品中抗原量的一种分析法。本方法可进行超微量分析，敏感性高，可用于测定抗原、抗体、抗原抗体复合物。本法常用的同位素有 ^{125}I 和 ^{131}I。

二、免疫细胞功能的检测

机体免疫系统具有免疫防御、免疫自稳和免疫监视功能，免疫细胞为其主要参与者，免疫细胞功能检测可以反映机体免疫功能状态。免疫细胞功能试验包括体内和体外试验。免疫细胞功能体外试验主要根据免疫细胞的增殖活性、分泌活性和杀伤活性等特性而进行实验设计。

具体免疫细胞功能检测内容包括：①淋巴细胞功能检测，其中 T 细胞功能检测包括 T 细胞增殖试验、T 细胞分泌功能测定、T 细胞介导的细胞毒试验以及体内试验；B 细胞功能检测包括 B 细胞增殖试验、溶血空斑试验、酶联免疫斑点法以及体内试验；NK 细胞活性检测方法有形态学法、酶释放法、放射性核素释放法、流式细胞术法等。②吞噬细胞功能检测，方法有趋化功能检测、吞噬和杀菌功能测定等。

第二节 免疫学防治

一、免疫预防

机体受病原体感染后,能产生特异性抗体和效应 T 细胞,从而提高对该病原体的免疫力。根据这一基本原理,可采用人工方法使机体获得特异性免疫力,达到预防疾病的目的,这种方法称为免疫预防。通过接种牛痘苗成功地消灭了天花,就是用免疫预防的方法消灭传染病的最好例证。目前,免疫预防已扩大到传染病以外的其他领域,未来疫苗的内涵及应用将进一步拓展。

适应性免疫的获得方式有自然免疫和人工免疫两种。自然免疫主要指机体感染病原体后建立的适应性免疫,也包括胎儿或新生儿经胎盘或乳汁从母体获得抗体。人工免疫则是人为地使机体获得适应性免疫,包括人工主动免疫和人工被动免疫。

(一)人工主动免疫

人工主动免疫是给机体接种疫苗或类毒素等抗原物质,刺激机体产生适应性免疫应答而获得免疫力的方法,也称预防接种,主要用于传染病的特异性预防。我国常将细菌制作的人工主动免疫用生物制品称为菌苗,而用病毒、立克次体、螺旋体等制成的生物制品称为疫苗。国际上把细菌性制剂、病毒性制剂以及类毒素统称为疫苗。

1. 疫苗的基本要求

(1)安全:疫苗用于健康人群,特别是儿童的免疫接种,因此在制作中应特别注意质量管理。例如,灭活疫苗的细菌、病毒等为强致病性微生物,应予彻底灭活,并避免无关蛋白质和内毒素的污染。

(2)有效:疫苗应当具有很强的免疫原性,接种后能在大多数人中引起保护性免疫,使群体的抗感染能力增强。其中疫苗可否提供 T 细胞识别的表位,直接影响疫苗的效果。例如,用细菌的多糖成分免疫 18 月龄以下的婴幼儿,他们几乎不产生抗体,因为他们对多糖应答的 B 细胞尚未成熟。

(3)实用:疫苗的可接受性十分重要,否则难以达到接种人群的高覆盖率。

2. 疫苗的种类

(1)灭活疫苗(inactivated vaccine):是选用免疫原性强的病原体,经人工大量培养后,用理化方法灭活制成的,又称为死疫苗。常用的灭活疫苗有百日咳、伤寒、霍乱、流脑、乙型脑炎、森林脑炎、钩端螺旋体和狂犬病疫苗等。灭活疫苗的微生物不能在体内繁殖,故接种剂量大、次数多,引起的不良反应也较大。为了减少接种次数并获得广泛的免疫效果,常将不同种类的灭活疫苗合理混合后制成联合疫苗,如伤寒沙门菌和甲型、乙型副伤寒沙门菌混合制成的三联疫苗,百白破(百日咳鲍特菌、白喉类毒素和破伤风类毒素)混合疫苗以及多个型别的多价钩端螺旋体疫苗。灭活疫苗最常用的接种途径是皮下注射。灭活疫苗的免疫效果较减毒活疫苗差,且不持久,常需每数月接种 1 次或增强免疫接种 1 次,以延长免疫力。灭活疫苗的优点是易于制备,较稳定,易保存,使用较安全。

(2)减毒活疫苗(live vaccine):是用人工定向诱导的方法或直接从自然界筛选出的毒力高度减弱或基本无毒的微生物制成的预防制剂,又称活疫苗。常用的活疫苗有卡介苗、脊髓灰质炎疫苗和麻疹疫苗等。在消灭天花上发挥过巨大作用的牛痘苗也是一种活疫苗。活疫苗除致病力高度减弱外,其他性质仍与原微生物相近,接种后微生物在机体内有一定的生长繁殖能力,可引起类似隐性感染或轻症感染的过程。其优点是通常只需接种 1 次,用量小,免疫效果好，且维持时间长久，一般可达 3～5 年。活疫苗的缺点是不易保存，须存放于冰箱中，且有效期短。如口服脊髓灰质炎活疫苗耐冷怕热，服用时不宜用热水送服；在 4 ℃冰箱中可保存 5 个月，室温下可保存 12 天，在 30～32 ℃条件下只能保存 2 天。

考点提示

死疫苗和活疫苗的区别。

（3）类毒素：经 0.3%～0.4% 甲醛处理后失去毒性，仍保留免疫原性，可刺激机体产生保护性免疫应答产物的细菌外毒素制剂称为类毒素。在纯化的类毒素中加入适量氢氧化铝或磷酸铝等吸附剂（佐剂）即成精制吸附类毒素。吸附剂可延缓类毒素在体内的吸收，能较长时间刺激机体产生相应的抗体（抗毒素），以增强免疫效果，常用的类毒素有白喉类毒素和破伤风类毒素。类毒素也可与灭活菌苗混合后制成联合疫苗，如百日咳疫苗、白喉类毒素和破伤风类毒素三联疫苗。

（4）自身疫苗（autovaccine）：是指用从患者自身病灶中分离出来的细菌制成的疫苗。自身疫苗只回注给患者自身，用以治疗反复发作而抗生素治疗无效的慢性感染性疾病。自身疫苗可用来治疗葡萄球菌引起的慢性反复发作的化脓性感染和大肠埃希菌引起的慢性肾盂肾炎等。

（5）新型疫苗：①亚单位疫苗：病原微生物中能使机体产生免疫保护力的成分只占菌体的一小部分，其余成分无免疫效应，甚至能使机体产生不良反应。从病原微生物中提取免疫有效成分制成的疫苗称为亚单位疫苗（subunit vaccine）。此种疫苗不仅能提高免疫效果，还可减少接种疫苗后的不良反应。目前研制成功的亚单位疫苗有肺炎球菌多糖疫苗和脑膜炎球菌多糖疫苗、流感病毒血凝素和神经氨酸酶亚单位疫苗、腺病毒衣壳亚单位疫苗和霍乱毒素 B 亚单位疫苗等。②合成肽疫苗：将具有保护性免疫力的人工合成肽与载体结合，再加入佐剂制成的疫苗称为合成肽疫苗（synthetic peptide vaccine）。研制成功的合成肽疫苗有乙型肝炎病毒多肽疫苗、白喉毒素多肽疫苗和流感病毒血凝素多肽疫苗等。

（6）其他：尚有抗独特型疫苗、基因工程疫苗等。

（二）人工被动免疫

人工被动免疫是给人体注射含特异性抗体的免疫血清或细胞因子等制剂，以治疗或紧急预防感染的措施。这种免疫力是通过被动输入方式获得，而不是由受者自身免疫系统产生，所以被动免疫后免疫效应分子虽可立即发挥免疫效应，但作用维持时间较短，通常只有 2～3 周。

考点提示

人工主动免疫和人工被动免疫的区别。

1. **抗毒素** 用类毒素多次免疫马，取其免疫血清提取免疫球蛋白纯化浓缩，即制成抗毒素（antitoxin）。抗毒素主要用于治疗或紧急预防细菌外毒素所致的疾病，常用的有破伤风精制抗毒素、白喉精制抗毒素、肉毒抗毒素和气性坏疽多价抗毒素等。

2. **抗病毒血清** 用病毒免疫动物，取其血清精制提纯。临床有时应用抗病毒血清治疗腺病毒引起的小儿肺炎，用抗狂犬病血清防止狂犬病发病。

3. **胎盘球蛋白和血浆丙种球蛋白** 胎盘球蛋白是从健康产妇胎盘和婴儿脐带血中提取的球蛋白经纯化后而制成。胎盘丙种球蛋白主要含 IgG 类抗体。从健康成人血浆中提取的丙种球蛋白称血浆丙种球蛋白，内含 IgG 和 IgM 类抗体。因大多数成人经历过麻疹、脊髓灰质炎和甲型肝炎等病毒的隐性或显性感染，血清中含有相应抗体，所以上述制剂可用于麻疹、脊髓灰质炎、甲型肝炎等病毒感染的应急预防。

4. 细胞因子　较常用的有白介素、干扰素、胸腺肽、转移因子、肿瘤坏死因子等，通常作为免疫活性细胞间相互作用的介质，对免疫应答发生和调节有较重要的作用，有利于提高机体的免疫活性水平。

5. 单克隆抗体　是一种新型的免疫制剂，有可能会成为治疗艾滋病和肿瘤的一种有效手段。

知识链接

皮试

要做皮试的药物常见的有抗菌药物，如青霉素类、头孢菌素类、链霉素。需要注意的是，有些非抗生素类药物也必须要做皮试，比如破伤风抗毒素注射剂、抗狂犬病血清注射剂、抗炭疽血清注射剂、白喉抗毒素注射剂等。

相关规定：抗毒素及免疫血清多源自动物血清蛋白，给药时须特别注意防止过敏反应。注射前必须先做皮肤过敏试验并详细询问既往过敏史，阴性者方可给药，阳性者必须采用脱敏注射法。

（三）计划免疫

计划免疫是根据特定传染病的疫情监测和人群免疫状况分析结果，按照规定的免疫程序有计划地进行人群预防接种，以提高人群免疫水平，达到控制以至最终消灭相应传染病的重要措施。包括儿童基础免疫（表20-1）及成人和特殊职业、特殊地区人群的程序免疫。

表 20-1　儿童计划免疫表

疫苗名称	接种对象月（年）龄	接种剂次	间隔时间
乙肝疫苗	0、1、6月龄	3	出生后24 h内接种第1剂次，第1、2剂次间隔≥28天
卡介苗	出生时	1	卡介苗接种不得超过3个月
脊髓灰质炎疫苗	2、3、4月龄，4周岁	4	第1、2剂次，第2、3剂次间隔≥28天
百白破疫苗	3、4、5月龄，18~24月龄	4	第1、2剂次，第2、3剂次间隔≥28天
白破疫苗	6周岁	1	
麻风、麻疹疫苗	8月龄	1	
麻腮风疫苗	18~24月龄	1	
乙型脑炎减毒活疫苗	8月龄，2周岁	2	
乙型脑炎灭活疫苗	8月龄（2剂次），2周岁，6周岁	4	第1、2剂次间隔7~10天
A群流脑疫苗	8~18月龄	2	第1、2剂次，第2、3剂次间隔≥3个月
A+C群流脑疫苗	3周岁，6周岁	2	第1、2剂次间隔≥3年；第1剂次与A群流脑疫苗第2剂次间隔≥12个月
甲肝减毒活疫苗	18月龄	1	
甲肝灭活疫苗	18月龄，24~30月龄	2	第1、2剂次间隔≥6个月

> **知识链接**
>
> **预防接种**
>
> 预防接种时要严格按照制品的使用说明进行，应注意制品是否因变质、过期或保存不当而失效。预防接种禁忌证：既往有严重过敏史，或对本疫苗有明确过敏史；免疫功能缺陷的儿童，禁止接种活疫苗；有严重心、肝、肾的器质性病变（脊髓灰质炎疫苗除外）；神经系统实质性病变禁止接种乙型脑炎疫苗、流脑疫苗和百白破疫苗。暂缓接种的情况有：正在发热，特别是高热的儿童；各种急、慢性传染病发病期间；严重营养不良；近期使用过丙种球蛋白或免疫抑制剂等。

二、免疫治疗

免疫治疗（immunotherapy）是利用免疫学原理，在机体免疫功能低下或亢进时，利用生物学、化学和物理学手段人为地增强或抑制机体的免疫功能以达到治疗疾病目的的治疗方法。根据治疗原理和不同的侧重点，免疫治疗有多种不同的分类方法。常用的免疫治疗方法有免疫细胞、细胞因子、免疫因子、免疫增强剂和免疫抑制剂治疗等。

  考点提示

常见的免疫学治疗方法。

（一）免疫细胞治疗

免疫细胞治疗是采集人体自身免疫细胞，经过体外培养，使其数量成千倍增多，靶向性杀伤功能增强，然后再回输到人体来杀灭血液及组织中的病原体、癌细胞、突变的细胞，打破免疫耐受，激活和增强机体的免疫能力，兼顾治疗和保健的双重功效。包括细胞因子诱导的杀伤细胞（CIK）疗法、树突状细胞（DC）疗法、DC-CIK细胞疗法、自然杀伤细胞（NK）疗法、DC-T细胞疗法等。

（二）细胞因子治疗

目前已批准生产的细胞因子药物包括干扰素α、β、γ，EPO，GM-CSF，G-CSF，IL-2；正在进行临床试验的包括IL-1、3、4、6、11，M-CSF，SCF，TGF-β等。细胞因子主要用于治疗肿瘤、感染（如肝炎、AIDS）、造血功能障碍、创伤、炎症等。

（三）免疫因子治疗

免疫因子是免疫球蛋白IgG抗体（富含脯氨酸的多肽、乳清蛋白、溶菌酶等物质），可抗病毒、细菌，中和毒素，促进肠道有益菌的生长，维持肠道内的菌群平衡，从而提高人体的抗病能力。现今临床上常提出免疫因子联合疗法，它是通过在特定穴位植入免疫因子，能持久、稳定、有效地刺激穴位，双向调节人体免疫功能，达到治愈目的的一种特色新疗法，结合了现代多种学科的特长，综合中西医的优势，是一种综合疗法。

（四）免疫增强剂和免疫抑制剂治疗

根据治疗的性质和对免疫系统的作用特点，可将免疫治疗分为免疫增强和免疫抑制两大类。免疫增强剂（immunopotentiator）是通过不同方式，达到增强机体免疫力的一类免疫治疗药物，临床上常用于治疗与免疫功能低下有关的疾病及免疫缺陷病。免疫抑制剂（immunosuppressive agent，ISA）是一类抑制机体免疫功能的生物或非生物制剂，主要用于自身免疫病的治疗和延长移植物的存活时间。

自 测 题

一、单项选择题

1. 下列属于免疫预防和免疫治疗的分别是
   A. 注射胸腺激素，口服抗体
   B. 注射卡介苗，输入抗体
   C. 注射麻疹疫苗，口服球蛋白
   D. 移植胸腺，输入细胞因子
   E. 注射胸腺激素，口服球蛋白

2. 免疫治疗是应用免疫制剂调节机体的免疫状态，使机体对疾病产生恰当的免疫应答，从而防治疾病的治疗方法。如注射疫苗、抗体以预防和治疗慢性疾病，应用免疫抑制剂及免疫增强剂以控制机体的免疫状态等。下列叙述错误的是
   A. 接种疫苗的目的是使机体产生更强的特异性免疫
   B. 利用免疫增强剂可增强体液免疫对癌变细胞的清除
   C. 免疫抑制剂能使 T 细胞增殖受阻，有利于器官移植
   D. 吞噬细胞对抗原处理后可以呈递抗原信息给其他淋巴细胞
   E. 注射抗体可以治疗相应微生物感染性疾病

3. 哪种疫苗用于暴露后免疫
   A. 卡介苗
   B. 狂犬疫苗
   C. 乙肝疫苗
   D. 流脑疫苗
   E. 流感疫苗

4. 用于人工主动免疫的生物制剂是
   A. 抗毒素
   B. 丙种球蛋白
   C. 类毒素
   D. 抗 Rh 球蛋白
   E. 胎盘球蛋白

5. 酶联免疫吸附试验属于
   A. 免疫标记技术
   B. 直接凝集反应
   C. 间接凝集反应
   D. 沉淀反应
   E. 免疫荧光技术

6. 免疫抑制疗法不宜用于
   A. 超敏反应性疾病
   B. 自身免疫病
   C. 移植排斥反应
   D. 免疫缺陷病
   E. 以上均可

7. 脱敏治疗适合于
   A. 青霉素皮试阳性者
   B. 抗毒素皮试阳性者
   C. 结核菌素皮试阳性者
   D. 头孢皮试阳性者
   E. 以上均可

二、简答题

1. 比较人工主动免疫与人工被动免疫的主要区别。
2. 简单列举疫苗的种类。

三、案例分析题

患者，男，30 岁。主诉口齿不利，下肢无力，行走困难 5 天。患者 3 周前，不慎将右足趾趾甲压伤，趾甲未脱落，未经医生处理，自行包扎。2 周后感觉下颌关节不利，疑似下颌关节脱臼，多处就医无效。

体格检查：T 36.5 ℃，P 96 次 / 分，R 20 次 / 分，BP 120/80 mmHg。一般情况差，神志清

楚，精神稍疲，步行入院，被动姿态，苦笑面容，口角稍下垂，牙关紧闭，张口困难，颜面、口唇无发绀。无黄疸。怕光，厌声响。上肢活动尚可，下肢行走不稳，迈步困难，关节活动不利，右下肢肌肉间断性抽搐，右足蹬趾趾甲剥离，甲下无血迹，无分泌物。

临床初步诊断：破伤风。

治疗方案：破伤风皮试（-），青霉素皮试（-）。注射青霉素钠和破伤风抗毒素。

请回答：

1. 给患者注射破伤风抗毒素属于哪种适应性免疫？
2. 为什么注射前要先做皮试？

（宫暖燕）

主要参考文献

1. 曹雪涛. 医学免疫学［M］. 7版. 北京：人民卫生出版社，2020.
2. 程纯，郝钰. 免疫学基础与病原生物学［M］. 3版. 北京：人民卫生出版社，2021.
3. 李凡，徐志凯. 医学微生物学［M］. 9版. 北京：人民卫生出版社，2020.
4. 李睿，杨翀. 病原微生物学与免疫学［M］. 北京：北京大学医学出版社，2019.
5. 刘荣臻，曹元应. 病原生物学与免疫学［M］. 4版. 北京：人民卫生出版社，2022.
6. 刘文辉，李睿. 病原生物学与免疫学［M］. 北京：北京大学医学出版社，2019.
7. 陆予云，李争鸣. 寄生虫学检验［M］. 4版. 北京：人民卫生出版社，2020.
8. 王兰兰，吴建民. 临床免疫学与检验［M］. 4版. 北京：人民卫生出版社，2007.
9. 肖纯凌，吴松泉. 病原生物学与免疫学［M］. 8版. 北京：人民卫生出版社，2020.